中国高等教育学会医学教育专业委员会规划教材
全国高等医学院校教材

供基础、临床、预防、口腔医学类专业用

临床药理学
Clinical Pharmacology

主　编　朱大岭　杜智敏

副主编　孙宏丽　张树平

编　委　（按姓名汉语拼音排序）

陈美娟（泸州医学院）　　　　　　曲福军（哈尔滨医科大学）

杜智敏（哈尔滨医科大学）　　　　孙宏丽（哈尔滨医科大学）

韩淑英（河北联合大学基础医学院）　王　麟（哈尔滨医科大学）

李　鹏（新乡医学院）　　　　　　熊南燕（河北工程大学医学院）

李桂霞（哈尔滨医科大学）　　　　张　莉（哈尔滨医科大学）

李勇文（桂林医学院）　　　　　　张树平（滨州医学院）

马　翠（哈尔滨医科大学）　　　　张素红（首都医科大学）

牛向平（首都医科大学）　　　　　朱大岭（哈尔滨医科大学）

咸汉平（哈尔滨医科大学）

北京大学医学出版社

LINCHUANG YAOLIXUE

图书在版编目（CIP）数据

临床药理学 / 朱大岭，杜智敏主编 . —北京：
北京大学医学出版社，2013.12

ISBN 978-7-5659-0762-3

Ⅰ . ①临… Ⅱ . ①朱… ②杜… Ⅲ . ①临床医学－
药理学－医学院校－教材 Ⅳ . ① R969

中国版本图书馆 CIP 数据核字（2013）第 315051 号

临床药理学

主 编：朱大岭 杜智敏

出版发行：北京大学医学出版社（电话：010-82802230）

地 址：（100191）北京市海淀区学院路 38 号 北京大学医学部院内

网 址：http：//www.pumpress.com.cn

E-mail：booksale@bjmu.edu.cn

印 刷：北京瑞达方舟印务有限公司

经 销：新华书店

责任编辑：赵 欣 **责任校对**：金彤文 **责任印制**：张京生

开 本：850mm×1168mm 1/16 **印张**：25.25 **字数**：718 千字

版 次：2013 年 12 月第 1 版 2013 年 12 月第 1 次印刷

书 号：ISBN 978-7-5659-0762-3

定 价：46.00 元

全国高等医学院校临床专业本科教材评审委员会

序

　　北京大学医学出版社组织编写的全国高等医学院校临床医学专业本科教材（第2套）于2008年出版，共32种，获得了广大医学院校师生的欢迎，并被评为教育部"十二五"普通高等教育本科国家级规划教材。这是在教育部教育改革、提倡教材多元化的精神指导下，我国高等医学教材建设的一个重要成果。为配合《国家中长期教育改革和发展纲要（2010—2020年）》，培养符合时代要求的医学专业人才，并配合教育部"十二五"普通高等教育本科国家级规划教材建设，北京大学医学出版社于2013年正式启动全国高等医学院校临床医学专业（本科）第3套教材的修订及编写工作。本套教材近六十种，其中新启动教材二十余种。

　　本套教材的编写以"符合人才培养需求，体现教育改革成果，确保教材质量，形式新颖创新"为指导思想，配合教育部、国家卫生和计划生育委员会在医药卫生体制改革意见中指出的，要逐步建立"5 + 3"（五年医学院校本科教育加三年住院医师规范化培训）为主体的临床医学人才培养体系。我们广泛收集了对上版教材的反馈意见。同时，在教材编写过程中，我们将与更多的院校合作，尤其是新启动的二十余种教材，吸收了更多富有一线教学经验的老师参加编写，为本套教材注入了新鲜的活力。

　　新版教材在继承和发扬原教材结构优点的基础上，修改不足之处，从而更加层次分明、逻辑性强、结构严谨、文字简洁流畅。除了内容新颖、严谨以外，在版式、印刷和装帧方面，我们做了一些新的尝试，力求做到既有启发性又引起学生的兴趣，使本套教材的内容和形式再次跃上一个新的台阶。为此，我们还建立了数字化平台，在这个平台上，为适应我国数字化教学、为教材立体化建设作出尝试。

　　在编写第3套教材时，一些曾担任第2套教材的主编由于年事已高，此次不再担任主编，但他们对改版工作提出了很多宝贵的意见。前两套教材的作者为本套教材的日臻完善打下了坚实的基础。对他们所作出的贡献，我们表示衷心的感谢。

　　尽管本套教材的编者都是多年工作在教学第一线的教师，但基于现有的水平，书中难免存在不当之处，欢迎广大师生和读者批评指正。

王德炳　柯杨

2013 年 11 月

前　言

　　为配合《国家中长期教育改革和发展纲要（2010—2020年）》，全面贯彻落实科学发展观，培养符合时代要求的医学专业人才，北京大学医学出版社正式启动全国高等医学院校本科教材的修编工作。在此背景下，《临床药理学》由国内多家医学院校，在教育部深化教育改革、提倡教材多元化的精神指导下，完成了编写工作。

　　临床药理学是一门日新月异的学科，也是一门综合学科。现今药品更新的范围之广、速度之快，让我们在分享科技进步成果的同时，也增加了临床医生用药的难度，与此同时，药理学与其他学科的交叉联系也越来越密切。因此，与国内外多数的药理学著作不同，本教材旨在介绍临床药理学的基本原理和核心问题及其解决方法，并结合了药理学、生理学、临床医学、药动学和微积分等相关学科的知识，更新了当前该领域研究的内容。

　　本教材作者在阐述临床药理学基本原理上用心推敲，用笔精湛，系统科学，重点突出，对全面客观认识和系统科学理解临床药理学的基本原理和核心问题很有参考价值和教学作用。并以医学院校学生为主体，注重突出"三基"（即基础理论、基本知识和基础技能）、"五性"（即思想性、科学性、先进性、启发性和适用性），强调理论与实践相结合。本教材在加入了新技术、新方法、新观点，确保教材的新颖性的同时，又注重体现医学人文教育理念，以促进学生全面素质的提高，更好地适应我国高等医学院校教育改革和发展的需要，培养符合社会需要的医学人才。

　　本教材以《中华人民共和国药典》（2010年版）以及国内外经典的临床药理学专著为主要参考书籍，结合国内实际情况编纂而成。

　　总体而言，临床用药是一个综合的、复杂的、不断更新和具有一定挑战性的实践过程，我们建议临床医生在实践中遵从既有结论、现有指导原则及药品说明的同时，也要广泛从书籍、网络了解更多的用药进展，不断更新现有的知识，确保临床用药的安全。

　　本教材的编写和出版过程中，北京大学医学出版社及各参编单位给予了大力的支持，各位编委尽职尽责，哈尔滨医科大学大庆校区的老师和研究生们为本教材的如期出版做了大量的工作，在此，对全体参编者表示真诚的感谢。

　　本教材编写过程中，每位编者尽心尽力，但毕竟学识和水平有限，不足之处在所难免，恳请各位专家、前辈和学子们给予批评指正。

朱大岭　杜智敏

目　录

第一章 绪 论

第一节 临床药理学发展概况

临床药理学（clinical pharmacology）属于药理学的分支，是研究药物在人体内的作用规律和人体与药物相互作用过程的一门交叉学科。它以药理学和临床医学为基础，阐述药动学（药物代谢动力学）、药效学（药物效应动力学）、毒副作用的性质和机制及药物相互作用规律等。临床药理学既是药理研究中的最后综合阶段，也是药理学的一个新的分支。临床药理学和基础药理学同样担负着对药效学、药动学及不良反应等方面的研究任务，但临床药理学区别于基础药理研究的主要特征是其研究系在人体内进行的。临床药理学研究对提高药物治疗效果、安全用药等有着重要的作用，它也是评价新药最重要的内容之一。

临床药理学真正成为一门科学始于 20 世纪 30 年代，其概念由美国康奈尔大学的 Gold 教授提出。他指出医学界需要一个研究群体，该群体成员不仅要接受实验药理学的理论与实践训练，而且还应具备临床医学知识。1954 年，美国约翰·霍普金斯大学在 Lasagna L. 领导下建立了第一个临床药理室，并开始讲授临床药理学课程。随后，瑞典、日本和许多其他欧美国家也纷纷成立了临床药理学机构，开设了临床药理学课程。其中，瑞典 Karolinska 医学院 Huddinge 医院建立的临床药理系规模较大，设备先进，在科研、教学和新药研究等方面均具备较高水平，接收并培训了许多国家的学者，被誉为"国际临床药理室""国际临床药理培训中心"。

20 世纪 60 年代初期，震惊世界的沙利度胺（Thalidomide）事件，使临床药理学研究受到许多国家有关行政部门和医药科学界的重视，从而确立了它在新药研究中的重要位置。1968 年世界卫生组织制定了《药物临床评价原则》，1975 年又进一步提出《人用药物评价指导原则》。各国药品管理部门也先后将新药临床药理学研究列为新药审评的重要内容。

我国临床药理学研究早在 20 世纪 60 年代初期就已经开始。中国药学会在 1978 年全国药学学术会议上公布了临床药理学进展的学术报告。1979 年 7 月，中国药学会在北京召开了第一届全国临床药理专题讨论会，有 90 多名药理学工作者参加，并邀请了几名临床工作者参会。通过这次会议，向全国药理学界介绍了临床药理学的性质、任务、工作范围、国外研究动态及临床药理学研究方法学方面的一些情况，并对我国如何开展临床药理学工作进行了讨论。

20 世纪 80 年代以后，临床药理学迅速发展。目前，全国各医学院校已较普遍建立了临床药理组织机构，开设临床药理学课程。为适应新药审评与市场药物再评价的需要，促进临床药理学科的发展，1982 年中国药理学会成立了一个由 11 名临床药理学家组成的临床药理专业委员会。1983 年原卫生部（现国家卫生和计划生育委员会）指定了 14 个临床药理基地，其负责新药临床药理评价。1984 年 9 月我国颁布了首部《中华人民共和国药品管理法》及其细则，对新药的临床前药理试验、药物疗效和不良反应的临床评价、批准生产等都作了严格的要求，临床药理学研究工作迅速地开展起来，治疗药物监测也在一些大型医院中开始进行。国家药物临床研究基地的建立，汇集了药理学、临床医学、药学、化学、数学、生物统计学等邻近学科的专业人员参与到临床药理学研究中来，形成了一支相当活跃的临床药理学研究专业队伍。科学技术的发展为临床药理学研究提供了丰富的理论基础和先进的研究手段。今后，应如何开展具有我国特色的临床药理学工作，是我国广大医药工作者迫切希望解决的问题，也是我国临床药理学工作者应负担的艰巨任务。

第二节 临床药理学的研究内容

一、药效学研究

药效学（pharmacodynamics）主要研究药物对人体（包括老年人、幼儿、成年人与患者）生理与生化功能的影响、临床效应以及药物的作用原理。药效学研究分为临床前药效学研究和临床药效学研究。二者关系十分密切，但存在明显差异：如药物的作用存在着明显的种属差异，以动物为实验对象的研究结果与药物在人体的作用往往有很大区别；影响情感、行为等方面的药物对实验动物的效应与对人的效应存在明显区别；药物的人体试验存在着实验技术、法律法规以及伦理道德等多方面的限制等。

影响药效的因素有很多，比如药物的剂量、剂型、工艺、复方组成等，患者的年龄、性别、遗传因素、精神因素、疾病影响等，以及其他因素如给药途径、给药时间、连续用药、联合用药等。因此，药效学研究一方面可用来确定治疗剂量，从而使每个患者都能得到最大的药物疗效和最少的副作用，另一方面用来确定剂量、疗程和不同给药途径与疗效之间的关系。

二、药动学研究

药动学（pharmacokinetics）是定量研究药物在机体内吸收、分布、代谢和排泄（简称体内过程）规律的一门学科。临床药动学（clinical pharmacokinetics）是药动学原理在临床治疗中的应用，具体地讲是利用血药浓度测定数据对个体患者给药剂量进行调整，使临床用药更加安全、有效。这一工作有时也被称为治疗药物监测（therapeutic drug monitoring，TDM）。临床药动学研究的内容包括对患者体内的药动学研究、血药浓度测定和患者个体化给药方案的制订等，同时也包括对健康人体的药动学研究，临床血药浓度测定方法的建立，病理、生理状态或联合用药对药动学的影响等，有时也可通过血药浓度监测来确证患者是否按计划服药。药动学研究在临床上的应用主要有以下几个方面：研究 1、2、3、5 类化学药品新药的体内过程特点，Ⅰ期临床试验中在健康受试者中测定药动学参数；研究 4 类新药的生物等效性，对改变剂型、仿制药品等，可用相对生物利用度试验代替临床试验；进行治疗药物监测（TDM），对于毒性大、血浆药物浓度个体差异大、疗效与血浆药物浓度依赖程度高等情况，通过监测药物血浆浓度并结合临床药效观察，指导临床制订或调整用药方案；研究疾病对药物体内过程的影响；研究药物相互作用、药物效应的个体差异等。

三、毒理学研究

毒理学（toxicology）研究在研究药物疗效时，应同时观察药物可能发生的副作用、毒性反应、过敏反应和继发反应等。在用药过程中应详细记录受试者的各项主、客观症状，并进行生化检查，出现反应时，应分析其发生原因，提出可能的防治措施。毒理学研究主要是应用生理学、药理学、生物学、生物化学和病理学等基础学科的理论和技术，通过动物实验、临床观察等，研究药物的毒性作用及其机制。大量新技术和新方法的应用使毒理学研究水平更加深入，药物的毒性评价已逐步发展到体外细胞、分子水平的毒性测试与人体志愿者试验相结合的新模式。作为毒理学工作者，需加强新模型应用、组学技术、生物标志物等领域的研究力度，提高毒理学研究的水平，最终为人类提供更安全、有效的药物。

四、临床试验

临床试验（clinical trial）是指任何在人体（患者或健康志愿者）内进行的药物的系统性研究，以证实或揭示试验药物的作用、不良反应和（或）试验药物的吸收、分布、代谢和排泄，目的是确定试验药物的疗效与安全性。临床试验一般分为Ⅰ、Ⅱ、Ⅲ和Ⅳ期临床试验。各期临床试验的目的和设计是不相同的。

对于用药时出现的常见不良反应，相对比较容易研究；而罕见的不良反应，如不良反应发生率在万分之一或更低时，一般的临床试验则很难观察到，常需要在Ⅳ期临床试验或上市后药物不良反应监测中才可能发现。此外，潜伏期很长的不良反应，如药物引起的子代生长发育异常，往往也很难从极为复杂的影响因素中确定药物所致的不良反应。因此，医药工作者不仅需要在日常医疗活动中随时注意药物的不良反应，按规定及时上报，还需要阅览大量的相关文献资料，了解各种药物不良反应的信息，以避免一些较易忽略或罕见的不良反应，从而为药物的疗效、安全性打好基础。

五、药物相互作用研究

药物相互作用（drug interaction）是指两种或两种以上的药物合并或先后序贯使用时，所引起的药物作用和效应的变化。合理的药物相互作用可以增强疗效或降低药物不良反应，反之可导致疗效降低或毒性增加，还可能发生一些异常反应，干扰治疗，加重病情。药物相互作用导致的作用增加称为药效的协同；作用减弱称为药效的拮抗，亦称"配伍禁忌"。

药物相互作用按照发生的原理可分为药效学和药动学相互作用。药效学相互作用是指一种药物与其配伍用药的作用是无关的、相加的、协同的或拮抗的，或者药物改变了配伍药物的组织敏感性和反应性。为了预测与药效学相关的相互作用，详细了解主要药效学、可能的次要药效学和毒性作用都是必要的。药动学相互作用是指药物吸收、分布、代谢和排泄过程中血药浓度、组织分布和活性代谢产物的水平变化引起的现象。药动学相互作用根据发生机制的不同，可进一步分为：①影响药物吸收的相互作用；②影响药物血浆蛋白结合的相互作用；③肝药酶诱导作用；④肝药酶抑制作用；⑤竞争排泄作用；⑥影响药物重吸收的相互作用等。

由于治疗药物经常和其他药物配伍，在配伍使用中，药物相互作用时有发生，尽管只有很少的比例具有临床意义，但有时会导致严重的不良反应。因此在进行药物的评价和临床应用时，应推测药物相互作用的性质和程度，使联合用药更加安全、有效、经济与合理。

第三节 临床药理学的学科任务

一、指导临床合理用药

合理用药是指根据疾病种类、患者状况和药理学理论选择最佳的药物及其制剂，制订或调整给药方案，以期有效、安全、经济地防治疾病。合理用药的基本要素包括：①安全性，作为诊断、预防、治疗疾病的药物，由于其特殊的药理、生理作用而具有两重性，即有效性和不安全性，后者包括毒副作用等不良反应；②有效性，"药到病除"是药物的治疗目的；③经济性，用尽可能少的药费支出换取尽可能大的治疗收益，合理使用有限的医疗卫生资源，减轻患者及社会的经济负担。指导临床合理用药不仅可以保证患者安全用药，承受最小的治疗风险，获得最大的治疗效果，还可以降低其经济负担，节省医疗资源。

随着临床药理学的迅速发展，临床合理用药越来越受到重视。根据临床药理学理论开展治疗药物监测和临床评价，在当前是一个非常活跃的领域，对指导合理用药有重要作用，临床药理学知识的普及有利于提高药物治疗的水平和质量。临床药理学对合理用药的作用主要体现在承担新药的评价和常用药的评选、对药物的不良反应进行调查监督和通过会诊指导合理用药三个方面。临床药理学的研究为临床合理用药提供依据，是药物治疗学的基础；从新药研究的角度看，临床药理学是新药研究的最后阶段，针对新药在人体的疗效、体内过程及安全性等做出评价，制订给药方案，为药物的生产、管理及指导临床合理用药提供科学依据。

二、新药的临床研究与评价

新药临床研究与评价包括新药各期临床试验，以及根据临床试验结果对新药的安全性、有效性进行评价。新药的临床研究，指新药研究开发后期的临床药理学研究，以认识新药用于人体的安全性、有效性。根据不同类别新药的技术要求分为临床试验（clinical trial）和生物等效性试验（bioequivalent trial）。我国《新药审批办法》规定："研制单位和临床研究单位进行新药临床研究，均须符合国家药品监督管理局《药品临床试验管理规范》（GCP）的有关规定"；"研制单位在报送申报资料的同时，须在国家药品监督管理局确定的临床药理基地中选择临床研究负责和承担单位，并经国家药品监督管理局核准"；"被确定的临床研究单位应了解和熟悉试验用药的性质、作用、疗效和安全性，与研制单位按 GCP 要求一同签署临床研究方案，并严格按照临床研究方案进行"等。开展新药临床研究的前提是新药经过系统的临床前研究，其药品质量以及临床前研究工作的质量已经过审核，并得到国家药品行政管理部门的批准。通过新药临床研究所获得的有关新药的安全性、有效性的评价结论是国家药品行政管理部门决定是否批准新药生产的主要科学依据。因此，新药的临床研究是新药研究中最重要的环节之一。

临床药理学研究应当在临床前动物实验中证实药物的有效性和安全性后，经药品监督管理部门审批，在指定的医疗单位按照《药品临床试验质量管理规范》的规定进行，观察药品在人体的疗效和不良反应后做出适当的评价。新药评价包括活性筛选、药学评价、临床前药理评价、毒理学评价和临床药理学评价等。新药临床药理学评价是新药评价的最后阶段，是新药研制单位向国家食品药品监督管理总局药品审评中心进行注册申请和技术审评时必须呈报的内容之一。在新药临床评价的过程中，最基本的要求是安全、有效及各项数据的可靠性，并应正确地应用合适的统计方法。此外，新药临床研究与评价应当根据两个主要原则即伦理学准则和客观科学性要求，保证受试者权益不受侵犯以及试验数据的真实性和可靠性。

三、治疗药物监测

治疗药物监测（TDM）是在药动学原理的指导下，应用现代先进的分析技术，测定血液或其他体液的药物浓度，用于药物治疗的指导与评价。治疗药物监测的目的是通过测定血液或其他体液及组织器官中药物的浓度，了解药物的体内过程；并利用药动学的原理确定给药剂量，使给药方案个体化，以提高药物的疗效，避免或减少毒副作用，同时也为药物过量中毒的诊断和处理提供有价值的实验室依据。

在临床上，并不是所有的药物或在所有的情况下都需要进行 TDM。血药浓度只是药效的间接指标。当药物本身具有客观而简明的效应指标时，就不必进行监测。其次，血药浓度不能预测药理作用强度时，测定血药浓度便毫无意义。有些药物的血药浓度范围很大，凭医生的临床经验给药即可达到安全、有效的治疗目的，不需要进行药物监测。通常以下几种情况应进行血药浓度监测：①治疗指数低的药物，即安全范围窄、毒性大的药物；②血药浓度与药理作用具有相关性，血药浓度和靶组织的浓度具有显著相关性；③具有非线性药动学特征的药物；④长期用于治疗和预防的药物，如抗癫痫药物；⑤药动学个体差异大的药物，特别是由于遗传造成药物代谢速率明显差异的情况，如普鲁卡因胺的乙酰化代谢；⑥未见预期疗效或怀疑患者药物中毒时；⑦肝、肾或胃肠功能不良的患者；⑧合并用药产生相互作用而影响疗效时。

治疗药物监测是指导药物个体化治疗的关键，相关学科的发展为治疗药物监测的发展提供了条件，分析方法的改进使得药物监测方便、准确、快捷，痕量分析也成为可能。

四、药物不良反应监测

药物不良反应（adverse drug reaction，ADR）系指正常剂量的药物用于预防、诊断、治疗疾病或调节生理功能时出现的有害的和与用药目的无关的反应。不良反应是药物所具有的两重性之一，完全没有不良反应的药物是不存在的。同时，不良反应的发生也是有一定比例的，不是所有使用该药物的患者都会出现不良反应，出现不良反应的患者表现和程度也不一定相同，存在着很大的个体差异性。

近年来，随着人们健康意识的增高，不良反应的发生越来越引起人们的重视。各国新药的审批主要依据动物实验和部分患者的临床试验的结果确定不良反应。但是动物与人在生理、病理上有许多不同的地方；临床试验又存在观察时间短、参加人数少等局限性。许多发生率低、需要较长时间才能发现的药物不良反应，在审批时难以充分了解，所以许多经过严格审批的药物，在正常用法用量下还会出现药物不良反应，包括一些严重的药物不良反应。目前，国家卫生和计划生育委员会、国家食品药品监督管理总局已颁布了相关的法律，对医疗机构开展药物不良反应监测和报告提出了明确的要求，使药物不良反应监测逐渐趋于法制化。世界卫生组织统计的相关资料表明，因药物不良反应而住院的患者占门诊患者的 0.3% ~ 0.5%，已住院的患者药物不良反应发生率为 10% ~ 20%，0.2% ~ 2.9% 的患者死于药物不良反应。提高对药物不良反应的监测水平已成为医务工作的重点。开展药物不良反应监测是为了尽早发现各种类型的不良反应，研究药物不良反应的因果关系和诱发因素，使药品监督管理部门及时了解有关不良反应的情况，并采取必要的预防措施，以保障临床用药安全。

药物不良反应监测需要大范围乃至全国范围的不良反应流行病学资料。为了解决这个问题，许多国家建立了本国或国际间的不良反应上报制度。《中华人民共和国药品管理法》已经明确规定："国家实行药品不良反应报告制度。药品生产企业、药品经营企业和医疗机构必须经常考查本单位生产、经营、使用的药品的质量、疗效和反应"。

五、市场药物再评价

市场药物再评价（revaluation of marketing drugs）是对已批准上市的药物在社会人群中的疗效、不良反应、用药方案、稳定性及费用等方面是否符合安全、有效、经济合理的用药原则做出科学评价，为药品行政管理部门的相关决策提供科学依据，并为药品研制与使用部门提供合理信息，指导和规范临床合理用药。市场药物再评价工作一般分两类：①根据上市药物已存在的疗效不佳或毒性较大的问题，设计临床对比试验，以确定药物是继续使用、有选择地使用还是予以淘汰；②进行药物流行病学调查，在一定范围内有计划、前瞻性地或回顾性地对比调研某一药物的疗效和不良反应，根据调研结果进行评审，决定是否淘汰或限制使用。

市场药物再评价是保障合理用药的一种监管手段，目的在于通过再评价掌握上市药品的安全性动态，达到宏观监督、微观管理、量化药品生命周期以确保用药安全的目的。药品安全的重要性在国际市场竞争中尤为重要，世界各国政府不断改进和加强上市后药品管理。为实现与国际药品市场及药品管理的对接，我国正逐步完善市场药物再评价制度的建设。

第四节 新药的临床药理学评价

《中华人民共和国药品管理法实施条例》规定"新药,是指未曾在中国境内上市销售的药品"。国家食品药品监督管理总局颁布的《药品注册管理办法》进一步明确规定"新药申请,是指未曾在中国境内上市销售的药品的注册申请。对已上市药品改变剂型、改变给药途径、增加新适应证的药品注册按照新药申请的程序申报"。这些规定明确了新药管理范畴。

新药通过药学评价和临床前药理评价就进入了临床药理评价阶段。前两个阶段的研究主要在动物中进行。然而,由于动物种属对药物反应的差异,动物机体的反应与临床效应并不一定符合,或者即使动物实验结果与临床效果基本一致,但在剂量与效应间的关系、不良反应特性等方面,动物与人之间还会有很大的差异。所以,新药都必须有步骤地进行临床试验,才能作出正确的评价。因此,新药临床试验研究是研发和评价新药的一个重要环节。

我国的临床试验分四期,即Ⅰ、Ⅱ、Ⅲ、Ⅳ期临床试验。Ⅰ期临床试验是初步的临床药理学及人体安全性评价试验。它的内容包括:初始人体安全性和耐受性评估、药动学研究、药效学评价、药物活性的早期测定。Ⅱ期临床试验是治疗作用摸索阶段。其目的是摸索药物对目标适应证患者的治疗作用和安全性,也包括为Ⅲ期临床试验设计和给药方案的确定提供依据。此阶段的研究设计可以根据具体的研究目的,采用多种形式,包括随机盲法对照试验。Ⅲ期临床试验是治疗作用确证阶段。其目的是进一步验证药物对目标适应证患者的治疗作用和安全性,评价利益与风险的关系,最终为药品注册申请获得批准提供充分的依据。Ⅲ期临床试验应为具有足够样本量的随机盲法对照试验。Ⅳ期临床试验是新药上市后由申报人自主进行的应用研究阶段。其目的是考查在广泛使用条件下的药物疗效和不良反应,评价在普通或特殊人群中使用的利益与风险关系,改进给药方案等。新药临床试验包括疗效评价和不良反应评价两个方面,它是在充分的动物实验基础上,在人体进行一种治疗试验,由于它们与一般的临床治疗经验的总结不同,事前必须有周密的试验设计,每类药物均有明确的临床药理学评价技术标准,试验后有正确的分析处理,才能作出正确的评价。

新药只有通过临床药理学研究和评价阶段,才能确定是否有实际应用价值,是否安全有效,是否能被药品行政管理部门批准投产进入市场。新药的临床药理学评价是药物研究的关键时期,也是整个新药评价过程中的关键性阶段。

第五节 临床试验方法学

临床试验近年来有很大进展。临床试验不仅用于开发新药,还可用于开发新的医疗、保健技术,设计新的疾病预防方法,设计药物的筛查和疾病的诊断程序等。临床试验的主要任务包括以下几个方面:教学与培训、新药的临床试验研究与评价、市场药物再评价、临床(药理)技术咨询服务等。各国、各个相关部门都非常重视临床试验的基础教学与培训工作。临床试验方法学用于药物的临床研究及评价,总的来说包括药物各期的临床试验,以及根据各期临床试验结果进行的药物疗效、安全性的评价。

在临床试验中,影响试验结果的三种因素为:疾病本身的变异性,患者同时患有其他疾病或应用其他药物,患者和研究人员的偏因(即主观性)。因此,在临床试验的设计过程中,必须遵循 Fisher 提出的三项基本原则,即对照原则、随机化原则和重复原则。在临床试验中,常用的试验方法主要有对照、随机、盲法试验及安慰剂等。

一、对照

"对照"，是指接受某特定治疗与未接受某特定治疗而其他条件完全一致时的比较。设置对照不仅利于纠正医生过于急切要求发现新药而使评价出现的主观偏见，而且还可以避免出于疾病自然变化的原因而发生的疗效无法肯定的问题。因此，在临床试验过程中，可以设计一组不予给药的对照组以消除在评价试验的结果时可能产生的偏因，从而排除医生、患者以及外界因素对于疗效评价的干扰。

对照的分类概括为标准疗法对照、安慰剂对照、相互对照等。标准疗法对照是以常规或现行的最好疗法作对照，此法最为常用。安慰剂对照中的安慰剂通常以淀粉、乳糖、生理盐水等成分制成，不加任何有效成分，但外形、大小、颜色、气味、味道等与试验药物极为近似。相互对照是指当比较几种疗法对某病疗效差别时，不必另设对照，各试验组间可互为对照。此外还有历史对照、空白对照、交叉对照等。

临床试验常用的对照方式有随机平行对照试验、交叉对照试验及序贯对照试验。

1．随机平行对照试验　随机平行对照试验是指将受试者随机、均衡地分为两组或多组，各组分别用药进行比较。随机平行对照试验有以下几大优点：方法简单易行；实验条件如能严格控制，基本可排除与药物作用无关的因素的干扰；可用于多种药物疗效的比较；病例来源较为方便。它的局限性主要有以下几个方面：所需病例较多，较适用于一个疗程即可治愈的疾病；条件均一性差；由于所需病例数多，试验规模大、耗时久、花费大，给试验单位在经济上和管理上都带来较大的负担等。

2．交叉对照试验　交叉对照试验是指对同一受试者进行自身对照试验，也可在不同受试者中进行组间交叉对照试验。在交叉对照试验中，当被比较的药物多于两种时，可采用拉丁方设计。近年来，为克服给药前后顺序的差异，有人采用优化拉丁方设计。交叉对照试验可保持试验条件的均一，虽有可能产生顺序的影响，但通过交叉可使之得到平衡。交叉对照试验的局限性：试验药物的药效应是显著且迅速的；总的治疗周期必须适当延长，用以排除各药物效应之间的差异；受试者必须对所接受的药物无不良反应（如过敏等）。

3．序贯对照试验　序贯对照试验是指将受试者配对后随机分配到两个处理组，每得到一对试验结果就进行一次统计分析，直至以一定的显著性水平得出结论，即可结束试验。这种试验的优点是只要两药的疗效差别存在，试验中即可在例数最少、耗时最短的情况下得到确切结论并中止试验。反之，若两药疗效差别不显著，尚可继续增加例数进行试验，并可以尽快判别出无疗效或疗效差的药物并中止试验。从伦理学角度考虑更实用。它的局限性主要有以下几个方面：在实行双盲试验时保密性差；当比较两药疗效差别时，本法对差别较大者较适用；一般这种方法设计较前两法复杂，而且设计计划时需要有较大的弹性。

二、随机

临床试验所用随机分组的方法很多，有按就诊患者交替分组的，也有根据患者门诊号或住院号分组的。常用随机方法有以下几种：单纯随机法、均衡随机法、均衡顺序随机法等。最简便的单纯随机法是掷币法或投骰子法。随机数字表法也是常用的单纯随机法。其使用方法是预先规定各组数码，将患者按出现的数码顺序分配到各组。均衡随机又称分层随机，其原则是先将易控且对试验影响大的因素人为地使在各组中达到均衡一致，而对那些难控且对试验影响小的因素随机处理。均衡顺序随机法的主要特点是可使主要因素得到均衡处理，次要因素随机处理，增加了可比性，减少了主观性。均衡顺序随机的具体方法是先将可能影响试验的一些主要因素（如病情、病程、年龄、性别等）进行均衡处理，其他次要因素（如体重、体质、职业等）仅作记录，不作为分组依据。然后依照患者就诊（入院）顺序依次按均衡的层次交替进行分组。这种方法优点较多：每区中 A、B 两组人数基本相等，最多相差1例；A、B 两组总人数基本相等，最多相差 2 例；各组中病情轻重、病程长短的构成比例基本相同；患者被分入何组是随机的；患者入院是陆续的，符合临床实际情况；两组患者是与时序并行的，减少了时间因素的干扰，增加了可比性；患者入院后可立即得到有效的治疗。

使用随机分组的方式来比较治疗组与对照组之间的差别是临床试验方法学中的最基本要求。随机分组概括来说有三个优点：可以保证在分组时不掺入个人意愿，从而避免组间的不均衡；可以消除试验者试图纠正由于分组出现的偏性而造成的另一种不均衡；符合统计分析的基本要求，可使最终统计结论科学可信。

三、盲法

盲法试验是指为了消除临床试验中主观因素的影响，试验者可以选择不让患者或者同时不让医生、患者双方知晓试验意图的方案。其中不让患者单方面知晓试验方案的为单盲试验（single blind trial）；而同时不让患者与医生双方知晓试验方案的称双盲试验（double blind trial）。盲法试验主要包括非盲临床试验、单盲临床试验、双盲临床试验、三盲临床试验。

1. 非盲临床试验　研究人员和患者都了解治疗的具体内容。有些临床试验只能是非盲的，例如比较手术治疗和保守治疗对某种疾病的疗效，评定生活习惯（饮食、运动和吸烟等）的改变对发生冠心病的影响等。

2. 单盲临床试验　只有研究人员知道患者用药的具体内容，而受试者是不知晓的，因而可以避免来自受试者主观因素的偏差。单盲临床试验的优点是避免受试者主观因素对药物疗效产生的偏差，同时研究人员知道用药的具体内容，以便于保证患者用药的安全。此法的缺点是不能克服研究人员的主观因素的影响。

3. 双盲临床试验　研究人员和受试者都不知道受试者分到哪一组及接受哪种治疗。双盲临床试验中需要由第三者来组织、实施并监督整个试验的进行，包括所研究的干预措施的效益和不良反应。双盲临床试验的优点是可大大减少来自研究人员和受试者主观因素的影响。此法的缺点是双盲易使试验的过程受到破坏，安慰剂的应用在许多情况下难以实现。

4. 三盲临床试验　资料处理者、受试者及研究人员都不知道分组情况，而试验设计者知道。三盲临床试验的优点是减少研究人员分析资料中产生的偏差。此法的缺点是缺乏有效的监督，不利于试验安全进行，因而难于实现。

四、安慰剂

安慰剂是指没有药理活性的物质如乳糖、淀粉等制成的与试验药物外观、气味相同的制剂，作为临床对照试验中的阴性对照物。临床试验中之所以需要安慰剂作阴性对照，主要是因为试验中患者的心理因素对病情变化、药物疗效都会产生较大的影响。安慰剂的主要作用有：排除医生、患者精神因素对药物治疗的干扰；排除治疗过程中疾病自身变化的因素；安慰剂作为阴性对照用于随机对照试验，使新药在盲法条件下得到确切评价。在有阳性对照时，安慰剂对照可监控测试方法的灵敏度。

此外，为了保证临床试验结果的有效性、普适性以及可重复性，临床试验的受试者例数的设计是很严格的，其主要遵循四个方面：评价药物的指标是质反应指标还是量反应指标；要求的试验药物的有效程度；对照药物的预估效果；统计结果要求的假阳性率及假阴性率。

临床试验是在患者中进行的，是通过比较治疗组与对照组的结果而确定某项治疗或预防措施的效果与价值的一种前瞻性研究。它对提高药物治疗效果、安全用药及药物评价有着重要的作用。

第六节 临床试验的伦理学要求

药品的临床试验必须保障受试者的安全与权益，因而必须考虑医学伦理学问题。伴随着药品临床试验指导原则和《世界医学协会赫尔辛基宣言》《人体生物医学研究国际道德指南》和我国的《药物临床试验质量管理规范》等一系列文件的颁布，临床试验研究进入了一个崭新的时期，患者的知情权、参与及拒绝权利以及其他权益得到重视和保证。要保证新药临床试验成功，又要处理好试验中可能出现的伦理学问题，是对各国政府和研究机构的挑战。

一、临床试验引入伦理学的必要性

为保证药品安全有效、质量可控，任何一种新药在上市前必须完成临床前研究和临床试验。而临床试验的对象是人而非动物，因此不仅要做好临床试验方案设计，更要处理好相关的伦理学问题。在早期的医学实践中，多数的诊断、治疗或预防措施都包含着很大的风险，尤其在进行临床试验时，其产生的风险更大。1747 年，英格兰皇家海军医生 James Lind 发现了柠檬可以治疗坏血病。随后，医药公司和相应的机构对其进行了临床试验。但是，由于没有系统的对照试验以及严格的规章制度，因而引发了很多严重的医疗事件。例如，反应停（通用名称为沙利度胺）于 20 世纪 50—60 年代初期在全世界广泛使用。它能够有效地阻止女性妊娠早期的呕吐，但也妨碍了孕妇对胎儿的血液供应，导致大量"海豹畸形婴儿"出生。

该类事件的出现，引发了世界各国政府的重视，并促进了相应法案文件的出台颁布。1947 年，纽伦堡法案颁布，确定了纳粹德国未经受试者同意而进行的生化试验为非人道的试验，这维护了受试者在之后试验中的权益和安全。在 1964 年 6 月的第十届世界医学协会联合大会上，颁布了《世界医学协会赫尔辛基宣言》。之后，人们又对其进行了 6 次修订。此宣言规定医学研究必须遵守的伦理标准是：促进对人类受试者的尊重并保护他们的健康和权利。有些研究人群尤其脆弱，需要特别的保护。这些脆弱人群包括那些自己不能做出同意或不同意决定的人群，以及那些容易受到胁迫或受到不正当影响的人群。以上这些规定都是临床试验结合伦理学对人自身权益、安全保障，以及试验过程合理性的改善。

二、临床试验伦理学的影响因素

临床试验伦理学的影响因素有很多，如：社会制度与文化环境、研究人员的道德素养及名利思想及制药行业的利益驱动等。1993 年世界卫生组织颁布了《药物临床试验质量管理规范》（good clinical practice，GCP），供没有相应制度的国家地区做参考，但其实施执行程度存在很大差异。同时，某些国际地区的习俗、宗教环境，对于用人体做试验也持有相异的态度。这些因素都影响着临床试验的进行以及期间伦理学的实施。历史上出现了种种违反伦理学的案例，如纳粹分子利用集中营中的战俘及犹太平民进行临床试验等。这些试验对于受试者身体的巨大伤害、对人权的蔑视毋庸置疑，严重违背了伦理道德。因此，在人体中进行每一项生物医学研究之前，研究人员均须仔细评估受试者可预期的风险和利益。对受试者利益的关注应高于出自科学与社会意义的考虑。

三、临床试验伦理学的核心内容

根据《世界医学协会赫尔辛基宣言》的内容，可以简单地将临床试验伦理学的核心内容概括为以下几点：①尊重患者决定参加或不参加试验的权利；②试验设计的过程中对患者的约束和潜在的危险应当是可以承受的；③容易受到伤害及不能做出同意或不同意决定的人群，如幼儿、孕妇和老年人应禁止参加试验。

《世界医学协会赫尔辛基宣言》还规定，在涉及人类受试者的医学研究中，受试者个体的安康必须优于其他所有利益。涉及人类受试者的医学研究的主要目的是了解疾病的原因、发展和结果，改进预防、诊断和治疗的干预措施（方法、程序和处理）。即使是当前最佳的预防、诊断和治疗措施也必须通过研究继续评估它们的安全性、有效性、效能、可达性和质量。医生既应当考虑自己国家关于涉及人类受试者研究的伦理、法律与管理规范和标准要求，也应当考虑相应的国际规范和标准。任何国家性的或国际性的伦理、法律或管理规定，都不得削弱或取消本宣言提出的对人类受试者的任何保护。因此，对于任何形式的临床试验，都应遵循以下伦理学原则：

1. 维护受试者的利益　为维护和满足受试者的合法权益，国家食品药品监督管理总局颁布的法规规定"所有以人为对象的研究必须符合《赫尔辛基宣言》和国际医学科学组织委员会颁布的《人体生物医学研究国际道德指南》的道德原则"。原卫生部（现国家卫生和计划生育委员会）亦公布了《涉及人的生物医学研究伦理审查办法》。其中，第二章明确提出了受试者的权益保障，通过成立相应的伦理委员会、严格审议方案等措施，尽量保障受试者的合法权益。受试者的健康利益高于科学和社会利益，当这一原则与其他原则冲突时，这一原则应当放在更高位置予以遵循。

2. 符合试验的科学目的性　临床试验必须出于研究人体生理机制以及疾病的原因、机制，旨在促进医学科学发展，改善人类生存；出于政治、军事目的的临床试验应予以禁止；出于经济、纯个人利益的临床试验应经过严格审核后进行。

3. 尊重知情同意权利　知情同意是受试者应享有的最基本的权利，它是指研究人员向受试者告知一项试验的各个方面情况后，受试者自愿确认其同意参加该项临床试验的过程。临床试验的研究人员要尊重受试者的知情权和同意权，受试者有权利了解试验的目的、方法、可能产生的后果、经济利益往来以及研究人员与相关单位机构的从属关系，并有充分自主的表达同意、拒绝或中断并退出试验的权利。知情同意保证了可能的受试者在理解研究性质的基础上自由选择是否参加研究的权利。这种保证保护了所有的当事人，即自主权得到尊重的受试者和可能会面临法律方面危险的研究人员。

4. 公平合理　试验期间，受试者应当享有平等的待遇及试验条件；受试者有权利接受公平合理的回报。

临床试验中，无论是研究人员还是受试者，其面临的主要困难并不是技术上的瓶颈，而更多的是伦理学方面的问题。人们维权意识的增加、医患关系的紧张，都增加了临床试验过程中伦理学问题的解决难度。生物制药技术日新月异，新药和新治疗方案的出现，意味着有更多临床试验的需求，这同样也使得更多的伦理学问题浮出水面。总之，药品临床试验应严格遵循伦理学原则，同时又必须符合科学原则。这样才能保证临床药理学健康地发展。

思考题

1. 简述临床药理学的概念及主要研究内容。
2. 简述临床药理学的研究任务。
3. 简述临床试验的主要方法。

（朱大岭）

第二章　临床药动学与治疗药物监测

第一节　临床药动学

一、概述

（一）药动学

药动学（pharmacokinetics，又称药物代谢动力学或药物动力学）是应用动力学原理阐明药物在体内的含量随时间变化规律的科学，是药理学的分支。主要研究机体对药物的处置的动态变化，包括药物在机体内的吸收、分布、代谢及排泄的过程。

药物药理作用的强度和药物受体部位的活性药物浓度有关，因此有必要建立药效学（pharmacodynamics，PD）与药动学（PK）的同步分析方法以研究这两者的关系。等位基因的发现，如快代谢等位基因、慢代谢等位基因和中间代谢等位基因，为认识药物代谢的多样性和基于代谢多样性的个体化药物治疗奠定了理论基础。

目前药动学已经广泛应用到药学领域的各个方面，包括生物药剂学、药物治疗学、临床药理学、临床药剂学、分析化学、分子药理学、药剂学等。药动学的发展在现有药物的客观评价，新药设计及新型药物传递系统的设计，改进药物剂型，提供高效、速效、长效、低毒副作用的制剂，特别是对于指导临床合理用药，通过对药动学特征的研究，根据临床治疗所需有效血药浓度选择最适剂量，给药周期、负荷剂量的计算，以及连续用药是否会在体内发生药物蓄积，设计最优给药方案等具有重大的实用价值。

（二）临床药动学

临床药动学（clinical pharmacokinetics，又称临床药物代谢动力学）是药动学的一个分支，它是将药动学原理和规律应用于药物治疗的一门新兴学科。临床药动学是以人体为对象，研究药物在人体内随时间而改变的量变规律，并阐明影响药物体内过程的各种因素。它不仅是现代临床药理学的重要组成部分，而且在新药的研究与开发、改进药物剂型、提高药物疗效与减少毒性、指导临床合理用药等方面都具有重要的指导意义。

某种药物的药动学参数通常是在正常人体或一般患者得到的，药品说明书推荐的剂量也是对一般人群适用的，但是临床上由于每位患者的生理、病理状况有所不同，对药物在体内的吸收、分布、代谢、排泄过程会产生一定的影响。所以药品说明书中推荐的剂量对一部分人是适用的，但对一部分人来说，由于吸收或代谢多方面的原因，血药浓度达不到有效的治疗浓度；而对另一部分患者来说，由于药物在体内消除较慢，血药浓度超过中毒浓度而出现毒副作用。所以开展临床药动学研究和应用是十分必要的。

临床药动学的研究内容包括：患者体内的药动学研究、血药浓度测定和个体化给药方案的制订；健康人体的药动学研究；临床血药浓度测定方法的建立；病理、生理状态或联合用药对药动学的影响等。

临床药动学的研究方法包括：收集药物治疗浓度范围相关的资料；建立血药浓度测定方法；对临床患者血药浓度进行监测，或根据文献得到群体药动学参数；对用药剂量进行调整等。

（三）药动学发展简况

1913 年 Michaelis 和 Menten 提出动力学方程；1919 年，瑞士的 Widmark 利用数学公式对体内药物的动态规律进行了科学分析；1924 年，Widmark 和 Tandberg 提出开放式一室动力学模型；1937 年 Teorell 提出房室药动学模型的假设，但由于当时的科学发展和认识所限，这个设想并未引起研究者的重视。药动学的真正发展仅仅是在近 40 多年。1972 年，由国际卫生科学研究中心的 J．E．Fogar 发起，在美国马里兰州波兹大国立卫生科学研究所召开了药理学与药动学国际会议，第一次正式确认药动学为一门独立学科。我国于 20 世纪 70 年代末开始在部分医院中开展这一工作，目前我国卫生部门要求具有一定级别的医院必须具备进行临床药动学研究的条件。

近年来，人们已致力于发展一类生理学上逼真的药动学模型，即生理模型。这种细致的模型基本上是利用了人或其他动物的已知解剖学与生理学信息以及生理、解剖及生化测定数据。

药动学 - 药效学（pharmacokinetic-pharmacodynamic，PK-PD）模型是综合研究体内药动学过程与药效学量化指标的动力学过程，是将两种不同形式的过程复合为统一体，其本质是药量与效应之间的转换过程。由于探索药物使用后的效应发挥规律是药动学研究的终极目标，故 PK-PD 模型的研究在为各类药物研发中阐明药物作用机制、能动性地设计药物剂型以及临床合理用药提供了重要的研究方法和理论依据。PK-PD 模型还有助于解决药物临床反应的个体差异，用于探讨机体内、外环境因素对药物体内过程的影响，以及临床试验的模拟等。

血药浓度测定法作为药动学研究的经典方法，是计算药动学参数最常用、最准确的测定方法，目前生物体内血药浓度分析方法主要为：分光光度法（spectrophotometry）、色谱法（chromatography）、免疫测定法（immunoassay）、同位素示踪法（isotopic tracer method）。

中药药动学研究对于中药现代化有着极为重要的作用，研究方法分为血药浓度法、药理效应法、毒理效应法和微生物测定法等。该领域出现了一些新学说与新方法，如中药证治药动学、中药药动学 - 药效学模型、中药时辰药动学、中药血清药理学、中药胃肠药动学和中药指纹图谱药动学。中药药动学的发展对阐明和揭示中药作用机制及改进药物剂型、控制质量、设计及优化给药方案、推动中医中药走向世界具有重大的意义。

时辰药动学（chronopharmacokinetics）是药动学的又一分支。人体的许多生理功能如心排血量、胃酸的分泌、血浆蛋白量、肝药酶的活性、尿和胆汁的排泄等均存在明显的昼夜节律，因而不同时间服药可能产生不同的药物体内过程，导致许多药物的一种或多种药动学参数的变化。时辰药动学是指在一天的不同时间给予药物，研究药物浓度与时间方面的情况及由此得出的各种药动学参数，它不仅使药动学的研究更为精确，而且有助于更好地理解药物体内处置，阐明其时辰药效学现象，为临床合理用药提供最佳方案。

群体药动学是利用稀疏数据研究群体的特征、变异和各种因素对药动学影响的药动学方法。用于群体药动学参数估算的方法有两步法、单纯集聚法、非线性混合效应模型法、非参数期望极大法等。群体药动学的应用范围不断拓宽，主要应用有以下几个方面：用于临床药物群体药动学参数的估算，对临床合理用药提供了有价值的信息，在个体给药中也取得了明显成果；用于多种药物的群体药效学研究；在药物生物利用度及新药研发和临床评价方面有很好的应用。

二、药物的体内过程

（一）吸收

吸收是指药物自给药部位进入血液循环的过程。药物的吸收速度受多种因素的影响，包括药物的制剂因素：药物的理化性质（脂溶性、解离度、分子量等）、药物的剂型、剂量与给药途径、可供吸收部位的面积与血流量、药物的制备工艺等；生理病理性因素：年龄、性别、遗传和生理特征。

药物的作用强度、作用的时间与药物吸收的程度和速度关系密切。根据吸收部位和给药方法的不同，可分为消化道外吸收与消化道吸收。

1. 消化道吸收

（1）生物学因素

1）胃肠 pH：胃内容物的 pH 为 1.0 ～ 3.0，肠内容物的 pH 为 4.8 ～ 8.2，下肠段 pH 高。胃肠的 pH 可影响胃肠中非解离型药物的吸收，弱酸性药物在胃中容易吸收，弱碱性药物在小肠中容易吸收。若改变胃肠道 pH 则能够改变药物在胃肠道吸收的速度与程度，如口服抗酸药碱化胃内容物，从而减少弱酸性药物在胃中的吸收；口服稀盐酸能降低小肠内容物的 pH，可减少肠道对弱碱性药物的吸收。

2）胃排空速度和肠蠕动：大多数药物在小肠中吸收速率最大，故胃排空的速度能显著影响药物在小肠的吸收。此外，肠蠕动的强弱和快慢同样能够影响药物的吸收。肠蠕动强度增加可促进固体制剂的崩解与溶解，并进一步使溶解的药物与肠黏膜接触，促使药物的吸收增加。然而对于溶解度较小或主动转运的药物，肠蠕动速度加快可减少药物在肠中的滞留时间，从而减少对药物的吸收。

3）胃肠食物及其他内容物：食物对药物吸收的影响是多方面的。胃肠中食物的酸碱性、对药物的稀释和吸附及延缓胃排空，使药物吸收减少。有时胃肠中食物能增加药物的吸收，这可能与食物能增加胃肠血流量或使药物在小肠滞留时间延长有关。此外，食物中某些营养物质也能改变药物的吸收。高脂肪食物能增加脂溶性药物如灰黄霉素的吸收；高蛋白食物能减少左旋多巴在胃肠道的吸收；食物中的纤维由于能够吸附地高辛而减少其吸收；胃肠道内的二价或三价阳离子金属，如 Mg^{2+}、Fe^{2+}、Ca^{2+}、Al^{3+} 等能与氟喹诺酮或四环素类药物结合形成不溶性络合物，减少它们的吸收。

（2）物理化学因素：胃肠上皮细胞仅能够吸收释放和溶解后的固体药物。药物释放或溶出的速度主要取决于药物的剂型以及制备工艺。如对于片剂，粒径的大小、辅料、压片机的压力等均能影响药物的溶解与崩解，从而影响药物从消化道吸收的速度与程度。

首过效应（first-pass effect）又称首过消除（first-pass elimination），它是指某些药物首次通过肠黏膜或肝时，部分可被肠黏膜 P 糖蛋白泵回肠腔或被灭活代谢而导致进入体循环药量减少的一种现象。

口服或肛门给药：大多数药物采用口服给药，以肠道（小肠）吸收为主。口服后药物主要以简单扩散的方式自胃肠道吸收。因为胃的吸收面积较小而且药物在胃内的滞留时间较短，因此胃对大多数药物的吸收有限，即便是酸性药物，也仅占总吸收量的 10% ～ 30%。小肠是药物吸收的主要部位，其原因主要为肠蠕动较快、肠道吸收表面积大、肠壁血流量大等。许多缓释制剂、栓剂、溶液剂经直肠给药时药物也可从直肠吸收。直肠吸收的特点是：血流供应充足，药物吸收速度快。例如：肛门应用水合氯醛灌肠的吸收速度远优于口服给予水合氯醛制剂。

舌下给药：药物溶解后经简单扩散方式从口腔黏膜吸收。其特点是：口腔黏膜吸收速度快，如舌下含服脂溶性的硝酸甘油。虽然口腔黏膜吸收的药物不经过门静脉，可避免肝对药物的首过效应，但舌下给药对药物的吸收不稳定，所以较少应用。

2. 消化道外吸收

（1）呼吸道吸收：脂溶性药物通过简单扩散从支气管、鼻黏膜或肺部吸收，该方式适用于少数药物。由于肺泡表面积大（达 $200m^2$）且血流量大，药物只要能到达肺泡，便迅速吸收。气体以及挥发性药物（如全身麻醉药）等吸入后，可直接进入肺泡并迅速吸收。溶液型药物需经喷雾器将溶液分散为细小微粒，如气雾剂可将药液雾化为直径达 5μm 左右的微粒，微粒到达肺泡处时迅速吸收。气雾剂等以吸入方式给予时要注意药物的粒径大小。

（2）皮肤黏膜吸收：皮肤黏膜对脂溶性药物可以缓慢通透。正常完整的皮肤对药物吸收能力较差，只对脂溶性较大的药物有一定的通透能力。皮肤黏膜等外敷用药后能够使局部的药物浓度迅速升高从而发挥局部的治疗作用。

（3）注射部位吸收：药物通过静脉注射可迅速而准确地进入体循环，当注射结束时其吸收迅速并很快地达到血药浓度峰值。对于肌内或皮下注射的药物，其首先自结缔组织扩散，再经毛细血管和淋巴内皮细胞进入血液循环。由于注射部位的毛细血管膜孔道较大，因此其吸收速度快于胃肠道黏膜。在外周循环衰竭的状况下，皮下注射吸收的速度极其缓慢。由于肌肉组织内血流量比较丰富，因此肌内注射后药物的吸收速率要快于皮下注射。注射给药时药物能分布至身体各个部位发挥药效，如局部麻醉给药。

（二）分布

分布是指药物从血液运送至机体各个组织器官的过程。大部分药物在体内分布不均匀。影响药物分布的因素有各器官血流量、细胞膜的通透性、药物的理化性质以及药物在组织和血浆的分配比。药物的分布不仅对药物的储存及消除速率产生影响，而且对药物效应和毒性有一定的影响。因此药物的分布在药物的有效性和安全性评价方面具有重要的意义。

1. 体内屏障　体内屏障包括血脑屏障和胎盘屏障。血脑屏障由血 - 脑、血 - 脑脊液、脑脊液 - 脑三种屏障组成。正常情况下某些药物不能透过血脑屏障，无法发挥治疗作用，然而某些疾病状态下，如脑膜炎，其血脑屏障通透性增加，青霉素等很容易进入脑膜炎患者的脑脊液中从而达到有效治疗浓度。脂溶性低、解离型或大分子的药物不能透过胎盘屏障，但某些脂溶性高的药物能够透过胎盘屏障，引起畸胎或促使胎儿中毒，因此孕妇用药应特别注意。

2. 体液 pH　在生理情况下细胞内液 pH 为 7.0，而细胞外液 pH 为 7.4。弱酸性药物在细胞外液中解离增多，不易转运到细胞内。相反弱碱性药物在细胞内的浓度较高。提高血液 pH 可引起弱酸性药物向细胞外转运，而降低血液 pH 则促使其转运到细胞内。如口服碳酸氢钠碱化血液及尿液可促进弱酸性药物（巴比妥类）自脑组织向血浆中转运，加速药物通过尿液排出，这可作为巴比妥类药物中毒解救的措施。

3. 药物与血浆蛋白或组织细胞结合　酸性药物、非甾体抗炎药、磺胺类药物、三环类抗抑郁药通常与血浆中的白蛋白结合。碱性药物通常与血浆中的脂蛋白或 α_1 酸性糖蛋白结合。虽然后者的含量比白蛋白少很多，然而在关节炎、癌症、心肌梗死等疾病中可增高。药物与血浆蛋白的结合程度，用血浆中结合型药物浓度与总药物浓度的比值表示。比值大于 0.9 的药物，表明药物具有高度结合能力；比值小于 0.2，则表明药物与血浆蛋白结合能力较低。

药物与血浆蛋白结合是药物向组织分布的一种限定因素。结合型药物不能经细胞膜转运，不能透入脑脊液，也不能经肾小球滤过，起着类似药库的作用。此外，药物进入相应组织后与组织蛋白结合，失去药理学活性，同样起到药库的作用。药物与蛋白的结合率影响药物作用时间。一般蛋白结合率高的药物体内消除慢，作用时间较长。其特点包括：可逆性、饱和性、竞争性。药物在血浆蛋白结合部位上的相互作用并非都有临床意义。一般认为，对于血浆蛋白结合率高、分布容积小的药物，应考虑药物间的相互作用，临床上应对用药剂量做出相应的调整。

游离型药物与血浆蛋白没有发生结合，能透过生物膜，进入相应的组织或靶器官，发挥作用或进行代谢与排泄。药物与血浆蛋白的结合通常是可逆的，游离型药物与结合型药物往往处于动态平衡状态。

此外，年龄、遗传、疾病和营养状况等因素可改变血浆蛋白结合程度。如新生儿的血浆蛋白结合能力远低于成年人的血浆蛋白结合能力；肝肾疾病、低蛋白血症及体内蓄积的内源性抑制物与药物竞争血浆蛋白结合部位，使药物与血浆蛋白的结合减少，如表 2-1。

表2-1　肝、肾疾病状态下对血浆游离型药物百分比的影响

药物	游离型药物百分比（%）	
	生理状态	肝、肾疾病
华法林	1	
地西泮（安定）	2	肝病
呋塞米（速尿）	2	肾病
氯贝丁酯	4	肾病
阿米替林	5	
苯妥英	9	肾病
氨苯蝶啶	19	肾病
甲氧苄啶	30	
茶碱	35	肝病
吗啡	65	
地高辛	75	肾病
阿莫西林	82	
乙琥胺	100	

4．**器官血流量与膜通透性**　人体内各组织器官的血流量差别很大。在脑、肝、肾、肺等高血流量器官中，药物含量较多且分布迅速。然而，药物在皮肤、肌肉等低血流灌注的器官中含量较少且分布较慢。如静脉注射高脂溶性的硫喷妥钠，药物首先进入血流量丰富的脑组织而发挥麻醉作用，随后进入血流量较少的脂肪组织中，其麻醉效应很快消失。细胞膜对药物通透性不同，例如肾毛细血管内皮细胞膜孔较大，在流体静压作用下药物易透过肾毛细血管。另外，肝静脉窦由于缺乏完整的内皮，药物也容易透过肝毛细血管。

（三）代谢

药物代谢又称生物转化，是指药物在体内发生的化学结构改变。肝是生物转化的主要器官，肝外组织如皮肤、脑、胃肠道、肺、肾、肾上腺、睾丸、卵巢等对某些药物存在不同程度的代谢作用。原型药经生物转化发生代谢，其代谢产物水溶性加大，易从肾或胆汁中排出，其产生的代谢产物多失去药理学活性（灭活）。因此，生物转化是许多药物消除的重要途径。值得注意的是生物转化也可将药物活化，即某些无活性药物或前药经生物转化形成具有活性的代谢产物。如环磷酰胺本身没有活性，但经体内的水解反应后发挥其抗肿瘤活性。此外，也有的活性药物发生转化后其代谢产物仍具有活性。

1．**生物转化的类型**　生物转化通常分为两相反应。Ⅰ相反应有氧化、还原与水解反应，在该过程中机体向原型药加入—OH、—COOH、—NH_2 或—SH 等极性基团。Ⅰ相反应产物与体内某些代谢产物结合，其产物一般水溶性加大，利于排泄。Ⅱ相反应即结合反应，是产生活性或毒性代谢产物的过程。该反应是药物或其代谢物的极性基团与体内几个水溶性较大的内源性分子相结合，如与内源性葡糖醛酸、硫酸及某些氨基酸结合，药物经结合反应后一般极性增强，水溶性增加，药理活性减弱或消失。

2．**生物转化的催化酶**　生物转化可由微粒体药物代谢酶系及非微粒体酶系催化，其中最重要的是肝微粒体混合功能氧化酶系（简称"肝药酶"），细胞色素 P450（cytochrome P450，CYP）是构成该酶系的重要组成部分，是一个基因超家族。肝是药物的主要代谢器官，细胞色素 P450 存在于微粒体中，分布于脑、肝、小肠、肾等器官组织中，在内、外源物质的代谢中起关键作用。细胞色素 P450 主要有 CYP1A、CYP2C、CYP2D、CYP2E、CYP3A 五大类，是一种多功能酶，具有多态性、可诱导性和可抑制性，可催化 60 多种代谢反应；但对底物的结构特异性不强，因此可代谢各种类型化学结构的底物。

（四）排泄

排泄是指体内药物或其代谢产物排出体外的过程。肾是药物排泄的重要器官，某些药物也可从肺、乳腺、胆汁、唾液腺或汗腺排出。

1. 肾小管重吸收　肾小管上皮细胞膜具类脂结构，药物可通过被动转运从肾小管重吸收回到血液中。肾小管重吸收主要是未解离的脂溶性药物，改变尿液 pH 可改变药物的解离度，从而影响弱酸性或弱碱性药物在肾小管的重吸收。然而，增加弱酸性药物的解离度，可减少药物在肾小管的重吸收，加速其排泄。因此对于弱酸性药物的中毒，应采用碱性药物如碳酸氢钠碱化尿液，加速毒物排出。对于肾功能不全者慎用或禁用经肾排泄的药物。

2. 肾小球滤过和肾小管分泌　影响药物从肾小球滤过的主要因素是药物与血浆蛋白结合的程度及肾小球滤过率。肾小管分泌是主动转运过程，需要载体。肾小管上皮细胞具有两类转运系统（载体）：有机酸转运系统、有机碱转运系统。有饱和现象，分泌机制相同的两药合用，可发生竞争性抑制作用，例如地高辛与螺内酯长期合用，可使肾小管分泌地高辛减少，血药浓度升高。由有机碱分泌系统分泌的西咪替丁可抑制其他有机碱如雷尼替丁、普鲁卡因胺、氨苯蝶啶及二甲双胍的分泌，当这些药物与西咪替丁合用时，它们的血药浓度增加。

3. 胆汁及其他排泄途径　从胆汁排泄的药物，除需具特殊的化学结构外，分子量需大于 400 ～ 500。然而分子量超过 5000 的大分子或蛋白质很难从胆汁排出。药物从肝细胞向胆汁的转运是主动转运过程，需要载体，有饱和现象。肝细胞至少有三个转运系统：有机碱转运系统、有机酸转运系统和中性化合物转运系统。对于同一转运系统的药物，存在竞争性抑制。药物由胆汁排入十二指肠后，有些从粪便排出，有些可被肠上皮细胞吸收进入血液，形成肝肠循环。肝肠循环的临床意义视药物经胆汁的排出量而定。药物从胆汁排出量多，肝肠循环能延迟药物的排泄，使药物作用时间延长，如洋地黄毒苷中毒时，考来烯胺能与肠道中的洋地黄毒苷结合，切断其肝肠循环而加速洋地黄毒苷的排泄。此外，某些药物可从乳汁排泄，可能引起小儿中毒。

三、药动学的基本原理

（一）动力学模型

药物在体内的吸收、分布、代谢、排泄过程是随时间及体内诸多因素共同作用而不断变化的动态过程。为了揭示药物动态变化的规律性，特别是借助数学的方法，通过建立动力学模型，来阐述药物在体内随时间变化的规律性，以简化复杂的生物系统，最终用数学公式对该动态过程进行描述。动力学模型的建立是将整个机体视为一个系统，并将系统内部按动力学特点分为若干房室（compartments），称为房室模型（compartment model）。房室为假想的空间，只要药物在体内的转运速率相同或相似，就可归纳为一个房室，其划分与解剖部位或生理功能无关，因此房室模型的划分具有抽象性和主观随意性。在多数动力学模型中，药物既可进入该房室，又可从该房室流出，称为开放系统（open system）。

1. 一室开放模型（open one-compartment model）　也称为一室模型（图 2-1A），是一种最简单的房室模型。该模型假定机体由一个房室组成。药物进入体内后，迅速分布于体液和全身各组织（即迅速地分布在整个房室），并在体内各组织之间迅速达到动态平衡，并以一级速率过程从该室消除（单指数衰减）。即当静脉注射给药后血药浓度的对数值与时间曲线呈直线关系，这是一室模型的重要动力学特征。该模型对于分析口服或肌内注射后药物的血浆浓度非常有用，因为通常在吸收过程中，药物分布相是隐蔽的。

2. 二室开放模型（open two-compartment model）　也称为二房室模型（图 2-1B）。该模型假定机体由中央室与周边室组成，药物首先进入中央室，并由该室迅速向周边室分布，使周边室药物浓度逐渐增加，直至达到动态平衡，最后周边室与中央室一同呈单指数衰减。中央室一般指全血与血流丰富的组织，如肝、肾、心、肺、脑等。周边室则主要指血液灌注较少的组织，如肌肉、皮肤、脂肪等。该模型还假定，药物的消除仍然通过中央室完成。当静脉注射给药后，血药浓度的对数值与时间曲线呈双指数衰减。曲线前段血药浓度 - 时间曲线迅速衰减，称分布相（A 相），它主要反映药物自中央室向周边室的快速分布过程。而当分布达平衡时，曲线进入衰减较慢的消除相（B 相），它主要反映药物从中央室的消除过程。

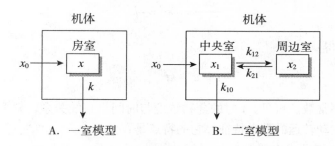

图 2-1　一室和二室模型示意图

x：血药浓度；k 或 k_{10}：药物由中央室消除的一级速率常数；k_{12}：药物由中央室转运至周边室的一级速率常数；k_{21}：药物由周边室转运至中央室的一级速率常数

合理地选择动力学模型是进行药动学研究的关键。目前主要采用药动学专用计算机软件进行辅助研究。国外比较著名的软件有 WinNonline、Kinetica、PCnonLin，国内的有 3P87（3P97）、PKBP-NI、BAPP、DAS、CPAPL 等。

（二）速率过程

药物进入血液循环后，通过分布、代谢和排泄过程最终使血药浓度衰减。按药物转运或消除速率与药物浓度之间的关系，将药物在体内的衰减过程分为一级动力学过程、零级动力学过程和米 - 曼动力学过程。

1. 一级动力学过程（first-order kinetic process）　该过程与化学反应动力学定义相类似，即药物在某房室中转运或消除的速率 $\mathrm{d}c/\mathrm{d}t$ 与药物浓度 c 成正比，又称定比转运。描述一级动力学过程的公式如下：

$$\frac{\mathrm{d}c}{\mathrm{d}t} = -kc \tag{1}$$

式中 k 为一级速率常数，负号表示机体代谢朝药物浓度减少的过程进行。将（1）式积分，得：

$$c = c_0 \cdot e^{-kt} \tag{2}$$

式中 c 为 t 时间的血药浓度，c_0 为药物的起始浓度，t 为用药后时间。将（2）式等号左右两边取对数，则变换如下：

$$\lg c = \lg c_0 - \frac{k}{2.303}t \tag{3}$$

将血药浓度的负对数 $\lg c$ 与用药时间作图可得一直线，截距为 $\lg c_0$，斜率为 $-k/2.303$。故一级动力学又称线性动力学，大多数药物在体内的转运或消除属于一级动力学过程。该过程具有被动转运的特点，因此受浓度梯度控制的简单扩散都符合一级动力学过程。它的特点是：

（1）药物浓度降低呈指数衰减，即单位时间内浓度降低的百分比不变，因此单位时间内药物浓度下降的总量随时间推移而减少。

（2）半衰期恒定，与药物浓度、初始剂量无关。

（3）一般可认为血药浓度在经 5 个半衰期后达到稳态浓度，即停药后经 5 个半衰期，药物在体内已完全消除。

（4）血药浓度 - 时间曲线下面积（area under curve，AUC）与给药剂量成正比。

2．零级动力学过程（zero-order kinetic process）　该动力学过程是指药物在某房室或某部位的转运速率与该房室或该部位的药物浓度零次方成正比，即与药物浓度无关，又称定量转运。描述零级动力学过程的公式是：

$$\frac{\mathrm{d}c}{\mathrm{d}t} = -kc^0 = -k \tag{4}$$

将（4）式积分得：

$$c = c_0 - kt \tag{5}$$

式中 k 称为零级速率常数。可见，t 时的药物浓度与时间呈直线关系，斜率为 $-k$。零级动力学过程被认为是药物主动转运的数学特征，它的特点是：

（1）转运速率与剂量或浓度无关。

（2）半衰期不恒定，即不同的初始给药量，半衰期不同。

（3）血药浓度 - 时间曲线下面积（AUC）与给药剂量不成正比，剂量增加，其面积可以超比例地增加。

3．米 - 曼动力学过程（Michaelis-Menten kinetic process）　该动力学过程是包括一级和零级动力学在内的混合动力学过程。例如药物的生物转化，以及一些脏器的主动分泌，通常需要对底物具有较高专属性的酶与载体的参与，而这些系统的能力又具有一定的限度，即具有饱和性。因此当该过程在低浓度时，呈现出一级动力学过程，而高浓度时则属零级动力学过程，称为米 - 曼动力学过程，并用米氏方程进行表征：

$$\frac{\mathrm{d}c}{\mathrm{d}t} = \frac{v_{\mathrm{m}} \cdot c}{K_{\mathrm{m}} + c} \tag{6}$$

式中，c 为血药浓度，$\mathrm{d}c/\mathrm{d}t$ 是指 t 时的药物消除速率，v_{m} 是酶促反应的最大速率，单位为浓度 / 时间，K_{m} 是米氏速率常数，它表示消除速率达到最大速率 v_{m} 一半时的药物浓度。分三种情况来讨论该动力学过程。

（1）当药物浓度较低时，即 $c \ll K_{\mathrm{m}}$ 时，此时方程（6）中分母中的 c 可以忽略不计，米氏方程可简化为：

$$\frac{\mathrm{d}c}{\mathrm{d}t} = \frac{v_{\mathrm{m}}}{K_{\mathrm{m}}} \cdot c \tag{7}$$

此时相当于一级动力学过程，同（1）式，其中 $\frac{v_{\mathrm{m}}}{K_{\mathrm{m}}}$ 相当于 k。即低浓度时 $\lg c\text{-}t$ 为一直线，药物代谢具有固定的半衰期。

（2）当药物浓度较高时，即 $c \gg K_{\mathrm{m}}$ 时，（6）式分母的 K_{m} 可忽略不计，米氏方程可简化为：

$$\frac{\mathrm{d}c}{\mathrm{d}t} = -v_{\mathrm{m}} \tag{8}$$

此时相当于零级动力学过程，同描述零级动力学过程的（4）式相似，其中 v_{m} 相当于 k。即高浓度时几乎不随 t 变化，原因是酶的作用出现饱和。半衰期呈现随浓度的增加而增加的趋势。

（3）当药物浓度适中时，米氏方程不变，此时药物在体内的消除呈现为混合型，为一曲线。可见，米-曼动力学过程将低浓度时药物代谢认为是一级过程，而高浓度时则为零级过程。

临床上有些药物具有米-曼动力学过程的特点，如乙醇、阿司匹林、苯妥英钠、茶碱、苯海拉明等。以阿司匹林为例，当口服阿司匹林 1g 以下时，由于该药物用量未达到肝代谢的饱和量，药物的体内消除按一级动力学方式进行，半衰期为 2 ~ 3h；当给较大剂量阿司匹林时（大于 1g），肝代谢阿司匹林的能力出现饱和，致使药物半衰期明显增长，可高达 15 ~ 30h。

零级动力学过程与米-曼动力学过程统称为非线性动力学过程（nonlinear kinetic process），该过程半衰期等动力学参数与药物剂量相关，故又称剂量依赖性动力学过程。

四、药动学参数及其意义

（一）血药浓度 - 时间曲线下面积

血药浓度-时间曲线下面积（area under curve，AUC）是指以血药浓度数据为纵坐标，时间为横坐标作图，所得曲线下的面积。AUC 与吸收后进入体循环的药量成正比。它可由积分求得，最简便的计算方法是梯形法。通过 AUC 可计算药物的生物利用度。

（二）生物利用度

生物利用度（bioavailability，F）是指药物从某制剂吸收进入血液循环的程度和速度。通常它的吸收程度用 AUC 表示，吸收速度以用药后达到血药峰浓度（peak concentration，c_{max}）的时间即峰时间（peak time，t_{max}）表示。已有许多药物制剂将生物利用度列为质控标准，以保证用药的有效和安全。

生物利用度分为绝对生物利用度（absolute bioavailability）与相对生物利用度（relative bioavailability）。通常将静脉注射药物的生物利用度作为 100%，血管外途径给药（ev）时的 AUC 与静脉给药（iv）时 AUC 的比值为绝对生物利用度。同一药物不同制剂的 AUC 的比值为相对生物利用度。其计算式如下：

$$绝对生物利用度\ F = \frac{AUC_{ev}}{AUC_{iv}} \times 100\% \tag{9}$$

$$相对生物利用度\ F = \frac{AUC_{受试制剂}}{AUC_{标准制剂}} \times 100\% \tag{10}$$

某些药物口服时由于首过效应的影响，可使生物利用度明显降低。

（三）半衰期

半衰期（half-life，$t_{1/2}$）又称生物半衰期（biological half life），指药物在体内的药物量或血药浓度通过各种途径消除一半所需要的时间，通常是指血浆消除半衰期，单位通常为 h 或天。对于一级动力学消除的药物，半衰期是一个常数，与血浆药物浓度无关。它可用消除速率常数（k_e）计算。

$$t_{1/2} = \frac{0.693}{k_e} \tag{11}$$

半衰期因药而异。同一药物用于不同个体时，由于生理与病理情况各异，$t_{1/2}$ 可能发生变化。此外，联合用药亦有可能引起 $t_{1/2}$ 发生变化。了解半衰期对临床合理用药具有重要意义，它有助于设计最佳给药间隔、调整给药方案、预计停药后药物从体内消除时间以及连续给药后达到稳态血药浓度的时间。

（四）表观分布容积

表观分布容积（apparent volume of distribution，V_d）是指药物分布在体内达平衡时，用体内药物总量与测得的血浆药物浓度作比，计算全部药物分布于血浆中所需的体液总容积 V_d，单位通常为 L 或 L/kg。若体内总药量为 D，血浆与组织间达到平衡时的血浆药物浓度

为 c，则：

$$V_d = \frac{D}{c} \tag{12}$$

可见，表观分布容积是体内药量与血浆药物浓度间的比例常数。表观分布容积是药物的特征参数，为假想的容积，并不代表体内具体生理空间的大小。但从表观分布容积可以推测药物在体内的分布程度及组织中的摄取程度。如酚磺酞静脉注射的表观分布容积为 4L，与正常成人的血浆容积相近，说明酚磺酞不向组织脏器分布，全部集中在血浆中；甘露醇的表观分布容积为 14L，与成人细胞外液容积相近，说明它能通过毛细血管内皮，仅分布在细胞外液中；乙醇的表观分布容积为 41L，说明它能通过细胞膜而分布在全身体液。药物如果被组织细胞选择性结合，则其分布容积值可远大于生理总容积。此时表观分布容积纯粹是一个数学概念。例如给予 70kg 人体地高辛 0.5mg，其血浆浓度为 0.7ng/ml，则地高辛的表观分布容积为 714L，超过生理总容积 10 倍以上。

（五）稳态血药浓度与平均稳态血药浓度

临床用药以多次给药为主，目的是使药物达到治疗药物浓度水平，并使其维持较长的治疗时间。若按固定间隔时间给予固定剂量药物，在每次给药时体内总有上次给药后存留的药物。随着给药次数增加，体内总药量的蓄积率逐渐减慢，直至在给药间隔时间内消除的药量等于给药剂量，从而达到平衡，此时的血药浓度称为稳态血药浓度（steady-state plasma concentration，c_{ss}）。若隔 1 个半衰期给药，则经 5 个半衰期的时间后血药浓度达到稳定状态。

连续间隔口服给药或者连续间隔注射给药等方式下，血浆药物浓度 - 时间曲线呈锯齿状，有一个峰值即稳态最大血药浓度 $c_{ss, max}$，还有一个谷值即稳态最小血药浓度 $c_{ss, min}$。由于稳态血药浓度不是单一的常数，故有必要从稳态血药浓度的起伏波动中，找出一个特征性的代表值，来反映多剂量长期用药的血药浓度水平，由此就有了平均稳态血药浓度（$c_{ss, av}$）的概念。$c_{ss, av}$ 是指血药浓度达稳态时，一个给药间隔内血药浓度 - 时间曲线下面积与给药间隔时间的比值，其计算式为：

$$c_{ss, av} = \frac{AUC}{\tau} \tag{13}$$

$$c_{ss, av} = \frac{FD}{k_e \cdot \tau \cdot V_d} \tag{14}$$

式中 τ 为两次给药的间隔时间，AUC 为药 - 时曲线下面积，F 为生物利用度，D 为给药剂量，k_e 为消除速率常数，V_d 为表观分布容积。

为使血药浓度很快达到 c_{ss}，可首次应用一次负荷量药物，然后改用维持量。若按半衰期的间隔连续多次给药，通常口服药物的负荷量为常规剂量的 2 倍，即所谓的"首剂加倍"。按零级动力学消除的药物，由于给药剂量超过机体最大清除能力，故多次给药易引起体内药物蓄积，血药浓度超比例升高，因此多次给药应特别注意。

（六）总体清除率

总体清除率（total body clearance，TBCL 或 CL）或称体内总清除率，是指在单位时间内从体内消除的含药血浆体积，或指在单位时间内从各消除器官清除药物的表观分布容积，单位通常为 L/h。它是肝清除率 CL_h、肾清除率 CL_r 以及其他消除途径清除率 CL_o 的总和。其计算式为：

$$TBCL = V_d \cdot k_e \tag{15}$$

$$TBCL = \frac{D}{AUC} \tag{16}$$

$$TBCL = CL_h + CL_r + CL_o \tag{17}$$

式中 V_d 为表观分布容积，k_e 为消除速率常数，D 为体内药量，AUC 为药 - 时曲线下面积。

第二节　群体药动学

一、概述

（一）群体药动学的定义和研究目的

群体药动学（population pharmacokinetics，PPK）即药动学的群体分析法，是将经典药动学基本原理和统计学方法相结合，研究药物体内过程的群体规律的药动学分支学科。群体药动学已成为治疗药物监测、优化个体化给药方案以及新药临床药理评价的重要方法和手段之一。

群体是指根据研究目的所确定的研究对象的全体；大量研究表明在某个患者群体内的药动学参数存在着很大的变异性。群体分析方法能定量描述这种群体内的变异，并且用患者的协变量，如体重、年龄、疾病状态等来解释。群体药动学参数包括药动学参数的群体均值及其方差（或标准差）。群体分析方法应用经典药动学基本原理结合统计学方法研究参数的分布特征。研究的主要目的是更加有效地利用临床常规血药浓度监测数据，获取有用信息；定量考查患者的生理、病理因素等对动力学参数的影响，以优化个体化给药方案。

群体药动学的主要优势体现在两个方面。

1. 分析变异性的能力　分析变异性是群体药动学的主要任务之一。推定变异性产生的原因，来调整用药方案。

2. 分析稀疏数据（sparse data，又称零散数据）的能力　在临床研究过程中，得到的可能是许多零散数据，这些数据来自许多患者，但通常每个患者的数据并不多，这是由于实际操作的困难（例如在体弱患者身上取血）或由于医学伦理原因，这些数据称为稀疏数据。稀疏数据采用传统药动学方法难分析，群体药动学分析法可通过稀疏数据来估算被研究患者的药动学／药效学参数。

（二）群体药动学的参数

群体药动学用固定效应和随机效应因素描述个体间的差异。固定效应是指种族、性别、年龄、身高、体重、肝肾功能等对药物体内过程的影响，这些因素是相对固定的，用参数表示，在回归方程中估算药动学参数的均值。随机效应包括个体间和个体内变异。

二、群体药动学的研究方法

（一）群体药动学的试验设计

群体药动学试验数据来自于临床患者，难于进行严密的试验设计，因此要确保临床中收集的稀疏数据的准确性，这一点十分重要。在前瞻性分析（prospective analysis）试验中，为了减少误差，增加结果的可靠性，应尽可能采用有效的试验设计。应该注意以下事项。

1. 数据的完整性　尽可能地收集每一个患者的详细资料，除常规的生理、病理指标外，还必须记录所有的临床检验结果，如年龄、身高、体重，肝、心、肾、胃肠道的功能，种族、饮酒、吸烟、合并用药等。数据中最重要的部分是研究药物的实验记录，包括剂型、剂量、给药途径、给药间隔、用药次数、采样时间和血药浓度等。

2. 取样点数　每一个患者通常取 2 ~ 4 个时间点。取样时间点应大体均匀分布在给药间隔内，每个个体的取样时间应随机分布，具体取样时间应根据给药方案设计特点决定。

3．样本数　即研究的病例数，一般应不少于50例。样本数与所考查的固定效应及每个个体的取样点数有关，考查因素多或个体取样点少时，样本数要适当增加。

4．准确性与长期性　服药时间和剂量严格按照给药方案进行，准确记录取样时间，注重数据的长期积累。

5．合理分组　数据收集时要考虑到分组情况，以考查不同厂家、剂型、给药途径、合并用药、分析方法、稳态或非稳态、固定效应等分组收集数据。

6．建立数据库　使用适当的软件，对多中心积累的群体数据管理分析，以提高工作效率，并获得更多信息。

（二）估计群体药动学参数的方法

估计群体药动学参数一般用 NONMEM 法，单纯集聚数据分析法和两步法都不能满足稀疏数据的分析要求。各种方法优缺点分述如下：

1．单纯集聚数据分析法（naive pooled data analysis，NPD）　此法是将所有个体的原始血药浓度数据集中，共同对模型拟合曲线，来确定群体药动学参数。这种方法忽视了个体之间药动学特征的差异，把数据看成是来自同一个体，参数估计较粗略，得不到个体间变异数据，精确度很差，实用价值也不大。

2．两步法（two-stage method，TS）　首先通过对个体原始血药浓度 - 时间数据进行分别的曲线拟合，得到个体药动学参数；第二步通过统计分析个体化参数，得到群体参数的均值及个体间和个体内变异，最后得到特定药动学参数与固定效应的关系，如分布容积与体重、消除速率常数与肾功能的关系。该法要求每个个体都要有足够的取样点（常为 10 ~ 20 个），否则结果的偏差较大。因此患者不易接受，如果每例受试者只取样 2 ~ 3 个点，则无法拟合估算参数。此外，这种方法只能用于青壮年人群，实际上群体药动学参数是用于患者的，他们之间生理与病理状态存在很大的差异。

3．非线性混合效应模型（nonlinear mixed effect model，NONMEM）　NONMEM 法是最被公认和应用最广泛的群体药动学参数测定方法，它集合了患者的原始血药浓度 - 时间数据，同时考虑到年龄、身高、体重、肾功能及肝功能损害等病理情况以及合并用药、吸烟及饮食等因素对药物处置的影响，把经典药动学模型与各固定效应模型、个体间变异、个体内变异的统计模型结合起来，一步直接求算出群体药动学参数。NONMEM 法是 1977 年由 Sheiner 提出并用于群体分析稀疏数据的数学模型和方法，利用扩展非线性最小二乘法原理一步估算出各群体药动学参数。不同药物的体内处置过程表现为不同的速率过程类型和房室模型，可采用经典药动学参数表示，例如一室模型一级吸收过程的主要参数为 k_a、k、$t_{1/2}$、CL；在群体药动学中这些参数表达的是群体特征，即群体典型值（或群体均值）。

（1）群体药动学统计模型

药动学模型：
$$\hat{C}_{ij} = \frac{x_0}{V} e^{\frac{\hat{CL}_j}{V} t} \tag{18}$$

式中，$\hat{C}_{ij}$ 为第 j 个患者在 i 时刻的血药浓度估计值。x_0 为给药剂量，V 为分布容积，$\hat{CL}_j$ 为清除率估计值。

回归模型：
$$\hat{CL}_j = (\theta_0 + \theta_1 CL^{CT} + \theta_2 AGE_j + \theta_3 WT_j)(1 - \theta_4 HF_j) \tag{19}$$

式中，AGE_j、WT_j、HF_j 为某一患者的年龄、体重、心衰指数变量。θ_0 代表 $\hat{CL}_j$ 的统计均值。θ_1、θ_2、θ_3、θ_4 分别代表各变量的权重（影响大小）。

统计模型：
$$CL_j = \hat{CL}_j + \eta_j^{CL} \tag{20}$$

式中，η_j^{CL} 表示统计残差。

统计模型：
$$C_{ij} = \hat{c}_{ij} + \varepsilon_{ij} \tag{21}$$

群体药动学模型：
$$C_{ij} = \frac{x_0}{V} e^{-\frac{(\theta_0 + \theta_1 CL^{CT} + \theta_2 AGE_j + \theta_3 WT_j)(1 - \theta_4 HF_j) + \eta_j^{CL}}{V} t} + \varepsilon_{ij}$$
(22)

式中，ε_{ij} 表示统计残差。

（2）目标函数：在参数估算时，应使用目标函数为最小值，这时才有较好的参数估计值，通常在直线回归中采用最小二乘原理构造目标函数：

$$O = \sum_{i=1}^{n} \frac{(C_i - \hat{C}_{ij})^2}{\hat{C}_{ij}^2}$$
(23)

式中，O 为目标函数，i 表示取血时刻，n 为观测点数。

在群体药动学中，NONMEM 法采用扩展的最小二乘法，目标函数为：

$$O = \sum_{i=1}^{n} \left[\frac{(C_{ij} - \hat{C}_{ij})^2}{\sigma^2 \hat{C}_{ij}^2} + \ln(\sigma^2 \hat{C}_{ij}^2) \right]$$
(24)

式中，σ^2 是残差变异的方差。

（3）NONMEM 程序简介：NONMEM 主要用于估算临床监测药物的群体参数。它主要由三大模块组成——NONMEM 模块、PREDPP 模块和 NM-TRAN 模块。NONMEM 模块为核心模块，用于拟合一般非线性回归统计数据，同时分析固定效应和随机效应。PREDPP 模块为群体药动学房室模型模块，提供控制文件中指定的适合数据的房室模型，适合于不同给药途径的线性和非线性 PK 模型。NM-TRAN 模块为 NONMEM 控制文件和数据文件的翻译器、预处理器，是一个独立的预处理程序，将用户编写的自由式的控制文件和数据文件编译成 NONMEM 所需的固定格式。NONMEM 运行前需建立和编辑固定格式的控制文件和数据文件，然后 NM-TRAN 模块对其进行翻译及预处理，最后由 NONMEM 核心模块完成 NONMEM 运算并得出群体药动学参数等结果。

三、群体药动学的应用

（一）群体药动学的临床应用

1．特殊人群　对于孕妇、老人、婴儿、危重病患者等特殊群体，应用 NONMEM 能获得较理想的群体参数。

2．生物利用度　利用临床监测收集的数据估算药物的生物利用度，可以发挥 NONMEM 法处理稀疏数据的优势。有人已经对氟芬那酸、萘啶酸、甲硝唑、灰黄霉素等药物的相对生物利用度进行了研究。

3．合并用药　群体药动学可用于定量研究药物相互作用的影响。如阿普唑仑与丙米嗪的相互作用的研究中，当丙米嗪合用不同剂量的阿普唑仑时，随机时间点取样一次，发现随着阿普唑仑浓度增加，丙米嗪的清除率下降，当阿普唑仑浓度为 26.7ng/ml 和 44ng/ml 时，丙米嗪的清除率分别下降了 8.3% 和 20.0%。

4．药动学 – 药效学研究　药动学 - 药效学研究使从单纯的监测血药浓度上升到浓度与效应的结合，并考查药效学指标。应用 NONMEM 研究药动学 – 药效学已成为药物浓度监测治疗的热点。其中已有文献报道的药物有肼屈嗪、阿替洛尔、硫喷妥钠和齐多夫定等。群体药动学 – 药效学的基本原理和方法与群体药动学一致，不同处在于将经典药动学模型用药效学模型代替，同时考查固定效应对药效学参数的影响及药效学参数个体间变异和药效学的残差。

5．优化个体化给药方案　已有很多关于群体药动学用于个体化给药方案设计的研究，如氨基糖苷类及其他抗生素、抗癫痫药物、茶碱、地高辛、环孢素等。NONMEM 法与经典药动学方法相比，在分析稀疏数据时具有明显的优越性，并可获得群体中有显著意义的固定效应参数和个体间及个体内变异。用 NONMEM 法先求得固定效应参数，再根据患者的实际情况设计初始剂量，较常规剂量法或经验法准确性更高。此外，应用 Bayes 原理结合群体药动学参数编制成的 Bayesian 反馈程序，可以在仅取 1 ～ 2 个反馈血药浓度点时，就能准确地获得个体药动学参数，从而制订合理的个体化给药方案。

（二）群体药动学在新药研究中的应用

目前所采用的药动学经典研究方法，存在一定的局限性，受试者多为健康志愿者或病情较稳定的患者，受试人数较少，并发症很少，合并用药不多，即研究对象属于均质群体。而特殊群体如老人、新生儿、女性等，一般不作为 I 期临床试验的研究对象，但这些群体的药动学特征对某些新药最佳给药方案的设计与修订十分重要。NONMEM 法仅需采血 2 ～ 4 次，很适合在这类特殊群体中开展研究。美国 FDA 已同意对婴儿及肿瘤患者等群体采用 NONMEM 法进行新药临床药动学的评价。群体药动学研究还可以为上市药物的再评价、新药的开发与临床试验等研究提供新的方法和手段。

第三节　治疗药物监测

一、概述

（一）治疗药物监测

治疗药物监测（therapeutic drug monitoring，TDM）是自 20 世纪 60 年代起，在临床药理学、药动学和医用化学基础上，结合现代分析检测技术，形成和发展的一门应用性边缘学科，是以药动学与药效学理论为指导，借助现代先进分析技术与计算机手段，通过对患者血液或其他体液中药物浓度的监测，探讨临床用药过程中人体对药物的吸收、分布、代谢和排泄的影响。其主要任务是通过灵敏可靠的方法，检测患者血液或其他体液中的药物浓度，获取有关药动学参数，应用药动学理论，指导临床合理用药方案的制订和调整，实现个体化给药方案，提高药物疗效，将临床用药从传统经验模式提高到比较科学的水平；同时亦为药物过量中毒的诊断和处理提供科学依据，是药动学理论在药物治疗学中的具体应用，是临床药物治疗学的重要内容之一。

药物的药理作用与血药浓度密切相关，多数药物随着服药剂量的增加，体内血药浓度成比例升高，其药理效应也相应增强。有时剂量增加，疗效并不增强，甚至会导致血药浓度骤升，出现意想不到的后果。因此需要通过对治疗药物的监测，对患者的疾病、所用药物的性质、个体对药物的反应等方面进行充分了解，借助特定时间的血药浓度，根据药动学的原理和方法，结合临床实际情况，实现给药方案个体化。

现代分析技术的发展是开展治疗药物监测的先决条件。建立准确、精密、灵敏的血药浓度或其他体液中药物浓度的测定方法是治疗药物监测的前提。常用的方法有气相色谱法、高效液相色谱法、荧光偏振免疫法、酶联免疫吸附法、毛细管电泳法等。目前已有 TDM 血药浓度快速测定专用设备。

临床药理学是治疗药物监测的理论基础，亦为其实施创造了条件。必须牢固地建立在药动学和药效学的基础上，并结合患者的实际情况，才能使所测得的血药浓度真正帮助临床医师实施临床给药方案个体化。

TDM 实验室的建立：目前国内外 TDM 实验室有两类，一类是只负责血药浓度测定，按时发出报告，而不涉及患者的诊断、用药剂量、采血时间、患者的疗效和不良反应、所测的血药浓度的临床意义、药动学参数的计算和给药方案设计等；另一类实验室则是在充分了解上述有关情况的基础上，既负责血药浓度测定，又能评价血药浓度，还能进行临床咨询服务。

（二）开展治疗药物监测的意义

TDM 可以指导个体化药物治疗方案的设计与实施，帮助医生为患者"量体裁衣"地设计用药方案，使药物治疗更趋科学合理，还可减少选药、换药、停药、调量及合并用药的盲目性。其意义可体现在以下几个方面。

1. 通过治疗药物监测，可以了解患者是否按医嘱方案用药，特别对于长期用药的患者及精神疾病患者更为重要。

2. 可了解药物制剂不同生产厂家、不同批号或不同制剂的生物利用度情况。

3. 考查联合用药时药物间的相互作用。

4. 根据患者个体病理、生理情况，利用群体药动学参数，为患者设计初始给药方案。

5. 为临床设计采血时间和采血次数，力求以最少的采血次数，为患者设计符合个体化的给药方案。

6. 评价所测血药浓度是否在"治疗窗"之内，是否有可能引起毒性反应。

7. 根据所采用的给药方案和特定时间的血药浓度，估算个体药动学参数，结合临床患者的病情严重程度、联合用药情况、临床观察疗效和不良反应等因素的基础上，为患者设计合理的给药方案。

8. 为老年人、新生儿、肝肾功能不良患者、严重败血症患者、大面积烧伤患者、病理生理情况复杂的患者设计合理的给药方案。

9. 当临床出现难以解释的情况（如在有效治疗范围内疗效不佳或出现不良反应）或血药浓度出现过高或过低等情况时，能够结合临床药动学的知识分析原因并提出解决问题的建议，提供咨询服务等。

（三）治疗药物监测必须考虑的问题

临床医师申请治疗药物监测时必须考虑：① TDM 可得到何种对治疗有用的信息；②所监测药物是否有已知的有效治疗浓度范围，监测目的是什么；③血药浓度过高或过低，对患者疗效或不良反应有何影响；④从治疗效果与患者经济状况考虑，TDM 的价值如何等。

目前，进行 TDM 的药物包括抗癫痫药物、心血管药物、抗生素等，近年新增加了抗肿瘤药物、抗病毒药物和抗精神病药。此外，在器官移植技术迅速发展的今天，免疫抑制药物的监测不仅增加了监测品种，而且在监测观念上也有所改变。

（四）治疗药物监测的发展方向

TDM 应向药物活性代谢物、游离药物、对映体监测等方向发展，从而有利于解释血药浓度与药效的不平行现象，解释和预防某些药物的不良反应，指导临床合理用药。药物进入机体血液后有两种存在形式，即结合型药物和游离型药物。而目前几乎所有的血药浓度监测和药动学研究都是通过测定血浆或血清中药物的总浓度进行的。然而，许多因素可影响药物的血浆蛋白结合率，从而使血药总浓度并不能反映游离型药物水平。此时如还用血药总浓度指导临床用药，将会导致错误的结论，使治疗失败，甚至导致严重的后果。因此，游离型药物监测越来越受到关注和重视，并已成为治疗药物监测研究的热点之一。

二、治疗药物监测的临床指征

在血药浓度 - 效应关系已经确立的前提下，通常在下述情况下需要进行血药浓度监测：

1. 药物治疗指数低、安全范围窄，血药浓度稍高则出现毒副作用，稍低则无效，它们的有效剂量与中毒剂量接近，即有效血药浓度范围与最小中毒浓度接近，容易产生不良反应，因此应常规进行血药浓度监测，如强心苷类。

2．药物中毒或药物无效时所导致的治疗失败均会带来严重后果，如器官移植使用抗排斥反应药物。

3．有些药物同一剂量可能出现的血药浓度个体差异较大，并可引起患者间较大的药动学个体差异，这种差异是很难通过调整剂量来加以控制的，如三环类抗抑郁药。

4．对于具有非线性药动学特性的药物，当药物代谢酶或转运载体发生饱和时，表现为零级动力学过程，尤其是非线性过程发生在有效血药浓度范围内，此时剂量稍有增加血药浓度便明显上升，半衰期随剂量增加而延长，药物易在体内蓄积而发生中毒，如苯妥英、水杨酸盐、茶碱、保泰松、普萘洛尔等。

5．如使用主要经肝代谢消除（利多卡因、茶碱等）或肾排泄（氨基糖苷类抗生素等）的药物时，胃肠道疾病影响药物的吸收，肝疾病影响药物的代谢，肾疾病影响药物的排泄，有必要监测血药浓度。

6．某些药物的毒副作用表现和某些疾病本身的症状相似，而临床又不能明确辨别，如普鲁卡因胺治疗心律失常时，过量也会引起心律失常，苯妥英钠中毒引起的抽搐与癫痫发作不易区别。通过监测血药浓度，可区别症状是血药浓度过高引起的，还是症状尚未得到控制，并由此确定剂量增减。

7．某些药物长期使用后产生耐药性，剂量与预期疗效明显不相关；某些药物诱导（或抑制）肝药酶的活性而引起自身药效降低（或升高），以及原因不明的药效变化。

8．合并用药产生相互作用可使药物吸收、分布、代谢和排泄发生改变，因此需要通过监测血药浓度对剂量进行调整。

9．用药目的也决定了是否需要监测血药浓度，如氨基糖苷类药物用于严重感染常需监测，而低剂量用于轻度感染和尿路感染时不必监测，因后者中毒危险性小，治疗失败不会带来严重后果。

10．个别患者长期用药存在不依从性，需要确定其是否按医嘱服药；药物过量引起的中毒的诊断和处理；医疗事故并涉及药物而做的司法鉴定等。

在临床经常使用的药物中，需要进行监测的药物大致有几十种（表2-2）。

表2-2　临床上需进行TDM的常用药物

类别	药物
强心苷类	地高辛、洋地黄毒苷、去乙酰毛花苷等
抗生素类	庆大霉素、链霉素、妥布霉素、卡那霉素、万古霉素等
抗心律失常药	普鲁卡因胺、丙吡胺、利多卡因、奎尼丁等
抗癫痫药	苯妥英钠、苯巴比妥、丙戊酸钠、乙琥胺、酰胺米嗪等
抗肿瘤药	甲氨蝶呤、环磷酰胺、多柔比星等
免疫抑制剂	环孢素、他克莫司、西罗莫司、吗替麦考酚酯等
β受体阻断剂	普萘洛尔、阿替洛尔、美托洛尔等
三环类抗抑郁药	阿米替林、去甲替林、丙米嗪、多塞平等
呼吸系统药	氨茶碱
抗躁狂药	碳酸锂
抗风湿药	水杨酸

并不是所有药物都需要进行血药浓度监测，如果某些药物有更直接和更简便的指标来衡量，则不需要进行 TDM，否则不仅增加工作量，也增加了患者的医疗费用。例如对抗高血压药而言，测量血压的变化是衡量药物疗效和调节剂量的最直接的指标。同样，降血糖药、利尿药等有相应的血糖、尿量作为衡量药物疗效的指标。不需要 TDM 的药物还有以下情况：有的药物有效血药浓度范围较大，安全范围也较大，医生凭经验也能达到安全、有效治疗的目的；有的药物治疗疗程很短（如仅有 2 ~ 3 天），无需进行 TDM；药物的血药浓度与其疗效无相关性，如氨基糖苷类药在治疗下尿路感染时，仅尿药浓度与疗效有关，也不需要进行 TDM。

三、治疗药物监测的流程

TDM 流程包括五步：①提出申请；②采集样本；③样本测定；④数据处理；⑤结果分析与提供咨询服务。

（一）提出申请

患者的主管医生或所在病区临床药师根据患者临床指征决定是否需要进行 TDM，并提出监测申请，申请内容应详细完整。提出监测申请时，应明确监测目的，除说明要测定什么药物外，还应该填写患者有关情况及用药详细情况。包括患者一般情况、疾病诊断、主要病情（包括并发症），以供分析结果时参考。申请单可随采集的样本同时送达治疗药物监测实验室，亦可先期送达，但必须注意两者编号应一致，不得混淆。

（二）采集样本

采集样本又称取样，主要是采集体液样本，包括全血、唾液、尿液、脑脊液等。临床上采集血液样本较多，通常药物不与血浆中的纤维蛋白结合，故血浆与血清中的药物浓度基本是一致的。为避免抗凝剂与药物发生化学反应，干扰检测结果，可以测定血清药物浓度代替全血药物浓度；但有些药物（如环孢素）因与血中红细胞结合较多，故主张使用抗凝剂，以测定全血的药物浓度。此外，在特殊情况下也可采集其他体液样本。

1. 确定采样时间　采样时间的选择关系到血药浓度能否准确反映药物剂量的正确选择，判断产生疗效或发生毒性反应的可能性。由于血药浓度测定带来的误差，取样时间的选取是否适合，都将对药动学参数产生很大的影响。血药浓度随时间变化的指数方程中，每一个指数项的取样不得少于 3 点，在药 - 时曲线中转折点附近至少有 2 个取样点；消除相取样时间尽量长，至少超过 2 个半衰期。

采样时间选择的依据应根据药物药动学特点、药物疗效产生和维持时间及毒性反应可能发生的情况等，通过不断地摸索，从而找到最合适的采样时间点。

（1）采样频度的选择：需要长期用药的患者，在用药初始阶段，一方面为了尽快控制病情，同时减少药物不良反应的发生；另一方面为了摸索合适的给药剂量和制订合理的给药方案，可适当增加采样频度。待病情得到控制，用药处于维持量阶段，则可适当减少采样频度。

（2）采样时间的选择：通常选择监测药物的峰浓度或谷浓度的时间。测定峰浓度主要是针对单剂量给药时，半衰期或疗程较短的药物，或发生较严重的药物不良反应的药物。测定谷浓度主要是针对多剂量给药，通常在血药浓度达到稳态后采血，以考查此时血药浓度与目标血药浓度的符合程度；注射给药时，谷浓度是指下一次给药前取样所测的浓度，一般在早晨服药前采血样本。由于大多数药物为多剂量给药，故可监测药物谷浓度。某些药物半衰期较长，如地高辛（约 36h），至少需要 1 周才能到达稳态血药浓度，故采样应在给药 1 周后进行。

如果疑似出现药物毒性反应或在急救时，可以根据需要随时采血样本。

2. 样本采集注意事项

（1）严格按时间服药、采血，明确加以记录。体内药动学过程是随时间变化的动态过程，服药和采血时间点不准确，会使监测数据不准确，因而无法对药动学参数进行计算、评估。

（2）样本采集后立即由专人送达进行检测，做好样本交接工作。样本运送过程中，要防止样本溶血、凝血、分解等，否则会影响检测结果。接收样本后予以编号，并尽快检测。

（3）样本采集使用专用试管，不能和其他试管混用，某些药物易被塑料试管吸附，应避免使用。

（三）样本测定

样本测定是 TDM 过程中最为重要的环节，关系到 TDM 的准确性，因此应予以足够的重视。样本的测定必须选择合适的方法，要综合精密度、灵敏度、准确度、价格及测定样本时间等因素进行方法学论证。同时加强宣传力度，提高 TDM 的影响力，调动临床医生等相关人员的积极性；开展相互协作，充分利用仪器设备、试剂，提高样本测定的数量和质量。

（四）数据处理

数据处理与获取数据的设计方案密切相关，良好的设计方案可获得能充分反映客观实际的数据。这需要掌握药动学基础知识，需要可靠的监测方法，需要对患者的临床治疗全面掌握，需要临床医生及从事 TDM 的工作者高度重视，以及患者的积极配合。

数据如能处理得当，可获得许多有价值的信息。得到样本检测结果后，应立即记录测得的血药浓度数据。如监测的为常规血药浓度，则应在最短时间内向主治医生或患者发出报告单，配合主治医生分析血药浓度测定结果，结合患者临床资料，评价、调整、修正给药方案。

如是初次给药患者，可根据临床需要，进行个体化给药方案设计，确定给药初始剂量（或负荷量）、维持量、给药次数和给药间隔时间等。并将所测得的血药浓度数据进一步处理，通过拟合动力学模型、估算药动学参数等，制订出合理的个体化给药方案。

（五）结果分析与提供咨询服务

TDM 服务不只是向临床医生提供血药浓度检测结果，也要进行结果分析与提供咨询服务，达到合理化、个体化用药目的。

做好结果分析与提供咨询服务，监测前要尽可能收集、掌握患者相关资料，了解患者的基本情况（病理、生理状况），特别是有无影响药物与血浆蛋白结合的因素存在；同时监测药物的群体药动学参数和有效血药浓度范围，了解该药的剂量 - 血药浓度 - 效应间的相关性和影响因素，这是做好治疗药物监测的基础和先期工作。其中主要包括患者的如下相关信息。

1．年龄   与相关药动学参数如分布容积、半衰期等具有相关性。

2．体重与身高   与计算药物的剂量、分布容积、清除率等参数有关。

3．诊断、病史和用药史。

4．被监测药物的情况   监测药物的动力学参数以及评价血药浓度结果的准确性时，需要参照剂量、给药间隔时间、用药时间、采血时间等。

5．合并用药   某些药物具有诱导或抑制药酶的作用，合并使用时可能改变其他药物的药动学性质，致使血药浓度发生变化。此外，患者的一些嗜好，亦可能与药物发生相互作用，如吸烟、饮酒等，也应予以记录。

6．代谢功能对药物监测结果的影响   肾功能受损时，药物代谢率减慢，可导致血药浓度升高；胃肠道疾病可影响药物吸收，导致血药浓度下降。

因上述情况都是影响血药浓度和药动学参数变化的重要因素，应将当前监测药物的血药浓度检测结果及时与前次结果进行比较并结合上面列出的基本情况进行综合分析，分析血药浓度与药效、毒性之间的关系，肝、肾功能对药动学的影响，根据血药浓度及估算的药动学参数，进行个体化的给药方案设计和调整。随时准备提供临床咨询及有关信息，包括药物治疗浓度范围、潜在中毒浓度范围、药动学参数及可能影响药动学的病理生理因素、测定结果的准确性如何、有无其他影响因素存在等。

血药浓度检测结果可能出现下列情况并需进行相应处理：

1. 药物监测浓度在有效范围内或达到预期目标浓度　不同时间内血药浓度达到预期值要求，此时若无其他情况，单纯向临床医生发出报告即可。

2. 药物监测浓度不在有效范围内　药物浓度可能在中毒浓度或在无效浓度范围，此时必须立即向临床医生发出警告。同时综合患者的基本情况，如肝肾功能、药物相互作用对血药浓度的影响等，同时提请注意并采取必要的措施，但也应考虑到个体差异，少数患者血药浓度虽不在有效血药浓度范围内，却显示较好的临床疗效，此时则不必调整药物剂量。

3. 药物监测浓度在有效血药浓度范围内，未达到预期的目标浓度　监测信息提示患者出现药物毒性反应，未达到预期疗效，此时应综合考虑患者的情况，考查肝肾功能、个体差异、药物相互作用等因素，与主治医生调整、制订新的给药方案。

当监测的血药浓度结果与预期值不符时，除检测自身误差外，应考虑以下原因：患者是否按医嘱服药，肝、肾功能状况是否影响到药物清除率；血浆蛋白结合率；药物的生物利用度有无改变，药物间的相互作用以及上述提及的各种因素等。此外，针对临床医生对血药浓度监测结果所反馈的信息、质疑、建议、要求等进行分类，了解患者病情，查阅相关资料进行综合判断，从而提供全面、准确的咨询服务，使临床用药趋于合理。

调整给药方案应从以下几方面入手：调整给药剂量、间隔时间、给药次数；改变剂型；纠正不合理的联合用药；检查肝、肾功能及其他必要项目，以确定是否影响血药浓度；同时应制订药物中毒救治方案等。

四、治疗药物监测的临床意义

治疗药物监测可以使临床医生明确患者是否接受了最佳药物治疗，明确患者用药后的体内代谢过程、血药浓度与临床疗效，保证临床用药的安全有效性等。

1. 指导临床合理用药，提高临床治疗水平　对治疗指数窄的药物，治疗浓度范围和最小中毒浓度十分接近，因此极易中毒，只有根据 TDM 得到的血药浓度结果及时调整剂量，才能获得安全、有效的治疗效果。抗心律失常药普鲁卡因胺 $t_{1/2}$ 为 3.5h，V_d 为 2.0L/kg，有效血药物浓度范围为 4～10μg/ml，超过 10μg/ml 即可出现低血压及多种严重心律失常等毒性反应，若超过 16μg/ml 则非常危险或致死。20 世纪 60 年代以前，普鲁卡因胺采用固定剂量，每日 2～3g，分 3～4 次给药，用药后，经常产生药物不良反应甚至是药物中毒。20 世纪 70 年代开展 TDM 以来，发现患者个体差异很大，血药浓度差别悬殊，并发现这种差别是由于药物在患者体内的吸收、分布、代谢和排泄速率各方面的差异所导致的。通过 TDM，临床医师不再按原来传统经验开固定剂量的处方，而根据 TDM 的结果实行个体化给药方案，预防和治疗严重室性心律失常变得更加安全和有效。对如地高辛、茶碱等治疗指数窄的药物及中毒症状易与疾病本身症状相混淆的药物（如三环类抗抑郁药），个体差异大的药物等，开展 TDM 研究，调整给药方案，对提高药物疗效、减少或避免毒性反应的发生具有重要意义。

2. 确定合并用药的原则　临床上合并用药相当普遍，而盲目合并用药会导致药源性疾病，甚至会引起药物中毒。氟西汀与卡马西平合用时，氟西汀可以竞争性抑制肝代谢过程，从而与卡马西平产生协同作用，导致血药浓度增加，甚至能使后者的血药浓度升高 3 倍，药物不良反应显著增强。因此，通过开展 TDM 研究药物相互作用，确定合并用药原则，具有重要意义。

3. 药物不良反应是不可避免的，对安全范围窄的药物，开展 TDM 对防止药物过量中毒和急性过量中毒具有重要意义。及时监测血药浓度可有效帮助诊断、处理药物中毒。药物不良反应已成为继心血管疾病、癌症、慢性阻塞性肺疾病和脑卒中后人类第五大死亡原因。因此，治疗药物监测具有十分重要的临床意义。

4．有些药物血药浓度与治疗效果有较好的相关性，但临床用药常已达最大剂量尚不见疗效，TDM 的实施可帮助医生为患者设计个体化、合理化的药物治疗与用药方案。临床上许多药物仅对部分患者有效，部分患者药物治疗效果不甚理想，甚至无效。研究表明药物的异常反应是单基因的遗传性反应，这种异常反应可以通过调整药物剂量来解决，因此，不能千篇一律地用药，开展 TDM 研究具有重要意义。

5．通过监测血药浓度能及时发现患者在治疗过程中是否未按医嘱处方用药，因而可及时说服患者严格按医嘱服药；TDM 研究可作为医疗差错或事故的鉴定依据。

思考题

1．简述何谓临床药动学、其研究的目的。
2．从药物吸收、分布、代谢和排泄的角度分析老年人对药物代谢能力的变化。
3．简述肝、肾疾病对药物代谢分别产生什么影响。
4．简述何谓群体药动学。群体药动学参数可分为哪几类？
5．临床上最常见的需要进行治疗药物监测的药物有哪些？

（朱大岭　于　磊）

第三章 临床药效学

临床药效学（clinical pharmacodynamics）是研究药物对人体的作用、作用机制、临床疗效和不良反应，以及药物效应与剂量或浓度之间关系的一门学科。掌握临床药效学知识，根据药效的变化规律和影响药效的各种因素，制订合理的给药方案，发挥药物的最佳疗效，避免和减少不良反应的发生。

药物引起机体发生生理、生化功能或形态的变化，称为药物作用（drug action），也称药理效应（pharmacological effect）。功能增强称为兴奋（excitation），功能减弱称为抑制（inhibition）。药物作用有选择性（selectivity），即在适当的剂量时药物仅对某一个或少数几个器官或组织作用强，而对其他的器官或组织作用弱或没有作用。药物作用还具有两重性，对机体有益的方面即符合用药目的的作用称为治疗作用（therapeutic action）。治疗作用分为对因治疗（etiological treatment）和对症治疗（symptomatic treatment）。前者是消除致病因子，如用抗菌药杀灭体内致病菌；后者是改善疾病的症状。对症治疗在某些危重急症情况（如休克、惊厥、心力衰竭、心搏或呼吸暂停等）下可能比对因治疗更为迫切。对机体不利的方面即不符合用药目的、对人体不利甚至有害的作用称为不良反应（adverse reaction）。不良反应包括：副作用（side effect）、毒性反应（toxic reaction）、后遗效应（residual effect）、停药反应（withdrawal reaction）、变态反应（allergic reaction）和特异质反应（idiosyncratic reaction）等。药物不良反应的表现具有多样性，常因药物的作用性质、用药的剂量和患者的个体差异而不同。药物在产生疗效的同时，也会产生一些不良反应。因此临床用药应权衡利弊，制订合理的给药方案，充分发挥药物的疗效，减少药物不良反应的发生。

第一节 药物作用"量"的概念

一、量效关系和量效曲线

量效关系（dose-effect relationship）是指药物药理效应的强度与其剂量大小或浓度高低之间的关系。在一定的剂量范围内，药理效应随着剂量（或浓度）的加大而增强。以效应（E）为纵坐标，药物剂量或浓度（C）为横坐标作图表示，即为量效曲线（dose-effect curve）。

药理效应按性质可分为量反应（graded response）和质反应（qualitative response）两类。

1. 量反应的量效曲线　量反应是指药理效应强度呈连续增减的变化，可用具体数量如血压升降的 mmHg（kPa）数、尿量增减的 ml 数、心率的每分增减次数等表示，或用最大效应的百分率来表示。以剂量或浓度（C）为横坐标作图，可获得长尾"S"形的量反应的量效曲线；如将剂量或浓度改以对数剂量或对数浓度表示，则曲线呈对称的"S"形。

根据量反应的量效曲线，可以获得如下信息：

（1）最小有效量或浓度（minimal effective dose or concentration）：即药物达到一定的剂量或浓度时才产生效应，这种剂量或浓度亦称阈剂量或阈浓度（threshold dose or concentration）。

（2）最大效应（maximal effect，E_{max}）：指药理效应达到最大，曲线形成平台，此后继续增大剂量时效应不再增大，又称效能（efficacy）。

（3）半最大效应浓度（concentration for 50% of maximal effect，EC_{50}）：引起 50% 最大效

应时的药物浓度。

（4）效价强度（potency）：是指作用性质相同的药物在达到相同效应水平时所需的剂量或浓度，其值越小则效价强度越大。化学结构相似、作用机制相似的一类化合物中的各个药物的量效曲线形态也相似。在评价药物作用强弱时要从效能和效价强度两个方面考虑。例如利尿药以每日排钠量为效应指标进行比较，氢氯噻嗪的最大效应弱于呋塞米，而其效价强度则强于后者。

效价强度及效价比：效价强度又称效价单位。例如，在生物检定中供试品的效价强度经测定是 50U/mg，表示供试品要达到标准品 50U 时的效应所需的剂量为 1mg。效价比（potency ratio）是指两药效价强度之比。效价比在新药评价中非常重要，是指新药与代表性药物产生某一效应时所需剂量（EC_{50}、IC_{50} 等）的比值。比值小于 1，说明新药的作用比代表性药物强。应当指出效价比在两药量效曲线基本平行时才能计算，这时无论效应高低，两药等效量之比都是常数。

2．质反应的量效曲线　质反应是指药理效应表现为反应性质的变化，如睡眠、治愈、惊厥、死亡等，其研究对象为一个群体，以阳性反应的出现频率或百分率表示，其量效曲线称质反应的量效曲线。以药物某一反应在某一样本群体中出现的频数为纵坐标，以剂量或浓度为横坐标作图，可呈正态分布曲线。如改为以累计频数或百分率为纵坐标，则质反应的量效曲线呈对称"S"形。

根据质反应的量效曲线，可以获得如下信息：

（1）半数有效量（50% effective dose，ED_{50}）：能使 50% 个体产生某一治疗作用阳性效果的剂量。

（2）半数致死量（50% lethal dose，LD_{50}）：在动物实验中，能使 50% 动物死亡的剂量。

（3）治疗指数（therapeutic index，TI）：通常用药物的 LD_{50}/ED_{50} 的比值表示，是衡量药物安全性的重要指标。一般来说，TI 值越大，药物的安全性越大。一般认为 TI 大于 3 的药物才可能具有实用意义。目前用于临床的药物，其 TI 值大多大于 10。但有时 TI 值不能完全反映药物安全性大小，因此有人用安全指数（safety index，$SI=LD_5/ED_{95}$）、可靠安全系数（certain safety factor，$CSF=LD_1/ED_{99}$）或安全范围 [safety range，$(LD_1/ED_{99}-1) \times 100\%$] 来表示药物的安全性。在药物的安全性评价中，上述指标都是由动物实验得到的数据，由于种属差异，这些结果不能直接用于人体，只能对药物的临床安全性提供参考，帮助确定Ⅰ期临床试验的初始剂量。

（4）治疗窗（therapeutic window）：是指药物的治疗浓度范围。它是根据药物的治疗效应和毒性反应的量效曲线提出的安全性量化指标，通常用最小中毒浓度（minimal toxic concentration，MTC）与最小有效浓度（minimal effective concentration，MEC）的比值表示。如果比值大于 5，说明药物的安全性较好。

二、时效关系和时效曲线

时效关系（time-effect relationship）是指药理效应随时间呈现动态变化的过程。一次用药之后相隔不同时间测定血药浓度和药理效应，以时间（t）为横坐标、药理效应（E）为纵坐标作图，得到时效曲线（time-effect curve）。在时效曲线上，在治疗有效处及在出现毒性反应处各作一条与横轴平行的横线，分别称为有效效应线和中毒效应线。

1．起效时间（onset time）　是指给药至时效曲线与有效效应线首次相交点的时间，代表药物产生疗效以前的潜伏期。药物直接注入静脉内可立即起效。血管外给药的起效时间与药物吸收的速度及到达靶组织的速度和浓度有关。这一时间在处理急症患者时有非常重要的意义。

2．最大效应时间（maximal effect time）　即给药后药理效应达到最大值的时间。在应用诸如降血糖药、抗凝血药等时，更应注意这一参数。

3．疗效维持时间（time of maintaining effect）　指从起效开始到时效曲线下降到与有效效应线再次相交点之间的时间。这一参数对选择连续用药的相隔时间有参考意义。

4．效应残留时间（effect residual time）　是指曲线从降到有效效应线以下到效应完全消失之间的时间。如在此段时间内第二次给药，则须考虑前次用药的后遗效应。

上述各项信息可以作为制订用药方案的参考。但必须结合连续用药时的情况综合考虑。在前次给药的药物尚未完全消除时即进行第二次给药，就会产生药物蓄积，蓄积过多可产生蓄积中毒。因此，在制订连续用药方案时必须同时考虑连续用药时的药动学资料与量效关系和时效关系，以防止蓄积中毒。临床上最容易发生蓄积中毒的药物是口服抗凝血药和洋地黄类强心药，需特别注意。

第二节　药物特异性作用机制——受体学说

一、受体的基本概念

受体学说已被公认是阐明生命现象和药物作用机制的基本理论，并对新药研发起着积极的影响。受体具有如下特性：①灵敏性；②特异性；③饱和性；④可逆性；⑤竞争性；⑥多样性。

二、药物与受体的相互作用

多数药物与受体的结合是可逆的，只有少数药物以共价键与其受体牢固结合，这类药物的作用是难逆的。药物与受体结合后，受体蛋白构型发生改变，引发一系列细胞内变化，通过信息放大系统，触发药理效应。受体学说解释药物与受体相互作用的动力学特点。

1．占领学说（occupation theory）　该学说认为通过受体发挥作用的药物，其效应的强度与药物占领的受体数目成正比，当药物占领全部受体时出现最大效应。1954 年 Ariens 修正了占领学说，认为药物激动受体产生效应，与亲和力（affinity）和内在活性（intrinsic activity，α）有关。亲和力是药物与受体结合的能力，内在活性是药物与受体结合后产生效应的能力。

2．速率学说（rate theory）　该学说认为药物效应的强度不仅取决于药物与受体结合的数目，尚同药物与受体结合和解离的速度有关，药物与受体结合后迅速解离，利于药物再次与受体结合并产生效应。

3．二态模型学说（two-state model theory）　该学说认为受体蛋白有活化状态（Ra）与静息状态（Ri）两种可以互变的构型状态。静息时平衡趋向 Ri。激动药对 Ra 的亲和力大于对 Ri 的亲和力，可使平衡趋向 Ra，并同时产生激动受体的效应。拮抗药与 Ri 的亲和力大。部分激动药对 Ra 的亲和力稍大于对 Ri 的亲和力。另有些药物（如苯二氮䓬类）对 Ri 的亲和力大于 Ra，药物与受体结合后引起与激动药相反的效应，称为反向激动药（inverse agonist）。

三、作用于受体的药物分类

（一）受体激动药

激动药（agonist）是既有亲和力又有内在活性的药物，它们能与受体结合并激动受体产生效应。依其内在活性的大小又分为完全激动药（full agonist）和部分激动药（partial agonist）。前者具有较强的亲和力和较强的内在活性（α=1），与受体结合具有较强的激动效应；后者有较强的亲和力，但内在活性不强（α < 1），单独存在于受体周围，对受体仅产生较弱的激动

效应，与完全激动药同时存在时产生拮抗激动药的效应，如吗啡为阿片受体的完全激动药，而喷他佐辛则为部分激动药。

（二）受体拮抗药

拮抗药（antagonist）与受体有较强的亲和力，但没有内在活性（$\alpha=0$），与受体结合后可以阻断内源性或外源性激动药的效应。拮抗药根据与受体结合的性质分为两类：

1. 竞争性拮抗药（competitive antagonist）　与激动药竞争结合相同受体，它们与受体的结合是可逆的，与激动药合用时，能降低激动药与受体的亲和力，但不影响激动药的内在活性。只要增加激动药的剂量，就能与拮抗药竞争结合部位，可使量效曲线平行右移，但最大效应不变。竞争性拮抗药的作用强度可用拮抗参数（pA_2）表示，其含义为：当激动药和拮抗药合用时，若2倍浓度激动药所产生的效应恰好等于未加入拮抗药时激动药所引起的效应，此时加入拮抗药的摩尔浓度的负对数值为 pA_2。pA_2 值越大，拮抗药的拮抗作用越强。pA_2 还可用于判断激动药的性质，如两种激动药被同一拮抗药所拮抗，且二者 pA_2 相近，则说明此两种激动药作用于同一受体。

2. 非竞争性拮抗药（noncompetitive antagonist）　它们与受体的结合是不可逆的，或者能引起受体的构型改变，从而干扰激动药与受体正常结合，既降低激动药与受体的亲和力，又降低激动药的内在活性。可使激动药的量效曲线右移，并且最大效应降低。

四、储备受体和沉默受体

受体不一定要全部与药物结合才能产生最大效应，产生最大效应时仍未与药物结合的受体称为储备受体（spare receptor）。进一步研究发现，内在活性不同的同类药物产生同等强度效应时所占领的受体数目并不相等。药物的量效关系研究发现，激动药占领的受体数目必须达到一定的阈值之后，才能出现药理效应，只有在达到阈值之后，被占领的受体数目增多时激动药的效应随之增强的现象才能出现。在阈值以下不显现效应的被占领受体称为沉默受体（silent receptor）。

五、受体的调节

受体虽是遗传获得的固有蛋白，但并不是固定不变的，受体数目和反应性经常受到各种生理、病理因素或药物的影响。受体的调节是维持内环境稳定的一个重要因素，其调节方式有两种类型：

1. 受体脱敏（receptor desensitization）　是受体对激动药的敏感性降低。产生脱敏现象的机制可能是：①受体被修饰，结构发生变化，最常见的是受体被磷酸化，由此产生 G 蛋白脱偶联等现象；②膜受体内移，膜上受体数目减少；③受体下调（down-regulation），即在长期应用受体激动药后，由于受体生成减少，或受体降解加速，而使受体数目减少；④ G 蛋白偶联受体还可由于 G 蛋白表达减少、降解增多而致；⑤受体亲和力降低，如大量应用胰岛素后，可使胰岛素受体结合后处于僵化状态，胰岛素疗效降低，产生胰岛素抵抗；⑥受体内在反应性变化，反复使用 β 受体激动药可使 β 受体反应钝化，腺苷酸环化酶的活性提高不明显。

2. 受体增敏（receptor hypersensitization）　是受体对激动药的敏感性增高。可因受体激动药的水平降低或长期使用受体拮抗药而造成。受体数目增加称为受体上调（up-regulation）。

六、受体学说与临床用药

受体学说不仅具有重要的理论意义，在临床用药中也有重要的实用价值。受体理论已应用于临床医学的各个学科，可以阐述某些疾病的发病机制，指导疾病的诊断、治疗及合理用药。

1. 受体异常与疾病　目前受体学说已渗透到对疾病的认识中，可解释疾病的现象。某些疾病与受体异常有关，由于受体的数目或反应性变化引起的疾病，称为"受体病"。一些受体病是遗传性的，有的是对受体产生了自身抗体。与遗传缺陷相关的受体病，如Ⅱ型高脂蛋白血症的病理机制主要是基因缺陷造成细胞膜上低密度脂蛋白的受体含量很低或异常，以致血液中的低密度脂蛋白不能与细胞膜上的受体结合内陷而被细胞内溶酶体降解；因先天性基因缺陷而缺少雄激素受体的患者，睾丸分泌的雄激素并不少，但男性性器官发育障碍；重症肌无力是一种自身免疫性疾病，机体产生了抗 N_2 胆碱受体的抗体，该病患者 N_2 胆碱受体数目只有正常人的 1/10 ~ 1/5，因此，临床治疗中除用胆碱酯酶抑制剂外，加用糖皮质激素和免疫抑制剂可提高疗效。

2. 受体水平及其调节与药物作用　受体数目或敏感性的变化影响药物作用。如甲状腺功能亢进患者的 β 受体比正常人多 1 倍，用 β 受体激动药很易引起心律失常。受体脱敏是产生耐受性的原因之一；与此相反，受体增敏后突然停用拮抗药，出现反跳现象，低浓度的激动药也会产生过强反应。如长期使用 β 受体阻断药普萘洛尔，可使 β 受体数目增多，突然停药导致反跳现象，有诱发心动过速或心肌梗死的危险，使用时应特别注意。临床应用药物时应密切观察监护，根据受体调节变化的可能性来考虑用药剂量的调整，采取递减剂量，逐步停药。

测定受体水平可指导临床选药。如对乳腺癌患者测定雌激素受体水平有助于选择治疗方案，对乳腺癌细胞上雌激素受体阳性的患者，用激素治疗效果较好，雌激素受体阴性的患者用激素治疗效果很差。

3. 内源性配体与药物作用　经常锻炼的人或运动员心率较慢，表明其内源性配体乙酰胆碱作用较强，阿托品类对运动员心率的影响远比对缺少体育锻炼、心率较快的人的心率影响大。β 受体阻断药普萘洛尔能减慢心率，对内源性儿茶酚胺水平高的患者作用显著，故对交感神经过度兴奋、嗜铬细胞瘤所致的窦性心动过速治疗效果好，而对体内儿茶酚胺浓度不高者减慢心率作用不明显。对部分激动药，这方面的影响更值得重视。例如，沙拉新为血管紧张素Ⅱ受体的拮抗剂，此药仅对高肾素型高血压患者有效，而对肾素水平不高的高血压患者无效，对低肾素型者甚至有升压现象。

以上结果说明，在应用涉及内源性配体的受体拮抗药时必须考虑内源性配体的浓度。在确认内源性配体浓度过高时可适当加大拮抗药的用量，而在病情好转、内源性配体浓度有所减低之后，拮抗药的用量也应及时加以调整。至于应用拟似内源性配体作用的受体激动药时，则应注意受体的反馈调节对药效的影响。例如，儿茶酚胺类除作用于突触后膜受体发挥作用外，又可同时作用于突触前膜受体而减少内源性配体的释放。这种负反馈调节在连续用药时可能导致药物疗效的降低，也可能与某些药物的依赖性有关。例如，内源性脑啡肽类作用于阿片受体，是一种自身镇痛机制，应用阿片受体激动药能产生镇痛作用，但连续应用时则通过负反馈调节使有关神经元合成、释放脑啡肽减少，使脑啡肽系统处于异常状态，于是产生了耐受性，镇痛效力减弱，更严重的是产生了依赖性。一旦停用外源性阿片受体激动药，则会出现戒断症状。

4. 受体与联合用药　过去曾认为同类药物联合应用时可产生协同作用。但自从发现了部分激动药之后，这一概念有了发展，如果两种药物作用于同一受体，而二者的作用强度相差较多，则此两药以常用量合并应用时，不仅不能起协同作用，而且作用弱的药物可能拮抗或减弱强效药物的作用。也就是说，作用相同的药物也可以产生拮抗。受体的异种调节现象也使协同、拮抗的概念有了新的内涵。两种作用不同的药物也有可能产生协同作用，如离体实验已证明 M 胆碱受体激动药可以增加 α 肾上腺素受体与其配体的亲和力。因此，在临床用药时必须思路广阔，考虑所用药物方方面面的影响，以免"意外"的药物协同或拮抗作用导致的不良后果。

第三节　影响药物作用的因素

个体差异（individual variation）是指药物以相同剂量和给药方法给予不同的机体，所产生的药理效应不同。绝大多数人是量的差异，表现为药理效应强度和持续时间的差异；少数也表现为质的差异，发生一般人不会出现的异常危害性反应。个体差异的产生是由于药物在不同机体存在药动学和药效学的差异。量的差异表现为高敏性（hypersensitivity）和耐受性（tolerance），质的差异表现为特殊反应（unusual reaction）或称为特异质反应。药物作用受许多因素的影响，临床医师要了解这些因素，结合患者的具体情况选择药物，制订合理的用药方案，并在治疗过程中根据病情的变化、患者对药物的反应，随时调整治疗方案。

一、药物方面的因素

1. 药物剂型和给药途径　不同剂型的药物，给药途径不一定相同，药物吸收速度和量亦不同，进而影响药物作用。同一种药物剂型不同，给药途径不同，药物作用也不同，如庆大霉素片剂口服后不吸收，仅在肠内发挥抗菌作用；而庆大霉素注射剂经肌内注射后，则可被吸收而发挥全身抗菌作用。不同的给药途径，也可产生药物作用性质的改变，如硫酸镁口服产生导泻、利胆作用，而注射给药产生中枢抑制、降低血压和肌肉松弛作用。同一药物、剂量、剂型，由于制剂配方不同、所用辅料不同、制药工艺不同，在服用后血药浓度也可能有相当大的差异，甚至相差数倍。所以在临床用药中，应依据病情选择适当药物剂型，以取得满意疗效。

为了达到不同目的，设计了多种特殊的药物剂型。例如，透皮给药制剂作用持久，药物吸收不首先经肝而无首过消除；控释制剂不仅延长药效，且能减少血药浓度的波动；多数缓释制剂的剂量往往高于普通制剂的一次用量，由于个体差异，有的患者也可能在应用缓释制剂后产生较预计为高的血药浓度，甚至发生不良反应。对此临床医师必须警惕。

近年来还发展了许多新剂型，例如：①靶向剂型——例如生物靶向剂型，将抗肿瘤药与某种癌细胞特殊表达成分的单克隆抗体结合，即可将抗肿瘤药导向肿瘤部位，不仅可以增加肿瘤组织内的药物浓度，提高疗效，而且因减少肿瘤以外组织中的药物浓度而可以减少不良反应；将药物包裹在双分子脂质膜中制成的脂质制剂，与细胞的亲和力高，也能起类似作用。②微型胶囊和微球。③脂质体。

2. 药品的质量　我国实行国家基本药物制度，国家基本药物是指疗效确切、不良反应清楚、价格合理、适合国情、临床必不可少的药品。我国已经对处方药与非处方药进行分类管理，将一些质量稳定、应用安全、疗效确切的药品作为非处方药。生物利用度是评价药品质量的标准之一。

3. 给药剂量　给药剂量与药物作用间存在量效关系。达到某一剂量时，才能产生治疗效应，而超过某一剂量就可能产生毒性反应。临床上为严格控制用药量，规定了不同等级的剂量。

（1）常用量：其用量比最小有效量大，但比最小中毒量小。常用量一般能保证药物发挥较好的疗效和用药安全。

（2）极量：是明确规定的安全用药量的极限。极量比最小中毒量小，超过极量，就有引起中毒的危险。有单次用药极量、单位时间内用药极量、总疗程极量。在处方时若需用到极量，医师应做好警示标记，以示为医疗所必需，医师能对此负责。

（3）负荷量：负荷量是指由于治疗的需要，在短时内达到有效血药浓度的用量。一般通过首次用量加倍或静脉滴注时在第 1 个半衰期内速度提高 1.44 倍来实现。但负荷量的给予不适合毒性大、安全范围小的药物。

（4）维持量：是指单位时间内能维持恒定有效的血药浓度的给药量。

给药量应根据患者年龄、生理和病理情况确定。成年人（18～60岁）一般用常用量，但不同患者（尤其肝、肾功能不全者）可有一定变动范围。60岁以上患者一般用成人用量的3/4；小儿用药量的计算较为复杂，应根据体重或体表面积计算，有些药物还应考虑小儿的生理特点。

4．给药时间　　根据不同药物选择合理的用药时间对增强药效和减少不良反应非常重要。食物对某些药物吸收有影响，通常空腹给药吸收好，作用发挥快。盐类泻药、驱肠虫药应空腹服用。需要饭前用的药物：①作用于消化系统的药物，促进胃肠动力药、助消化药、胃肠解痉药、利胆药和胃黏膜保护药等；②降血糖药物，如胰岛素和口服降血糖药；③抗菌药物，如青霉素类、头孢菌素类、大环内酯类和喹诺酮类等。需要饭后用的药：①对胃肠道有刺激的药物，如阿司匹林、吲哚美辛等；②中和胃酸药物；③利于吸收药物，如维生素 B_2、氢氯噻嗪等；④肠道抗感染药物。催眠药、缓泻药多在睡前给药。长期使用糖皮质激素时，为减轻负反馈作用导致的肾上腺皮质萎缩，根据昼夜节律最好早上8～10时给药。连续给药时还须考虑两次给药的间隔时间，间隔时间应根据药物的消除速率、半衰期、病情的需要而定。单位时间内给药总剂量不变，两次给药间隔时间长则每次的用药量就较大，而血药浓度的波动也较大，必须注意峰浓度（最高血药浓度）不能超过最小中毒浓度，而谷浓度（最低血药浓度）不要低于有效治疗浓度。为了减少血药浓度的波动，可以缩短给药间隔时间。连续给药必须考虑药物蓄积，避免蓄积中毒。恒速静脉滴注给药时无血药浓度的波动，但滴入药液的浓度和滴入速度必须在计算后予以控制。对于安全范围较大的药物，在首剂时可以给予负荷量，以便缩短达到有效血药浓度的时间。

5．疗程　　为达到一定的治疗目的而连续用药的时间称为疗程。有些疾病在症状消失以后，还要巩固治疗一段时间，并且缓慢减量后再停药。对于抗菌药，足够的剂量和疗程能避免耐药性的产生。某些慢性疾病长期用药时，应注意药物的毒性反应。

6．药物相互作用　　联合用药即两种或两种以上的药物同时或先后使用时，药物之间在药剂学、药动学及药效学方面的相互作用最终影响药物作用。

（1）药剂学方面：两种或两种以上药物在体外相互混合时，所起的物理、化学的变化可影响药物的安全性和治疗效应，称为药物的配伍禁忌。特别在静脉给药时应注意药物的配伍禁忌。

（2）药动学方面：药物之间可因影响吸收、分布、代谢和排泄过程，使血药浓度改变而影响药物作用强度。如阿托品抑制胃排空，可延缓药物吸收；四环素可与钙、镁、铁、铝等多价阳离子药物或食物形成络合物，减少各自的吸收。阿司匹林（或保泰松）与双香豆素竞争血浆蛋白，提高双香豆素游离血药浓度，合用时双香豆素的抗凝作用增强甚至出血。肝药酶诱导剂或抑制剂可改变药物的代谢速率。药物经肾小管分泌排泄时，需要载体，其具有饱和性，当两种或两种以上通过肾小管分泌排泄的药物联合应用时，就可发生竞争性抑制，延长药物作用时间，如丙磺舒与青霉素合用，可延长青霉素作用时间；改变尿液的 pH 影响肾小管药物的重吸收，进而影响药物的排泄；碱化尿液可加速巴比妥类药物（酸性药物）的排泄，用于中毒解救。

（3）药效学方面：主要通过影响药物对靶位的作用（如受体调节和受体拮抗）影响同一生理系统或生化代谢系统。联合用药时总药效等于各药单用时效应之和称为相加，大于各药单用时的效应之和（如镇静催眠药与抗精神病药合用，中枢抑制作用增强）称为增强，相加和增强作用为协同作用；小于各药单用时的效应称之为拮抗作用，如噻嗪类利尿药可升高血糖，当与甲苯磺丁脲合用时，甲苯磺丁脲的降血糖效果减弱。详见第九章。

二、机体方面的因素

1．年龄因素　在机体生长发育以及衰老等不同阶段，各项生理功能、对药物敏感性及对药物的处置能力都有所不同，从而影响药物作用。儿童及老年人尤其值得注意。

（1）儿童：儿童用药时不能只按体重计算用药量，还要考虑儿童在解剖、生理、病理等方面与成人的不同。儿童处于生长发育阶段，多种功能参数存在着年龄依赖性的发展变化。例如，新生儿皮肤角质层薄，药物易穿透吸收，局部用药也易致中毒；年龄越小血脑屏障功能越不完善，药物越容易进入中枢神经系统，对吗啡、可待因等特别敏感；小儿血浆蛋白结合药物的能力较低，用磺胺类药物可致新生儿黄疸甚至造成核黄疸；儿童肝、肾功能尚未完全发育成熟，某些药物代谢酶活性不足，肾血流量、肾小球滤过率和肾小管分泌功能较低，因而代谢和清除药物较慢，更易引起药物作用过强或中毒反应。如新生儿用氯霉素后可致"灰婴综合征"。小儿体液占体重的比例较成人为大，对影响水、电解质代谢和酸碱平衡的药物比成人更为敏感。儿童对药物的反应和成年人既有量的不同，也可能发生质的区别。作用于内分泌系统的药物可影响儿童的生长发育；苯巴比妥可影响儿童智力发育；四环素可影响儿童牙齿与骨骼的发育。儿童用药时应根据年龄和发育情况、所用药物的特点，采用合适的计算方法，并考虑可能影响药物作用的因素，初步拟定用药量予以试用，观察药物反应并随时调整剂量。详见第十三章。

（2）老年人：老年人的组织器官及其功能随年龄增长存在生理性衰退过程。老年人肝、肾功能减退，对药物的代谢能力、肾小球滤过率和肾小管分泌功能均有所下降，故应用相同剂量的药物时，老年人的血药浓度比年轻人高，半衰期则延长，有的药物可相差数倍，故老年人用药量一般低于年轻人。另外，老年人各器官的结构和功能发生变化，靶组织对药物作用的敏感性发生改变，整体的代偿调节功能降低，因而常表现为对药物的耐受能力降低。例如，老年人大脑质量减轻、大脑皮质和脑回萎缩、神经元减少、递质合成减少等，对多种中枢神经抑制药的反应增强；老年人心血管系统发生改变，对作用于心血管系统的药物敏感，易致血压降低和心律失常。但老年人 β 肾上腺素受体的密度降低，对配体的亲和力有所降低，故对 β 受体激动药的作用较年轻人为弱。老年人消化功能减弱，服用非甾体类抗炎药易致胃肠出血。因此，老年人用药应该根据不同药物及患者情况具体分析，慎重选择药物和决定其剂量。详见第十一章。

2．性别因素　男性与女性患者对多数药物的反应一般无差异。女性体重一般轻于男性，女性较男性有较高比例的脂肪和较低比例的水，可影响药物的分布。进入孕妇体内的药物均能进入胎儿体内，妊娠妇女应慎重用药，避免药物影响胚胎和胎儿的发育。有些药物经乳汁分泌，可影响乳儿，如妊娠期或哺乳期使用抗甲状腺药物就会影响胎儿和乳儿的生长发育。女性月经期和妊娠子宫对泻药和其他强烈刺激性药物比较敏感，可导致月经过多、流产或早产。垂体后叶制剂、催产素可加强子宫收缩性。激素对不同性别患者的效应也有明显差异，如雄激素类药物可使女性患者出现男性化特征。应特别注意女性患者在月经期、妊娠期、分娩过程及哺乳期的用药。

3．营养因素　营养不良时体重轻、机体脂肪组织减少、脂肪组织贮存药物减少、血浆蛋白结合量下降，游离的血浓度提高；严重营养不良者肝药酶含量较少，肝代谢药物的功能欠佳，药物灭活慢，因而药物可能显示更强的作用。另一方面，严重营养不良者全身状况不佳，应激功能、免疫功能、代偿调节功能均可降低。因此，临床用药时要注意患者的营养状况，对营养不良的患者，要适当补充营养和调整药物剂量，以利充分发挥药物疗效，避免不良反应。

4．病理因素　疾病可使机体对药物的处置和反应性发生改变，从而影响药物疗效。

（1）疾病改变药物吸收：某些疾病特别是胃肠道疾病使胃肠功能改变，而改变口服药物的吸收速率和吸收量。心功能不全或休克等疾病时血循环不畅，注射药物的吸收也会减慢，从而降低药物疗效，在经过治疗后一旦纠正了血循环障碍，则蓄积在给药部位的药物又会大量吸收，有时可能发生中毒症状。

（2）疾病影响药物分布：肾病综合征、肝硬化等疾病造成低白蛋白血症，血中游离药物增多，血浆或体液 pH 的改变可能影响药物的解离程度，从而影响药物的分布。中枢神经系统有炎症时常能减弱血脑屏障功能，这对促进抗感染药物进入中枢神经系统可能有利，但也增强某些药物的中枢毒性。

（3）疾病影响药物代谢：肝实质细胞受损的疾病可致肝药酶减少，肺部疾患致低氧血症，能减弱肝药酶的氧化代谢功能。休克和心力衰竭时肝血流量减少，也能减弱肝对药物的灭活。对于这类患者应用主要经肝灭活的药物时需酌减用量。肝功能不良时也应避免使用对肝有损害的药物。

（4）疾病影响药物排泄：肾功能不全可使主要经肾排泄的药物消除减慢，易造成药物蓄积，在应用时必须减量；酸碱平衡失调时导致原尿 pH 改变，会影响某些药物的肾小管重吸收，从而使药物排出增多或减少；严重的肾疾患如肾病综合征时肾小球膜受损，结合型的药物也能通过，低蛋白血症时游离药物比例增多，也能使药物滤过排泄增多；肾功能不良时也应避免使用对肾有损害的药物，如氨基糖苷类抗生素、第一代头孢菌素类等。有些药物经胆道排泄，肝肠循环率高的药物作用持续时间长，阻断肝肠循环是解救中毒措施之一。

（5）疾病使机体对药物的反应性改变：某些疾病可以影响受体的数目或密度，改变与药物的亲和力，从而影响药物作用。例如，哮喘患者支气管平滑肌上的 β 受体数目减少，而且与腺苷酸环化酶的偶联有缺陷，而 α 受体的功能相对增强，因而导致支气管收缩，应用 β 受体激动药平喘效果往往不佳，加用 α 受体拮抗药则可有良效。糖皮质激素则能恢复 β 受体 - 腺苷酸环化酶 - 环腺苷酸依赖性蛋白激酶系统功能。近年发现，大剂量 β 受体激动药不仅本身疗效不佳，而且能拮抗内源性糖皮质激素的上述调节功能，对哮喘患者严重不利，因而主张糖皮质激素列为治疗哮喘的一线药物，而尽量不用大剂量 β 受体激动药。

5．精神因素　患者的精神状态可影响药物疗效。不具有药理活性的制剂（如含乳糖或淀粉的片剂及含盐水的注射剂）称为安慰剂（placebo），对有些病症如疼痛、高血压、神经症等有时也能产生疗效，这称为安慰剂效应。因此，医护人员应重视与患者沟通的艺术，赢得患者的信任，帮助患者保持乐观情绪，调节免疫系统，增强药物疗效，利于疾病治疗。

6．遗传因素　药理效应的个体差异受遗传因素控制。Vogel 首先创用"遗传药理学"（pharmacogenetics）一词，系指研究遗传因素对药物作用的影响，它是药理学和遗传学的边缘学科。遗传因素对药物的影响大致可归纳为两大方面：

（1）对药动学的影响：药物在体内的吸收、分布、代谢和排泄存在着明显的个体差异。许多药物代谢酶有遗传多态性，如异烟肼在肝中的乙酰化率受遗传基因控制，存在明显的种族和个体差异，分为快代谢型和慢代谢型。黄种人多为快乙酰化型，白种人多为慢乙酰化型，用药量应不同，易发生的不良反应也有差异，在白种人易致多发性神经炎，而黄种人易致肝损伤；CYP2C19 慢代谢型者服用奥美拉唑后，其血药浓度显著高于快代谢型者。

（2）对药效学的影响：不同个体对药物的敏感性和反应性不同，遗传因素使某些体内生化反应异常，受体数目、功能改变，受体和细胞的偶联反应异常等，从而使机体对某些药物表现为高敏性或耐受性，甚至药物作用出现质的变化。如谷胱甘肽还原酶缺陷时，还原型谷胱甘肽缺乏，具有氧化作用的药物可引起溶血，此缺陷属常染色体显性遗传；葡萄糖 -6- 磷酸脱氢酶缺乏者，用磺胺类、伯氨喹、砜类等药物易发生溶血性贫血；高铁血红蛋白还原酶缺陷时，体内的高铁血红蛋白不能被有效地还原成血红蛋白而在组织中堆积，属常染色体隐性遗传。CYP2D6 慢代谢型人群，因可待因难代谢脱甲基生成吗啡，镇痛作用弱；某些人遗传性血浆胆碱酯酶活性低下，应用琥珀胆碱易致呼吸麻痹甚至呼吸停止。药物所致的不良反应如皮质激素引起的青光眼、乙醚引起的恶性高热、氯霉素引起的再生障碍性贫血，目前机制未明，均可能与遗传因素有关。详见第五章。

三、其他因素

1．时间节律因素　从单细胞生物到人类，其生理功能、生化代谢及生长繁殖等均有昼夜节律、月节律、年节律等。受此类节律的影响，药物作用也存在节律变化，时辰药理学（chronopharmacology）是研究药物体内过程和药物作用时间节律变化的一门药理学分支学科。目前研究得最多的是昼夜节律。

（1）时辰药动学（chronopharmacokinetics）：研究发现机体在不同时辰处置药物的能力可有不同。例如，早上服吲哚美辛（消炎痛）则血药浓度峰值较高，达峰时间快，药物作用时间短，而黄昏服药药效持久。药物的吸收有时间节律性，维生素 B_{12} 在下午 1 时左右吸收率最高。二价铁制剂则正相反，晚上 7 时服药吸收率较上午 7 时服药吸收率高 1 倍。早上 7 时服用抗组胺药赛庚啶，疗效维持可长达 15h 以上，而晚上 9 时给药，疗效仅维持 8h。时间节律尚可影响药酶活性和药物消除。细胞色素 P450 总量、细胞色素 C 还原酶和二甲基亚硝胺脱甲基酶均具有昼夜节律变化。

（2）时辰药效学（chronopharmacodynamics）：研究发现机体对药物敏感性随时间而周期性变动。例如，皮肤对过敏原（如灰尘）的敏感性在下午 7 ~ 11 时之间为高峰。人的血压在上午 6 ~ 10 时、下午 2 ~ 8 时较高，午夜最低。若在高峰之前 30min 给药，药物疗效好。如心力衰竭患者对洋地黄类药物的敏感性及糖尿病患者对胰岛素的敏感性以凌晨 4 时为最高。同样剂量的硝苯地平和硝酸酯类早晨给药扩血管、改善心肌缺血作用明显，午后给药则作用弱。内源性促肾上腺皮质激素和糖皮质激素的分泌有昼夜节律，血药浓度在午夜最低，以后逐渐升高，到上午 8 时达到最高，以后又渐降。在长时间使用糖皮质激素治疗时，则采用早晨一次给药，或隔日早晨给药一次的治疗（隔日疗法），可以减少对下丘脑 - 腺垂体 - 肾上腺皮质系统的负反馈抑制所引起的不良反应。人体内胆固醇的合成在午夜至清晨最旺盛，他汀类药物临睡前顿服效果好。详见第六章。

2．生活习惯与环境因素　目前认为饮酒、吸烟和环境接触多种化学物质，对药物作用的影响主要通过肝药酶的诱导和抑制作用实现。饮酒者用药时要考虑乙醇本身的药理作用和乙醇对药动学的影响，乙醇有中枢抑制、血管舒张等作用，还可影响肝药酶（急性大量饮酒时抑制肝药酶，慢性嗜酒时诱导肝药酶）而干扰药物作用。长期吸烟能诱导肝药酶系统，加速某些药物如咖啡因、氨茶碱的代谢，因而吸烟者对这些药物有较高的耐受能力。环境污染物中的含铅微粒、有机溶剂等也能影响药物作用，这类物质的影响因接触的时间、剂量以及方式等而有不同。

3．长期用药引起的机体反应性变化　长期反复用药可引起机体对药物反应性发生变化，主要表现为耐受性、耐药性和依赖性。长期用药突然停药发生戒断症状。

（1）耐受性（tolerance）：在连续应用某些药物后机体对药物不敏感，药物疗效下降的现象称为耐受性。这种后天性耐受性产生的机制有多种，或是由于诱导药酶而加速了药物的灭活和消除，或是由于受体下调而降低了药物反应，或是机体调节机制发生了适应性变化。易产生耐受性的药物有巴比妥类、麻黄碱和亚硝酸酯类等。化学结构类似的几种药物之间，或作用机制相同的几种药物之间，有时有交叉耐受现象。少数结构完全不同的药物之间，如乙醇和巴比妥之间也能产生交叉耐受。

（2）耐药性（resistance）：又称为抗药性，病原体（微生物、寄生虫和肿瘤细胞）对化疗药物敏感性降低，此时化疗药物疗效降低甚至消失。这个问题在抗菌药物中尤为突出，尽管新的抗菌药不断问世，细菌也不断产生新的耐药性，耐药性成为抗感染治疗中的一大难题，应合理使用抗菌药，减少耐药性的产生。肿瘤细胞对抗肿瘤药物产生耐药性是化疗失败的重要原因。

（3）依赖性：依赖性是在长期应用某种药物后，机体对这种药物产生了生理性的或是精神性的依赖和需求。药物依赖性又可分为生理依赖性（physiological dependence）和精神依赖性（psychological dependence）。前者也称为成瘾性（addiction），不仅有强迫性继续用药的要求，以满足其特殊的欣快效应，而且在停止用药时会出现特有的戒断症状，使用药者极感痛苦，甚至危及生命。后者导致用药者精神上有连续用药欲望和强迫性的用药行为，以缓解精神紧张和情绪障碍，但停止用药时一般没有戒断症状。能够产生依赖性的药物主要是作用于中枢神经系统的药物，必须严格控制使用，以免造成药物滥用（drug abuse）及相关的社会问题。详见第八章。

（4）戒断症状（withdrawal symptoms）：是指长期使用某些药物，如果突然停药则原有疾病复发甚至加重（反跳现象），或出现一些原来疾病没有的症状。如长期使用 β 受体阻断药治疗高血压或心绞痛等，可使 β 受体密度上调而对内源性递质的敏感性增高，若突然停药会出现血压升高或心绞痛发作。又如长期使用糖皮质激素突然停药，会导致原有疾病复发或加重，还会出现肌僵直、肌痛、关节痛、情绪低落、疲乏无力、发热等。

第四节　合理用药原则

一、正确诊断

正确诊断疾病、明确用药目的是合理用药的前提。根据疾病的性质和病情严重的程度，确定用药所要解决的问题，从而选择有针对性的药物，制订适当的用药方案。在明确诊断以前必须采取一定的对症治疗措施，但应注意不要因用药而妨碍对疾病的进一步检查和诊断。

二、明确用药指征

要分析患者的具体病情，明确用药指征。多数疾病提倡早诊断、早治疗，如缺血性心脑血管病患者，尽早治疗才能把握溶栓的机会，使阻塞血管再通，减少梗死面积，改善预后。但并不是所有疾病都要实施药物治疗，如高血压、糖尿病等，在改善生活方式如饮食控制、适度运动等能有效控制时，可先不用药。尤其不能滥用药物，如抗菌药物和糖皮质激素。滥用药物会给患者带来经济损失，产生耐药性，引起不良反应，甚至造成药源性疾病。

三、制订合理的用药方案

临床医生要做到合理用药，就必须掌握药理学的基本知识，熟悉所选药物的药效学和药动学特点，全面考虑可能影响药物作用的各种因素，如患者的年龄、性别、肝肾功能及病情等。正确处理对因治疗与对症治疗的关系。选用药效可靠、安全、方便、价廉、易得的药物制剂。仔细制订包括给药剂量、给药途径、给药时间，以及是否联合用药等的方案。对于新生儿患者几乎所有的药物都需静脉给药，因为他们的胃肠道功能不完善，药物吸收差；肌肉组织少，不采用肌内注射。哮喘患者选用雾化剂吸入给药，具有起效快、用药量少和不良反应轻等优点。在采用两种或两种以上的药物联合治疗疾病时，要考虑药物间的协同作用和拮抗作用，适当调整给药剂量。用药方案应个体化。医护人员要在用药过程中密切观察病情的变化、机体对药物的反应，有条件的医院进行药物浓度监测，及时修订和完善用药方案，以达到满意的疗效，避免和减少药物不良反应。

四、确定疗程

疗程根据疾病的性质、病情、治疗反应和治疗目标等因素确定。一般感染治疗只需数天，而结核病治疗需要 6 ~ 9 个月，自身免疫性疾病需要长期治疗，有的糖尿病和高血压病患者需要终生用药。治疗措施得当，病情及时控制，可按期结束治疗。如果由于各种原因病情未能及时控制，应适当调整给药方案，延长用药时间。有的疾病症状消失也需巩固治疗一段时间，缓慢减量后再停药。若疗程太短，会使治疗半途而废，甚至疾病复发或加重，但疗程过长会引起慢性中毒。

五、药物与非药物疗法结合

许多疾病需要综合治疗，包括药物治疗、手术治疗、心理治疗和康复治疗等。药物治疗应与非药物治疗密切配合、优势互补，达到理想的治疗效果。

思考题

1．何为量效关系和时效关系？简述最小有效量、效能、效价强度、治疗指数和治疗窗的概念与意义。
2．简述受体的概念、特性及受体学说。
3．简述受体激动剂、部分激动剂、受体拮抗剂和反向激动剂的概念。
4．简述受体调节、受体和临床用药的关系。
5．简述影响药物作用的因素。
6．简述合理用药原则。

（张树平）

第四章　新药临床研究

第一节　药物临床试验质量管理规范

一、药物临床试验质量管理规范的基本概念与发展

药物临床试验质量管理规范（good clinical practice，GCP）是对临床试验全过程，即方案设计、组织实施、监查、稽查、记录、总结和报告的标准规定。GCP 以人为研究对象，必须符合《世界医学大会赫尔辛基宣言》的原则。

1991 年由美国食品和药品管理局（Food and Drug Administration，FDA）、美国制药工业协会、欧洲委员会、欧洲制药工业协会、日本厚生省和日本制药工业协会发起"人用药品注册技术国际协调会议"（International Conference on Harmonization of Technical Requirements for Registration of Pharmaceuticals for Human Use，ICH），制定了关于人用药品注册技术各个方面的标准及指导原则。

1993 年，世界卫生组织（World Health Organization，WHO）根据各国药物临床试验管理规范，制定了适用于各成员国的《WHO 药物临床试验规范指导原则》。目前，在世界各国开展的临床试验，特别是国际多中心的药物临床试验，均以 WHO 和 ICH 的临床试验规范指导原则为参照标准，从而使世界各国的药物临床试验规范化管理进入国际统一标准的时期。

我国药物临床试验的管理从 1985 年颁布的《中华人民共和国药品管理法》开始，1998 年原卫生部（现国家卫生和计划生育委员会）制定并颁布《药品临床试验管理规范》（试行）；1999 年现国家药品监督管理总局对试行的规范进行了修订并颁布，我国的 GCP 进入正式实施阶段。2003 年现国家食品药品监督管理总局再次修订，《药物临床试验质量管理规范》颁布实施。

二、药物临床试验质量管理规范的内容要点

我国的 GCP 共分为十三章六十八条，总则和附则简要介绍了制定 GCP 的目的、适用范围及部分专业术语的定义，其他部分则介绍了临床试验前的准备和必要条件，受试者权益的保障，试验方案，研究者、申办者及监查员的职责，记录与报告，数据管理与统计分析，试验用药品的管理，质量保证，多中心试验等方面的内容。

（一）总则

1. GCP 的目的　保证药物临床试验过程规范，结果科学、可靠，保护受试者权益及其安全。

2. 法律依据　依据《中华人民共和国药品管理法》和《中华人民共和国药品管理法实施条例》，并参照国际公认原则。

3. 适用范围　各期临床试验、人体生物利用度或生物等效性试验。

（二）临床试验前的准备与必要条件

1. 科学和伦理　必须有充分的科学依据才能进行药物临床试验。在进行试验前，要周密考虑该试验的目的及需要解决的问题，应考虑受试者和公众健康预期的受益及风险，而且预期

的受益应超过可能出现的损害。

2．试验用药品　由申办者准备和提供临床试验用药品以及临床前研究资料，临床试验用药品的制备要符合《药品生产质量管理规范》。

3．药物临床试验要在通过国家食品药品监督管理总局资格认定的机构内进行，研究者都应具备承担该项临床试验的专业特长，并经过培训。

（三）受试者的权益保障

在药物临床试验过程中，受试者的权益、安全、健康都应高于对科学和社会利益的考虑。伦理委员会和知情同意书是保障受试者权益的主要措施。

1．伦理委员会　伦理委员会是由医学相关专业人员、药学相关专业人员、法律专家、非医务人员及外单位人员，并有不同性别的委员组成的独立组织，该委员会的组成和一切活动不应受临床试验组织和实施者的干扰。其职责为核查临床试验方案及附件是否合乎道德，确保受试者的安全、健康和权益受到保护。

（1）试验方案必须经伦理委员会审核同意并签署批准意见后方可实施。在试验开展期间，试验方案的任何修改均应经过伦理委员会的批准。如试验中发生严重不良事件，应在规定时间内向伦理委员会报告。

（2）伦理委员会对临床试验方案的审查意见应在讨论后以投票方式作出决定，参与该临床试验的委员应回避。因工作需要可邀请非委员专家出席会议，但不投票。伦理委员会应建立工作程序，所有会议及其决议均应有书面记录，记录保存至临床试验结束后五年。

（3）伦理委员会从保障受试者权益的角度严格按下列各项要求审议试验方案：①研究者的资格、经验、是否有足够的时间参加临床试验，人员配备及设备条件等能否符合试验要求；②试验方案是否充分体现了伦理原则，包括研究目的、受试者及其他人员可能面临的风险、受益及试验设计的科学性；③受试者入选的方式，向受试者（或其法定代理人）提供有关临床试验的信息资料是否完整并通俗易懂，获取知情同意书的方法是否适当；④受试者因参加临床试验而发生损害甚至死亡时，给予的治疗和（或）保险措施；⑤对试验方案提出的修正意见是否接受；⑥定期审查临床试验中受试者的风险程度。

（4）伦理委员会接到申请后应及时召开会议，讨论、审阅，签发书面意见。同时在附件中列出出席会议的委员名单、专业情况及本人签名。伦理委员会的审查意见有以下几种情形：①同意；②作必要的修正后同意；③作必要的修正后重审；④不同意；⑤终止或暂停已经批准的临床试验。

2．知情同意　知情同意是指向受试者告知一项试验的情况后，受试者自愿确认本人同意参加该项临床试验的过程，须以有受试者签名和注明日期的知情同意书作为文件证明。

研究者或其指定的法定代表需向受试者说明相关临床试验的详细情况：

（1）受试者参加试验应是自愿的，而且有权在试验的任何阶段随时退出试验而不会遭到歧视或报复，其医疗待遇与权益不会受到影响。

（2）一定使受试者充分了解，参加试验及在试验中的个人资料均为保密。必要时，药品监督管理部门、伦理委员会或申办者，可以按相关规定查阅参加试验的受试者资料。

（3）试验目的、试验的过程与起止时间、修改检查操作、受试者预期可能的受益和风险、可能被分配到试验的不同组别均应告知受试者。

（4）必须给受试者充分的时间考虑是否愿意参加试验，对无能力表达同意的受试者，应向其法定代理人提交上述介绍与说明。知情同意过程应采用受试者或法定代理人能理解的语言及文字。在试验期间，受试者可随时了解与其有关的信息资料。

（5）如发生与试验相关的损害，受试者可以获得及时的治疗和相应的补偿。

3．知情同意书　知情同意书是受试者表示自愿参加该试验的文件证明。研究者应使受试者充分了解试验并表达其同意后方可获得知情同意书：

（1）由受试者或其法定代理人在知情同意书上签署姓名并注明日期，执行知情同意过程的研究者也要在知情同意书上签署姓名并注明日期。

（2）对无行为能力的受试者，研究者认为受试者参加试验符合其本身利益、伦理委员会原则上同意时，则这些患者也可以进入试验，同时应经其法定监护人同意并签署姓名、注明日期。

（3）儿童作为受试者，必须要征得其法定监护人的知情同意并在知情同意书上签署姓名并注明日期，当儿童能做出同意参加研究的决定时，还必须征得其本人同意。

（4）在紧急情况下，无法取得本人及其法定代理人签署的知情同意书，如果该患者缺乏已被证实有效的治疗方法，而只有试验药物有望挽救生命、恢复健康，或减轻病痛，可以考虑其作为受试者，但需要在试验方案和有关文件中清楚注明接受这些受试者的方法，并在事先取得伦理委员会同意。

（5）如发现涉及试验药物的更新资料则必须将知情同意书作书面修改送交伦理委员会批准后，再次取得受试者同意。

（四）试验方案

试验方案（protocol）叙述试验的背景、理论基础和目的、试验设计、方法和组织等。方案要由参加试验的主要研究者、研究机构和申办者签章并注明日期，上报伦理委员会审批后实施。临床试验方案应包括以下内容：试验题目；试验目的，试验背景，临床前研究中有临床意义的发现和与该试验有关的试验结果、已知的对人体的可能危险与受益及试验药物已存在的人种差异的可能；申办者的名称、地址，进行试验的场所，研究者的姓名、资格及地址；试验设计类型，随机化分组的方法及设盲水平；受试者入选标准、排除标准和剔除标准，以及选择受试者的步骤和受试者的分配方法；根据统计学原理计算要达到试验预期目的所需的样本量；试验用药品的剂型、剂量、给药方法、给药途径、给药次数、疗程和合并用药的规定，还有对包装和标签的说明；拟进行实验室检查的项目、测定的次数以及药动学分析等；试验用药品的登记和使用记录、递送、分发方式和储藏条件；临床观察、随访及保证受试者依从性的措施；中止临床试验的标准，结束临床试验的规定；疗效评定标准中包括评定参数的方法、观察时间、记录、分析；受试者的编码、随机数字表及病例报告表的保存手续；不良事件的记录要求和严重不良事件的报告方法、处理措施、随访的方式、时间和转归；试验用药品编码的建立和保存，揭盲方法以及紧急情况下破盲的规定；统计分析计划，统计分析数据集的定义与选择；数据管理和数据溯源的规定；临床试验的质量控制和质量保证；试验相关的伦理学；临床试验预期的进度及完成日期；试验结束后的随访及医疗措施；各方承担的职责和其他有关规定；参考文献。

（五）研究者的职责

研究者（investigator）负责实施临床试验并对临床试验的质量负责，是受试者安全和权益的负责者。

1. 临床试验的研究者应具备下列条件　①在相关医疗机构中具有符合试验要求的相应专业技术职务和行医资格。②具有试验方案中要求的相关专业知识及经验。③对临床试验方法具有丰富经验或能得到本单位内有经验的研究者在学术上给予的指导。④熟悉申办者所提供的与临床试验有关的资料。⑤可以支配参与该项试验的所有人员并使用该试验所需的设备。

2. 研究者的工作职责

（1）试验前

1）研究者要详细阅读并了解试验方案的内容，严格按照方案执行。

2）研究者了解并熟悉试验药物的性质、作用、疗效和安全性（包括该药物临床前研究的有关资料），还应掌握临床试验进行期间发现的所有与试验药物有关的新信息。

3）必须在有良好医疗设施、实验室设备及人员的医疗机构内，研究者方可开展临床试验，机构应具备处理紧急情况的所有设施，以确保受试者的安全。

4）研究者一定要获得所在医疗机构的同意，并保证有充分的时间在方案规定的期限内负责、完成该项临床试验。研究者还要向参加临床试验的所有工作人员说明试验药物的有关试验资料、试验的规定和每个人的工作职责，以确保有足够数量同时符合方案要求的受试者进入临床试验。

5）研究者要向受试者详细说明经伦理委员会同意的试验相关的详细情况，还应取得受试者签署的知情同意书。

（2）试验中

1）研究者要做出与临床试验相关的医疗决定。

2）研究者必须采取必要的措施保障受试者的安全，同时记录在案。如临床试验过程中发生严重不良事件，研究者不仅应马上对受试者采取适当的治疗措施，同时在规定时间内还应报告药品监督管理部门、卫生行政部门、申办者和伦理委员会，在报告上签署姓名并注明日期。

3）研究者要保证将临床试验数据真实、准确、完整、及时、合法地记入病历和病例报告表。

4）研究者还应接受申办者派遣的监查员或稽查员的监查和稽查、药品监督管理部门的稽查和视察，以确保临床试验的质量。

5）研究者在临床试验过程中，不能向受试者收取试验药物所需的费用。

（3）试验后

1）临床试验结束后，研究者必须写出试验总结报告，签署姓名并注明日期后送交申办者。

2）研究者如果中止一项临床试验必须通知受试者、申办者、伦理委员会和药品监督管理部门，并阐明相关理由。

（六）申办者的职责

申办者（sponsor）是发起临床试验，并对该项试验的启动、管理、财务和监查负责的公司、机构或组织。

1．试验开始前

（1）申办者负责发起、申请、组织、监查和稽查一项临床试验，并提供试验经费。申办者按国家法律、法规等相关规定，向国家食品药品监督管理总局递交临床试验的申请，也可委托合同研究组织执行临床试验中的某些工作和任务。

（2）申办者选择临床试验的机构和研究者，认可其资格及条件以保证试验的完成。

（3）申办者提供研究者手册，其内容包括试验药物的化学、药学、毒理学、药理学和临床的（包括以前的和正在进行的试验）资料和数据。

（4）申办者获得国家食品药品监督管理总局批准并取得伦理委员会批准件后方可按方案组织临床试验。

（5）申办者、研究者共同设计临床试验方案，详细阐述方案实施、数据管理、统计分析、结果报告、发表论文等方面的职责分工，签署各方同意的试验方案及合同。

（6）申办者要向研究者提供易于识别、编码正确同时贴有特殊标签的试验药物、对照药品或安慰剂，并保证质量合格。试验用药品应按照试验方案的要求进行包装、保存。申办者必须建立试验用药品的管理制度和记录系统。

（7）申办者任命监查员，并为研究者所接受。

2．试验进行中

（1）申办者要建立临床试验的质量控制及质量保证系统，组织对临床试验的稽查以保证质量。

（2）申办者要与研究者研究所发生的严重不良事件，并采取必要的措施保证受试者的安全及权益，在规定时间内向药品监督管理部门和卫生行政部门报告，同时向涉及同一药物的临床试验的其他研究者通报。

（3）申办者中止一项临床试验前，须通知研究者、伦理委员会和国家食品药品监督管理总局，并说明理由。

（4）申办者要对参加临床试验的受试者提供保险，对于发生与试验相关的损害或死亡的受试者承担相关治疗的费用和相应的经济补偿。申办者要向研究者提供法律上与经济上的担保，但由于医疗事故所致者除外。

（5）研究者不遵从已批准的方案或有关法规时，申办者应及时指出并纠正，如果情况严重或坚持不改，就应终止研究者参加临床试验并及时向药品监督管理部门报告。

3．试验结束后　申办者负责向国家食品药品监督管理总局递交试验的总结报告。

（七）监查员的职责

监查员（monitor）是由申办者任命并对其负责的具备相关知识的人员，即有适当的医学、药学或相关专业学历，经过必要的培训，熟悉药品管理相关法规，熟知有关试验药物的临床前和临床方面的信息、临床试验方案及相关的文件。监查员是申办者与研究者之间的主要联系人。

1．监查的目的　使临床试验中受试者的权益得到充分保障，保证试验记录和报告的数据准确、完整无误，试验遵循已批准的方案和有关法规。

2．监查员还应遵循标准操作规程，监督并督促临床试验的进行。具体内容包括：

（1）试验前确认试验承担单位具有相应的条件，有足够数量的受试者，参与试验的相关人员熟悉试验方案中的要求。

（2）监查在试验过程中对试验方案的执行情况，确认所有受试者的知情同意书是在试验前取得的，掌握受试者的入选率和试验的进展状况，确认入选的受试者符合要求。

（3）确认数据的记录与报告正确、完整，所有病例报告表填写正确，并与原始资料相一致。错误或遗漏均已改正或注明，研究者签名并注明日期。每一名受试者的用药剂量改变、治疗变更、合并用药、失访、检查遗漏等均要确认并记录。核对入选受试者的退出与失访并在病例报告表中加以说明。

（4）确认的所有不良事件均记录在案，对严重不良事件在规定时间内作出报告并保存记录。

（5）核对试验用药品按照有关法规进行供应、分发、回收，并保存相应的记录。

（6）帮助研究者进行必要的通知及申请，向申办者报告试验数据、结果。

（7）每次访视后递送一份书面报告给申办者，报告应说明监查日期、时间、监查员姓名、监查的结果等。

（八）记录与报告

1．病历是临床试验的原始文件，应完整保存。

2．病例报告表　病例报告表（case report form，CRF）是指按试验方案规定设计的一种文件，记录每一名受试者在试验过程中的相关数据。病例报告表中的数据来自原始文件并与原始文件一致，试验中的任何观察、检查结果均要求及时、准确、完整、规范、真实地记录于病历并正确地填写至病例报告表中，不得随意更改，确因填写错误，作任何更正时应保持原记录清晰可辨，由更正者签署姓名并注明时间。

3．临床试验的各项实验室数据均要记录或将原始报告复印件粘贴在病例报告表上，在正常范围内的数据也要记录。对显著偏离或在临床可接受范围以外的数据需加以核实。实验室检测项目必须注明所采用的计量单位。

4．为保护受试者隐私，病例报告表上不要出现受试者的姓名，研究者要按受试者的代码确认其身份并记录。

5．临床试验总结报告内容应与试验方案要求一致，包括：①试验中随机进入各组的实际病例数，脱落和剔除的病例数及其理由。②不同组间基线特征的比较，确定可比性。③对所有疗效评价指标进行统计分析及临床意义分析。统计结果的解释要着重考虑临床意义。④安全性评价要有不良事件和实验室指标的统计分析，对严重不良事件应详细描述和评价。⑤多中心试验评价疗效，还应考虑中心间存在的差异及其影响。⑥对试验药物的疗效和安全性以及风险与受益间的关系做出概述和讨论。

6．资料保存时间　临床试验中的资料均须按规定保存、管理。研究者保存临床试验资料至临床试验终止后五年。申办者保存临床试验资料至试验药物批准上市后五年。

（九）数据管理与统计分析

1．数据管理的目的是把试验数据迅速、完整地写入报告，所涉及的数据管理各步骤均需记录在案，便于对数据质量和试验实施进行检查。要具有计算机数据库的维护和支持程序，以保证数据库的保密性。

2．临床试验中受试者的分配必须按试验设计的随机分配方案进行，每名受试者的处理分组编码应作为盲底交由申办者和研究者分别保存。

3．临床试验资料的统计分析过程及其结果的表达都须采用规范的统计学方法。临床试验各个阶段应有生物统计学专业人员参加。临床试验方案中应有统计分析计划，在正式统计分析前要确认和细化。若作中期分析，应阐明理由及标准操作规程。对治疗作用的评价还要将置信区间和假设检验的结果一并考虑。对所选择的统计分析数据集要加以说明。对于遗漏、未用或多余的资料也应说明，临床试验的统计报告必须与临床试验总结报告相一致。

（十）试验用药品的管理

试验用药品（investigational product）是指用于临床试验中的试验药、对照药或安慰剂。

1．试验药的准备　申办者要对临床试验用药品进行适当的包装与标签，并标明"临床试验专用"。在双盲临床试验中，试验药与对照药或安慰剂在外形、气味、包装、标签和其他特征上要一致。

2．试验药的记录　包括数量、装运、递送、接受、分配、应用后剩余药物的回收和销毁等信息。

3．试验药的管理　试验药的使用由研究者负责，研究者要保证所有试验用药品仅用于该临床试验的受试者，剂量与用法也应遵循试验方案，由专人负责保管并记录。研究者不能把试验用药品转交非临床试验参加者。临床试验用药品不能销售。

（十一）质量保证

申办者和研究者均应履行各自的职责，严格遵循临床试验方案及标准操作规程，保证临床试验的质量控制和质量保证系统的运行。

1．对临床试验中相关的所有观察结果和发现都要加以核实，在数据处理的每一个阶段必须进行质量控制，保证数据完整、准确、真实、可靠。

2．药品监督管理部门、申办者可以委托稽查人员对临床试验相关活动和文件进行系统性核查，评价试验是否按照试验方案、标准操作规程以及相关法规的要求进行，是否及时、真实、准确、完整地记录试验数据。稽查要由不直接涉及该临床试验的人员执行。

3．研究者和申办者在实施试验中各自的任务与执行状况由药品监督管理部门进行视察。参加临床试验的医疗机构和实验室的有关资料、文件（包括病历）均要接受药品监督管理部门的视察。

（十二）多中心试验

多中心试验是多位研究者按照同一试验方案在不同单位同时开展的临床试验。各中心同期开始，同时结束。多中心试验是由一位主要研究者负责，并作为临床试验各中心间的协调研究者。多中心试验的计划及组织实施要考虑以下各点：

1．试验方案必须由各中心的主要研究者与申办者共同讨论认定，伦理委员会批准后执行。

2．在临床试验开始、进行的中期要组织研究者会议。

3．各中心同时开始进行临床试验。

4．各中心临床试验病例数及中心间的分配须符合统计分析的要求。

5．确保在不同中心以相同程序管理试验用药品，包括分发、储藏。

6．根据同一试验方案培训所有参加该试验的研究者。

7．应建立标准化的评价方法，试验中所采用的实验室和临床评价方法也应有统一的质量控制，实验室检查也可在中心实验室进行。

8．要集中管理与分析数据资料，建立数据传递、管理、核查与查询标准操作规程。

9．保证各试验中心的研究者遵从试验方案，在严重违背方案时终止其参加试验。

10．多中心试验应当根据参加试验的中心数目及试验的要求、对试验用药品的了解程度建立管理系统，协调研究者负责整个试验的实施。

三、实施药物临床试验质量管理规范的意义

一方面提高药物临床试验机构管理水平和临床试验研究人员的临床试验能力，为下一步药物临床应用提供科学、真实的临床数据；另一方面加快药物临床试验国际标准化的进程。

我国药物临床试验机构数量增加，临床试验数量也迅速上升，国际多中心临床试验数量大幅增长。认真贯彻药物临床试验质量管理规范，高质量地开展药物临床试验，既增加国际多中心药物临床试验水平，又有利于医疗机构和国内外同行的合作，增强学术交流，取长补短，有利于提升相应机构的科研学术水平，使专业人员获得可靠、全面、准确的药品信息。

第二节　新药的临床试验

新药在完成临床前研究后必须提交所有临床前研究资料报国家食品药品监督管理总局（CFDA），批准并获《药物临床试验批件》后方可进行临床试验，临床试验必须执行《药物临床试验质量管理规范》。

根据我国《药品注册管理办法》第三章第三十一条规定：临床试验分为Ⅰ、Ⅱ、Ⅲ、Ⅳ期。

一、Ⅰ期临床试验

Ⅰ期临床试验是初步的临床药理学及人体安全性评价试验。观察人体对于新药的耐受程度和药动学，为制订给药方案提供依据。

（一）试验前的准备工作

1．实施的条件　具有良好的相对独立和安全的试验病房，病房应具有原地抢救以及迅速转诊的能力，配备抢救室并具有必要的抢救、监护仪器设备和常用的急救药品、紧急呼叫系统等，确保受试者得到及时抢救。

2．应设有临床试验生物样本分析实验室。

3．人员　研究室应拥有研究室负责人、主要研究者、研究医生、药师、研究护士和其他工作人员。所有人员要具有与承担工作相适应的专业特长、资质和相关能力。

4．试验方案　试验方案应该在符合科学性和保障受试者权益的基础上，在试验开始前参照相关技术指导原则制订，而且方案由申办者与研究者达成共识并签署确认，经伦理委员会审查批准后实施。

（二）Ⅰ期临床试验设计原则

1. 研究目的　在健康受试者（或患者）中，考查单次给药的耐受性和药动学、连续给药的耐受性和药动学。

2. 受试者的选择　一般为 18～45 岁的青年人或成年人，体重不应低于 50kg，体重指数在 19～24 范围内。健康受试者应无心血管、肝、肾、消化道、精神、神经等疾病病史，无药物过敏史，进行全面的体格检查及实验室检查，并根据试验药物的药理作用特点增加某些相应的特殊检查。AIDS 和 HIV 病毒感染者，药物滥用者，最近 3 个月内献血或作为受试者被采样者，嗜烟、嗜酒和近 2 周服用过各种药物者均不宜作为受试者，应列入排除标准。如果已知受试药物代谢的主要药物代谢酶具有遗传多态性，还应查明受试者该酶的基因型或表型，以确保试验设计更加合理和结果分析更加准确。

3. 观察指标　人体耐受性试验依据各类药物的药理作用特点确定观察指标。一般包括重要的生命体征如心率、心律、呼吸、血压、体温、心电图以及肝肾功能，血、尿常规，还包括试验药所需的特殊检查项目。药动学则需要选择相应的血液或其他体液中药物浓度的测定条件和方法。

（三）人体耐受性试验

1. 人体单次给药耐受性试验　人体单次给药耐受性试验从初始剂量开始，采用剂量递增的方法在初始剂量到最高剂量之间分组，观察受试者对药物的耐受性。每个剂量需要一组受试者，而且只有在一个剂量组试验结束后才能进行下一个剂量的试验。为保证受试者的安全，参加试验的每名受试者只能接受一个剂量。

（1）例数的确定：难以预先确定试验例数，还要根据临床试验实际情况进行调整，在尽可能少的受试者中尽快发现不良反应出现的剂量是单次给药耐受性试验的原则；从起始剂量到最大剂量之间应设若干组（3～7 组）；低剂量组可用 2～4 人，随着剂量的增加，则受试者数量逐渐增加，在接近治疗剂量时，每组可增至 6～8 人。

（2）剂量的选择

1）起始剂量的确定。目前常用的有：①参考文献中报道的同种药物临床耐受性试验，取其起始量的 1/2 作起始剂量。②参考文献中报道的同类药物临床耐受性试验，取其起始量的 1/4 作起始剂量。③同类药物临床治疗剂量的 1/10。④无参考时，根据临床前动物实验的结果，推算起始剂量，如改良的 Blach Well 法：两种动物（啮齿类和非啮齿类各 1 种）急性毒性试验 LD_{50} 的 1/600、两种动物长期毒性中出现毒性剂量的 1/60，以其中最低者按体表面积或体重换算为成人用初始剂量；Dollery 法：最敏感动物的最小有效剂量的 1/100～1/50。⑤ FDA 推荐的药物安全起始剂量估计：未见明显毒性反应剂量（no observed adverse effect level，NOAEL），即相关动物研究得到的无明显不良反应的最高剂量；换算系数，即根据标准化的体表面积（mg/m²）在不同种属间的比例；成人等效剂量（human equivalent dose，HED）；最大推荐起始剂量（maximum recommended starting dose，MRSD）；安全系数（safety factor，SF）等，将 NOAEL 乘以标准系数得到 HED，再通过科学判断，从最适动物得到 HED 并除以 SF 得出 MRSD。

2）最高剂量的确定：一般选择动物长期毒性试验中出现中毒症状或脏器出现可逆性变化量的 1/10；动物长期毒性试验最大耐受剂量的 1/5～1/2，按体重或体表面积换算为成人最大剂量；同种药、同类药，或结构相近的药物的单次最大剂量；最大剂量范围内应包括预期的有效剂量；如国外有科学的临床研究文献，可参考其中的临床治疗最大用量。

3）剂量递增的方法：对健康受试者，剂量递增最常用的为改良的费氏递增法（Fibonacci 法）。而在患者中的剂量递增与健康受试者中的剂量递增方案相似，对没有其他方法治疗的患者，可以接受更快的剂量递增。

4）最大耐受剂量：在起始剂量到最大剂量范围内，根据药物的安全范围情况，按需要预设几个剂量组。如达到最大剂量仍无不良反应即可终止试验，并以此剂量为最大耐受剂量。反之，如果在剂量递增过程中出现了某种不良反应，即使未达到规定的最大剂量也要终止试验，出现不良反应前的剂量为最大耐受剂量。

（3）研究步骤：受试者在试验日前进入Ⅰ期临床试验病房，晚上进统一清淡饮食，然后不禁水，禁食10h过夜。次日晨空腹口服药物，并用200～250ml水送服。按试验方案要求在服药前、后不同时间点采取血样。试验期间受试者均应在Ⅰ期临床试验病房内，同时应避免剧烈运动，禁服茶、咖啡及其他含咖啡和醇类饮料，禁止吸烟。

2．人体多次给药耐受性试验　人体多次给药耐受性试验一般都是预做2个剂量组，并根据单次给药耐受性试验的结果，确定最大耐受剂量后，下降1个剂量进行多次给药耐受性试验。如试验中出现较明显的不良反应，需下降一个剂量进行另外一组试验；如试验中未出现明显的不良反应，就上升一个剂量，也就是用最大耐受剂量进行一组试验。用药时间一般为5～10天，观察指标与单次给药耐受性研究相同，根据给药时间调整各项指标的观察时间。

（四）新药人体药动学试验

本研究的主旨是阐明药物在人体内吸收、分布、代谢和排泄的动态变化过程及规律。也是全面认识人体与药物之间相互作用的重要组成部分，还是临床制订合理用药方案的依据。

1．药动学研究中生物样品分析方法的建立和确证　由于生物样品多来源于全血、血清、血浆、尿液等，具有取样量少、药物浓度低、干扰物质多及个体差异大等特点，所以必须根据待测物的结构、生物介质和预期的浓度范围，建立灵敏、专一、精确、可靠的生物样品定量分析方法，对方法还应进行确证。

2．健康志愿者的药动学　健康志愿者的药动学研究包括单次与多次给药的药动学研究、进食对口服药物制剂药动学影响的研究、药物代谢产物的药动学研究、药物-药物的药动学相互作用研究，目的主要是探讨药物在体内的吸收、分布和消除（代谢和排泄）的动态变化特点。

（1）单次给药药动学研究

1）药物剂量：剂量的确定主要依据Ⅰ期临床耐受性试验的结果，同时参考动物药效学、药动学及毒理学试验的结果，并经讨论后确定的拟在Ⅱ期临床试验时采用的治疗剂量进行推算。一般都选用低、中、高三种剂量，高剂量组剂量必须接近或等于人体的最大耐受剂量。

2）受试者的选择：与人体耐受性试验受试者的选择标准相同。

3）采样点的确定：①静脉给药，一般是在注射前和注射后不同时间点采血，根据该药的体内分布、消除速度（$t_{1/2}$）确定采样点，一般保证各时相要有3～4个时间点；②非血管内给药，吸收相、平衡相各3个时间点，消除相4～6个点，总取样点不少于10个，总取样时间为3～5个消除半衰期或采样持续到血药浓度为C_{max}的1/20～1/10。

4）药动学参数的估算和评价：依照试验中测得的受试者不同时间的血药浓度数据，绘制各受试者的药-时曲线及平均药-时曲线，进行药动学参数的估算，计算药物的药动学参数，以充分揭示药物在人体内吸收、分布和消除的特点。主要药动学参数有：T_{max}（实测值）、C_{max}（实测值）、AUC（0-t）、AUC（0-∞）、V_d、K_{el}、$t_{1/2}$、MRT、CL或CL/F。通过对药动学参数进行分析，说明其临床意义，并对Ⅱ期临床试验研究方案提出建议。

同时根据试验结果，分析药物是否具有非线性动力学特征。如主要参数（AUC）的个体差异较大者（RSD＞50%），提示必要时作剂量调整或进行血药浓度监测；AUC集中在高低两极者提示可能存在快代谢型、慢代谢型的遗传性代谢的差异。

（2）多次给药药动学研究：当药物在临床上连续多次应用时，要清楚了解多次给药的药动学特征。根据研究目的的要求，要考查药物多次给药后的稳态浓度（C_{ss}），药物谷、峰浓度的波动系数，是否存在药物蓄积作用和（或）药酶的诱导作用。多次给药药动学研究受试者选择的标准、例数要求及研究步骤均同单次给药药动学研究。

1）试验药物剂量：在Ⅱ期临床试验拟定的给药剂量范围，选择一个或数个剂量进行试验。根据单次给药药动学参数中的消除半衰期确定给药间隔时间以及给药天数。

2）采样点的确定：根据单剂量药动学求得的消除半衰期，计算药物可能达到稳态浓度的时间，连续测定 3 次谷浓度以明确达到稳态浓度。当达到稳态浓度时，最后一次给药后采集血样，测定稳态血药浓度 - 时间曲线。

3）药动学参数的估算和评价：根据试验中测得的 3 次谷浓度及稳态血药浓度 - 时间数据，绘制多次给药后药 - 时曲线，进一步计算相应的药动学参数，包括 T_{max}（峰时间）、$C_{ss, min}$（稳态谷浓度）、$C_{ss, max}$（稳态峰浓度）、$C_{ss, av}$（平均稳态血药浓度）、$t_{1/2}$（消除半衰期）、CL 或 CL/F、AUC_{ss}（稳态血药浓度 - 时间曲线下面积）及 DF（波动系数）等。通过对试验结果进行分析，说明多次给药时药物在人体内的药动学特征，还应与单次给药的药动学参数进行比较，明确它们之间是否存在明显的差异，尤其在吸收和消除等方面是否有明显的改变，对药物的蓄积作用进行评价，提出合理的用药建议。

（3）进食对口服药物制剂药动学影响的研究：通过观察口服药物在饮食前、后服用对药物药动学，特别是饮食对药物的吸收过程的影响，为后续临床研究制订科学、合理的用药方案提供依据。在研究时所进的试验餐应是高脂、高热量的配方，使得食物对胃肠道生理状态的影响达到最大，导致进食对所研究药物的药动学的影响达到最大。此项研究应在Ⅰ期临床试验阶段进行，以便获得有助于Ⅱ、Ⅲ期临床试验设计的信息。

进行本试验时，受试者的选择和要求、试验药物的要求均同健康志愿者单次给药的药动学研究。本试验通常可采用随机双周期交叉设计，也可以根据药物的代谢特性与单剂量交叉试验结合在一起进行。

1）药物剂量：选用Ⅱ期临床试验的拟定给药剂量。

2）进食试验餐的方法：本试验应从开始进食试验餐起计时，这样才能排除进餐速度对服药时间的影响。试验餐要在开始进食后 30min 内吃完。并且在两个试验周期应保证试验餐的配方一致。餐后服药组应在进餐开始 30min 后给药，用 200 ~ 250ml 水送服。

3）采样点的确定：原则上参考单次给药的采样方法，同时应考虑食物影响的程度，其采样点分布可作适当调整。

（4）药物代谢产物的药动学研究：根据临床前药动学研究结果，如果药物以代谢方式消除，其代谢物可能具有明显的药理活性或毒性，或作为酶抑制剂使药物的作用时间延长或作用增强，或通过竞争血浆或组织的结合部位而影响药物的代谢过程，而代谢物的药动学特征也可能影响药物的疗效和毒性。

（5）药物 – 药物的药动学相互作用研究：当研究的药物在临床上可能会与其他药物同时或先后应用，鉴于药物间在吸收、与血浆蛋白结合、诱导 / 抑制药酶、竞争排泌或重吸收等方面存在相互作用，使药物疗效或毒性发生改变需调整用药剂量时，就要进行药物 - 药物的药动学相互作用研究，还应尽可能明确引起相互作用的因素或机制，从而为制订科学、合理的联合用药方案提供依据。大多数药动学相互作用研究可在健康志愿者中进行。

二、Ⅱ期临床试验

Ⅱ期临床试验是治疗作用的初步评价阶段，目的是初步评价药物对目标适应证的治疗作用和安全性。

（一）Ⅱ期临床试验设计原则

Ⅱ期临床试验设计应符合代表性（representation）、重复性（replication）、随机性

（randomization）和合理性（rationality）的原则。

1．代表性　确定受试者应符合统计学样本的抽样总体规律，根据药物作用的特点和病情轻重来选择合适病例。

2．重复性　试验结果准确可靠，经得起反复验证。在试验时尽量克服各种主、客观误差，设计时要注意排除偏因。

3．随机性　试验中两组患者的分配是均匀的，不以研究者或受试者的主观意志为转移。随机对照双盲试验的实施，使主、客观偏因都可以排除，从而解决了分配误差问题，使试验的可信度得到明显提高。

4．合理性　指试验设计要既符合专业要求与统计学要求，又切实可行。

（二）Ⅱ期临床试验流程

1．试验前

（1）申办者提供CFDA的药物临床试验批件和药物的临床前研究资料，即药理、毒理、药动学试验资料综述及国内外相关的临床试验资料。

（2）申办者提供试验药物质量检验的合格报告。

（3）申办者确定参加临床试验的组长单位，并与主要研究者确定其他参加临床试验单位的研究者。

（4）召开申办者、研究者、统计分析人员会议，讨论试验方案、知情同意书等。

（5）申办者与研究者签署临床试验方案，设计并准备临床试验中所用的各种文件。

（6）有关文件（药物临床试验批件、药品质量检验报告、临床试验方案、知情同意书等）送组长单位伦理委员会审评，获取书面批准后，方可开展临床试验。

（7）申办者与研究者签署试验相关协议。

2．试验中

（1）试验启动会中申办者对研究者等试验相关人员进行试验方案、标准操作规程、相关仪器使用等方面的培训，由主要研究者对研究者进行试验分工并授权。

（2）受试者签署知情同意书。

（3）按试验方案规定的流程进行临床试验，包括进行各项检查、填写病例报告表等。

（4）监查员与参加临床试验单位密切联系，做好数据核对及其他联系工作，并与研究者保持联系。

（5）申办者在临床试验过程中应随时提供有关临床试验新的信息资料，通报研究者。

（6）临床试验进行过程中，如CFDA对有关法规有补充修改意见，应及时对试验方案作相应修改，也应上报伦理委员会并获得书面批准。

（7）发生严重不良事件时，应在规定时间内向主要研究者、申办者、CFDA及伦理委员会报告，同时研究者对受试者及时给予适当处置并做好记录。

（8）申办者、监查员、研究者和机构对临床试验过程进行质量控制。

3．试验后

（1）由组长单位通知各参加单位停止临床试验的时间。

（2）申办者收齐所有临床试验相关资料，按照试验方案中的规定进行统计、分析。如为盲法试验，按规定程序破盲后进行统计分析。

（3）各参加单位应做好本中心的分中心小结表。

（4）统计分析工作完成后，对疗效做出评价；对不良事件及严重不良事件做出评估和说明，并对试验药品的安全性做出评价。

（5）召集各参加单位讨论总结报告，并进行修改和补充。

（6）组长单位按申报要求写出临床试验总结报告，连同各参加单位的分中心小结表，由申办者送至 CFDA 相关部门，进行审批。

（7）原始资料按 GCP 原则或合同规定时间存档并保存。

（三）Ⅱ期临床试验的设计要点

1．探索性试验和确证性试验　临床试验的早期，需要进行剂量探索性试验。而探索性试验需要用更为灵活可变的方法进行设计并对数据进行统计分析，便于根据逐渐积累的结果对后期的确证性试验设计提供相应的信息。虽然探索性试验对有效性的确证有参考价值，但不能作为证明有效性的正式依据。

确证性试验是一种事先提出假设并对其进行检验的随机对照试验，以说明所开发的药物对临床是有益的。因此，对涉及药物有效性和安全性的每一个关键性的问题都需要通过确证性试验予以充分的回答。临床试验的后期，需要经过确证性试验为评价药物的有效性和安全性提供有力证据。

2．观察指标　分为主要指标、次要指标、复合指标、总体评价指标和替代指标。其中主要指标、次要指标是能反映临床试验中药物有效性和安全性的观察项目。观察指标还可以分为测量指标和分类指标。无论何种观察指标，都必须在设计方案中有明确的定义和可靠的依据，不允许随意修改。

主要指标又称主要终点，与试验目的有本质的联系，是能够确切反映药物的有效性或安全性的观察指标。一般情况下主要指标只有一个，如果存在多个主要指标，就要在试验方案中考虑控制Ⅰ类错误的方法。主要指标是根据试验数目选择易于量化、客观性强、重复性高、在相关研究领域已有公认的标准。

次要指标主要是指与试验目的相关的辅助性指标。在试验方案设计中，也要明确次要指标的定义，并对次要指标在解释试验结果时的作用及相对重要性进行说明。同时，次要指标数目也应当是有限的，主要是能够回答与试验目的相关的问题。

3．对照试验　药物临床试验一定要设立对照组，一般包括试验药物组和阳性对照药物组，而目前越来越多的试验还同时设安慰剂阴性对照组。常用的对照试验设计包括平行对照试验和交叉对照试验。

（1）平行对照试验：是目前临床试验设计中最常用的类型，为试验药物设置一个或多个对照组，同时试验药物也可设多个剂量组。对照组又可分为阳性或阴性对照。阳性对照一般采用所选适应证的目前公认有效的药物，阴性对照一般采用安慰剂。平行对照试验适用于：一个疗程可能会治愈的疾病；疗程较长的疾病；多种治疗药物需要比较；试验所需的病例来源不存在困难；有足够的研究力量和试验条件。

（2）交叉对照试验：是按照提前设计好的试验顺序，在各个时期对受试者逐一实施相应处理，以比较各组间的差异。交叉设计是综合应用自身比较与组间比较设计思路的一种设计方法，它既可以控制个体间的差异，又减少受试者人数。主要适用于以下情况：药物的药效是短期或短暂的；总的治疗周期延长但并不缩小各种药物治疗效应之间的差别；交叉设计不受顺序影响，或是虽有顺序的影响，但通过交叉设计，这种顺序效应得到平衡。

4．随机化设计　可以使临床试验的受试者拥有同等的机会被分配到试验组或对照组，而不受研究者和（或）受试者的主观意愿的影响，还可以使各组的各种影响因素分布趋于相似。

5．盲法试验　盲法是控制临床试验过程中和解释结果时产生偏倚的主要措施之一。随机对照试验中，一般均采用盲法试验，即不让研究者和（或）受试者知道每一个具体的受试者接受的是试验药还是对照药。盲法试验主要分为单盲试验和双盲试验。在单盲试验中，研究者知道不同受试者所用药物而受试者不了解该情况。在双盲试验中，研究者和受试者双方都不知道试验药的具体情况，需要第三者负责安排、控制整个试验。盲法的原则自始至终贯彻于整个试验中，如发生了任何非规定情况所致的盲底泄露，就可能影响试验结果的客观性，该试验结果将被视为无效。

6．药物编盲与盲底　由不参与临床试验的统计人员根据已产生的随机分配表对试验药进行分配编码的过程称为药物编盲。随机数、产生随机数的参数以及试验药编码统称为双盲临床试验的盲底。产生编盲的随机数时间应尽量接近于药物分配包装的时间，编盲过程应有相应的监督措施及详细的编盲记录，编盲后的盲底应一式两份密封，由临床试验负责单位和申办者分别保存。

7．应急信件与紧急揭盲　双盲试验应从医学伦理学方面考虑，每一个编盲号对应一份应急信件，信件内容即为该编号的受试者所分配的组别及试验用药情况。应急信件应密封，并随相应编号的试验用药物发往各临床试验单位，由该单位负责保存，非必要时不得拆阅。如发生紧急情况或患者需要抢救，必须了解该患者接受的是何种处理时，由研究人员按试验方案规定的程序揭盲。一旦揭盲，该编号病例即中止试验，研究者应将中止原因详细记录在病例报告表中。所有应急信件在试验结束后随病例报告表一并收回，便于试验结束后进行盲态审核。试验方案中要对严重不良事件以及意外情况的处理做出规定，包括如何紧急揭盲、如何报告等。试验结束时应对破盲的原因、范围和时间做出分析，在对试验药疗效及安全性评价中作为参考。

揭盲规定：在试验方案中，试验组与对照组按1:1设计，一般采用两次揭盲法。每次揭盲都由保存盲底的有关人员执行。第一次揭盲是在数据文件经过盲态审核并认定可靠无误后被锁定后进行。此次揭盲只列出每个病例所属的处理组别（如A组或B组），但并不标明哪一个为试验组或对照组。第一次揭盲的结果交由试验统计学专业人员输入计算机，和其中的数据文件联接后，进行统计分析。当统计分析结束后进行第二次揭盲，就可以明确各组所接受的治疗。

8．安慰剂　指不含任何药理成分的物质如蒸馏水、淀粉片或胶囊等，作为临床对照试验中的阴性对照。

（1）安慰剂对照的作用：①在随机对照试验中作为阴性对照，能够更科学地评价新药的安全性和有效性。②同时设阳性对照和安慰剂对照，可以考查试验方法的灵敏度。③用于排除精神因素在药物治疗中的作用。④用于排除疾病本身的自发变化。

（2）安慰剂对照的应用：①在作用微弱药物的对照试验中作为阴性对照。②轻度精神抑郁症的治疗。③诊断已明确，不需要药物治疗。④一些慢性疾病患者，在药物治疗间歇期给予安慰剂治疗。

9．病例选择与排除标准　临床试验前，应明确规定病例选择标准与排除标准，在试验过程中不能任意取舍病例。

（1）病例选择标准：根据试验药要求确定选择标准；根据统计学要求确定选择标准；应把获得受试者知情同意书作为入选标准。

（2）病例排除标准

1）根据试验药要求确定排除标准：通常临床试验规定肝、肾功能不全者，心肺功能不全者均不能作为受试者。小儿、孕妇、药物过敏史或近期有过敏疾患者，均列为排除标准。凡不属于受试药作用范围内的病例也应作为排除标准。

2）依据统计学要求确定排除标准：由于统计学要求全部病例都必须进行统计分析处理，不能任意舍弃。因此，事先应规定病例在哪些情况下可以排除，以保证最后统计的病例符合统计学要求。但疗程未结束、患者退出试验、死亡病例都列为排除标准。同时，对不符合分层要求的病例也列为排除标准。而对于由于不良事件、严重不良事件退出试验的病例不作疗效统计，应作不良反应统计分析。

10．安全性评价　临床试验中的不良事件包括意外事件、临床不良反应与实验室检查指标异常。

（1）意外事件：受试者在试验期间发生的意外事件，如脑血管意外、车祸等。

（2）不适表现：用药后每次随访时应观察并记录受试者可能出现的不适表现，若发生不适，应马上补充询问该项不适发生的时间、严重度、频率、持续时间、采用措施及结果。研究者应对不适的严重程度按下列标准进行考核和记录，告诉受试者应定期或随时就诊。

不适表现一般分为四级：0= 无不适；1= 轻度不适，不影响日常生活与工作；2= 中度不适，已对日常生活与工作产生影响；3= 重度不适，需卧床休息，明显影响生活与良好的状态；4= 危及生命。

（3）实验室检查：试验前后不同阶段按照试验方案要求进行实验室检查。

（4）相关性：研究者对意外事件、不适表现及实验室检查指标异常等不良事件分析与受试药的关系。近年来，临床上用来评价不良事件与药物有关的标准分为 1 ~ 5 级：

1 级 = 与药物有关，具备合理的时间顺序，通过从体液到组织内测得的药物浓度获得证实，符合受试药的不良反应的特点，停止用药即可改善或再次用药重复发生，不能由受试者的疾病所解释。

2 级 = 很可能与药物有关，具备合理的时间顺序，还符合受试药已知的特点，并经停药证实，但未经再次给药证实，不能由受试者的疾病所解释。

3 级 = 可能与药物有关，有合理的时间顺序，可能符合或不符合受试药已知的特点，可以由受试者的临床表现或已知的药物反应特征解释。

4 级 = 可能与药物无关，时间顺序合理，但与受试药已知的不良反应不相符，不能用受试者的疾病解释。

5 级 = 与药物无关，不良事件可能是由受试药以外的其他因素引起的。

以上 1、2、3 级计为本药的反应。不良反应的发生率 = 不良反应例数 / 总例数 ×100%。

三、Ⅲ期临床试验

Ⅲ期临床试验是治疗作用确证阶段，是扩大的多中心临床试验。其目的是进一步考查药物对目标适应证受试者的治疗作用及安全性，评价利益与风险的关系，最终为药物注册申请的审查提供充分的依据，为完成药品的使用说明书提供必要的信息。

Ⅲ期临床试验一般应为具有足够样本量的随机、盲法对照试验。对照试验的设计要求原则上与Ⅱ期盲法随机对照试验相同，试验流程与Ⅱ期药物临床试验基本相同。

四、Ⅳ期临床试验

Ⅳ期临床试验为上市后试验，其目的是考查在广泛使用条件下的药物的疗效和不良反应，评价在普通或者特殊人群中使用的利益与风险的关系以及改变给药剂量等。

Ⅳ期临床试验虽为开放性试验，但有关病例入选标准、排除标准、退出标准、疗效评价标准、不良反应评价标准、判定疗效与不良反应的各项观察指标等都可参考Ⅱ期临床试验的设计要求。

第三节　新药的生物等效性试验

生物等效性（bioequivalence，BE）是指利用生物利用度研究的方法，以药动学参数为指标，比较同一种药物相同或者不同剂型的制剂，在相同的试验条件下，服用相同剂量，其活性成分吸收程度和速度的差异有无统计学意义。

一、生物利用度的概念

生物利用度（bioavailability，BA）表达药物活性成分从释放、吸收进入全身循环的程度和速度。可以分为绝对生物利用度及相对生物利用度。绝对生物利用度是以静脉制剂（通常认为静脉制剂生物利用度为 100%）为参比制剂获得的药物活性成分进入体循环的相对量；相对生物利用度则是以其他非静脉途径给药的制剂为参比制剂获得的药物活性成分吸收进入体循环的相对量。

BA 和 BE 都是评价制剂质量的重要指标。BA 侧重反映药物活性成分到达体循环的相对量和速度，是新药临床试验过程中选择合适给药途径和确定用药方案的重要依据之一。BE 则是以预先确定的等效标准和限度进行的比较，是保证含同一药物活性成分的不同制剂体内行为一致性的依据，是判断该研发产品是否可替换已上市药品使用的依据。

但在新药研究阶段，为了确定新药处方、工艺合理性，通常需要比较改变上述因素后制剂是否能达到预期的生物利用度；开发了新剂型，就要对拟上市剂型进行生物利用度研究以确定剂型的合理性，通过 BE 研究来证实新剂型与原剂型是否等效，通过 BA 研究来确定新剂型的给药剂量；在临床试验过程中，通过 BE 研究来验证同一药物的不同时期产品的前后一致性，如早期和晚期的临床试验用药品、临床试验用药品（尤其是用于确定剂量的试验药）和拟上市药品等。

二、单剂量给药的人体生物利用度试验

1．交叉设计　为了消除个体间的差异，BE 一般要求按照自身交叉对照的方法设计。根据试验制剂数量不同，一般采用 2×2 交叉、3×3 交叉等设计方法。但一些药物或其活性代谢物半衰期很长时则难以按此方法设计实施，在这种情况下可能需要按平行组设计进行，但样本量就要增加。对于某些高变异性药物，则需根据具体情况，除采用增加例数的办法外，还可采用重复交叉设计，对同一受试者两次接受同一制剂时可能存在的个体内差异进行测定。

2．受试者的选择　与人体耐受性试验相同。而受试者例数为 18～24 例可满足大多数药物对样本量的要求，但对于某些变异性较大的药物可能需要适当增加例数。受试者分组必须采用随机方法，各组间才具有可比性。

3．受试制剂（test product，T）和参比制剂（reference product，R）　参比制剂一般选择国内已经批准上市的相同剂型药物中的原创药。在无法获得原创药时，可选用上市主导产品作为参比制剂，但必须提供相关质量证明（如含量、溶出度等检查结果）及选择理由。对于受试制剂，应当是符合临床应用质量标准的中试 / 生产规模的产品。试验结束后受试制剂和参比制剂应保留足够长时间直到产品批准上市以备查。

4．给药剂量　进行药物制剂的 BA 和 BE 研究时，给药剂量应与临床单次用药剂量一致，但不能超过临床推荐的单次最大剂量或已经过证明的安全剂量。受试制剂和参比制剂一般应服用相同剂量，需要使用不相同剂量时，必须说明理由并提供所用剂量范围内的线性药动学特征依据。

5．采样　采样点的设计与临床药动学相同，通常应通过预试验或参考国内外的药动学研究文献，为合理设计采样点提供依据。而对于长半衰期药物，采样尽可能持续到比较完整的吸收过程，因为末端消除项对该类制剂吸收过程的评价影响不大。

6．研究过程标准化　研究过程应当标准化，保证除制剂因素外，其他各种因素导致的体内药物释放吸收差异尽可能减少到最小，包括受试者的饮食、活动都应控制。试验工作应在 I 期临床试验观察室进行。受试者应得到医护人员的监护。受试期间发生的任何不良反应，均应及时处理和记录，必要时停止试验。

7. 药动学参数　BA 和 BE 研究必须提供所有受试者各时间点受试制剂和参比制剂的药物浓度测定数据、每一时间点的平均浓度及其标准差（SD）和相对标准差（RSD），提供各个受试者的血药浓度 – 时间曲线（C–t 曲线）、平均 C–t 曲线以及 C–t 曲线各个时间点的标准差。不能随意排除任何数据，脱落者的数据一般不可用其他数据替代。

单次给药的 BA 和 BE 研究，需提供所有受试者服用受试制剂和参比制剂的 AUC_{0-t}、$AUC_{0-\infty}$、C_{max}、T_{max}、$t_{1/2}$、CL、V_d、F 等参数及其平均值和标准差。C_{max} 和 T_{max} 均要以实测值表示；AUC_{0-t} 以梯形法计算；$AUC_{0-\infty}$ 按公式计算：$AUC_{0-\infty} = AUC_{0-t} + C_t/\lambda z$（$t$ 为最后一次可实测血药浓度的采样时间）；C_t 为末次样本可测定药物浓度；λz 系对数浓度 – 时间曲线末端直线部分求得的末端消除速率常数，可用对数浓度 – 时间曲线末端直线部分的斜率求得；$t_{1/2}$ 用公式 $t_{1/2} = 0.693/\lambda z$ 计算。

以每个受试者受试制剂（T）和参比制剂（R）的 AUC_{0-t} 分别按下式计算其相对生物利用度（F）：

当受试制剂和参比制剂剂量相同时：$F = AUC_T/AUC_R \times 100\%$。受试制剂和参比制剂剂量不同时，若受试药物具备线性药动学特征，可按下式以剂量予以校正：$F = [AUC_T \times D_R/AUC_R \times D_T] \times 100\%$（$AUC_T$、$AUC_R$ 分别为 T 和 R 的 AUC；D_R、D_T 分别为 T 和 R 的剂量）。

三、多剂量给药的人体生物利用度试验

在某些情况下可能需要考虑进行多次给药研究，如：①受试药单次服用后原型药或活性代谢物浓度很低，难以用相应分析方法精密测定血药浓度；②受试药的生物利用度有较大个体间差异；③药物吸收程度相差不大，但吸收速度有较大差异；④缓控释制剂。

多剂量给药的人体生物利用度试验受试者选择的标准、例数要求均同单次给药人体生物利用度试验。

1. 采样　进行多次给药研究应按临床推荐的给药方案给药，至少连续 3 次测定谷浓度，确定血药浓度达稳态后选择一个给药间隔取样进行测定，并据此计算生物利用度。多次给药研究中，对于一些已知生物利用度受昼夜节律影响的药物，则应该连续 24h 采样。

2. 药动学参数　对于多次给药的 BA 和 BE 研究，提供受试制剂和参比制剂的 3 次谷浓度（C_{min}）测定数据，达稳态后的 AUC_{ss}、$C_{ss, max}$、$C_{ss, min}$、$T_{ss, max}$、$t_{1/2}$、F、DF 等参数。当受试制剂与参比制剂剂量相等时，F 值按下式计算：

$$F = AUC_{ss, T}/AUC_{ss, R} \times 100\%$$

式中 $AUC_{ss, T}$ 和 $AUC_{ss, R}$ 分别为稳态条件下 T 和 R 的 AUC。

四、生物等效性评价的统计方法

1. 对数转换　评价 BE 的药动学参数 AUC_{0-t} 和 C_{max} 在进行等效性检验前要作对数转换。当数据有偏倚时经过对数转换可校正其对称性。此外，在统计中数据对比宜使用比值法，通过对数转换，实现将均值之比置信区间转换为对数形式的均值之差的计算。

2. 等效判断标准　目前普遍采用主要药动学参数经对数转换后以多因素方差分析（analysis of variance，ANOVA）进行显著性检验，然后用双单侧 t 检验和计算 90% 置信区间的统计分析方法来评判药物间的生物等效性。

方差检验是显著性检验，设定的无效假设是两药无差异，检验方式为是与否，在 $P < 0.05$ 时认为两者的差异有统计意义，但不一定不等效；$P > 0.05$ 时认为两药差异无统计意义，但 $P > 0.05$ 时也不能认为两者相等或相近。在生物利用度试验中，采用多因素方差分析进行统计分析，以判断药物制剂间、个体间、周期间和服药顺序间的差异。在生物等效性试验中，方

差分析可提示误差来源，为双单侧 t 检验计算提供了误差值（MSE）。

双单侧 t 检验及（1-2α）% 置信区间法是目前生物等效性检验的唯一标准。双单侧 t 检验是等效性检验，设定的无效假设是两药不等效，受试制剂在参比制剂的一定范围之外，在 $P < 0.05$ 时则说明受试制剂没有超过规定的参比制剂的高限和低限，拒绝无效假设，可认为两药生物等效。（1-2α）% 置信区间是双单侧 t 检验的另一种表达方式。这样做的原理是在高、低 2 个方向对受试制剂的参数均值与高、低界值之间的差异分别作单侧 t 检验，若受试制剂均数在高方向不大于等于参比制剂均数的 125%（$P < 0.05$），且在低方向也不小于等于参比制剂均数的 80%（$P < 0.05$），即在两个方向的单侧 t 检验，都能以 95% 的置信区间确认没有超出规定范围，则可认为受试制剂与参比制剂生物等效。

一般规定等效判断标准，经对数转换后的受试制剂的 $AUC_{0\text{-}t}$ 在参比制剂的 80% ~ 125% 范围，受试制剂的 C_{max} 在参比制剂的 70% ~ 143% 范围内。依据双单侧检验的统计量，同时求得（1-2α）% 置信区间，如在规定范围内，即可有 1-2α 的概率判定两药生物等效。如有必要，应对 T_{max} 经非参数法检验，如无差异，就可以认定受试制剂与参比制剂生物等效。

思考题

1．药物临床试验分期及各期的目的是什么?

2．简述在新药临床试验中如何保障受试者的权益。

3．简述 I 期药物临床试验单次给药耐受性试验起始剂量、最高剂量、最大耐受剂量选择的依据。

4．简述 II 期药物临床试验的流程。

5．简述生物等效性试验的统计分析方法。

（杜智敏）

第五章 遗传药理学

第一节 概　述

一、遗传药理学的发展

遗传药理学（pharmacogenetics）是研究遗传因素（基因变异）与药物反应关系的一门学科。它是药理学和遗传学的交叉学科。遗传药理学较重要的发展时期是在 20 世纪 50 年代。1953 年，DNA 双螺旋结构理论问世，使遗传学的研究深入到分子层次。1956 年，人类染色体被显影，染色体数被确定。研究发现染色体畸变（费城染色体）引起慢性髓细胞性白血病，某些疾病的病因是基因结构变异。这些发现促进了遗传学的研究。随后，电泳技术和色谱方法的应用使蛋白的分离和分析得以实现，蛋白多态性现象被很快确认，其生物学意义也得到广泛研究。此时，遗传控制人体内、外源性物质的代谢速率和药物反应的新关系开始引起注意。于是，由于酶的遗传变异导致的伯氨喹敏感、琥珀胆碱敏感及异烟肼引起的神经病变等作为药物反应中的第一批遗传性状而被深入、广泛地研究。1957 年，Motulsky 认为机体对药物的异常反应有时是由于遗传决定的酶缺损而引起的。1959 年，Vogel 首先创用"遗传药理学"这一名词。1963 年，Williams 提出两相酶参与药物体内代谢的理论后，相继发现了更多的能引起药物效应和毒性差异的药物代谢酶。

20 世纪 80 年代，分子遗传学技术飞速发展，几乎渗透到生物学的各个领域，也为特定的基因变异和由之引起的遗传药理学特性的筛选和证实提供了敏感的方法。这些方法使得人们可以了解遗传组成如何影响药物反应。近几年，人类基因组计划的实施和完成，为研究与药物相关基因及其对药物代谢和反应的影响提供了更多、更完整的信息，遗传药理学得到了迅速发展。

二、药物基因组学

人类基因组序列的完全揭示，将提供与所有药物作用相关的药物转运蛋白、药物作用受体、药物代谢酶以及其他蛋白的基因及基因变异。遗传药理学的研究范围也进一步扩大。因此，1997 年，"药物基因组学"一词应运而生。药物基因组学（pharmacogenomics）是研究人类基因遗传特征对药物反应影响的一门新兴学科。应用人类 DNA 序列及其变异开发和应用药物，运用遗传信息预测药物在个体患者或特定人群中的疗效和安全性。许多基因与药物反应和毒性有关，近年建立的基因组技术的快速性和特异性，实现了从整个基因组中寻找相关基因与基因变异，并阐明了在个体中影响药物反应的变异基因。而且，药物基因组学分析能识别疾病易感基因，这些易感基因可能成为新药的作用靶点。药物基因组学研究的内容包括：①人类基因组的全貌以及个体之间的差异；②单核苷酸多态性（single nucleotide polymorphism，SNP）的分布及其对生理功能的影响；③单核苷酸多态性及其组合对个体之间药物作用差异的影响；④药物对基因表达的影响；⑤基因组学在发现药物作用靶点和研发新药中的应用；⑥基因组学在个体给药方案研究中的应用。所有这些为药物研发的方法、药物治疗个体化、疾病预防提供了新思路。

三、遗传药理学的任务和研究内容

1．**遗传药理学的任务** 遗传药理学的任务是阐明遗传因素在药物反应个体变异中的作用，特别是着重运用基因组序列和序列变异的信息来阐明药物反应个体差异的发生机制。也就是说遗传药理学的任务是从生物化学、药理学、遗传学和基因组等多学科研究与药物反应有关的蛋白质和相关基因，阐明决定药物反应个体差异的根本机制。

2．**遗传药理学的研究内容** 在临床药物治疗中，药物反应的个体差异是极其常见的现象。同一种药物的剂量相同、给药途径相同，不同患者的血药浓度可相差几倍甚至几十倍。引起这种差异的因素有遗传因素和非遗传因素（生理因素、病理因素和环境因素等），其中遗传因素是导致差异的决定性因素。遗传变异导致药物反应差异主要是来自编码药物代谢酶、转运蛋白、受体和其他相关蛋白的基因的遗传多态性。遗传药理学的主要研究内容包括：①阐明遗传变异在药物代谢和反应差异中的作用和机制；②阐明基因调控的大分子变异的机制与临床意义；③查找与药物反应变异相关的新基因，包括编码药物代谢酶、转运蛋白、受体等蛋白的新基因；④阐明基因组中与药物相关的蛋白及其功能，以及编码基因；⑤阐明人类基因组计划发现的 SNP 中与药物有关的 SNP 及其对药物作用的影响；⑥阐明药物反应相关蛋白和相关基因在疾病发生中的作用；⑦阐明药物对基因的影响、遗传缺陷性疾病的药物和基因治疗。

四、遗传药理学的研究方法

1．**人群调查研究** 人们在临床实践中发现药物代谢和药物效应存在个体间差异，在此基础上进行人群调查研究，可初步确定个体间差异是否存在遗传因素的影响。一般通过测定血、尿、唾液等生物样品中原型药和其主要代谢物的浓度，求得原型药物浓度 / 代谢物浓度的比值，即代谢比值（metabolic ratio，MR），或测定不同个体对药物反应的程度，绘制分布频率曲线图。可得连续单态性分布曲线或"多峰"不连续多态性分布曲线（图 5-1）。如果测定的方法灵敏可靠，可分析药物的表型，初步判断是受多基因遗传变异的影响还是单基因遗传变异的影响。若连续单态性分布曲线为多基因遗传变异，它包括多个基因位点发生变异，并受环境因素影响较大，家族性不强。为区分遗传因素和环境因素的影响程度，可利用遗传度（heritability）表示。根据同卵双生子遗传变异最小，而异卵双生子遗传变异较大的规律，按下式求得：

$$h2 = （异卵双生子间方差 - 同卵双生子间方差） / 异卵双生子间方差$$
$$= 1 - 同卵双生子间方差 / 异卵双生子间方差$$

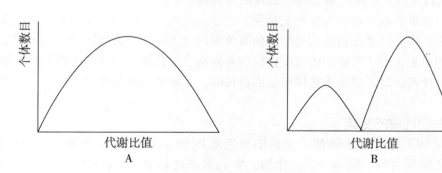

图 5-1 人群调查分布频率曲线

A．连续单态性分布曲线；B．不连续（二态性）分布曲线

遗传度范围为 0 ~ 1，1 表示极大地（完全地）受遗传因素的影响，而 0 则表示遗传因素的影响极小。如乙醇代谢的遗传度为 0.99，主要由于肝中受 *ALDH* 位点控制的乙醛脱氢酶缺

陷，使乙醇代谢发生异常。

2．双生子研究　通过测定同卵双生子和异卵双生子的药物浓度或药物反应进行研究，是评价遗传因素对药物代谢差异影响的过筛性研究。一般规律是同卵双生子的药物代谢速率非常接近，而异卵双生子间可出现明显的差异。

3．谱系研究　是确定遗传因素影响的重要步骤。在上述研究的基础上，一旦发现慢代谢型者（或异常反应者）则可以进行谱系研究，即对父母、子女或兄弟姐妹直系亲属进行研究。可大致确定遗传因素在药物不同表型差异中的主要作用及其遗传的方式，例如双香豆素和保泰松等药物代谢的差异均遵循孟德尔遗传定律。进行谱系研究时应尽力排除后天的生理、病理和环境等因素的干扰。

4．细胞学研究　应用人体血淋巴细胞、单核细胞、头发毛囊、皮肤和胎盘进行研究，并分析其表型。

5．分子水平研究　在酶蛋白 / 受体、DNA/RNA 水平上进行研究，探讨酶蛋白和受体遗传变异对药物代谢及效应的影响，阐明遗传变异对药物代谢和效应影响的分子机制。

第二节　遗传因素与临床用药

遗传因素影响药动学和药效学，因此研究这种影响对临床用药具有重要的意义。

一、遗传因素对药动学的影响

（一）对药物吸收的影响

幼年恶性贫血是由于遗传缺陷导致胃黏膜缺乏内因子，消化道吸收维生素 B_{12} 障碍，因此幼年恶性贫血患者治疗时应注射维生素 B_{12}；先天性叶酸吸收障碍与二氢叶酸还原酶、甲酰四氢叶酸还原酶、四氢叶酸甲基转移酶等缺陷有关。

（二）对药物转运的影响

药物转运蛋白控制药物的吸收、分布和消除。P 糖蛋白（P-glycoprotein，P-gp）和多药耐药基因（multidrug resistance gene，MDR）的蛋白产物都是能量依赖性外排泵，使底物从细胞内溢出。P 糖蛋白的表达是影响许多药物吸收的重要因素，也与肿瘤的耐药有关。在人类，P 糖蛋白和多药耐药基因具有多态性，野生型 MDR1 等位基因（MDR1*1）和突变型 MDR1 等位基因（MDR1*2）引起非索非那定血浆浓度的差异。MDR1*2 在欧裔美国人中的发生率为 62%，而在非洲裔美国人中则仅为 13%，表现出种族差异。

研究证明，红细胞膜上存在着锂钠交换泵，红细胞内侧与外侧锂浓度与锂钠交换泵的活性相关，而测定细胞内外锂浓度的比值可精确估算该泵的活性。研究表明同卵双生子锂浓度比值的差异远比异卵双生子小，并证明锂浓度比值的差异具有遗传性，它反映了细胞膜上锂钠交换泵的遗传变异，锂转运缺陷属常染色体单基因遗传病。临床使用抗精神病药物碳酸锂时应注意个体差异。

（三）对药物代谢的影响

药物代谢酶多态性涉及多种酶，包括细胞色素 P450（cytochrome P450，CYP）超家族、乙醛脱氢酶、乙醇脱氢酶、脂酶、环氧化酶、N- 乙酰基转移酶、二氢嘧啶脱氢酶、巯嘌呤甲基转移酶、酚磺酰基转移酶等。药物代谢酶多态性的临床结果是影响底物药物的作用强度和时间、不良反应和毒性，或使前药不能转化为活性药，或经其他的代谢途径使其代谢率高而加重药物相互作用。

1．细胞色素 P450 多态性　CYP 为一类亚铁血红素 - 硫醇盐蛋白的超家族，在哺乳动物体内主要存在于微粒体和线粒体中，对人类有功能意义的约 50 种。人类肝中与药物代谢有关的 CYP 主要是 CYP1A1、1A2、2C9、2C19、2D6、2E1 及 3A4 等（表 5-1），其中被 CYP3A4 代谢的药物占大约 50%。

表5-1　人类部分CYP和底物药物

CYP	底物药物
CYP1A1	卡波罗孟等
CYP1A2	对乙酰氨基酚、非那西丁、茶碱、利多卡因、维拉帕米、丙米嗪等
CYP2C9	双氯芬酸、布洛芬、苯妥英、甲苯磺丁脲、华法林等
CYP2C19	地西泮、萘普生、普萘洛尔、奥美拉唑、甲苯磺丁脲、双氯芬酸、布洛芬等
CYP2D6	地昔帕明、去甲替林、阿米替林、氯氮平、美托洛尔、美西律、噻吗洛尔等
CYP2E1	乙醇、氯唑沙宗、氟烷、恩氟烷、异氟烷、七氟烷、甲氧氟烷等
CYP3A4	对乙酰氨基酚、胺碘酮、红霉素、环孢素、氢化可的松、咪康唑、地西泮、咪达唑仑、维拉帕米、利多卡因、硝苯地平、尼群地平、洛伐他汀、阿芬太尼、三唑仑、奥美拉唑、特非那定、阿司咪唑、炔雌醇、黄体酮、睾酮、奎尼丁等

大多数 CYP 同工酶都存在基因多态性，目前以 CYP2D6 和 CYP2C19 的研究最为深入，认为此两种药物代谢酶的遗传变异与多种药物的氧化代谢异常有关。异喹胍氧化代谢酶 CYP2D6 是 CYP 中最常见的氧化代谢酶，它介导 30 多种药物的氧化代谢，其中很多是临床常用的抗心律失常药和抗精神病药。现已发现 CYP2D6 至少有 48 个核苷酸变异，这些变异形成 53 个 CYP2D6 的等位基因。这些变异中，有的导致 CYP2D6 酶缺陷，体现在表型上，为慢代谢型；而多拷贝的 CYP2D6 为超快代谢型。在临床用药方面，常规剂量下慢代谢型者会出现毒性反应增强，对超快代谢型者则无效。不同种族慢代谢型的发生率显著不同（表 5-2）。

表5-2　药物代谢酶的多态性

酶	探针药	慢代谢型频率（%）			已知底物药物
		白种人	中国人	总数	
CYP2D6	异喹胍	6	1	>50	可待因、右美沙芬、去甲替林
CYP2C19	美芬妥英	4	23	>60	氯胍、奥美拉唑、西酞普兰

S- 美芬妥英氧化酶 CYP2C19 具有多态性，根据对表型探针 *S-* 美芬妥英的代谢能力不同，分为慢代谢型和快代谢型，这种多态性是由编码 *S-* 美芬妥英氧化酶 CYP2C19 的多个 SNP 所引起的。目前发现 CYP2C19 基因变异有 7 种，即 *CYP2C19*2、*3、*4、*5、*6、*7、*8*。其中以 *CYP2C19*2* 和 **3* 最为常见。CYP2C19 基因多态性也有显著的种族差异。在中国的不同民族，由于他们的生活环境和风俗习惯不同，慢代谢型发生率和突变等位基因也有差异。

2. *N-* 乙酰基转移酶多态性　通过 *N-* 乙酰基转移酶（*N-acetyl-transferase*，NATs）代谢的药物有异烟肼、肼屈嗪、普鲁卡因胺、氨鲁米特、咖啡因、硝西泮、氯硝西泮和一些磺胺类药物等，该酶系还介导致癌性芳香胺的代谢，如联苯胺和 β- 萘胺。人群中有快乙酰化者和慢乙酰化者，其发生率存在种族差异。*N-* 乙酰基转移酶的生成由常染色体等位基因所控制。因此，异烟肼乙酰化多态性影响临床抗结核病的疗效和神经病变及肝损害的发生率。异烟肼、肼屈嗪和普鲁卡因胺的慢乙酰化者易发生系统性红斑狼疮综合征。有报道联苯胺和 β- 萘胺慢乙酰化者膀胱癌和乳腺癌的发病率均高于快乙酰化者。

3. 乙醇脱氢酶和乙醛脱氢酶多态性 乙醇在人体内主要被乙醇脱氢酶（alcohol dehydrogenase，ADH）和乙醛脱氢酶（acetaldehyde dehydrogenase，ALDH）催化代谢，乙醇在体内的消除速率主要与这两种酶的活性有关。乙醇的代谢存在个体差异和种族差异，白种人对乙醇的耐受性较高。ADH 受三种不同位点等位基因的控制，即 *ADH1*、*ADH2* 和 *ADH3*。每个等位基因控制着不同肽链的生成，可分为两种亚型，即 β1（慢型）和 β2（快型）。由 *ADHβ2* 组成的乙醇脱氢酶进行乙醇代谢的个体，其 V_{max} 要比 *ADHβ1* 组成的乙醇脱氢酶高 5 倍。ALDH 由两个不同位点等位基因控制，即 *ALDH1*（在细胞质内，亲和力低）和 *ALDH2*（在线粒体内，亲和力高），白种人兼有 *ALDH1* 和 *ALDH2* 两种等位基因调控乙醛脱氢酶，而中国人缺乏 *ALDH2*，乙醛消除速度缓慢，故饮酒时较白种人易发生酒精中毒。

4. 过氧化氢酶缺陷 正常人使用过氧化氢溶液（双氧水）消毒创面时产生大量气泡，坏死组织被清除，创面呈现鲜红色。但在过氧化氢酶缺陷者的创面不产生气泡，创面呈黑色，易患口腔感染和齿槽溃疡等疾病。

5. 二氢嘧啶脱氢酶缺陷 二氢嘧啶脱氢酶（dihydropyrimidine dehydrogenase，DPD）在体内参与尿嘧啶、胸腺嘧啶和 5-氟尿嘧啶的代谢，当该酶活性低下时，5-氟尿嘧啶可引起严重的毒性反应。

6. 水解代谢酶缺陷 琥珀胆碱（司可林）在体内可迅速被血浆中的假性胆碱酯酶水解而失活，其肌肉松弛作用仅能维持几分钟。假性胆碱酯酶缺陷者使用琥珀胆碱，其骨骼肌松弛作用可持续几小时，易引起呼吸麻痹，引起"司可林窒息"而导致死亡。假性胆碱酯酶缺陷属常染色体隐性单基因性遗传缺陷。假性胆碱酯酶在等位基因变异控制下产生低活性、正常活性和高活性三种形式。受水解代谢酶缺陷影响的药物还有可卡因、普鲁卡因、阿司匹林和海洛因等药物。

7. 甲基转移酶缺陷 儿茶酚胺氧位甲基转移酶（catechol-*O*-methyltransferase，COMT）催化肾上腺素、去甲肾上腺素和儿茶酚胺类药物的氧位甲基化，COMT 分为高活性型和低活性型两种。红细胞 COMT 变异属常染色体隐性遗传，且与其他组织该酶活性变异是一致的。

二、遗传因素对药效学的影响

药物多数通过作用于靶蛋白而发挥作用，如受体、酶，以及参与信号传递、细胞周期调控和其他生物学过程的蛋白。遗传因素影响这些与药物效应相关的蛋白的表达，编码这些靶蛋白的基因具有多态性。

（一）药物受体

许多药物受体表现出基因多态性并影响药物的作用。如 β 受体基因具有多态性，有的哮喘患者支气管平滑肌上的 β 受体数目少，或对 β 受体激动药的敏感性降低，导致 β 受体激动药治疗哮喘效果差；多巴胺受体基因多态性影响多巴胺和抗精神病药物的作用；血管紧张素 II 的 1 型受体具有基因多态性，使有的机体对缩血管药的反应性增强，也影响血管紧张素转化酶和钙通道阻滞药的作用；5-羟色胺受体基因多态性改变了氯氮平的作用；磺酰脲类受体基因多态性影响 2 型糖尿病患者对磺酰脲类降血糖药物的反应性。

（二）离子通道

QT 间期延长综合征（long QT syndrome，LQTS）是由基因缺陷引起的心肌复极异常的疾病。心电图 QT 间期延长，发生心律失常，易出现恶性心律失常而晕厥或猝死。已发现 7 个基因与 LQTS 有关，基因突变使钾离子通道和钠离子通道变异，使外向钾电流 I_{Kr} 减小，钠通道失活障碍，不能关闭，导致动作电位时程延长。III 类抗心律失常药也可导致 QT 间期延长。

（三）酶

1. 葡萄糖 -6- 磷酸脱氢酶（glucose-6-phosphate dehydrogenase，G-6-PD）缺陷　G-6-PD能使辅酶Ⅱ（NADP⁺）转化成还原型辅酶Ⅱ（NADPH），后者使氧化型谷胱甘肽（GSSG）还原成谷胱甘肽（GSH），而足量的 GSH 对红细胞有保护作用。当 G-6-PD 缺乏时，NADPH 生成减少，GSSG 蓄积，具有氧化作用的药物如阿司匹林、伯氨喹及磺胺类药物可使红细胞膜上的巯基氧化，红细胞膜被破坏，产生溶血现象。G-6-PD 缺陷发生频率有种族差异，导致 G-6-PD 缺陷的遗传因素比较复杂，目前已知 G-6-PD 变异型有 163 种。大多数的变异是由于结构基因的突变所致，在合成肽链时其中一种氨基酸被另一种氨基酸替换。G-6-PD 缺陷引起的溶血属X 连锁不完全显性遗传，其等位基因在 X 染色体的位置已确定。G-6-PD 的变异大致可分为两种：一种表现为 G-6-PD 生成正常，但降解加速，主要影响老化的红细胞（超过 55 日），因此初次给予具有氧化作用的药物可发生急性溶血，连续多次给药仅引起慢性轻度溶血；另一种表现为 G-6-PD 生成异常，对新生和老化的红细胞均有作用，初次给药和连续给药均可发生严重溶血反应。G-6-PD 缺陷者慎用或禁用上述药物。

2. 高铁血红蛋白还原酶缺陷　在正常人，红细胞内高铁血红蛋白不断地还原为血红蛋白。高铁血红蛋白还原酶缺陷患者，特别在接触硝酸酯类药物时，体内高铁血红蛋白蓄积，组织缺氧，出现发绀症状。属常染色体隐性遗传病。

3. 谷胱甘肽还原酶缺陷　谷胱甘肽还原酶缺陷引起 GSH 减少，使用具有氧化作用的药物也能引起溶血。谷胱甘肽还原酶缺陷属常染色体显性遗传病。

4. δ- 氨基乙酰丙酸（δ-aminolevulinic acid，DALA）合成酶活性增加　卟啉症是在常染色体显性遗传变异的影响下，DALA 合成酶活性增加的结果，表现为腹痛、肌麻痹和精神症状。DALA 合成酶是一种限速酶，一旦酶活性增加，机体产生过量的 DALA、胆色素原和卟啉。许多药物，如乙醇、巴比妥类、苯妥英、磺胺类、磺酰脲类、丙米嗪、卡马西平、氯喹、利福平等可诱导 DALA 合成酶，诱发卟啉症。

5. 亚甲基四氢叶酸还原酶（methylenetetrahydrofoate reductase，MTHFR）缺陷　该酶的罕见点突变造成该酶完全失活，引起严重智力发育迟缓和早发的心血管疾病。MTHFR 是许多抗叶酸药物的作用靶点，与叶酸依赖的一碳单位合成反应相互作用。

6. 羟甲基戊二酰辅酶 A 还原酶（3-hydroxy-3-methylglutaryl coenzyme A reductase，HMG-CoA 还原酶）缺陷　HMG-CoA 还原酶是肝细胞合成胆固醇过程中的限速酶，是他汀类药物的直接作用靶酶。抑制该酶的活性，即能有效地减少内源性胆固醇的合成。研究表明该酶的基因序列变异与高胆固醇血症具有显著的相关性，与他汀类药物降血脂作用有关，也与雌激素替代治疗期间女性高密度脂蛋白的升高程度有关。

（四）药物耐受性

1. 双香豆素耐受性　双香豆素、华法林对不同个体的抗凝作用存在较大的差异，有的人需要 20 倍的常用量才能产生抗凝效应。许多凝血因子在肝中合成需要维生素 K 的参与，凝血因子谷氨酸残基 γ- 羧化，维生素 K 转变为环氧化物而失活。正常人肝中维生素 K 环氧化物还原酶能使维生素 K 环氧化物还原而恢复活性。对香豆素类耐受者维生素 K 还原酶变异，与香豆素类的亲和力降低。属常染色体显性遗传病。

2. 其他药物耐受性　抗维生素 D 佝偻病对维生素 D 耐受，此病患者需用极大剂量的维生素 D（比常用量大 1000 倍）才能起效；胰岛素 A 型受体病患者对胰岛素耐受；原发性雄激素耐受性综合征主要对雄激素耐受。

（五）其他影响

某些个体应用氟烷、甲氧氟烷和琥珀胆碱时出现恶性高热，皮质激素引起青光眼，氟烷引起肝炎，氯霉素引起再生障碍性贫血，这些都可能与遗传因素有关。

第三节　抗肿瘤药的遗传药理学

目前临床使用的抗肿瘤药物主要是细胞毒类药物，这类药物由于对肿瘤细胞缺乏足够的选择性，在杀伤肿瘤细胞的同时，对正常组织细胞也产生不同程度的损伤作用，毒性反应成为肿瘤化疗时药物用量受限的关键因素。化疗过程中肿瘤细胞产生耐药性是肿瘤化疗失败的重要原因。因此抗肿瘤药物的毒性和耐药性是肿瘤化疗的焦点。不同患者对同一种化疗药物的敏感性不同，或可能出现严重的毒性反应。近年来，分子生物学的飞速发展，极大促进了人类对抗肿瘤药物的作用机制和耐药机制的理解，抗肿瘤药物研发从传统的针对细胞毒作用机制向多环节方向发展，发现了一系列抗肿瘤药的新靶点。随着遗传药理学和药物基因组学的发展，以及遗传分析技术的应用、遗传因素对肿瘤化疗影响的发现，基因突变可以解释部分抗肿瘤药物治疗的敏感性、耐药性和严重的毒性反应。遗传因素影响抗肿瘤药物的药动学和药效学，包括：①细胞膜上药物转运体变异——如多药耐药转运蛋白（MDR1）变异，肿瘤细胞内的药物浓度低；②与药物代谢相关的酶活化或失活——如 CYP、巯嘌呤甲基转移酶、尿苷二磷酸葡糖醛酸转移酶，受影响的药物有巯嘌呤、氟尿嘧啶、鬼臼毒素、喜树碱、蒽醌类抗生素和铂类等药物；③与药物作用相关的靶蛋白表达量和功能改变——如表皮生长因子受体、干细胞生长因子受体、胸苷酸合成酶和核糖核苷还原酶；④药物作用的靶分子下游信号转导蛋白的表达和功能改变——如 K-ras、B-raf 和磷脂酰肌醇 -3- 激酶；⑤ DNA 修复系统变化——如敲除修复交叉基因 1、着色性干皮病基因 D；⑥识别细胞损伤和启动或抑制细胞凋亡的信号通路的完整性改变。

患者的遗传背景可能影响肿瘤化疗敏感性，如：①药物作用的靶蛋白表达量低，尽管使用治疗剂量可使靶蛋白与药物结合饱和，但治疗效果并不理想。另一方面，如果肿瘤的发生、发展可能依赖于靶蛋白的特定功能，而患者靶蛋白高表达，此种情况应用作用于该靶蛋白的抗肿瘤药物，能有效地杀死肿瘤细胞，取得较好的治疗效果。②如果药物作用的靶蛋白不涉及肿瘤的转化和（或）进展，但这种靶蛋白是一种核苷酸合成酶，如果高表达，在药物治疗期间，不易被饱和，使部分肿瘤细胞存活，导致药物抗肿瘤作用降低。③基因突变可降低抗肿瘤药物与靶蛋白的亲和力，导致耐药性的产生。

一、巯嘌呤的遗传药理学

巯嘌呤（Mercaptopurine，6-MP）主要用于急性淋巴细胞白血病的治疗。巯嘌呤甲基转移酶是 6-MP 重要的代谢酶，具有遗传多态性，其活性由单个位点上的两个等位基因决定，活性个体差异明显，人群中 86.6% 的巯嘌呤甲基转移酶活性较高，11.1% 具有中等活性，0.3% 活性缺失。活性高的为野生型 *TPMT*1*，而突变型 *TPMT*3A* 的患者酶活性完全丧失，*TPMT*3B* 和 *TPMT*3C* 基因型患者的活性分别降至 1/9 和 5/7。研究表明，巯嘌呤甲基转移酶中等活性和较低活性的患者只能接受 6-MP 常规化疗剂量的 10% ~ 50%，其缺陷者骨髓抑制的风险性增加。临床上在使用 6-MP 治疗急性淋巴细胞白血病时，可以通过 *TPMT* 基因检测，制订合理的给药方案，预测疗效和毒性。

二、氟尿嘧啶的遗传药理学

氟尿嘧啶（Fluorouracil，5-FU）是尿嘧啶 5 位的氢被氟取代的衍生物。目前是临床最广泛使用的抗肿瘤药物，对消化系统癌（如食管癌、胃癌、肠癌、胰腺癌和肝癌等）及乳腺癌疗效较好；对宫颈癌、卵巢癌、绒毛膜上皮癌、膀胱癌、头颈部肿瘤也有效。骨髓抑制和消化道反应明显。5-FU 在体内大部分经二氢嘧啶脱氢酶代谢失活，少部分经胸苷磷酸化酶代谢成活性产物 2' - 脱氧氟尿嘧啶磷酸盐（2'-dFUMP）。5-FU 的药理作用主要依赖 2'-dFUMP 实现，从而影响 DNA 的合成（图 5-2）。

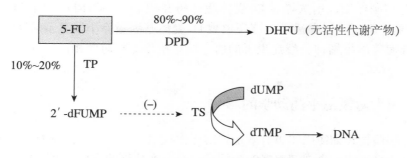

图 5-2　5-FU 的代谢和药理效应

不同患者应用 5-FU 的疗效和毒性有明显差别，遗传因素是导致个体差异的主要原因之一。遗传因素包括编码代谢酶和药物作用的靶蛋白的基因变异，造成酶和靶蛋白的表达改变，改变机体对 5-FU 的反应性，如酶活性降低可导致 5-FU 的严重毒性反应，引起严重的黏膜炎、粒细胞减少症、神经系统症状甚至死亡。上述遗传变异也影响 5-FU 的前药（替加氟、卡莫氟、卡培他滨和氟尿苷等）的疗效和毒性。

编码二氢嘧啶脱氢酶的基因是 *DPYD*，在 1p22 染色体上，长 950bp，有 23 个外显子。至今已发现超过 30 种 SNPs 和缺失基因，大多数对二氢嘧啶脱氢酶功能无影响，少部分使酶活性降低，甚至导致酶功能缺失。导致严重毒性反应最常见的突变是 14 外显子 1986 位 A → G 改变（*DPYD*2A* 等位基因），其编码的产物为无活性的酶，3% 的个体存在这种差异。此酶的基因分型为临床医生制订 5-FU 给药方案提供参考。

研究表明靶蛋白过表达可引起 5-FU 耐药。编码靶蛋白的基因是 *TYMS*，*TYMS* 存在多态性。靶蛋白高表达者 5-FU 治疗效果差，而低表达者治疗效果好。因此，检测 *TYMS* 基因型或直接测定靶蛋白的表达量是预测 5-FU 疗效的方法之一。

第四节　抗精神病药的遗传药理学

抗精神病药主要用于治疗精神分裂症，其作用机制主要为阻断脑内的多巴胺（dopamine，DA）受体和 5- 羟色胺（5-hydroxytryptamine，5-HT）受体。临床根据化学结构分为：吩噻嗪类（如氯丙嗪）、硫杂蒽类、丁酰苯类和其他类。不同个体对抗精神病药物的反应不同，治疗效果和不良反应存在差异，其主要原因之一是遗传变异。

一、抗精神病药不良反应的遗传药理学

长期使用抗精神病药后，患者出现一种特殊而持久的运动障碍，表现为口 - 面部不自觉的刻板运动如吸吮、舔舌、咀嚼等，以及广泛舞蹈样手足徐动症，称为迟发性运动障碍（tardive dyskinesia，TD）。研究发现，迟发性运动障碍的发生与基因变异有关。

1．药物代谢酶　CYP1A2 亚家族占 CYP 的 15%，是氯氮平、奥氮平和氟哌啶醇等抗精神病药物的主要代谢途径之一。CYP1A2 具有基因多态性，研究报道 *CYP1A2*1F* 变异与药物引起的迟发性运动障碍不良反应有关。

2．药物受体　大多数抗精神病药的作用机制是阻断中枢的多巴胺受体，脑内 DA 受体分为 D_1、D_2、D_3、D_4 和 D_5 五种亚型，遗传因素与迟发性运动障碍存在密切关系，提示迟发性运动障碍与多巴胺基因有关。长期服用抗精神病药，因阻断多巴胺受体，可通过反馈作用导致多巴胺功能的上调，如使基底节的多巴胺递质传递功能亢进及 D_2、D_3、D_4 受体密度升高。这些

变化可能与迟发性运动障碍的发生有关：① D_3 受体的 mRNA 与运动的控制有关；②激动 D_3 受体对运动产生抑制作用，用选择性 D_3 受体激动药 R-（+）-7–OH-DPAT 注入动物脑内可抑制运动；③ D_3 受体阻断药增强运动，该现象被 D_3 受体基因敲除小鼠显示的高活动性所证实；④对典型抗精神病药治疗精神分裂症患者的研究结果指出，与对照相比，其在基底节的 D_3 受体增加了 45% ～ 56%。

二、遗传因素对氯氮平药动学的影响

典型抗精神病药物，如氯丙嗪可有效地缓解阳性症状，如幻觉、妄想及有助于患者生活自理；然而，该类药物不能完全缓解患者的阴性症状及存在严重的锥体外系不良反应。其他类抗精神病药物氯氮平只引起轻微的锥体外系不良反应与迟发性运动障碍。因此，近年来的遗传药理学研究主要在于与氯氮平类药物有关的多巴胺及 5-HT 系统的基因变异。

氯氮平的临床疗效具有明显的差异，有的患者的阳性及阴性症状均可完全缓解，有的患者无效，有的患者可以产生严重的不良反应。有对照的临床研究指出：氯氮平的最佳有效剂量存在巨大的个体差异，范围为 50 ～ 900mg/d。其生物利用度及清除率存在巨大的变异，氯氮平血药浓度的个体差异在长期治疗中可高达 45 倍。氯氮平被几种亚型的肝药酶所代谢，主要有 CYP1A2。对于 CYP1A2 基因敲除小鼠，氯氮平的消除率显著下降，该结果也被与氯氮平同时服用 CYP1A2 抑制剂而导致氯氮平血药浓度显著升高所证实。研究结果提示 CYP1A2 及其调节因子的基因多态性导致了氯氮平治疗效果的波动性。然而，到目前为止，尚无有效手段预计对于个体的氯氮平最佳有效剂量。

三、遗传因素对氯氮平药效学的影响

1. 氯氮平与 D_4 受体具有高亲和力，主要是选择性阻断中脑 - 边缘通路和中脑 - 皮质通路的 D_4 受体，还与阻断 5-HT_{2A} 受体、协调 5-HT 和 DA 系统平衡有关。监测患者相关基因对预测氯氮平治疗精神分裂症的疗效和不良反应是有价值的。D_4 受体基因具有高度多态性，且主要分布于脑额叶前部皮质（该区域与精神分裂症的认知功能紊乱有关）。目前已鉴定出许多 D_4 受体基因的亚型，但尚不能明确阐明这些基因亚型与对氯氮平反应之间的关系。

2. 5-HT 系统功能与精神分裂症和其他精神失常的情绪障碍有关。5-HT 受体具有多态性，分为 7 种亚型（5-$HT_{1 ～ 7}$），每种亚型受体又存在不同的亚亚型。5-HT_{2A} 受体变异和抗精神病药物（氯氮平、利培酮）的治疗效果有关，5-HT_{2C} 受体变异与氯氮平的反应和迟发性运动障碍有关。

第五节　心血管疾病治疗药物的遗传药理学

心血管系统疾病的病因与遗传有关，遗传变异影响药物的反应性。目前已有 100 余种与心血管疾病有关的变异基因被鉴定出来，如药物代谢酶、药物受体、离子通道、信号转导分子等，通过基因检测可以指导合理使用心血管疾病治疗药物。

一、心血管疾病的遗传药理学

1. 原发性高血压　其发病原因主要是遗传和环境两个方面。个别基因变异对血压只有轻微影响；然而，若干基因变异或有其他因素共同作用，如盐的大量摄入可引起高血压。

（1）肾素 – 血管紧张素 – 醛固酮系统在心血管系统疾病的发生与发展过程中起到了十分重要的作用。对血管紧张素原基因的研究显示位于 1 号染色体的 *AGT* 基因与原发性高血压有关。血管紧张素转化酶（angiotensin converting enzyme，ACE）基因位于 17 号染色体，其中 16 号内含子由于插入或缺失引起的多态性可以影响 ACE 的活性，血浆中 ACE 水平的变化有 50% 是由于 ACE 基因变异而引起的。ACE 基因多态性与心脏及血管的病变密切相关，并且可能影响抗高血压药物的效应。血管紧张素转化酶抑制剂（ACE inhibitor，ACEI）及钙通道阻滞药的效应与 ACE 基因的多态性有关。钙通道阻滞药可升高所有三种基因型者的血浆肾素水平，而不影响血管紧张素 II 的水平。醛固酮通过提高血容量和血管内钠离子的含量而调节血压。

（2）内皮型一氧化氮合酶基因位于 7 号染色体，其 26 号外显子的突变可能导致内源性一氧化氮合酶活性的变异，研究发现 Glu^{298} 等位基因与高血压、冠心病等心血管疾病有相关性。

（3）β_2 受体基因多态性与原发性高血压的发病明显相关，具有 Gly^{16} 和 Glu^{27} 基因型的个体患高血压风险高。β_2 受体基因变异与激动剂引起的血管舒张有一定的相关性。

2．冠心病　冠心病的发生受到许多相关因素的影响，如年龄、性别、饮食、环境和遗传等。与基因变异相关，可引起冠心病发作的基因多态性包括：

（1）载脂蛋白 E（apolipoprotein E，apoE）：脂质代谢障碍是动脉粥样硬化的重要风险因素。在脂质代谢中，研究最多的就是载脂蛋白，编码它的基因主要位于 19 号染色体。apoE 在富含三酰甘油脂蛋白的分解代谢中起重要作用。在人类，apoE 主要有 3 种常见的等位基因——*apoE2*、*apoE3*、*apoE4*。在心肌梗死患者中，携带 *apoE4* 等位基因发生严重事件的概率和死亡率均比其他基因型高。apoE 基因多态性也与他汀类药物的疗效相关，携带 *apoE4* 等位基因的个体疗效较差，而携带 *apoE2* 等位基因的个体疗效较好。

（2）胆固醇酯转运蛋白主要参与胆固醇的代谢。其基因位于 16 号染色体，研究发现其基因多态性与高密度脂蛋白及三酰甘油水平有关，与降血脂药物的疗效以及饮食干预也有相关性。

（3）C 反应蛋白与内皮功能缺陷有关，是预测冠心病风险性的因素之一。

（4）白细胞介素 -6 水平的升高与冠心病的发生及严重程度明显相关。其编码基因位于 22 号染色体，其基因变异与冠心病的死亡率相关，也与接受他汀类药物治疗时降低心血管意外的疗效有关。

（5）凝血因子 V 和 VII 基因具有多态性，基因突变与心血管事件的发生率有关。

3．心力衰竭　鉴别家族性及非家族性心力衰竭时的基因变异有利于阐明心力衰竭的机制。临床上通过基因测定，鉴别具有特异遗传易感性基因的患者。鉴别基因变异可在临床症状出现前进行药物干预治疗，提高疗效，降低该病的发病率及死亡率。

二、心血管疾病治疗药物代谢的遗传药理学

CYPs 在药物代谢中起着重要的作用。抗高血压药、抗心律失常药、β 受体阻断药和钙通道阻滞药等心血管药物的代谢存在着明显的个体差异。多种 CYP 亚型参与心血管疾病治疗药物的代谢，如 CYP1A2、CYP2B6、CYP2C9、CYP2D6、CYP2E1 及 CYP3A4 等。

1．CYP2D6 对药物代谢的影响　许多心血管疾病治疗药物都是主要由 CYP2D6 代谢的，如抗高血压药吲哚拉明；β 受体阻断药普萘洛尔、噻吗洛尔、美托洛尔等；抗心律失常药恩卡尼、氟卡尼、美西律、普罗帕酮等。

2．CYP3A4 对药物代谢的影响　CYP3A4 占肝药酶总量的 20% ~ 40%。由遗传因素及非遗传因素引起 CYP3A4 的活性差异为 5 ~ 20 倍。抗心律失常药奎尼丁、利多卡因、丙吡胺等，钙通道阻滞药维拉帕米、硝苯地平、尼群地平等是由 CYP3A4 代谢的。

思考题

1. 简述遗传药理学和药物基因组学的概念。
2. 简述遗传药理学的研究内容和研究方法。
3. 简述遗传因素对药动学和药效学的主要影响。
4. 遗传因素对抗肿瘤药主要有哪些影响?
5. 抗精神病药物的疗效和不良反应受哪些遗传因素的影响?
6. 高血压和冠心病的治疗受哪些遗传因素的影响?

（张树平）

第六章 时辰药理学

第一节 概 述

时辰药理学（chronopharmacology），又称时间药理学，是研究药物与生物周期性相互关系的一门科学，是时间生物学和药理学的交叉学科。自然界存在多种具有周期性变化节律的现象，如以地球绕太阳公转为基础，确立了以 24 节气为标志的年节律；以月球绕地球旋转为基础、月亮的朔望相交为标志的月节律；以地球自转为基础、日升日落为标志的日节律。地球上的各种生命体在这个大环境中，逐渐形成了与之相适应的周期性活动。同样人体的生命活动也存在内在周期性、节律性变化，如体温、血压、胃肠道的蠕动、激素和腺体的分泌、酶的活性以及机体对外界环境感应的敏感性等在不同的时间表现不同。人体的生理变化可在某种频率范围内以固定的波形反复出现，这种人体的心理和生理活动按照一定的方式进行周期性变化的规律称为人体的生物节律。时间生物学认为生物体的生命活动好比一座钟，是按照自己的规律不由自主地运动，即所谓的生物钟。

多数研究证实，脑内视交叉上核的松果体是机体生物钟的起搏点和调控中心。松果体控制褪黑激素的合成与分泌。褪黑激素进一步调控下丘脑 - 垂体 - 内分泌靶腺轴的昼夜节律，借此调控多种重要的与时间或年龄相关的生物钟现象，如睡眠与觉醒、月经周期中的排卵、青春期的到来等。褪黑激素的释放主要在夜晚，在午夜褪黑激素分泌达高峰时，体内儿茶酚胺类、肾上腺皮质激素、甲状腺激素、胰高血糖素等重要神经内分泌激素的分泌却处于低谷，此时呼吸、心率、血压、体温、代谢等生命体征亦进入低潮，即所谓"拂晓现象"，是机体最为脆弱的阶段，危重病患者病情恶化甚至死亡、抑郁症患者自杀倾向多在此时发生。此外，褪黑激素在体内尚有免疫调节、抗炎等多种活性，被认为是体内生理功能的调节剂。

许多药物作用也具有明显的昼夜节律性，这种节律变化取决于机体功能的生物时间，从而影响药物的疗效和毒性，同一剂量药物在周期的某一时间对机体产生有益作用，而在另一时间则无效或有害。时辰药理学主要研究机体生物节律性对药效学、药动学及药物不良反应的影响。根据时辰药理学，针对患者病情选择最佳给药时间，使药物发挥最大的效能，以达到以下效果：顺应人体生物节律的变化，充分调动人体内积极的免疫和抗病因素；增强药物疗效或者提高药物的生物利用度；减少药物不良反应；降低给药剂量和节约医药资源；提高用药依从性；为临床更加安全、有效、经济、合理用药提供参考依据。

第二节 机体节律性对药动学的影响

机体的昼夜节律可改变许多药物的体内过程，致使药物的生物利用度、血药浓度、代谢和排泄等也有昼夜节律性变化，这就是时辰药动学的研究内容。根据药物体内过程的昼夜节律特点，设计合理的给药方案，以达到最小剂量、最佳疗效、最小毒性。

一、机体节律性对药物吸收的影响

药物吸收过程的时间节律主要表现在吸收速率和吸收程度上。一天内不同时间给药后检测药动学参数，包括峰浓度、峰时间、曲线下面积、半衰期及生物利用度等指标存在差异。口服药物的吸收受药物的理化性质、胃肠道生物膜面积与结构、胃排空速度、胃肠 pH 及胃肠血流量的影响。其中胃酸分泌、胃液 pH、胃肠蠕动快慢、胃排空时间及胃肠血流量等均存在昼夜节律性，从而导致药物吸收的时间差异。如胃液 pH 在 08：00 最高，22：00 最低；胃肠活动23：00 最慢；小肠活动度及内容物传送速率，夜晚仅为白天的 1/2 或更少；小肠血流量白天明显高于夜晚。提示胃排空、肠运动及肠血流量等因素使药物的白天吸收率高于夜晚，白天给药的血药浓度高于夜晚给药。人体对脂溶性药物，如吲哚美辛、保泰松、呋塞米等的吸收清晨快于傍晚。健康人 07：00 口服吲哚美辛的血药浓度比 19：00 服药高很多。

此外，肌内注射、透皮给药、局部外用药的吸收也受昼夜节律的影响，如哌替啶在06：00 ~ 10：00 肌内注射较 18：30 ~ 23：00 的吸收速率高 3.5 倍。

二、机体节律性对药物分布的影响

进入血液循环的药物，部分与血浆蛋白结合形成复合物而暂时失去活性，只有游离型才能发挥药理作用。影响药物与血浆蛋白结合的因素有温度、血液 pH、药物的理化性质及血浆蛋白浓度等。健康成人血浆蛋白含量具有昼夜节律性变化规律，其峰值在 16：00，谷值在04：00；老年人稍有不同，峰值大约在 08：00，谷值仍在 04：00。在临床治疗中，血浆蛋白结合率高（80% 以上）的药物，如果其蛋白结合率稍有改变，游离药物血浆浓度将会出现成倍的变化，并将会影响药物效应和药物不良反应。

顺铂与血浆蛋白结合率在 16：00 最高，而 04：00 最低。顺铂为强效抗肿瘤药物，但毒性也较强，特别是肾毒性，与血浆中游离型药物浓度密切相关。上述差异的主要原因是血浆蛋白含量在不同时间段存在差异。

三、机体节律性对药物代谢的影响

药物在肝中的代谢取决于肝药酶的活性和肝的血流量。多数药物和外源性化学物质通过肝药酶进行代谢，而某些肝药酶的活性随昼夜而变化，在 22：00 ~ 24：00 最高，而10：00 ~ 14：00 最低，相差 40%。如大鼠肝中环己巴比妥氧化酶活性在 22：00 最高，这时给予环己巴比妥诱导大鼠睡眠时间最短；在 14：00 该酶活性最低，给予环己巴比妥诱导大鼠睡眠时间最长。一些消除速率较高的药物，如利多卡因和普萘洛尔的代谢与肝血流量有关，肝血流量的昼夜变化引起肝灌注量的变化，从而使药物消除存在时间差异。人体肝血流量表现出昼夜节律性，09：00 肝血流量最高。早晨胃肠道血流量高于傍晚，导致亲脂性药物早晨给药与傍晚给药相比 C_{max} 较高和 T_{max} 较短。

四、机体节律性对药物排泄的影响

许多药物和其代谢产物在肾排泄的过程中，要经过肾小球滤过、肾小管分泌和肾小管重吸收，而肾排泄药物的过程有昼夜节律性，这种变化主要体现在肾排泄速率和肾排泄量上。肾对药物的排泄率受肾血流量、肾小球滤过率和尿液 pH 的节律变化的影响而呈明显的昼夜节律性。在白天机体活动期，肾排泄功能高于夜晚睡眠期，而啮齿类动物在夜晚（活动期）肾排泄率较高。氨苄西林在白天活动期内的清除率约为夜晚静止期的 2 倍，故氨苄西林白天服药后在体内的平均滞留时间明显缩短。血压波动及血液循环中血管活性物质（肾素 - 血管紧张素系统）的调节参与昼夜节律的形成。肾小管对药物的重吸收也受尿液 pH 的影响，在夜间尿液 pH 较低（偏酸性），碱性药物在尿中含量高，排泄率高，如碱性药物苯丙胺，白天因尿液 pH 偏高，苯丙胺排泄率较低。酸性药物则相反，如二甲替嗪的 $t_{1/2}$ 在白天为 13.5h，夜间为 35.0h。

第三节　机体节律性对药效学的影响

人体对药物的反应即药效学也呈现出周期性的节律变化。时间药效学是研究时间效应性与时辰药动学和时间感受性之间的相关性和规律特点的科学。时间感受性是指机体各种组织、细胞或受体等对外界化学性刺激的敏感度呈现的周期性变化。药物的治疗作用、不良反应等不仅取决于药物理化性质、给药剂量及药动学，也取决于机体的功能状态和靶器官对药物的反应性。

一、与敏感性有关的药物效应节律性

多数组织、器官对药物的反应性都具有时间节律性，导致多数药物的治疗效果都可因用药时间的不同而产生差异。这种差异的产生与机体对药物敏感性的时间节律有关，也与药动学的时间节律有关。某一生物系统对某种药物在 24h 中的某一时间点高度敏感，而在其他某个时间点则可能反应较差或完全不反应。如在 07：00 前臂注射利多卡因，其局部麻醉作用可维持20min；而在 15：00 注射，则可维持 52min。

二、与剂量有关的药物效应节律性

药物效应的时间节律性也与给药剂量有关。由于剂量的变化，在引起药物量 - 效关系变化的同时，还可能导致生理节律的紊乱或原有药物效应时间节律的相应变化。药物剂量变化对效应峰值出现的时间有影响。如氯丙嗪按 0.6 ～ 40mg/kg 体重的剂量在不同时间给药，观察受试动物的镇静效应，结果显示：各剂量组的镇静持续时间有 24h 节律变化，峰值随剂量而改变。按 5mg/kg 体重给药时峰值在 01：30，10mg/kg 时在 13：30，20mg/kg 时在 07：30。表明随剂量的增加，峰值有时间移动。不同时间给药，对不同剂量的效应也有影响。如 01：30 给予小剂量氯丙嗪 2.5mg/kg 可产生很好的镇静效应，此时增加剂量镇静效应并不增加；07：30 给予同等剂量氯丙嗪产生的效应仅相当于 01：30 给药的 1/3。

三、与药动学有关的药物效应节律性

药物效应必然与药物体内过程有关。机体对药物的处置过程存在时间节律性，这种节律性变化导致不同时间给药会产生不同的药理效应，即药物效应、毒性与药动学的时间节律有关。药物吸收的时间节律对药物作用有影响。如正常人于 19：00 服铁剂比 07：00 服用的吸收率高 1.2 倍，有效血药浓度维持时间长 3 倍，这种吸收时间节律性与胃酸分泌节律性有关；阿司匹林 06：00 服药的生物利用度较 18：00 服药大。药物代谢酶的时间节律性对药物作用也有影响，如 22：30 口服地高辛 0.5mg，血药浓度达峰时间长，作用维持时间也最长；07：00 服用氨茶碱的血药浓度最高，生物利用度最高，16：00 及 22：00 服用生物利用度明显下降，故以 07：00 服用氨茶碱治疗效果最佳，这与肝药酶活性的时间节律性有关。

第四节　时辰药理学的临床应用

常规的给药方法是将一天的药物剂量等量分成几次应用。与其不同的是，时辰药理学是根据机体生理、生化、病理功能表现出的节律性变化和药物疗效、毒性及其代谢的时间节律性等，制订最佳的给药方案，以获得最佳疗效和最小不良反应。将时辰药理学理论知识应用于临床实践，提高疗效，减少不良反应的方法称时间治疗（chronotherapy），该研究领域称为时间

治疗学（chronotherapeutics）。

一、心血管药物的时辰药理学

（一）抗高血压药的时辰药理学

人的血压在一天中呈"两峰一谷"的波动规律，即 09：00 ~ 11：00 为主峰、16：00 ~ 18：00 为次峰，从 18：00 起开始缓慢下降，至次日 02：00 ~ 03：00 最低。故出血性脑卒中多发生于白天，而缺血性脑卒中多发生于夜间。药物的降压作用一般在服用后 0.5h 起效，2 ~ 3h 达峰值。因此，抗高血压药物宜在 07：00 和 14：00 两个血压峰值前 2h 给药。轻度高血压不宜睡前服药，中重度高血压患者睡前服药也只能服白天量的 1/3 ~ 1/2，因为夜间血压较低，易导致心、脑、肾等供血不足，动脉硬化者易形成脑血栓。每天服用 1 次的缓控释制剂多在 07：00 给药。但要注意，影响血压的因素很多，不同类型的抗高血压药物对血压节律性波动的影响并不完全相同。因此，临床应做到个体化给药。

（二）抗心绞痛药的时辰药理学

心绞痛、心肌梗死的发作也有昼夜节律性，发作高峰为 06：00 ~ 12：00，治疗心绞痛药的疗效也存在昼夜节律性。硝酸甘油在 06：00 给药可有效地预防患者运动性心绞痛发作及心电图异常，而在午后应用同样剂量时，效果却很差。钙通道阻滞药、硝酸酯类、β 受体阻断药扩张冠状动脉的作用同样上午较强、下午较弱。在上午使用可明显改善心肌缺血现象，所以心绞痛患者最好早晨醒来时马上服用抗心绞痛药。一般情况下，对于稳定型心绞痛最佳给药时间为 06：00、12：00 和 18：00；对于不稳定型心绞痛，给药时间以 06：00、12：00 和 20：00 为宜；变异型心绞痛比较复杂，可在规律性发作前 1h 加服 1 次。

（三）强心苷类药物的时辰药理学

心力衰竭患者对洋地黄、地高辛、去乙酰毛花苷和毒毛花苷 K 等药物的敏感性以 04：00 最高，这时药物的强心作用比其他时间高 40 倍，按常规剂量使用极易中毒。地高辛在 08：00 ~ 10：00 服用，血浆药物峰浓度低，但生物利用度和效应最大，14：00 ~ 16：00 服用则血浆药物峰浓度高而生物利用度低。有研究发现暴风雪和气压低时，人体对强心苷的敏感性显著增强，如在早晨或遇有暴风雪时注射强心苷应减小剂量，否则易出现毒性反应。

二、平喘药的时辰药理学

（一）哮喘发作的昼夜节律性

支气管哮喘的发作具有明显的昼夜节律性，据统计，哮喘在睡眠期间的发作概率是白天的 100 多倍。哮喘、支气管炎及肺气肿患者的呼吸困难症状在 23：00 至次日 05：00 最严重，哮喘患者常在夜间或凌晨发病或病情恶化。因此时血中肾上腺素、肾上腺皮质激素和环腺苷酸浓度低下；乙酰胆碱和组胺浓度增高；过敏患者夜间呼吸道对组胺、乙酰胆碱和抗原敏感性增高；呼吸道迷走神经张力增高，交感神经张力下降，气道阻力增大而诱发哮喘。

（二）平喘药的时间治疗

应用药物有效控制哮喘夜间发作，在哮喘治疗中具有重要意义。对各类平喘药的时辰药理学研究证实，许多平喘药在药动学和药效学方面也有昼夜节律性。

1. β 受体激动药

（1）肾上腺素（Adrenline）：在一天的不同时间皮下注射肾上腺素 10μg/（kg·min），用药 15min 后，作用最强的时间是 04：00 和 09：00，最弱时间为 16：00 和 20：00，两者药效相差 3 倍。而吸入法给药的效果昼夜差异并不大。

（2）异丙肾上腺素（Isoprenaline）：健康儿童吸入 2mg 异丙肾上腺素后，证实药物在作用强度上有时间依赖性。16：00 给药对肺阻力下降作用极差，而 07：00 给药效果最好；相反，药物对肺顺应性增加作用在 22：30 较强，其他时间用药疗效均不明显。

（3）其他：22：00 吸入沙丁胺醇气雾剂，可明显控制凌晨哮喘发作；08：00 口服特布他林 5mg、20：00 口服 10mg，可有效控制哮喘昼夜发作。

2．肾上腺皮质激素类药物　口服甲泼尼龙控制哮喘发作，以 15：00 给药疗效最高，而 03：00 给药的药效最差。但 15：00 又是该药副作用最强时间，因此，临床应综合考虑药效与副作用的利弊，尽可能达到最佳疗效，最少不良反应，如清晨到中午前用药可使该药不良反应降到最低。

3．茶碱类药物　茶碱类药物白天吸收较快，晚间吸收较慢。根据这一特点，可采用日低、夜高的给药剂量。例如对慢性阻塞性肺疾病患者，可于 08：00 服茶碱缓释剂 250mg，晚 20：00 服 500mg，可使茶碱在一天的血药浓度长时间维持在有效浓度范围，疗效好，而不良反应少。但茶碱的个体差异大，应根据病情及药动学昼夜节律特点制订切实可行的给药剂量、时间，达到个体化给药方案，并随时调整剂量。

三、肾上腺皮质激素的时辰药理学

肾上腺皮质激素（糖皮质激素）是最早发现有昼夜节律的激素，因而对其昼夜节律的研究也较为深入。肾上腺皮质分泌糖皮质激素的高峰是 08：00 左右，12：00 开始下降，谷值则在午夜 00：00。因此，对长期应用糖皮质激素治疗的患者，采用早晨 1 次较大剂量或将两日总量于隔日早晨 08：00 一次给予，其疗效不低于一日分次给药者，而停药后皮质功能不全的不良反应可降至最低。相反，当治疗由于肾上腺皮质增生导致雄激素分泌过多的肾上腺生殖综合征时，为了抑制肾上腺皮质功能，宜采用糖皮质激素分泌低峰期（00：00 左右）一次大剂量给予，既可减少不良反应，又可提高糖皮质激素对脑垂体的抑制作用。

四、胰岛素与降血糖药的时辰药理学

糖尿病患者在空腹时的血糖和尿糖都有昼夜节律性，类似糖皮质激素，在早晨有一峰值，糖耐量也呈昼夜节律性，而非糖尿病者则无此节律性。机体对胰岛素及降血糖药的敏感性，不论对健康人还是糖尿病患者都有昼夜节律性。胰岛素的降血糖作用，对于正常人或糖尿病患者来说，上午降血糖作用较下午强。尽管如此，糖尿病患者在早晨的用量还需增加，因糖尿病患者的胰高血糖素在早晨也有一峰值（早晨糖耐量试验结果最差），而且其作用增强的程度较胰岛素更大。对非胰岛素依赖的糖尿病患者白天血糖和胰岛素浓度波动水平的研究发现，午餐前（11：00）血糖较其他时间明显高。因此，建议 10：00 左右血糖监测可作为修改治疗方案的依据。为降低午餐前高血糖，应增加 07：00 的降血糖药剂量，而夜间应注意发生低血糖。

甲苯磺丁脲的半衰期以 08：00 给药较长，服药后的降血糖幅度明显大于 16：00 给药者。正常生理情况下，一般进餐后 1h 左右体内血糖浓度达到高峰，随后逐渐被机体吸收或转化为糖原，贮存于肝和其他组织中，3h 后血糖浓度趋于正常。而甲苯磺丁脲口服后 2 ～ 4h 开始发挥降血糖作用，4 ～ 6h 降血糖作用达到高峰，然后逐渐下降，可以持续 6 ～ 12h。由此可见，按餐前或餐后 0.5h 服药的惯例，当血糖达到高峰时，甲苯磺丁脲的药效尚未发挥作用，而当药效达到峰值时，血糖浓度则已趋于最低值。因此，应由原来餐前或餐后 0.5h 给药改为 08：00 ～ 09：00 和 15：00 ～ 16：00 给药，使药量与体内血糖浓度变化规律相适应。双胍类药物宜在进餐时或进餐后立即服药，有利于刺激外周组织利用胰岛素，并减少其对胃肠道的刺激。阿卡波糖应在餐前即刻整片吞服或与前几口食物一起咀嚼服用，这是由于该药为 α- 葡糖苷酶抑制剂，可延缓肠道内葡萄糖的吸收，从而降低餐后血糖，使血糖相对平稳。

五、抗肿瘤药物的时辰药理学

昼夜节律失调是肿瘤发生、发展的内在因素之一。缓慢生长和分化良好的肿瘤一般仍维持近似 24h 的昼夜节律，但振幅和时相有所改变；而快速增殖或病情进展迅速的肿瘤则表现为以 12h 甚至 8h 为周期的超日节律。因此根据肿瘤的昼夜节律特点调整用药时间可极大提高抗肿瘤药物的疗效以及显著降低其副作用。不同类型的肿瘤对化疗药物的反应也有特定的时间敏感性，正常人体组织对药物毒性的耐受性也存在时间差异。因此，当肿瘤细胞和正常细胞的周期节律不同时，在肿瘤细胞敏感性最大的时间内给予抗肿瘤药物，使药物疗效最好，不良反应最小。例如，氟尿嘧啶、甲氨蝶呤、阿糖胞苷、顺铂等在傍晚或睡眠期间给药，其耐受性和疗效均好于清晨或上午给药，毒性低；动物实验证明，甲氨蝶呤在 06：00 给药毒性最大，00：00 给药毒性最小；对于非霍奇金淋巴瘤的治疗，夜间使用甲氨蝶呤治疗效果好，不良反应少。

思考题

1．什么是时辰药理学？举例说明时辰药理学指导临床用药的意义。
2．简述时间节律对药动学和药效学的影响。

（韩淑英　勾向博）

第七章　药物不良反应与药源性疾病

第一节　药物不良反应

一、药物不良反应的概念

世界卫生组织国际药物监测合作中心对药物不良反应（adverse drug reactions，ADR）的定义：正常剂量的药物用于预防、诊断、治疗疾病或调节生理功能时机体出现的有害的或与用药目的无关的反应。该定义不包括有意的或意外的过量用药及用药不当引起的不良反应。

药物不良反应是药物所具有的两重性之一，临床中应用的药物均可引起不良反应，只是反应的严重程度和发生率不同，不存在没有不良反应的药物。不是所有使用药物的患者都会出现不良反应，其发生是有一定比例的。使用相同剂量的同一种药物，患者间不良反应的表现和程度也不一定相同，存在着个体间差异。

二、药物不良反应的类型

根据药物不良反应与药理作用的关系将药物不良反应分为三类：A 型不良反应、B 型不良反应和 C 型不良反应。

1. A 型不良反应（量变型异常）　指药物的药理作用增强或与其他药物发生相互作用所引起的不良反应。其特点是可预测，发生率高，死亡率低。A 型不良反应与用药剂量相关，随着用药剂量的增加，症状加重，停药或减量后症状减轻或消失。副作用、毒性反应、继发反应、后遗效应、撤药反应等均属 A 型不良反应。肝、肾功能障碍患者应用经肝代谢或肾排泄的药物时易发生 A 型不良反应。

2. B 型不良反应（质变型异常）　指与药物正常药理作用无关的异常反应。其特点是难预测，发生率低，死亡率高，常规毒理学研究不能发现。B 型不良反应与用药剂量无关，与药物异常和患者异常有关。药物异常是指药物中的杂质、药物的降解产物、制剂中的辅料等所致的异常作用。患者异常是指患者为特异性遗传体质或高敏体质，使用某种药物时出现的异常反应。药物变态反应、特异质反应等均属 B 型不良反应。

3. C 型不良反应（A 型和 B 型之外的异常）　指长期用药后出现，潜伏期长，无明确时间关系的异常反应。其特点是难预测，发生率高。C 型不良反应的发生机制尚不十分明确，可能与药物的致癌、致畸作用有关，也可能与长期用药后心血管系统、纤溶系统等变化有关。致癌、致畸、致突变等均属 C 型不良反应。

A 型、B 型和 C 型不良反应的特点与区别见表 7-1。

表7-1　三型不良反应的特点与区别

特点分类	A型	B型	C型
用药剂量	有关	无关	正常剂量
潜伏时间	短	不定	长
家族性	无关	显著	可能有关
种族性	无关	有关	无关
患者体质	无关	有关	可能有关
毒理学筛选	容易	很难	不定
重现性	能重现	能重现	不能重现
预后情况	一般良好	不定	不定

三、药物不良反应的表现

1. 副作用（side effect）　指应用治疗剂量的药物后出现的治疗目的以外的药理作用，是药物本身固有的作用。一种药物可作用于机体的多个组织和器官，产生多种药理作用，将其中一种作为治疗作用，而其他即为副作用。副作用和治疗作用在一定条件下可以转化。如氯丙嗪治疗精神分裂症时，可产生口干、便秘、心动过速等副作用。选择性高的药物副作用少，反之副作用多。副作用多为一过性的，随着治疗作用的消失而消失，有时也可引起后遗症。

2. 毒性反应（toxic reaction）　指超过治疗剂量用药、用药时间过长或机体对药物敏感性过高产生的危害性反应。多数药物都有毒性，可分为药理学毒性、病理学毒性和基因毒性。毒性反应分为急性毒性和慢性毒性。急性毒性（acute toxicity）是指超过治疗剂量用药所致的毒性反应；慢性毒性（chronic toxicity）是指长期用药所致的毒性反应。急性毒性主要发生在呼吸、循环、神经等系统，如过量使用苯妥英钠引起共济失调、眼球震颤、神经错乱、昏迷等。慢性毒性主要发生在肝、肾、骨髓、血液、内分泌系统等，如长期使用苯妥英钠可引起牙龈增生、骨质疏松、巨幼细胞贫血等。毒性反应是可预知的和可逆的。临床上可通过减小用药剂量、缩短用药时间等防止毒性反应的发生。

3. 后遗效应（residual effect）　指停药后血药浓度降至最低有效血药浓度以下的残存效应。有的药物后遗效应短暂，如睡前使用巴比妥类药物后次晨出现的头晕、困倦、精神不振等症状。有的药物后遗效应持久，如长期应用肾上腺皮质激素，停药后出现肾上腺皮质功能低下症状，该症状数月内难以恢复。也有少数药物后遗效应为永久性的，如链霉素引起永久性耳聋。

4. 停药反应（withdrawal reaction）　指长期使用某种药物，突然停药或减量过快会使原有疾病症状加重的反应，又称反跳现象（rebound phenomenon）。如长期使用地西泮，突然停药会出现失眠、焦虑等症状加重的现象。长期使用可致停药反应的药物，应采取逐渐减量的方法停药，以免发生停药反应。

5. 变态反应（allergic reaction）　指药物或药物的代谢产物作为抗原与机体特异性抗体反应或激发致敏淋巴细胞所致的组织损伤或生理功能紊乱性反应，是致敏患者对某种药物的特殊反应，又称过敏反应。变态反应难预测，与药物的正常药理作用和用药剂量无关，个体差异大。多发生于有过敏体质的患者。轻者会出现皮疹、发热等症状。重者可致肝肾及造血功能障碍、休克等。同一患者可只出现一种过敏症状，也可同时出现多种过敏症状。停药后过敏症状逐渐消失，再次用药过敏症状复发。药物、药物的代谢物、制剂中的杂质等均可能是致敏物质。变态反应通常分为Ⅰ、Ⅱ、Ⅲ、Ⅳ型四种类型。

6. 特异质反应（idiosyncratic reaction）　由于用药者有先天性遗传异常，对某些药物的反应特别敏感，用药后出现与某些常人的反应性质不同的反应。其特点是难预测，无预先致敏过程，很小剂量就会发生，反应严重程度与用药剂量成正比，可用拮抗药物救治。这种反应只在极少数患者中出现，通常是有害的，甚至是致命的。如葡萄糖 -6- 磷酸脱氢酶缺陷患者服用伯氨喹、多柔比星、某些磺胺类等药物易出现溶血反应。

7. 依赖性（dependence）　指反复使用某种药物，停药时出现一系列症状和不适，从而要求继续用药的现象，又称成瘾性（addiction）。依赖性是躯体和药物相互作用所致的生理方面和精神方面的改变，可分为生理依赖性和精神依赖性。生理依赖性（physical dependence）是指反复使用某种药物，停药后出现生理功能改变，从而产生戒断症状的现象。如长期使用地西泮停药后出现焦虑、食欲缺乏、失眠、肌痛等症状。精神依赖性（psychological dependence）是指反复使用某种药物，停药后患者出现强烈要求继续服药以达到精神上欣快感的现象。如长期使用哌替啶可出现兴奋、欣快、精神愉快等感觉，停药后出现精神萎靡不振、全身不适、流泪流涕等症状。

8. 特殊毒性　指药物可能引起的致畸作用（teratogenesis）、致癌作用（carcinogenesis）和致突变作用（mutagenesis）三种特殊毒性，是药物与遗传物质相互作用的结果。这三种特殊毒性在药物临床应用早期很难发现。致畸作用是指孕妇使用某些药物所致的胚胎或发育个体结构或功能的改变。如妊娠期使用苯妥英钠可能致胎儿唇裂、腭裂、小头畸形等。妊娠期的前12 周为胎儿发育最活跃的器官形成期，药物致畸发生率高。在整个妊娠期均需谨慎用药，防止药物致畸作用的发生。致癌作用是指长期使用某些药物所致的机体某些组织、器官及细胞的过度增殖而形成肿瘤。如长期使用甲硝唑可能致癌。目前认为有 90% 以上的致癌作用是由环境因素引起的，如病毒感染、放射线、化学物质等。致突变作用是指使用某些药物引起基因信息、染色体结构或数目的改变。如使用氯丙嗪可能致红细胞染色体变异。致突变和致癌作用密切关系，已知的致突变药物中有 90% 具致癌性。

四、药物不良反应的发生机制

（一）A 型不良反应的发生机制

A 型不良反应的发生机制主要包括药物的药动学因素和药物作用的靶器官敏感性因素。药动学因素主要包括药物的吸收、药物的分布、与大分子及组织和器官的结合、肾排泄及药物的生物转化。

1. 药动学因素

（1）药物的吸收：口服给药是最常用的给药方式。小肠是口服给药的主要吸收部位。脂溶性扩散是药物的主要吸收方式。影响药物胃肠道吸收的因素较多，如药物的理化性质、药物的剂型、制备工艺、首过消除、吸收环境、药物相互作用等。有些药物胃肠道吸收不完全，个体差异大，如抗高血压药胍乙啶口服给药吸收不完全，生物利用度为 3% ~ 27%，个体差异大，临床应用可能引起 A 型不良反应。

（2）药物的分布：药物分布与组织的血流量、药物通过生物膜的能力等有关。药物吸收后在体内的分布是不均匀的，血流丰富的组织药物分布得快而多，通过生物膜能力强的药物易分布到组织中。如主要经肝代谢的药物普萘洛尔，在生理或病理状态下肝血流量减少时，药物清除率降低，半衰期延长，使该药的血药浓度升高，可能引起 A 型不良反应。

（3）血浆蛋白结合率：药物吸收进入全身血液循环后，以一定的比例与血浆蛋白结合。在血浆中同时存在结合型药物与游离型药物。在生理、病理等情况下，药物血浆蛋白结合率下降，游离型药物浓度升高，可能引起 A 型不良反应。如老年人、慢性病患者、营养不良患者等，使用血浆蛋白结合率高的药物氯丙嗪，易出现嗜睡、视物模糊、心动过速等 A 型不良反应。

（4）药物与组织和器官的结合：药物吸收进入全身血液循环后通过各种生物屏障分布于机体的组织和器官中。由于药物与机体各组织、器官及细胞的亲和力不同，所以机体的各组织、器官的药物浓度也不相同，可能引起药物的 A 型不良反应。如多西环素等四环素类药物，由于能和新生骨结合形成络合物，影响骨骼的正常发育，所以妊娠期妇女或骨骼生长期儿童使用该类药物可引起胎儿或儿童骨骼生长抑制、牙齿变色等 A 型不良反应。

（5）肾排泄：肾是药物排泄的主要器官。肾的药物排泄速率与药效、药效维持时间及药物不良反应等密切相关。当肾的药物排泄速率增大时，血药浓度降低，半衰期缩短，不良反应少而轻；反之，血药浓度升高，半衰期延长，不良反应多而重。由于疾病（肾功能不全、肾小球滤过率降低等）或药物相互作用等因素的影响，肾排泄速率降低时，可能引起药物的 A 型不良反应。如庆大霉素等氨基糖苷类抗生素，当肾排泄速率降低时，可引起视力减退、眼球震颤、耳鸣、耳聋等 A 型不良反应。

（6）药物的生物转化：肝是药物生物转化的主要器官。药物生物转化酶主要存在于肝细胞微粒体、细胞质、线粒体等部位。药物也可在肾、胃肠道、肺、皮肤、血液、胎盘等进行一定的生物转化，但以肝为主。参与 Ⅰ 相反应和 Ⅱ 相反应的药物代谢酶均存在明显的个体差异，具有遗传多态性。药物代谢酶活性强者，药物代谢快，血药浓度低，半衰期短，不良反应少而轻；反之，药物代谢慢，血药浓度高，半衰期长，不良反应多而重，可能引起药物的 A 型不良反应。如人群中 CYP1A2 的活性个体间相差 16 倍，慢代谢者占 5.24%。如果慢代谢者使用 CYP1A2 参与代谢的药物茶碱，可出现失眠、心律失常、惊厥等 A 型不良反应。

某些药物可诱导药物代谢酶的合成，使肝对药物的生物转化能力增强，称为酶的诱导。当药物代谢酶的底物与诱导剂合用时，底物血药浓度降低，半衰期缩短，不良反应减少。如苯巴比妥能诱导药物代谢酶的活性，与地高辛合用，地高辛所致的心律失常、视物模糊等 A 型不良反应减少。某些药物可抑制药物代谢酶的活性，使肝对药物的生物转化能力减弱，称为酶的抑制。酶抑制剂与酶诱导剂的作用相反。如西咪替丁能抑制药物代谢酶的活性，与普萘洛尔等 β 受体阻断药合用，后者所致的房室传导阻滞、支气管痉挛等 A 型不良反应增加。临床用药过程中要充分考虑药物对代谢酶活性的影响，以增加合并用药的有效性和安全性，降低不良反应的发生率。

2．靶器官的敏感性　神经递质、激素、某些维生素等药物通过与特异受体结合而发挥药理作用。药物与受体的结合存在选择性和非选择性，选择性高的药物不良反应少，选择性低的药物不良反应多。如选择性 β 受体阻断药美托洛尔比非选择性 β 受体阻断药普萘洛尔的 A 型不良反应少，更适合于老年人使用。在人群中受体的数目和对药物的敏感性存在个体差异，具有遗传多态性。受体数目多、亲和力强时，易发生 A 型不良反应。某些药物也可影响受体的数目和敏感性。如诺乙雄龙与华法林合用时，可增加华法林与肝受体的亲和力，可能引起鼻出血、齿龈出血、皮肤瘀斑、血尿等 A 型不良反应。儿童、老年人、妊娠期妇女等特殊人群，由于靶器官的敏感性增强而易发生 A 型不良反应，使用药物时应谨慎。

（二）B 型不良反应的发生机制

B 型不良反应的发生机制主要包括药物因素和机体因素。药物因素包括药物有效成分的降解产物、药物辅料、药物制备过程中产生的杂质等。机体因素包括遗传异常、免疫异常等。

1．药物因素

（1）药物有效成分的降解产物：某些药物在贮存过程中会产生降解产物。尤其是药物运输、贮存不当（高温、高湿、光线照射等）会加速有效成分的分解，产生更多的降解产物。药物有效成分的降解产物可能引起 B 型不良反应，如青霉素的降解产物青霉噻唑酸、青霉烯酸等与机体血浆蛋白结合形成抗原，可引起过敏反应。

（2）药物辅料：药物辅料可能引起 B 型不良反应。天然辅料（糖、胶、蜂蜜、动植物油等）是惰性物质，既无药理活性，也无毒副作用。有些半合成的或全合成的药用辅料无药理活性，但有毒性，可引起 B 型不良反应，甚至可致患者死亡。如 1937 年发生在美国的磺胺醑剂事件，是由磺胺醑剂中的增溶剂二甘醇引起的。该事件造成 107 名患者死亡，死亡的主要原因是肾衰竭、肝损害和神经系统损害。

（3）药物制备过程中产生的杂质：药物制备过程中产生的杂质主要包括原料中间体、残留溶剂、生产工具污染物、环境污染物等。药物制备过程中产生的杂质均可能引起 B 型不良反应。如 1990 年孟加拉有 339 个儿童在服用受二甘醇污染的对乙酰氨基酚糖浆后出现肾衰竭，其中大部分患儿死亡。

2．机体因素

（1）遗传异常：多数患者存在新陈代谢、酶系统等方面的遗传异常或缺陷，平时难发现，一旦接触某些药物就可能引起 B 型不良反应。如某些患者红细胞膜内的葡萄糖 -6- 磷酸脱氢酶基因存在遗传缺失或缺陷，使其功能丧失或减弱，当使用常规剂量的硝基呋喃类、奎尼丁、丙磺舒或磺胺类等药物时，可能引起溶血性反应。某些患者乙酰基转移酶基因存在遗传缺失或缺陷，使其活性下降，当使用肼屈嗪、普鲁卡因胺等药物时，可能引起系统性红斑狼疮等 B 型不良反应。

（2）免疫异常：多数药物的变态反应属 B 型不良反应。变态反应通常分为Ⅰ、Ⅱ、Ⅲ、Ⅳ型四种类型。Ⅰ型为速发型或过敏性休克；Ⅱ型为溶细胞性或细胞毒性反应；Ⅲ型为免疫复合物型；Ⅳ型为迟发型。变态反应为抗原 - 抗体反应。某些药物、药物的代谢产物、药物中的杂质等均可作为半抗原与体内的氨基酸、糖、蛋白质结合，形成全抗原。全抗原作为致敏原致敏机体后产生相应抗体，抗原、抗体结合可引起 B 型不良反应。如青霉素及其降解产物（青霉胺、青霉噻唑酸盐等）与机体内的蛋白质结合，形成小抗原决定簇，可引起过敏性休克。对一种青霉素类药物过敏者对其他青霉素类药物或青霉胺也过敏。头孢菌素类药物与青霉素类药物呈交叉过敏。

（三）C 型不良反应的发生机制

目前，C 型不良反应的发生机制尚不清楚。可能是由于药物的作用使患者的免疫功能降低或综合抗疾病能力下降所致。如长期使用避孕药可能导致的乳腺癌、血管栓塞等及妊娠期使用己烯雌酚可能导致的第三代女婴阴道腺癌等均属 C 型不良反应。

五、药物不良反应的评定、监测和报告

正确判定药物不良反应和可疑药物间的因果关系是十分重要的，也是十分困难的。临床应用的多数药物均可引起不良反应。同一患者可能合并使用多种药物，如果发生不良反应，很难判定是哪种药物引起的。有时患者所患疾病的临床症状与药物引起的不良反应的症状相似，对某种临床症状很难判定是药物不良反应还是患者疾病的临床症状。

（一）药物不良反应的评定原则

国家药品不良反应监测中心制定的判定原则为：

1．开始用药时间与可疑药物不良反应的出现有无合理的时间先后关系。

2．可疑药物不良反应是否符合该药物已知的药物不良反应。

3．可疑药物不良反应能否用药物的药理作用、患者的临床状况或其他疗法的影响来解释。

4．停药或减量后可疑药物的不良反应是否消失或减轻。

5．再次接触同样药物后同样的反应是否重新出现。

（二）药物不良反应的评定方法

1．泊松（Poisson）分布法　如果某种药物不良反应的发生频率小于 1%，可用泊松分布法判断某种不良反应是否由某种药物引起。

2．横断面研究法　在某人群某时点上描述该人群使用药物后发生不良反应的分布状态，不设对照组，依靠事件发生率与样本量提示某种可能性。

3．病例对照研究法　某一药物不良反应的发生率明显超过正常发生频率和强度的情况下应用该法，可用病例对照研究方法分析药物与不良反应间的关系。

4．队列研究法　适用于研究某种药物作用后短期内就出现的不良反应。

5．再激发试验法　又称诱发试验法。当患者使用某种药物出现了可疑的药物不良反应时，为了考查药物和其不良反应间的因果关系，可根据具体情况选用激发试验，即再给患者用一次药，观察不良反应是否出现。

6．干预试验法（intervention test）　可判断药物与不良反应的关系。

（三）药物不良反应的评定依据

1．在动物实验或临床应用和研究中已肯定的反应。

2．不良事件是否发生在应用所疑药物之后。

3．使用特异性对抗药物和停用所疑药物后不良反应得到改善。

4．再次使用所疑药物后，该种不良反应再次发生。

5．不良反应是否是药物以外的因素引起的。

6．使用安慰剂后，该不良反应是否仍发生。

7．血液或其他体液中是否检测到可致中毒的药物浓度。

8．增减药物使用剂量时，不良反应是否也随之加重或减轻。

9．患者以往使用该药物或同类药物是否发生过相同的反应。

10．不良反应是否被客观证据证实。

（四）药物不良反应的可能度

1．肯定有关　符合所疑药物已知的反应类型，符合用药后合理的时间顺序，该反应不能用其他原因解释，减量或停药后不良反应减轻或消失。

2．很可能有关　符合所疑药物已知的反应类型，符合用药后合理的时间顺序，该反应可以用其他原因解释，但减量或停药后不良反应减轻或消失。

3．可能有关　符合所疑药物已知的反应类型，符合用药后合理的时间顺序，但患者的临床状态或其他原因也可能产生该反应，减量或停药后不良反应改善不明显。

4．可能无关　符合所疑药物已知的反应类型，但不符合用药后合理的时间顺序，患者的临床状态或其他原因也可能产生该反应。

5．肯定无关　不符合所疑药物已知的反应类型，不符合用药后合理的时间顺序，患者的临床状态或其他原因可能产生该反应，临床状态改善后或其他原因消除后反应减轻。

（五）药物不良反应的监测与报告

药物不良反应的监测与报告是指上市药物不良反应的发现、报告、评价和控制的过程。其主要内容有：收集药物不良反应信息，对药物不良反应做进一步调查，向药品监督管理部门报告，并提出加强药品管理的建议和意见；及时向药物生产部门、经营企业、医疗卫生机构和社会公众反馈药物不良反应信息，防止药物不良反应的重复发生。开展药物不良反应的监测与报告工作，有利于尽早发现不良反应、探究药物不良反应的机制、避免严重不良反应的蔓延等，以达到合理用药，控制或减少严重不良反应发生的目的，确保人民群众用药安全、有效。

1．药物不良反应的监测　多数药物不良反应属 A 型不良反应，可通过已知的药理作用进行预测，较罕见的 B 型不良反应则很难预测。药物不良反应的监测方法有：自发呈报系统、医院全面监测系统、队列研究、病例对照研究等。

（1）自发呈报系统：是药物不良反应监测的基本方法，也是世界卫生组织国际药物监测合作计划多数成员国采用的基本方法，该法是发现药物新的、罕见的、在特殊人群中发生的、药物相互作用引起的药物不良反应的最经济的方法。其特点是药物上市即被监测、不受时间和空间的限制、监测范围广、参与人员多，是药物不良反应信息的主要来源。自发呈报系统的程序是：在临床治疗过程中，如果怀疑某种临床症状与使用的某种药物有关，医务工作者填写药物不良反应报告。药物不良反应的信息经国家药品不良反应监测中心收集、整理、核实、评价后，报送给各医疗单位、国家药品管理机构，供广大医务人员参考。如氟烷诱发黄疸、普萘洛尔诱发皮肤黏膜眼综合征（mucocutaneocular syndrome）、庆大霉素诱发过敏性休克等不良反应都是通过该途径发现的。自发呈报系统最大的缺陷是漏报、不能计算药物不良反应的发生率等。此外，报告的随意性也易导致呈报资料出现偏差，主要有过度归因、低归因、报告信息不完善、难确定因果关系等。

（2）医院全面监测系统：是指在一定时间内对一定范围（某一地区、某一医院或某一病房）药物使用情况及药物不良反应进行全面监测，以阐明药物不良反应的发生规律。其特点是资料翔实，数据准确可靠。该监测方法是以若干医院或病房为单位，由医生、护士、药师等共同参与，在一定时间内（3个月、6个月或1年）对某药物不良反应进行集中监测。医院全面监测系统的缺点是数据代表性差、缺乏连续性、费用高等。

（3）队列研究（cohort study）：指将特定人群分为使用药物与不使用药物或使用不同剂量药物的亚组，连续观察一定时间，对比分析各组间药物不良反应的发生率和死亡率的差异，以检验药物是否能引起不良反应的假说。药物不良反应的队列研究分为前瞻性队列研究、回顾性队列研究和双向性队列研究三类。研究方法为：选择研究人群，根据是否使用过被监测药物将其分为两个队列，对比分析两个队列不良反应发生率的差异。该方法的优点是资料翔实，可估算药物不良反应的发生率等。缺点是费用高，存在混杂因素干扰，研究对象易失访等。目前队列研究广泛应用于新药上市后监测。

（4）病例对照研究：是以发生某种药物不良反应的患者作为病例，以具可比性未发生该不良反应的患者作为对照，比较分析两者间的差异。若两者之间的差异有统计学意义，则表明不良反应与所疑药物存在相关性。该方法的优点是易于展开，样本量相对较少，费用低，短时间内即可得到研究结果等，适合罕见药物不良反应的研究。缺点是可靠性不高，易出现偏差，不能直接得到发生率及危险度，资料不全时难选择对照等。

2．药物不良反应的报告　《药品不良反应报告和监测管理办法》规定药品生产、经营企业和医疗机构获知或者发现可能与用药有关的不良反应，应当通过国家药品不良反应监测信息网络报告；不具备在线报告条件的，应当通过纸质报表报所在地药品不良反应监测机构，由所在地药品不良反应监测机构代为在线报告。报告内容应当真实、完整、准确。药品生产、经营企业和医疗机构应指定专（兼）职人员负责本单位药物生产、经营、使用过程中出现的不良反应的报告和监测工作，发现可能与使用药物有关的不良反应应详细记录、调查、分析、评价、处理，并填写不良反应（事件）报告表，每3个月集中向所在地的省、自治区、直辖市药品不良反应监测中心报告，其中新的或严重的药物不良反应应于发现之日起15天内报告，死亡病例需及时报告。新药监测期内应报告所有药物不良反应，监测期满的应报告新发现的和严重的不良反应。对进口药物发生的不良反应应进行年度汇总报告，进口药物自首次获准进口之日起5年内，报告该进口药品的所有不良反应，满5年的，报告新发现的和严重的不良反应。

第二节　药源性疾病

药源性疾病（drug induced diseases，DIDs）是指药物在治疗疾病时出现的与用药相关的人体功能异常或组织损伤所引起的一系列临床症状，又称药物诱发性疾病。药源性疾病是在临床治疗过程中选药不当、药物滥用、误用等造成的结果。近年来，由于新药品种增多，新型中药制剂涌现，非处方药物制度执行，经济利益驱动等原因，药源性疾病发生率逐年增大。

根据药理学和毒理学的量效关系、药物对机体的影响、机体对药物的处置过程、遗传毒理学等问题，将药源性疾病分为四类：①A型不良反应引起的药源性疾病。临床上常见，约占药源性疾病的80%，是由药物在吸收、分布、代谢、排泄等方面的个体差异与作用靶器官的敏感性增强引起的。②B型不良反应引起的药源性疾病。与药物异常和机体异常有关。③长期用药引起的药源性疾病。由反跳现象引起。④后遗效应引起的药源性疾病。三致（致畸、致癌、致突变）反应属该类药源性疾病。

一、常见的药源性疾病

（一）药物的变态反应

变态反应的发生需要具备两个主要条件：①具有易发生变态反应的特异性体质，该特异性体质是由遗传决定的，并可遗传给后代，其遗传概率遵循遗传法则；②与抗原接触，有特异性体质的人与抗原首次接触时即可被致敏，但不产生反应，被致敏的机体再次接触同一抗原时，就可发生反应，反应时间不定，快者可在再次接触后数秒内发生反应，慢者需数天甚至数月才发生反应。变态反应分四种类型。临床上Ⅰ型变态反应最为常见，临床表现有鼻炎、荨麻疹、血管性水肿、支气管哮喘、过敏性休克等；发生快，消退快；常表现为生理功能紊乱，无严重的组织损伤；有明显的个体差异和遗传倾向；如青霉素、链霉素、含碘化合物等均可引起Ⅰ型变态反应。Ⅱ型变态反应的临床表现有血小板减少症、溶血性贫血、白细胞减少等；如保泰松、甲硝唑等引起的血小板减少症，头孢霉素、利福平等引起的溶血性贫血。Ⅲ型变态反应的临床表现有发热、关节炎、淋巴结肿大、系统性红斑狼疮、肾小球肾炎等；如磺胺类、抗甲状腺药等均可引起。Ⅳ型变态反应的临床症状有接触性皮炎、移植排斥反应等；抗组胺药物、外用抗生素、抗真菌药等均可引起Ⅳ型变态反应。可引起不同类型变态反应的药物见表7-2。

表7-2　可引起各型变态反应的药物

可引起的药物	类型	临床症状
青霉素，链霉素，利多卡因、普鲁卡因、丁卡因等局部麻醉药，胺碘酮、西地碘片、碘酊等含碘化合物	Ⅰ型变态反应	鼻炎、荨麻疹、血管性水肿、支气管哮喘、过敏性休克
地高辛、利福平、保泰松、卡比马唑、甲苯磺丁脲、氯磺丙脲、甲硝唑、青霉素、头孢菌素、奎宁、奎尼丁	Ⅱ型变态反应	血小板减少性紫癜、溶血性贫血、白细胞减少、粒细胞减少、某些药疹
青霉素，链霉素，磺胺异噁唑、磺胺甲噁唑、磺胺嘧啶等磺胺类药物，肼屈嗪，普鲁卡因胺，甲硫氧嘧啶、丙硫氧嘧啶、甲巯咪唑等抗甲状腺药物	Ⅲ型变态反应	发热、关节炎、淋巴结肿大、系统性红斑狼疮、肾小球肾炎、皮疹、支气管哮喘、血管炎、血清病样综合征
局部用膏药、局部用抗生素、局部用抗真菌药、抗组胺药	Ⅳ型变态反应	湿疹样及麻疹样药疹、剥脱性皮炎、接触性皮炎、移植排斥反应

（二）药源性肝疾病

药源性肝疾病是指药物治疗疾病过程中药物和（或）其代谢产物对肝造成损害所致的急慢性肝炎、肝硬化等肝疾病。药源性肝疾病是引起肝功能异常的常见原因，占药物不良反应的10%～15%，而且呈逐渐上升趋势。如抗结核药、中药、抗肿瘤药等均可引起药源性肝疾病。药源性肝疾病的疾病谱广，急性肝炎最常见，约占90%。此外，还有慢性肝炎、肝硬化、肉芽肿性肝炎、肝血管病变、肝肿瘤、肝脂肪变性等。药源性肝疾病的主要发病机制有：药物直接损害肝细胞；干扰胆红素代谢；抑制肝细胞的蛋白质合成；药物通过免疫复合物产生变态反应性疾病；药物代谢酶被诱导；机体特异性引起药物对肝的损害。目前已确定的能引起药源性肝疾病的药物有 1100 多种，某些辅料也可引起药源性肝疾病（表7-3）。

表7-3　可引起药源性肝疾病的药物

可引起的药物	临床症状
丙戊酸、糖皮质激素、红霉素、氯霉素、丝裂霉素、门冬氨酸、奎尼丁、胺碘酮、苯妥英钠	脂肪肝
异烟肼、对乙酰氨基酚、异氟烷	急性肝炎
甲基多巴、异烟肼、氯丙嗪、甲睾酮	慢性肝炎
雄激素、雌激素、磺酰脲类降血糖药、磺胺类药物	肝肿瘤
甲睾酮、羟甲烯龙、乌拉坦、硫鸟嘌呤、硫唑嘌呤、巯嘌呤、砷类药物、避孕药	肝血管病
氯丙嗪、丙米嗪、红霉素	胆管消失综合征
氯霉素、克林霉素、林可霉素、利福平、异烟肼、氯喹、磺胺类药物、奋乃静、氟奋乃静、三氟拉嗪、甲丙氨酯、甲睾酮、甲氨蝶呤、别嘌醇、硫唑嘌呤	黄疸

（三）药源性肾疾病

　　肾是药物排泄的重要器官，药物以原型或代谢物的形式经肾排泄。药源性肾疾病主要表现为肾毒性、过敏反应等。如氨基糖苷类抗生素、噻嗪类利尿药、非甾体抗炎药等均可引起药源性肾疾病。目前，药源性肾疾病的发病率呈上升趋势，临床上急性肾衰竭患者中有 5% ~ 20% 是由使用药物引起的。药源性肾疾病的主要发生机制有：直接肾毒性；免疫性损害；梗阻性肾病变；细胞因子的作用等。药源性肾疾病的主要危险因素有：老年患者；有过敏体质的患者；两种或两种以上有肾毒性的药物合用；药物剂量过大或疗程过长；慢性肾疾病患者等。可引起药源性肾疾病的药物见表 7-4。

表7-4　可引起药源性肾疾病的药物

可引起的药物	临床症状
氨基糖苷类抗生素、头孢菌素类、两性霉素B、羧苄西林、大剂量青霉素、万古霉素	急性肾小球坏死
青霉素、氨苄西林、头孢菌素类、磺胺类、噻嗪类利尿药	急性过敏性间质性肾炎
非甾体抗炎药、利福平、青霉胺、金制剂	肾小球损害
去甲肾上腺素、甲氧明、去氧肾上腺素、大量静脉滴注对氨基水杨酸钠	急性肾衰竭
苯丁酸氮芥、环磷酰胺、白消安	出血性膀胱炎
保泰松	血尿、蛋白尿

（四）药源性神经系统疾病

　　药源性神经系统疾病较常见，其发生率占药物不良反应的 24.8% ~ 26.8%，高于其他组织或系统。药源性神经系统疾病的主要表现为周围神经系统疾病、癫痫发作、锥体外系综合征、精神病样反应、重症肌无力综合征等。多数药物可引起周围神经或中枢神经的损伤，这种损伤既可能是短暂的、可逆的，也可能是长期的、不可逆的。药源性神经系统疾病可分为与用药剂量相关的药理作用增强和与用药剂量无关的特异性反应两种。前者可预知，如临床应用抗惊厥药可引起嗜睡、共济失调、眼球震颤等。后者不可预知，如某些抗生素可引起脑膜炎。药源性神经系统疾病的主要发生机制有：直接神经系统毒性；机体和药物因素；继发性神经系统功能紊乱；药物相互作用等。能够引起药源性神经系统疾病的药物种类较多，临床表现复杂，预后差，应引起高度重视。可引起药源性神经系统疾病的药物见表 7-5。

表7-5　可引起药源性神经系统疾病的药物

可引起的药物	临床症状
奥美拉唑、长春新碱、长春地辛、呋喃西林、呋喃妥因、呋喃唑酮、链霉素、卡那霉素、异烟肼、甲硝唑、甲巯咪唑、吲哚美辛	周围神经系统疾病
糖皮质激素、碳青霉烯类抗生素、喹诺酮类、环孢素、甲氨蝶呤、茶碱、氯喹、丁卡因、巴氯芬、H_2受体阻断药、抗精神病药	癫痫发作
抗精神分裂症药、甲基多巴、加替沙星、硫酸镁、苯海拉明、苯丙胺、利血平、碳酸锂	锥体外系综合征
肾上腺皮质激素、口服降血糖药、巴比妥类、甲硝唑、金刚烷胺、水合氯醛、大剂量溴剂	精神病样反应
阿库氯铵、奎尼丁、青霉胺、左布诺洛尔	重症肌无力综合征
氯喹、氯霉素、乙胺丁醇、异烟肼	视神经炎
流感病毒亚单位疫苗、流感病毒裂解疫苗	吉-巴综合征
吩噻嗪类药物	自主神经综合征
巴比妥类、氯氮䓬、氯丙嗪、苯妥英钠、甲丙氨酯、丙米嗪、氟尿嘧啶	眼球震颤或复视
咖啡因、氨茶碱、麻黄碱	失眠、焦虑
氨基糖苷类抗生素、万古霉素、呋塞米、依他尼酸	耳聋
硝酸甘油、硝酸异山梨酯、硝苯地平、尼莫地平、氨氯地平	头痛

（五）药源性消化系统疾病

　　口服给药是临床常见的给药方式。药物口服后可直接作用于胃肠道，刺激胃肠黏膜，影响胃肠蠕动和腺体分泌。药物也可经胃肠道吸收作用于全身，引起消化系统的不良反应。药源性消化系统疾病较常见，其发生率占药物不良反应的 20%～40%。药源性消化系统疾病的主要表现为消化性溃疡、肠麻痹、肠坏死、恶心、呕吐、腹痛、腹胀、血便等。如阿司匹林引起的消化性溃疡、氯丙嗪引起的肠麻痹等均属药源性消化系统疾病。药源性消化系统疾病的主要发生机制有：毒副作用；变态反应；继发反应；特异质反应；药物相互作用等。可引起药源性消化系统疾病的药物见表 7-6。

表7-6　可引起药源性消化系统疾病的药物

可引起的药物	临床症状
阿司匹林、保泰松、吲哚美辛、糖皮质激素、胍乙啶、利血平、氯化钾、多西环素、铁制剂、抗肿瘤药、氨苄西林、麦迪霉素	消化性溃疡或出血
阿托品、氯丙嗪、氯氮平、丙米嗪、东莨菪碱、抗组胺药、番泻叶、大黄	肠麻痹或肠坏死
林可霉素类、头孢菌素类、氨苄西林、四环素类、氯霉素	伪膜性肠炎
庆大霉素、碳酸铋胶囊、考来烯胺、二甲双胍、格列本脲	吸收不良综合征
长期使用肾上腺皮质激素、抗生素、免疫抑制剂	食管念珠菌病
洛沙平、依那普利	肠梗阻
噻嗪类药物、呋塞米、四环素类、雌激素类、糖皮质激素、门冬酰胺酶	胰腺炎

（六）药源性血液系统疾病

药源性血液系统疾病约占药源性疾病的 10%，某些药源性血液系统疾病病情严重，死亡率高。其特点是：一种药物可引起不同的血液系统疾病；同一种血液系统疾病可由不同的药物引起；药物之间存在交叉反应。药源性血液系统疾病的主要表现为粒细胞减少症、血小板减少症、溶血性贫血、再生障碍性贫血等，其中再生障碍性贫血死亡率最高。如保泰松引起的再生障碍性贫血、奎尼丁引起的血小板减少症等均属药源性血液系统疾病。药源性血液系统疾病不同的临床表现有不同的发生机制，如药物引起再生障碍性贫血的主要机制为造血干细胞衰竭、造血微循环缺陷、免疫机制等；药物引起血小板减少症的主要发生机制为骨髓再生不良、直接破坏血小板、免疫性血小板减少等。可引起药源性血液系统疾病的药物见表 7-7。

表7-7　可引起药源性血液系统疾病的药物

可引起的药物	临床症状
氯霉素、羟布宗、保泰松、吲哚美辛、氨基比林、阿司匹林、对乙酰氨基酚、氮芥、环磷酰胺、白消安、甲氨蝶呤、阿糖胞苷、多柔比星、羟基脲、氯喹、甲氟喹、米帕林、苯妥英钠、甲硫氧嘧啶、丙硫氧嘧啶、磺胺类、降血糖药、金制剂、青霉胺	再生障碍性贫血
地西泮、吩噻嗪类药物、保泰松、羟布宗、吲哚美辛、阿司匹林、对氨水杨酸、甲巯咪唑、甲硫氧嘧啶、丙硫氧嘧啶、氨基比林、磺胺类、氯霉素、苯妥英钠、异烟肼、奎尼丁、西咪替丁、苯海拉明、氯氮平	粒细胞减少症
利托菌素、奎尼丁、奎宁、吲哚美辛、阿司匹林、氢氯噻嗪、地高辛、非那西丁、硝酸甘油、甲基多巴、先锋霉素、红霉素、磺胺类、利福平、环磷酰胺、白消安、甲氨蝶呤、阿糖胞苷、长春新碱、安替比林、氨基比林、呋塞米、氯苯那敏、氯贝丁酯	血小板减少症
青霉素、头孢菌素类、奎尼丁、甲基多巴、睇波芬、伯氨喹、阿司匹林、呋喃妥因、保泰松、吲哚美辛、苯妥英钠、氯丙嗪、胰岛素、磺胺类	溶血性贫血
苯丙氨酸、苯丁酸氮芥、环磷酰胺、塞替派、丙卡巴肼、亚硝基脲、柔红霉素、多柔比星、博来霉素、长春新碱、甲氨蝶呤、氟尿嘧啶、乙双吗啉、乙亚胺、解热镇痛药、苯妥英钠、西咪替丁、酒石酸锑钾	白血病

（七）药源性心血管系统疾病

某些药物能改变心脏、血管的结构或功能，引起药源性心血管系统疾病。如地高辛引起心律失常、硫酸鱼精蛋白引起肺动脉高压等均属药源性心血管系统疾病。药源性心血管系统疾病的主要表现为心律失常、心力衰竭、高血压、肺动脉高压、阿 - 斯综合征等。目前，多数药源性心血管系统疾病的发生机制尚不清楚。可引起药源性心血管系统疾病的药物见表 7-8。

表 7-8　可引起药源性心血管系统疾病的药物

可引起的药物	临床症状
强心苷、胺碘酮、普鲁卡因胺、钾盐、肾上腺素、新斯的明、肼屈嗪、麻黄碱、多巴胺、去氧肾上腺素、苯丙胺、酚妥拉明、异丙肾上腺素、双氢奎尼丁	心律失常
贝伐珠单抗、波生坦	心力衰竭
交感神经兴奋药、抗抑郁药、肾上腺皮质激素、非甾体抗炎药、口服避孕药	高血压
硫酸鱼精蛋白、芬氟拉明、靛玉红	肺动脉高压
洋地黄类、新斯的明、奎尼丁、维拉帕米、毛果芸香碱、普鲁卡因胺、利多卡因、罂粟碱、依米丁、氯喹	阿-斯综合征
奎尼丁、利多卡因、美西律、恩卡尼、氟卡尼、胺碘酮、阿普林定、溴苄铵、洋地黄类、硝苯地平、异丙肾上腺素、氯丙嗪、异丙嗪、阿米替林	尖端扭转型室性心动过速
氨氯地平、硝苯地平、阿普替酶（重组人组织型纤溶酶原激活物）	心肌缺血
双贝特、伏立康唑	血栓栓塞性疾病
柔红霉素、多柔比星	心肌病变

（八）药源性呼吸系统疾病

临床上药源性呼吸系统疾病较少见，但一般病情严重，甚至导致死亡。研究显示，住院患者中药物引起的呼吸系统不良反应约占药物不良反应的 3%，在危及生命的严重药物不良反应中，药物引起的严重呼吸系统不良反应约占 12%。如阿司匹林引起的支气管收缩、呋喃妥因引起的肺纤维化均属药源性呼吸系统疾病。药源性呼吸系统疾病和患者患有的呼吸系统疾病的症状相似，很难区分。药源性呼吸系统疾病的主要表现为呼吸抑制、支气管哮喘、间质性肺炎和肺纤维化、肺水肿、肺嗜酸性粒细胞浸润等。药源性呼吸系统疾病不同的临床表现有不同的发生机制，也很复杂。如间质性肺炎和肺纤维化的主要发生机制为过敏反应、直接毒性反应等，肺水肿的主要发生机制为变态反应。可引起药源性呼吸系统疾病的药物见表 7-9。

表7-9　可引起药源性呼吸系统疾病的药物

可引起的药物	临床症状
巴比妥类、氯丙嗪、地西泮、硝西泮、吗啡、哌替啶、芬太尼、可待因、美沙酮、氨基糖苷类抗生素、多黏菌素、杆菌肽	呼吸抑制
青霉素、四环素类、红霉素、氨基糖苷类抗生素、磺胺类、局部麻醉药、维生素K、抗血清、阿司匹林、吲哚美辛、保泰松、氨基比林、普萘洛尔	支气管哮喘
胺碘酮、金制剂、博来霉素、环磷酰胺、厄洛替尼、呋喃妥因、甲氨蝶呤、白消安、青霉胺、柳氮磺吡啶、丙卡巴肼、硫唑嘌呤、丝裂霉素、异烟肼、普鲁卡因胺、对氨水杨酸、苯妥英钠、美沙酮、氯磺丙脲、肼屈嗪	间质性肺炎和肺纤维化
丙泊酚、多西他赛、伏立康唑、布洛芬、海洛因、氟哌啶醇、特布他林、纳洛酮、可待因、美沙酮、保泰松、甲氨蝶呤、氮芥、氢氯噻嗪	肺水肿
呋喃妥因、对氨水杨酸、青霉素、甲氨蝶呤、异烟肼、丙米嗪、阿司匹林、色甘酸钠、硫唑嘌呤、磺胺类、丙米嗪、呋喃唑酮、氯磺丙脲、氢氯噻嗪、液状石蜡	肺嗜酸性粒细胞浸润
异烟肼、乙琥胺、土霉素、四环素、丙硫氧嘧啶、卡马西平、苯妥英钠、肼屈嗪、利血平、甲基多巴、氯丙嗪、保泰松、青霉素类、美沙酮	红斑狼疮样肺部病变
孕二烯酮、去氧孕烯、曲吡那敏、西咪替丁	肺血管栓塞
抗肿瘤药物、糖皮质激素、利福平	肺部感染

（九）药源性内分泌系统疾病

多种药物能干扰内分泌腺体激素的合成和释放，引起药源性内分泌系统疾病。如长期应用胺碘酮引起的甲状腺毒症、泼尼松引起的醛固酮增多症等均属药源性内分泌系统疾病。常见的药源性内分泌系统疾病有：药源性甲状腺疾病；药源性肾上腺功能障碍；药源性性腺功能障碍等。药源性内分泌系统疾病的发生机制复杂。可引起药源性内分泌系统疾病的药物见表 7-10。

表7-10　可引起药源性内分泌系统疾病的药物

可引起的药物	临床症状
胺碘酮、锂盐、干扰素α、造影剂	甲状腺功能减退
胺碘酮、同化激素、卡马西平、造影剂	甲状腺功能检测异常
泼尼松、氢化可的松、倍氯米松	库欣综合征
长期应用肾上腺皮质激素、氨鲁米特、酮康唑	肾上腺功能减退
糖皮质激素、酮康唑、达那唑	性激素分泌紊乱

续表

可引起的药物	临床症状
氯米芬、雌激素、螺内酯、西咪替丁、环丙特龙、酮康唑、钙通道阻滞药、异烟肼	男性乳房增生症
利血平、甲基多巴、维拉帕米、氟哌啶醇、氯丙嗪、阿米替林、西咪替丁、雷尼替丁、吗啡、美沙酮、苯二氮䓬类、雌激素	高催乳素血症
肾上腺皮质激素、利尿药、抗癫痫药、二氮嗪、雌激素、氯氮平、可乐定、阿司匹林	高血糖症
降血糖药、普萘洛尔、单胺氧化酶抑制剂、加替沙星	低血糖症

（十）药源性三致作用

1．致畸作用　药物作用于妊娠母体可致胎儿畸形，产生致畸作用。一般认为药物致畸作用主要发生在器官形成期的妊娠前 3 个月，实际上在整个妊娠期，胎儿的生长发育均可能受药物的影响。临床应用的某些药物有致畸作用，如沙利度胺、己烯雌酚、苯妥英钠、甲苯磺丁脲、氯磺丁脲、碳酸锂、丙米嗪、血管紧张素转化酶抑制剂、氨基糖苷类抗生素、喹诺酮类、某些糖皮质激素等。

2．致癌作用　某些药物可引起癌症，产生致癌作用。药物致癌作用的潜伏期为数月至数年，可发生在用药者本人，也可发生在用药者子代。临床应用的某些药物有致癌作用，如环磷酰胺、己烯雌酚、美法仑、雌激素、丙卡巴肼、多柔比星、抗代谢药物、灰黄霉素、硝基呋喃类、保泰松等。

3．致突变作用　某些药物能使基因、染色体的结构或数目发生改变，产生致突变作用。如果这种突变是永久性的，就可通过细胞分裂的方式传给子代细胞，使子代细胞获得新的遗传特性。生殖细胞受到药物致突变作用的影响就可能引起胎儿畸形或死胎。临床应用的某些药物是致畸物，如抗癌药物、阿司匹林、氯丙嗪、奋乃静、绒促性素等。

二、药源性疾病的诊断和处理原则

1．药源性疾病的诊断　药源性疾病应以预防为主，最大限度地减少其发生，一旦发生需准确诊断、及时处理。药源性疾病很难诊断，其原因有：①药源性疾病的继发性；②药源性疾病的非特异性；③临床用药的多样性。药源性疾病的诊断方法有：①追溯病史和用药史；②确定用药时间和（或）用药剂量与临床症状发生的关系；③询问家族史和过敏史；④排除药物以外的因素；⑤进行必要的实验室检查和相关的试验；⑥进行流行病学调查。

2．药源性疾病的处理原则　①及时停药。多数患者停药后药源性疾病可自愈或停止发展。如果不能确定合用的几种药物中哪一种是致病药物，可结合临床具体情况逐个停用或改用他药。在特殊情况下，尽管致病药物已确定，但因临床治疗需要不能停用时，可权衡利弊，进行正确选择。②应用拮抗剂。选用拮抗剂抑制致病药物的药理活性，达到治疗药源性疾病的目的。③加强致病药物的排泄，抑制其吸收。临床可采用利尿、导泻、洗胃、吸附、血液透析等方式加速致病药物的排泄，减少或延缓其吸收。④药源性过敏性休克需及时治疗，就地抢救。过敏性休克患者应立即采取平卧、抬高下肢、吸氧、保暖等措施。肾上腺素是治疗过敏性休克的首选药物。对心搏、呼吸骤停患者应立即施行心肺复苏抢救治疗。⑤药源性过敏，可用抗组胺药物治疗。⑥对症治疗。如药源性恶心、呕吐等消化道反应可用止吐剂治疗，药源性发热可用解热镇痛药治疗等。⑦治疗药源性脏器损害。药源性脏器损害的治疗与其他原因引起的相应脏器损害的治疗方法相同。

思考题

1．名词解释：不良反应；药源性疾病。
2．简述药物不良反应的类型。
3．简述 A 型不良反应的发生机制。
4．简述药源性疾病的分类。
5．简述药源性疾病的处理原则。

（杜智敏）

第八章 药物滥用与药物依赖性

第一节 概 述

一、药物滥用

药物滥用（drug abuse）是指反复、大量地使用具有依赖性特性或依赖性潜力的药物，这种用药与公认的医疗需要无关，属于非医疗目的用药。用药目的是为体验使用该类物质产生的特殊精神效应，具有无节制反复用药的特征，其必然导致药物依赖性，并造成对用药个人精神和身体的损害，进而酿成对社会的严重危害。这里指的药物滥用与药物的不合理使用，例如"滥用抗生素"中的"滥用"的概念截然不同。后者指临床治疗过程中因用药适应证选择不当或无明确适应证、剂量过大或疗程过长或配伍不合理等药物误用行为，所用药物不能达到治疗疾病的效果或无益于原发疾病的治疗，反而可能出现一些药物不良反应。因此不合理用药与本章所述药物滥用在用药目的、意义及其产生的后果诸方面完全不同，应予区别。

二、药物依赖性

药物依赖性（drug dependence）又称药物成瘾性（drug addiction），是由药物与机体相互作用所造成的一种精神状态，有时也包括身体状态，表现出一种强迫性或定期使用某种药物的行为和其他反应，目的是体验它的精神效应，或是为了避免由于断药所引起的不舒适；可以发生或不发生耐受性；同一个人可以对一种以上药物产生依赖性。

1. 对药物产生心理依赖 即依赖者具有持续地或周期地渴望体验该药物的心理效应，这种愿望可以压倒一切。为了得到药物，会不择手段行事。所有能产生依赖的药物均有心理依赖性。

2. 对药物产生生理依赖 依赖者必须继续用药方能避免戒药后的戒断症状。各人的戒断症状轻重不一，包括各种不适感和躯体症状。不适感常与心理依赖的要求相重叠，而躯体症状是有生理基础的，可以非常严重，甚至引起死亡。但部分能产生依赖的药并没有躯体依赖性。

3. 对药物可以发生程度不等的耐受性 剂量往往越用越大。但有的药物耐受性不明显。

4. 对药物依赖的种类 药物依赖者可以依赖一种药物或同时依赖多种药物，也可以合并烟酒依赖。

（一）生理依赖性

生理依赖性（physical dependence）亦称身体依赖性（physiological dependence），是指药物滥用所造成的一种特殊身体状态。在这种身体状态下，如突然停药，用药者会相继发生严重的精神和身体症状，使用药者感到异常痛苦，甚至可能危及生命，此即药物戒断症状。在出现戒断综合征的同时，都伴有渴求再次用药的心理体验和觅药行为。生理依赖性的主要表现为戒断症状和耐受性。

（二）精神依赖性

精神依赖性（psychic dependence）又称心理依赖性（psychological dependence），是药物

对中枢神经系统作用所产生的一种特殊精神效应。滥用药物者产生特殊精神感受如愉悦、幻觉和满足感。为体验或追求这种虚幻的欣快情绪和精神感受，不顾一切地寻觅和使用，重复体验和享受"欣快感"，并且在精神上驱使该用药者产生周期性地或连续地用药的欲望和强迫性用药行为，以便获得满足或避免不适感。与生理依赖性不同，精神依赖性一旦产生即很难祛除。一般精神依赖性先于生理依赖性发生。药物依赖性的发生，导致药物滥用者的意志衰退和人格缺陷。

三、药物耐受性

药物耐受性（drug tolerance）指机体对药物反应的一种适应性状态和结果。在反复使用某种药物时，机体对该药物的反应性逐渐减弱，该药原用药剂量的效应明显减弱，为达到与原来相等的反应和药效，就必须增加用药剂量方可获得原用药剂量的相同效应，这种递增剂量以维持药效的现象，称为药物耐受性。

产生药物耐受性的人体，对药物不同作用的耐受程度并非完全相同。人体对有些作用可能迅速产生耐受性，而另外一些作用的耐受性的产生则较迟缓。

人体的药物耐受性具有可逆性，即停止用药后，机体对该药的耐受性可逐渐消失，对药物的反应性可恢复到用药初期的程度。故药物滥用者经相对长时间停用药物后，若再度滥用，并使用停药前相同的大剂量，则可导致急性中毒。人体的药物耐受性亦可能呈现交叉耐受性特征，即人体对某药产生耐受性后，亦可能表现出对其他化学结构类似或作用机制类似的同类药物敏感性降低。

第二节　致依赖性药物的分类及特征

一、致依赖性药物的分类

具有依赖性作用的药物，有的原属于医用药物，有的属于社会消遣物质，有的则是实验室活性化合物。为加强对致依赖性药物的国际管制，联合国于 1961 年制定并通过《1961 年麻醉品单一公约》，规定致依赖性作用很强的阿片类、可卡因类和大麻类药品按麻醉品公约管制。此公约所指麻醉品与药理学上具有全身麻醉作用的乙醚、氟烷、硫喷妥钠和具局部麻醉作用的普鲁卡因、利多卡因不同，特指上述在人群中造成滥用的毒品。1971 年，联合国进一步制定并通过《1971 年精神药品公约》，规定苯丙胺类中枢兴奋药、镇静催眠药及致幻药纳入精神药品管制范畴。上述两个国际公约明确将致依赖性药品分为麻醉药品和精神药品两大类，这对加强致依赖性药品的国际管制起着积极作用。世界卫生组织根据上述两个公约的规定，将尚未列入国际管制的精神活性物质如酒、烟草及挥发性溶剂纳入依赖性药物范畴，对致依赖性药物分为中枢神经抑制药（包括苯二氮䓬类、巴比妥类、乙醇等）、烟碱和烟草、阿片类、精神兴奋药（苯丙胺类和可卡因）、大麻类、致幻药类及挥发性化合物七类。

（一）麻醉药品

麻醉药品（narcotic drugs）指连续使用后易产生生理依赖性、能成瘾癖的药物。

1. 阿片类　包括天然来源的阿片（opium）及从阿片中提取的有效成分，如吗啡（Morphine）、可待因（Codeine），也包括人工合成或半合成的化合物如海洛因（Heroin）、哌替啶（Pethidine）、美沙酮（Methadone）、芬太尼（Fentanyl）、曲马多（Tramadol）等。

2. 可卡因类　可卡因（Cocaine）、古柯叶（Coca Leaf）、克赖克（crack）。

3. 大麻类　被广泛滥用的品种是印度大麻。

（二）精神药品

精神药品（psychotropic substances）指主要作用于中枢神经系统，引起兴奋或抑制，反复应用可产生精神依赖性的药物。

1．镇静催眠药（sedative-hypnotics）和抗焦虑药（antianxiety drugs）　如巴比妥类（barbiturates）、苯二氮䓬类（benzodiazepines）等。

2．中枢兴奋药（central stimulants）　如苯丙胺（Amfetamine）、去氧麻黄碱（Metamfetamine，即冰毒）、亚甲二氧基甲基苯丙胺（俗称摇头丸，MDMA）、咖啡因（Caffeine）等。

3．致幻药（psychotomimetic drug）　如麦角酸二乙酰胺、氯胺酮（Ketamine，KAN）等。

（三）其他

包括烟草（tabacco）、酒精（alcohol）、挥发性有机溶剂（volatile organic solvents）等。

二、致依赖性药物的特征

（一）阿片类

阿片受体分布广泛，但在神经系统的分布并不均匀，脊髓罗氏胶质区、丘脑内侧、脑室及导水管周围灰质、边缘系统及蓝斑核为受体密度较高部位；中脑盖前核、延脑的孤束核、脑干极后区、迷走神经背核等均有阿片受体分布。其中脑内、丘脑内侧、脑室及导水管周围灰质与痛觉的整合及感受有关；边缘系统及蓝斑核涉及情绪及精神活动。阿片受体和内源性阿片肽共同组成了机体的抗痛系统。痛觉刺激使脊髓痛觉初级传入神经纤维末梢释放兴奋性递质P物质，递质与突触后膜受体结合后，将痛觉传入脑内，引起疼痛。阿片类药物可以抑制痛觉在中枢神经系统内的传导，达到镇痛作用。这类药物有多种，当前临床常见的有吗啡、芬太尼、哌替啶、可待因等。弱阿片类药有可待因、右丙氧芬、羟考酮等。这类药物镇痛效果明显，但停药后易出现依赖性和戒断现象。阿片类药物的依赖性具有耐受性、精神依赖性和生理依赖性三方面的明显特征。产生依赖性后，一旦中断用药会出现严重的戒断症状。戒断症状一般在最后一次服药后几小时内（约6h）即开始出现，24～48h内达到高峰。表现为兴奋、失眠、流泪、流涕、出汗、震颤、呕吐、腹泻，甚至虚脱、意识丧失等。依赖性出现的时间、高峰强度和体征及症状的持续时间均随所用特定药物的不同而异；精神症状表现为情绪低落、消沉、易激惹；性格变化极为严重；自私、说谎、不关心他人，对社会失去责任感；记忆力下降，注意力难以集中。身体症状表现为一般营养状况差、食欲缺乏、多汗、便秘、体重下降、皮肤干燥、性欲减退。

（二）中枢神经抑制药

中枢神经抑制药包括巴比妥类、苯二氮䓬类、水合氯醛等。巴比妥类和苯二氮䓬类药物是临床常用的镇静催眠药，药物可与调节离子通道的γ-氨基丁酸受体结合，分别通过延长氯通道开放时间和频率产生镇静催眠作用。该类药物有严重耐受性、生理依赖性及精神依赖性。苯二氮䓬类中毒症状较轻。巴比妥类的抗焦虑和催眠作用渐被苯二氮䓬类代替，苯二氮䓬类改变睡眠时相少，产生生理性睡眠，停药后无反跳现象，是较好的镇静催眠药。巴比妥类引起的睡眠时相与生理性睡眠改变较多，耐受性及依赖性均较苯二氮䓬类严重，安全性又较小。水合氯醛的睡眠时相比较接近生理性睡眠。本类药物长期应用均有成瘾性。在对其潜在依赖性失去警惕的情况下，长期应用并逐步增量和增加用药次数，即可进入依赖状态。如苯二氮䓬类药物连续应用4个月以上，即可出现显著的药物依赖性。苯二氮䓬类药物依赖性表现为滥用者用药后感受欣快并有对用药的渴求。于停药后36h左右出现戒断综合征，表现为焦虑、烦躁、头痛、心悸、失眠或多梦、低血压、肌肉震颤，甚至惊厥，严重者可能导致死亡。巴比妥类的戒断综合征与此类似，一般于停药后12～24h出现，且症状更为严重。

（三）大麻

被广泛滥用的大麻品种是印度大麻。其制品中的主要活性成分是四氢大麻酚

（Tetrahydrocannabinol）。印度大麻叶、花瓣或将其加入烟叶制成的烟卷也是在人群中造成滥用的重要毒品。

　　使用大麻后可产生松弛、舒适的感觉，也损害了认知功能和做精细动作的能力，过量可引起恐惧、精神异常等。大麻的戒断症状为不安、易激动、失眠。长期使用大麻会损害记忆力。

　　大麻显著影响人的精神活动。一般剂量（相当于四氢大麻酚 20mg）即可产生欣快感，短程记忆受损，视、听、触或味觉增敏，出现自感时间流逝迟缓的异常时间感，无端发笑，情绪反常。加大剂量可引发幻觉与妄想、思维紊乱、焦虑不安，并可促使精神分裂症的复发。滥用者长期大量应用，表现为情绪淡漠、表情呆滞、记忆障碍、精神不能集中、思维联想障碍，甚至形成偏执意念。同时伴有心率加快、血压增高等心血管功能的改变。大麻滥用者对大麻制剂产生耐受性，出现较快，消失亦快。一般于停药后 10h 出现，可表现为情绪烦躁、食欲缺乏、失眠多梦，甚至畏寒震颤，经 4 ~ 5 天逐渐消除。

（四）可卡因

　　可卡因系古柯碱树叶中的活性成分，曾作为局部麻醉药用于临床。本品对中枢神经系统有明显兴奋作用，具有较强的滥用潜力。

　　可卡因引起中枢神经系统兴奋，使皮质和脑干兴奋，使精神活动和思维能力增强，减轻疲劳感，但并不能增加肌张力，有欣快感，同时有一定的局部麻醉作用，能阻断感觉神经对冲动的产生和传导，使痛觉消失。另外，可兴奋呼吸系统和心血管系统，使心率加快、收缩压升高。滥用者在吸食可卡因后，产生欣快感并觉体力超人，进而出现幻觉、妄想等精神障碍，甚至失去自我控制能力。本品的精神依赖性潜力强，滥用者渴求用药，仅有轻微的耐受性和生理依赖性，长期大量滥用者亦有生理依赖性，停药后出现轻度的戒断综合征，如疲乏思睡、精神抑郁、心动过缓等症状。

（五）苯丙胺类兴奋药

　　苯丙胺类包括苯丙胺、去氧麻黄碱、亚甲二氧基甲基苯丙胺。苯丙胺类的滥用方式主要为口服、鼻吸和注射。

　　苯丙胺为中枢兴奋剂，曾用于治疗肥胖症，但同时也产生了严重的不良反应和依赖性。其依赖性特点是有很强的精神依赖性，而生理依赖性较轻。苯丙胺可导致精神兴奋、疲劳消除、情绪提高、活动过度、情感冲动、欣快、偏执、妄想、自我约束力低下、产生幻觉、性欲亢进。停药时戒断症状较轻，主要表现为抑郁、行动缓慢、刻板动作、疲乏无力、嗜睡或者多梦、饥饿感和再次使用兴奋剂的渴求。去氧麻黄碱和亚甲二氧基甲基苯丙胺的滥用最广，通常经口摄入，具很强的中枢神经兴奋作用，欣快效应甚强。长期使用，可引起睡眠障碍、抑郁、焦虑、易冲动、记忆力受损，该现象至少会延续至断药后 6 个月甚至更长时间。

（六）致幻药

　　致幻药是使人们对现实真实性产生各种奇异虚幻感知的精神活性物质，其中被广为滥用的是氯胺酮，具有分离麻醉作用。临床常用于小儿外科手术的基础麻醉，如小儿灼伤。研究表明，氯胺酮可抑制丘脑 - 新皮质系统，选择性地阻断痛觉，故具有镇痛的药理学作用；另一方面，氯胺酮对大脑边缘系统具有兴奋作用，由此造成氯胺酮的一些作用特点，即意识与感觉的分离状态，这是造成氯胺酮滥用的毒理学基础。氯胺酮的吸食方式为鼻吸或溶于饮料后饮用，亦可肌内注射或静脉注射，常在青年人集体聚会时滥用。滥用氯胺酮后主要导致精神神经中毒反应、幻觉和精神分裂症状，表现为讲话含糊不清、头昏、精神错乱、过度兴奋、幻视、幻听、运动功能障碍、抑郁以及在药物作用下出现怪异和危险行为。吸食过量或长期吸食，可以对心、肺、神经造成致命损伤。有滥用者把氯胺酮与海洛因、大麻等毒品一起使用，导致毒品间相互作用并由此产生较各自单独使用更为严重的中毒反应，甚至死亡。

第三节　药物滥用的危害

目前，药物滥用及由其所导致的药物依赖性对患者自身、家庭、社会所造成的严重危害，已成为世界各国广泛关注的重大社会问题。

一、对个人的危害

（一）药物滥用者身心受影响

药物滥用者容易出现自行使用药物的各种毒性反应。例如，滥用阿片类者常出现恶心、呕吐、便秘甚至呼吸困难等不良反应。长期滥用苯丙胺，易发生中毒性精神病。药物滥用者一旦出现生理依赖性，停药则出现药物戒断综合征，将导致药物滥用者处于更痛苦的状态中，智力减退、判断力降低、工作效率下降、丧失责任感。

（二）过量滥用药物，常致中毒死亡

药物滥用造成急性中毒的死亡率较高。导致急性中毒的原因有三：一是吸毒者经非法途径获取的毒品存在质量差异，无法掌握吸食量，易出现过量吸食，造成急性中毒；二是药物滥用者被迫停药一段时间，再次吸食原剂量毒品，因耐受性已降低，故出现急性中毒；三是滥用者易出现精神抑郁过度，过量服药，蓄意自杀。

妊娠期妇女滥用药物不仅危害自身健康，而且累及胎儿。如经常吸食阿片类药品，胎儿易产生药物依赖性。婴儿一旦出生，可因为严重戒断症状而死亡。

（三）降低身体免疫力，引发各种感染

药物滥用者免疫功能受损、抵抗力降低，极易并发各种感染性疾病，如局部脓肿、急慢性传染性肝炎、败血症及心内膜炎等，尤其容易并发结核病和艾滋病。

吸毒者静脉注射毒品时，共用受污染的注射器，造成交叉感染，成为艾滋病等感染性疾病传播的主要途径之一。

二、对社会的危害

（一）药物滥用破坏家庭正常生活

药物滥用者丧失了对家庭的责任和义务，对儿女、亲人漠不关心。易造成夫妻感情破裂、青少年在成长过程中出现心理阴影。购买毒品需大肆挥霍钱财，家庭陷入经济困难，家庭暴力时有发生，甚至酿成妻离子散、家破人亡的悲剧。

（二）药物滥用诱发犯罪行为

药物滥用者为获取毒品或钱财，惯用诈骗、抢劫甚至卖淫等各种违法犯罪行为。不法分子往往结成犯罪团伙，进行贩运、走私毒品，严重危害社会治安。此外，包括一些急、慢性酒精中毒患者在内的药物依赖性患者，常因为意识模糊、警觉性下降、肌肉运动不协调，导致各类交通事故的发生以及过失性犯罪。

（三）药物滥用耗竭社会经济，阻碍社会发展

药物滥用一旦扩大为群体现象，将严重破坏社会生产力，造成社会财富的大量损失，并且直接消耗巨额资产。同时，社会为打击制造、贩卖毒品等违法犯罪行为，开展戒毒及禁毒工作，必然消耗大量人力、物力、财力。吸毒造成社会道德缺失、社会风气败坏，阻碍社会的进步与发展。

第四节　药物滥用的管制与防治

近年来，药物滥用的全球性蔓延，严重危害了社会的安全与稳定，成为影响人类社会发展

的重大问题。我国药物滥用的品种发生了较大变化。多数药物滥用者呈现多药滥用。滥用药物除海洛因外，还有阿片类、非阿片类等。去氧麻黄碱、氯胺酮等滥用呈现上升趋势。尤其新型毒品的蔓延，青少年涉毒人数不断增多，对我国精神活性药物的管制提出了新的要求。

我国政府一直十分重视对精神活性药物的管制、对药物滥用的防治，并积极参与药物滥用管制的国际协调行动，为遏制全球药物滥用的蔓延作出了重要贡献。

一、国际药物滥用管制战略

国际社会在联合国主持下分别制定《1961 年麻醉品单一公约》《1971 年精神药品公约》《联合国禁止非法贩运麻醉药品和精神药物公约》。这些公约在国际药物滥用的管制中起到了重要的指导作用。1981 年，为管制全球范围内的药物滥用，联合国通过了关于"国际药物滥用管制战略"的决议，提出以下战略措施：①改进药品管制系统；②在合理用药目标下，使麻醉药品与精神药品的供需达到平衡；③断绝非法来源的药物供应；④减少药物的非法贩运；⑤减少对非法药品的需求，防止不恰当地或非法应用合法药品；⑥使药品滥用者得到治疗和康复，并重返社会。

二、我国药物滥用管制制度

20 世纪 80 年代，我国先后制定了《麻醉药品管理办法》和《精神药品管理办法》，2005年 11 月施行《麻醉药品和精神药品管理条例》。这些法规的实施，为加强我国精神活性药品管理，保证其安全、合法使用，防止流入非法渠道作出了明确的规定，也使我国药物滥用的管制进入法制化。

20 世纪 90 年代初，我国成立国家禁毒委员会，统一负责全国的禁毒事务，加强对贩毒、吸毒的管理，协调有关毒品的重大问题，遏制毒品的蔓延。

自觉抵制毒品，是防止药物滥用的基础。我国政府对群众进行广泛的宣传教育，以期使群众充分认识到药物滥用的危害。

近年来，国家有计划地在各省区市建立戒毒医疗中心，帮助吸毒者摆脱毒品困扰，逐步恢复健康。开展药物滥用流行病学调查监测工作，了解药物滥用的流行趋势、特征、动态变化等。

三、药物依赖性的治疗

药物依赖性患者的治疗，首先应根据患者滥用药物的种类及其所呈现的特殊临床表现，进行个体化的脱毒（detoxification）治疗，使患者逐步从药物的毒性中摆脱出来，尽量减少戒断症状。脱毒过程中患者应完全脱离原来的生活环境，停止使用致依赖性的药物，同时使用依赖性较低、作用时间较长的同类药物进行替代治疗。如海洛因依赖者采用美沙酮替代海洛因，巴比妥类依赖者用苯巴比妥类代替。从而逐渐消除患者的药物戒断症状。进而，对患者进行有效的康复治疗，使他们能作为正常人重新融入社会。

当前，阿片类药物的依赖性依然是药物滥用最亟待解决的问题，本节重点讨论阿片类药物脱毒药物的临床应用。

（一）美沙酮替代治疗

美沙酮是合成麻醉性镇痛药，为阿片 μ 受体激动剂，具有吗啡样药理作用。与吗啡相比，具有口服吸收好、作用时间较长、不易产生耐受性、药物依赖性低等特点，是目前海洛因等阿片类药物依赖患者替代治疗的主要药物。

美沙酮首次给药剂量为 20mg，用以确定戒断症状被控制的程度。若所用的剂量无明显作用，可视具体情况追加美沙酮的用量。重度海洛因依赖者美沙酮替代量一般是 30 ～ 40mg/d，轻、中度患者用量为 10～20mg/d。此后，美沙酮的剂量按照递减方案减少，一般先快后慢，时间在 3 周到 1 个月内。继而进行康复治疗。

应当说明，美沙酮替代治疗只能使戒断症状相对减轻，脱毒治疗过程中必然会出现一些戒断症状，这时可应用心理治疗或者对症处理，并且按计划递减替代药物，一般不需要临时加用美沙酮或者其他麻醉药品。

（二）可乐定治疗

可乐定为肾上腺素 α_2 受体激动药，能够有效抑制中枢神经系统蓝斑核神经元肾上腺素能神经冲动的传出，并抑制交感神经节前纤维活动。阿片类药物依赖的患者，中枢神经系统蓝斑核受抑制，一旦停药，蓝斑核神经元高度兴奋，促使自主神经系统发生功能紊乱，患者出现恶心、呕吐、肌肉痉挛、流汗、心动过速、血压升高等临床症状。可乐定通过抑制停药期间蓝斑核电活动，有效控制戒断症状。

可乐定用于替代治疗的剂量一般高于其抗高血压的剂量。治疗开始时，可乐定的剂量为成人每次 0.1mg，每日 3 次，随后剂量增加至每日 1.5mg 以下，以期无严重副作用发生，从而有效控制戒断症状。患者在治疗剂量下治疗 1 周后，可乐定的剂量可在随后 1 周内递减直至停药。

脱毒治疗时，药物的剂量和维持期应根据患者的具体情况进行个体化给药，既要尽量减少患者戒断症状的发生，又要同时使药物的不良反应降到最低。脱毒治疗只能基本消除患者的生理依赖性，因此，患者完成脱毒治疗后，务必进行康复治疗，以恢复正常的人格，树立回归社会的信心，学会应对生活中的困难，更好地融入社会。

思考题

1. 药物依赖性有哪些特征？
2. 药物滥用的危害有哪些？
3. 阿片类的急性中毒症状有哪些？

（戚汉平　范　凯）

第九章 药物相互作用

第一节 概 述

一、定义

1．联合用药（drug combination） 是指同时或相继使用两种或两种以上的药物。

临床常采用联合用药来达到提高疗效、减少毒副作用和延缓耐药性或耐受性产生的目的。但如果不充分了解药物之间相互作用的规律及后果而不当地联合用药，不仅不能提高疗效，反而可能引起单用一种药物所没有的各种药物不良反应，而且其发生率可随用药种数的增加而增加。因此，尽量避免联合用药中不良反应的发生，对于取得预期的治疗效果十分重要。

2．药物相互作用（drug interaction） 是指某药物的作用由于其他药物、化学物质、食物的存在而受到影响，使该药作用大小、作用性质、作用持续时间发生变化或产生药物不良反应。

药物相互作用对包括药效发生变化的目标药（object drug）和引起变化的相互作用药（interacting drug）。一种药物在某一组相互作用对中是目标药（如西咪替丁使苯妥英钠浓度升高），而在另一组相互作用对中是相互作用药（如苯妥英钠使双香豆素作用降低），或者互为目标药和相互作用药（如氯霉素和苯妥英钠），有时可能无法区分。

二、类型

（一）按发生机制
1．体外药物相互作用 发生于体外的药剂学方面的相互作用。包括配伍禁忌（incompatibility）和生物利用度（bioavailability）的改变。

2．体内药物相互作用 发生在机体内的药动学和药效学方面的相互作用。包括药动学的相互作用和药效学的相互作用。

（二）按严重程度
药物相互作用按严重程度可分为轻度（影响不大，不改变治疗方案）、中度（有确切不良后果，密切观察下使用）、重度（有严重毒性反应，需改变剂量、药物、用药方案）。

（三）按发生概率
药物相互作用按发生概率可分为肯定、很可能、可能、可疑、不可能的相互作用。

（四）按发生时间
药物相互作用按发生时间可分为立即、迟缓的相互作用。

第二节 体外药物相互作用

一、配伍禁忌

主要发生在液体剂型，指合用的药物发生直接的物理或化学反应，导致药物作用改变，常表现为容器中出现沉淀、药物在体外被氧化分解等。

1. 沉淀、结晶 在临床上，加几种药物到输液中时，药物之间可能发生相互作用。如加入酸性药与碱性药可发生沉淀；溶液 pH 值改变，可使药物结晶析出（磺胺嘧啶在 10% 葡萄糖液中易结晶），这种结晶从静脉进入微循环可能造成栓塞。

2. 失效 氨基酸液中不能加任何药物；肝素遇鱼精蛋白失活；葡萄糖液中不能加入的药物有：氨茶碱、可溶的巴比妥类、维生素 B_{12}、红霉素、氢化可的松、卡那霉素、新生霉素、可溶的磺胺、华法林；生理盐水中不能加：两性霉素 B；林格液（复方氯化钠注射液）中不能加入：促皮质素、两性霉素 B、间羟胺、去甲肾上腺素、四环素等。

二、生物利用度改变

主要发生在固体剂型，由于赋形剂改变，使药物生物利用度改变。这使同一品种、同一剂量的固体药物由于生产批号或生产厂家的不同，其生物利用度有可能不同。

第三节 体内药物相互作用

一、药动学的相互作用

药动学包括吸收、分布、代谢和排泄过程，在这四个环节均可发生相互作用，其后果可能影响血药浓度或靶组织浓度（量的变化），从而出现药效改变或毒性反应。

（一）吸收

给药部位的相互作用将影响其吸收。口服是最常用的给药途径，绝大多数肠道的相互作用是导致吸收减少而非增加，多数是由于吸收速率的改变，仅少数情况会导致吸收总量的减少。对于半衰期较短或需要其迅速发挥疗效的药物而言，延缓吸收则具有显著的临床意义，如镇痛药和催眠药。通常这种类型的药物相互作用是可以避免的，如将两者的给药间隔延长至 $2 \sim 3h$。药物在吸收时相互影响的因素有：

1. pH 的影响 简单扩散是绝大多数药物吸收的主要方式，pH 通过影响药物解离度，从而改变脂溶性，使被动转运的速度和量发生改变。其规律是：酸性药在酸（碱）性环境中解离少（多），脂溶性高（低），吸收多（少）；碱性药在碱（酸）性环境中解离少（多），脂溶性高（低），吸收多（少）。抗酸药、H_2 受体阻断药或质子泵抑制剂可以改变胃液的 pH，可能会影响其他药物的吸收（表9-1）。

表9-1 pH变化对药物吸收的影响

相互作用药	目标药	结果	对策
抗酸药	酮康唑	吸收↓	换用氟康唑
H_2受体阻断药	伊曲康唑	吸收↓	间隔2~3h使用
质子泵抑制剂	水杨酸类、磺胺类、巴比妥类	吸收↓	间隔2~3h使用

2. 吸附、螯合及其他络合机制 胃肠道中钙、铝、铋、镁、铁离子可与药物（如喹诺酮类）直接形成络合物，阻碍其吸收。当某些药物与吸附剂（如药用炭、白陶土等）或阳离子交换树脂（如考来烯胺）一起使用时，会使药物吸收减少。如考来烯胺可使普萘洛尔、地高辛、华法林、三环类抗抑郁药、环孢素和左甲状腺素的吸收减少。同样，将产生相互作用的药物给

药间隔大于 2 ～ 3h，可避免发生大部分螯合及吸附反应（表9-2）。

表9-2　吸附、螯合作用对药物吸收的影响

相互作用药	目标药	结果	对策
阳离子（Ca^{2+}、Mg^{2+}、Fe^{3+}、Al^{3+}、Bi^{3+}）	喹诺酮类	AUC减少50%	间隔2h使用
双膦酸盐	钙剂	二者F均↓↓	先服双膦酸盐2周，再服钙剂10周
阴离子（考来烯胺）	阿司匹林、三环类抗抑郁药、地高辛、左甲状腺素、华法林、普萘洛尔、环孢素	吸收↓	间隔2～3h使用
药用炭	对乙酰氨基酚	吸收↓	间隔2～3h使用
白陶土	林可霉素	吸收↓	先服白陶土制剂，2h后服林可霉素

　　3．胃肠蠕动的影响　大部分药物在小肠上段被吸收，胃排空、肠蠕动的速率能影响药物的吸收。抑制胃肠蠕动的药物，如阿托品、溴丙胺太林可使对乙酰氨基酚胃排空减慢，吸收速率减慢；抗酸药、镇静催眠药减慢胃排空，使青霉素、左旋多巴在胃中破坏，生物利用度降低，而减慢肠蠕动，使地高辛缓释制剂血药浓度提高30%。甲氧氯普胺加快胃排空，使对乙酰氨基酚吸收速率加快，加快肠蠕动，却使地高辛缓释制剂吸收减少；泻药加快肠蠕动，使灰黄霉素吸收量减少。

　　4．食物的影响　多数情况下食物使药物吸收延缓，但总量不变，但也存在特殊情况，例如食物使螺内酯吸收增多，脂质可使灰黄霉素的吸收增多。宜在饭前至少 1h 或饭后至少 2h 服药。

　　橘汁、咖啡和矿泉水可以显著地减少阿仑膦酸钠的吸收，并降低其效应。该药必须在服药当天第一次进食、喝饮料或其他药物之前至少 0.5h 用白开水吞服。

　　随着对药物代谢机制的认识逐渐提高，已发现许多食物能影响药物的代谢过程。最新研究发现蔓越橘与华法林会产生相互作用，合用时应密切关注患者的凝血酶原时间。同样，葡萄柚汁与药物的相互作用也越来越受到关注。葡萄柚汁主要抑制肠道 CYP3A4 酶及某些药物转运蛋白如 P 糖蛋白，可使非洛地平的血药浓度大大增加。

　　5．胃肠吸收功能的影响　一些药物如新霉素、对氨水杨酸、环磷酰胺等损伤肠黏膜，使药物（如苯妥英钠、维拉帕米等）吸收减少 20% ～ 35%。

　　6．其他　局部麻醉药普鲁卡因配伍肾上腺素，可使局部麻醉时间延长，吸收后的副作用减轻；丙米嗪引起口干，使硝酸甘油舌下含化吸收减少；肠道抗生素抑制肠道细菌，使维生素 K 合成减少，香豆素作用增强，地高辛（被肠道细菌大量代谢灭活）血药浓度增高 1 倍。

（二）分布

　　1．竞争血浆蛋白结合部位　药物在血浆中存在结合型和游离型，结合型药物与血浆蛋白的结合特异性不高，同时给予两种能与血浆蛋白结合，特别是能与蛋白分子中相同位点结合的药物时，可以发生药物从蛋白结合位点释出的置换作用（竞争性置换），导致被置换的游离型药物浓度增高。对于血浆蛋白结合率高、表观分布容积小、$t_{1/2}$ 长、治疗窗窄的药物，这种置换可能带来严重后果，使用时常需进行血药浓度监测（表9-3）。

表9-3 药物在血浆蛋白结合部位的置换作用

相互作用药	目标药	后果
水杨酸盐、保泰松、磺胺、呋塞米	甲苯磺丁脲	低血糖
水杨酸盐、氯贝丁酯、水合氯醛	华法林	出血
水杨酸盐、磺胺、呋塞米	甲氨蝶呤	粒细胞缺乏症
乙胺嘧啶	奎宁	金鸡纳反应、粒细胞减少
呋塞米	水合氯醛	出汗、潮红、血压升高
维拉帕米	卡马西平	两药毒性增强
磺胺	硫喷妥钠	麻醉时间延长
磺胺	胆红素	新生儿黄疸

2. 改变组织分布量 药物在组织结合位点上也可发生竞争性置换，如奎尼丁将地高辛从骨骼肌上置换下来，导致地高辛中毒。另外改变肝组织血流量可改变药物代谢，如去甲肾上腺素减少肝血流量，减少利多卡因的代谢，使其血药浓度增高；异丙肾上腺素增加肝血流量，增加利多卡因的代谢，使其血药浓度减低。

3. 药物转运蛋白 已证实有些药物转运体是许多药物相互作用产生的原因，包括很多过去认为是 CYP450 酶导致的相互作用。P糖蛋白是存在于细胞膜上的一种外排蛋白，在肾近端小管、肝、肠上皮细胞、胰腺和血脑屏障高表达。其可转运的底物较多，包括许多药物，将底物转运至尿液、胆汁及肠道，其在血脑屏障上的表达限制了药物在中枢神经系统的蓄积。如地高辛与 P糖蛋白抑制剂维拉帕米同时服用，将增加地高辛的血药浓度，从而使其毒性增加。目前证实的 P糖蛋白抑制剂有：阿托伐他汀、克拉霉素、双嘧达莫、红霉素、伊曲康唑、酮康唑、普罗帕酮、奎尼丁、维拉帕米；诱导剂有：利福平、贯叶连翘提取物。

（三）生物转化

大多数药物主要在肝经肝微粒体酶催化而代谢，肝药酶的活性高低直接影响许多药物的代谢，其作用形式有两种。

1. 酶诱导 一些药物能使肝药酶（CYP）的合成增多或活性增加，通过这种方式加速药酶底物药的代谢，从而使其血药浓度降低，代谢产物增多，药效降低或增强（代谢产物有活性时）。多数无临床意义，对治疗窗窄的药物可严重影响药效或产生不良反应，如表 9-4。常见广谱药酶诱导剂有：苯巴比妥、水合氯醛、苯妥英、扑米酮、卡马西平、保泰松、利福平、乙醇。

表9-4 酶诱导对药物产生的影响

目标药	相互作用药	后果	对策
拉莫三嗪	卡马西平	代谢产物增多，毒性增大	
乙醇	对乙酰氨基酚	肝毒性增加	
卡马西平	异烟肼	代谢产物增多，毒性增大	换药，密切观察下使用
利福平	氨苯砜	代谢产物致高铁血红蛋白血症	
利福平	异烟肼	肝毒性增加	
利福平	口服避孕药	避孕失败	
苯妥英钠	环孢素	排斥反应	在加入或停用酶诱导剂时调整目标药用量
利福平	糖皮质激素	治疗失败	
苯巴比妥	双香豆素	抗凝作用减小	

2. 酶抑制　一些药物使肝药酶的活性降低或合成减少，发生快，较多见。竞争性抑制最为常见。广谱药酶抑制剂有：西咪替丁、双硫仑、丙米嗪、胺碘酮、红霉素、甲硝唑、咪康唑、奎尼丁。酶抑制后使目标药代谢减少，作用增强或作用时间延长，能否引起药效增强或毒性增加还取决于：①目标药的毒性及治疗窗（表9-5）；②是否存在其他代谢途径，如酮康唑可抑制CYP3A4活性，使唑吡坦（61%经CYP3A4代谢）的AUC增加67%，却使三唑仑（100%经CYP3A4代谢）的AUC增加12倍；③目标药代谢产物的活性，如可待因在肝经CYP2D6代谢生成吗啡而产生镇痛作用，CYP2D6抑制剂能使可待因转化成的吗啡减少，其镇痛作用减弱；④CYP的遗传多态性及患者的表型，酶抑制剂对慢代谢型影响小，如地昔帕明由CYP2D6慢代谢型患者服用，血药浓度升高幅度不大，只使治疗量略低于标准剂量。

表9-5　酶抑制对药物产生的影响

相互作用药	目标药	后果
酮康唑	胺碘酮、奎尼丁、特非那定、阿司咪唑、红霉素、氯喹、丙米嗪、氯丙嗪、锂盐、特罗地林、西沙必利	心律失常（QT间期延长、尖端扭转型心律失常）
酮康唑	舍曲林	不会引起严重的心血管不良反应

除肝药酶外的其他灭活酶被抑制，将加强相应药的作用，如单胺氧化酶抑制剂抑制该酶活性，加强酪胺的作用；普鲁卡因抑制假性胆碱酯酶，使琥珀胆碱的肌松作用加强。

（四）排泄

大多数药物经胆汁或尿液排出体外。在排泄过程中药物相互作用对以原型从肾排出的药物影响较大。

1. 肾排泄

（1）肾小球滤过：血液流经肾小球时，小分子物质可滤过，而大分子物质如血浆蛋白和血细胞则不能通过。血液中的药物只要分子量适当，也可滤过，理论上讲，能影响药物与血浆蛋白结合的药物，可使药物滤过发生改变，但实际意义不大。

（2）肾小管分泌：药物或其代谢产物经酸性或碱性载体主动分泌进入肾小管。当两种酸性药物或两种碱性药物并用时，会互相竞争载体，使其中一种药物分泌减少，疗效增加或作用时间延长。如丙磺舒与青霉素同为弱酸性药物，经肾小管分泌时，丙磺舒占据载体，使青霉素排泄减少，作用效果提高且时间延长。

（3）肾小管重吸收：当某种药物能改变肾小管液pH时，可能对其他药物的排泄产生影响。原尿为酸性时，弱酸性药解离少，易重吸收，排泄少，反之弱碱性药物易解离而排泄多；当原尿为碱性时，弱酸性药物易排泄。所以碱化或酸化尿液通常用于水杨酸或苯丙胺过量中毒时加速其消除。

2. 胆汁排泄　有些药物以原型或结合形式经胆汁排泄，结合型药物水溶性更大，部分结合型代谢产物经过肠道时被肠道微生物降解生成原型药，随后被重吸收进入血液循环，这一过程称为肝肠循环，其延长了药物在体内作用的时间。如果肠道正常菌群被抗生素破坏，药物就无法经过这一循环，将较快排出体外。这一机制也是广谱抗生素和口服避孕药相互作用的基础。抗生素能减少雌二醇结合物的肝肠循环，导致血液循环中雌二醇的浓度降低，可能导致避孕失败。

二、药效学的相互作用

在药效学方面，药物可以通过抑制递质摄取、抑制灭活酶、阻断受体或改变电解质平衡、作用于同一生理系统或生化代谢系统等多种方式产生药物相互作用，其结果可分为协同或相加效应、拮抗效应，药效学的相互作用较药动学相互作用更难区分。

1. 相加或协同作用　两种药理作用相似的药物联合使用的效应等于或大于单用效果之和，称协同作用。药物的主要药理作用及副作用均可相加。如同时服用具有中枢神经抑制作用的药物如抗抑郁药、催眠药、抗癫痫药和抗组胺药可能导致过度嗜睡。然而，这类联合用药却较常见。抗心律失常药、镇静药、三环类抗抑郁药及导致电解质失衡的药物（如利尿剂）合用可能会导致室性心律失常，应避免联合使用（表9-6）。

表9-6　药物效应协同作用

A药	B药	结果
抗胆碱能药	抗帕金森病药、丁酰苯类、吩噻嗪类、三环类	抗胆碱能作用增强，在湿热环境易中暑，回肠麻痹，中毒性精神病
降压药	抗心绞痛药、血管扩张药、吩噻嗪类	直立性低血压
中枢抑制药	乙醇、镇吐药、抗组胺药、镇静催眠药	中枢抑制（困倦、木僵、呼吸抑制、昏迷、死亡）
甲氨蝶呤	复方磺胺甲噁唑	巨幼细胞贫血
呋塞米	氨基糖苷类、第一代头孢菌素类	增加肾毒性
氨基糖苷类	神经肌肉阻滞药	神经肌肉阻滞、呼吸抑制
补钾剂	留钾利尿药、血管紧张素转化酶抑制剂	高钾血症
呋塞米	强心苷、抗心律失常药	心律失常
拟肾上腺素药	单胺氧化酶抑制药、三环类	高血压危象

2. 拮抗作用　两种或两种以上药物作用相反，或发生竞争性或生理性拮抗作用，表现为联合用药效果小于单用效果之和。受体激动药与受体阻断药产生相互作用。如阿片受体阻断药纳洛酮和地西泮拮抗剂氟马西尼合用。α受体激动药如间羟胺可用于治疗α受体阻断药如酚妥拉明导致的阴茎异常勃起。临床上还有许多药物具有相反的药理作用，如抗凝药和维生素K、左旋多巴和多巴胺受体阻断药类抗精神病药（表9-7）。

表9-7　药物效应拮抗作用

A药	B药	结果
抗凝药	维生素K	抗凝作用下降
甘珀酸钠	螺内酯	妨碍溃疡愈合
降糖药	糖皮质激素	影响降糖作用
催眠药	咖啡因	影响催眠效果
左旋多巴	抗精神失常药	抗震颤麻痹作用下降
胍乙啶、可乐定	三环类	影响降压效果
吗啡	纳洛酮	解毒
氯丙嗪	苯海索	锥体外系反应减轻

第四节　严重的不良药物相互作用及临床对策

一、严重的不良药物相互作用

1．高血压危象　单胺氧化酶抑制剂与拟肾上腺素药、左旋多巴、三环类抗抑郁药、胍乙啶及同类抗高血压药合用，会引起去甲肾上腺素堆积，出现高血压危象。

2．严重低血压反应　氯丙嗪与氢氯噻嗪、呋塞米等合用，可致严重低血压。

3．心律失常及心搏骤停　强心苷与强、中效利尿药或糖皮质激素合用，可导致血 K^+ 浓度过低，易发生心律失常；强心苷与 Ca^{2+} 合用易致心律失常；奎尼丁与氯丙嗪合用易致室性心动过速；维拉帕米与 β 受体阻断药合用易致心动过缓、房室传导阻滞、心力衰竭，甚至心脏停搏。

4．出血　香豆素类与阿司匹林、氨基糖苷类、考来烯胺、西咪替丁等合用易致出血。

5．呼吸麻痹　氨基糖苷类与硫喷妥钠、乙醚、普鲁卡因、琥珀胆碱、硫酸镁合用，可协同引起呼吸麻痹；环磷酰胺或利多卡因可抑制假性胆碱酯酶的活性，合用琥珀胆碱可能导致呼吸麻痹。

6．低血糖昏迷　甲苯磺丁脲与磺胺、水杨酸类、保泰松、呋塞米等合用，在血浆蛋白结合位点产生置换，使甲苯磺丁脲浓度增高，引起低血糖；甲苯磺丁脲与氯霉素、保泰松等肝药酶抑制剂合用，也提高甲苯磺丁脲浓度，引起低血糖；甲苯磺丁脲与 β 受体阻断药合用，除加重低血糖反应外，后者还掩盖低血糖引起的交感神经兴奋先兆症状，因而危险性加大。

7．骨髓抑制　甲氨蝶呤与磺胺、呋塞米、水杨酸合用，可在血浆蛋白结合位点产生置换，提高前者的血药浓度，加重骨髓抑制；别嘌醇抑制黄嘌呤氧化酶，与巯嘌呤合用，使后者的代谢减慢，骨髓抑制加重。

8．听力减退　呋塞米与氨基糖苷类合用，听力损害加重；氨基糖苷类与抗组胺药合用，后者可掩盖听力损害症状。

二、临床对策

1．详细了解病史，尤其是用药史，包括患者自己的服药情况，不要忽略任何有关药物的有用信息。

2．掌握重要的药物相互作用机制。

3．借助计算机药物相互作用警示系统监测。

4．在保证疗效情况下，尽量少用药或用相互作用可能性小的药物。

5．对治疗窗窄的药物（抗凝药、抗惊厥药、细胞毒性药、奎尼丁、抗感染药、洋地黄、降糖药、免疫抑制剂、两性霉素 B、碳酸锂、氨茶碱）使用时提高警惕。

6．对高风险人群（老年人或有多种并发症患者或需要长期使用多种药物的患者等）密切观察。

7．减少给药次数可减少食物的影响。

8．多数药物相互作用可通过给药次序、剂量的调整及血药浓度监测避免。

思考题

1．试简要说明药物相互作用可以发生在哪些阶段。

2．试简要说明药效学相互作用与药动学相互作用的最大区别。

3．甲苯磺丁脲＋水杨酸盐、双香豆素＋苯巴比妥、螺内酯＋食物，上述三种联合分别有何后果？为什么？

4．药物联合使用不当有可能造成哪些严重的不良反应？试举例说明。

5．简述对不良药物相互作用的临床对策。

（陈美娟 顾 立）

第十章 肝、肾功能障碍患者的合理用药

药物作用的强度和维持时间主要取决于药物的消除，药物在体内的消除主要通过肝代谢和肾排泄，因此，肝、肾功能障碍势必影响药物的体内过程及药物效应。临床用药时，要根据肝、肾功能障碍情况下的药动学及药效学特点，制订相应的用药方案，调整用药剂量，以达到提高疗效、减轻药物不良反应的目的。

第一节 肝功能障碍患者的合理用药

一、肝功能障碍对药动学的影响

许多肝疾病最终都可产生相似的肝病理生理学变化，造成肝血流量减少、肝外或肝内血液分流、血浆蛋白含量减少、肝细胞代谢酶活性下降、胆汁分泌量减少，进而影响药物的吸收、分布、代谢和排泄过程。

1. 药物代谢减慢 肝病变（肝炎、脂肪肝、肝硬化等）时，肝血流量、有效肝细胞数、门静脉血流量均减少，肝细胞对药物的提取率（extraction ratio，ER）即药物通过肝从门静脉消除的分数也减少，从而消除也减少。减少的程度取决于药物的 ER。对于高 ER（> 0.7，首过效应大）的药物如利多卡因、吗啡、哌替啶、普萘洛尔、拉贝洛尔、维拉帕米等，肝功能不全时清除率均可减少 50%，$t_{1/2}$ 明显延长，血中药物浓度明显升高，药物效应（毒性）增强；而对低 ER（< 0.3）药物，代谢的影响视肝消除能力而定，药物效应可能是增加（如巴比妥类、地西泮、喷他佐辛）或不变（苯妥英、奎尼丁、甲苯磺丁脲等）。肝损害时，肝微粒体酶合成减少，细胞色素 P450 含量降低，使药物代谢特别是氧化代谢的速率减慢。如肝硬化和肝炎时，地西泮经氧化反应的消除减慢，清除率从 26.6ml/min 减小至 13.8ml/min，而对奥沙西泮（经葡糖醛酸结合）代谢的影响不大，故慢性肝病患者宜选用奥沙西泮。少数需经肝活化的药物如环磷酰胺、泼尼松等，在肝疾病时药效减弱。

2. 血浆中游离型药物增多 肝功能不全时，其合成蛋白能力下降，使与药物结合的白蛋白、α_1 酸性糖蛋白等含量减少，药物与血浆蛋白的结合率降低。此外，慢性肝病时胆红素及其他内源性物质也可和药物竞争蛋白结合部位，导致药物血浆蛋白结合率降低，使游离型药物浓度升高。游离型药物增加可使其组织分布增加，表观分布容积增加，药物消除减慢，半衰期延长，使得药物易在体内蓄积，导致毒性增加。如肝病患者服用氨茶碱、泼尼松龙、苯妥英、地西泮等药物时，其不良反应发生率均会升高（表 10-1）。

表10-1 肝疾病时部分药物的半衰期和用药注意事项

药物	半衰期（h）		用药注意事项
	正常人	肝病患者	
对乙酰氨基酚	2	3.3	避免使用
哌替啶	3	7	减量
苯巴比妥	86	130	减量

续表

药物	半衰期（h）		用药注意事项
	正常人	肝病患者	
苯二氮䓬类	29～90	105～164	减量或选用奥沙西泮
普萘洛尔	2.9	9.8～22.7	大幅减量
利多卡因	1.78	5	负荷量不变，维持量减半
氨茶碱	3～12	10～59	减半或更多

有些药物如利福平、红霉素、四环素等主要经胆汁排泄，慢性肝损害时，胆汁分泌受阻，导致这类药物的排泄受阻，血浆中药物浓度升高。另外有些药物如依那普利、氟罗沙星、洛美沙星、雷尼替丁、法莫替丁、地高辛等主要经肾排泄，但是在肝硬化时常伴肾功能降低，使这些药物的肾清除率亦下降。若肝硬化并发肝肾综合征，其肾清除率下降更为明显，半衰期延长。

二、肝功能障碍对药效学的影响

肝功能障碍时机体的药效学改变与作用部位的药物浓度或药物的分子状态有关。严重肝疾病可引起药物浓度 - 效应关系的变化。

1. 对镇静药敏感性增加　严重肝疾病患者对具有中枢抑制作用的药物，如镇静催眠药苯二氮䓬类和巴比妥类药物、镇痛药吗啡和哌替啶、抗精神失常药氯丙嗪、抗组胺药异丙嗪及麻醉药乙醚等敏感性均增加，当剂量为常用量 1/3 ～ 1/2 时，就可明显引起脑电图异常，甚至诱发肝性脑病。这是由于严重肝病时机体代谢紊乱，使中枢受体对药物的敏感性增加以及受体密度增加所致。

2. 对袢利尿药的反应性降低　肝病腹水患者钠潴留增多，此外重症肝病患者常有不易觉察的肾功能降低，可使袢利尿药转运到达肾小管作用部位的药量减少，从而造成袢利尿药反应性降低。

另外，过多应用呋塞米、噻嗪类利尿药也会诱发或加重脑病。因为这些药物通过留钾利尿可造成低血钾性碱中毒，使体内氨增加，氨易透过血脑屏障进入中枢神经系统，诱发或加重肝性脑病。

3. 对肝素及口服抗凝药的敏感性增加　肝疾病时，患者对肝素及口服抗凝药的敏感性增加，使抗凝作用增强，甚至引起出血，其原因与肝疾病时合成凝血因子减少及游离型药物增加，而使肾单位数目减少和肾单位的反应性降低有关。

4. 对血管紧张素转化酶抑制剂和非甾体抗炎药引起的急性肾衰竭的风险增高。

三、肝功能障碍时用药的注意事项

肝功能障碍时，患者用药应根据药物的药效学改变及药物本身可能对肝造成损害程度等因素，综合衡量用药利弊。

1. 尽量选择不经肝清除又对肝没有毒性的药物。

2. 精简用药种类，减少或停用无特异性治疗作用的药物。肝是体内唯一能调节自身生长和保持自身总量的器官。许多情况下，停止用药、充分的卧床休息，要比使用疗效不确切的"保肝药"对肝的修复效果更好。因为后者本身也会加重肝清除的负担。

3．肝功能障碍时用药一般需要从低剂量开始逐渐增加剂量，并密切监测血药浓度，严密观察药物疗效，直至剂量增加到产生最佳的疗效而不良反应最小为止。

4．肝功能障碍时，用药通常要做首剂调整。对于肝提取率高的药物，剂量一般调整为常用量的 10% ～ 50%，而对于肝提取率低的药物，剂量一般调整为常用量的 50%。若患者伴有黄疸、低白蛋白血症、腹水等，则首剂为常用量的 25%。

5．避免或慎用对肝有损害的药物。很多药物可引起急性或慢性肝损害，根据其作用原理可分为两类：一类是可预见的，与药物使用剂量和疗程有关的固有肝毒性药物如乙醇、四环素、利福平和对乙酰氨基酚等；另一类是不可预见的，与药物剂量无关而由特异质或过敏体质所决定的肝损害药物如苯妥英、对氨水杨酸、氯丙嗪、氨茶碱、依托红霉素、西咪替丁、雷尼替丁等。

常见易致肝损害的药物有抗生素与磺胺药、抗结核药与抗麻风药、抗癌药与免疫抑制剂药、解热镇痛药与抗风湿药、激素与内分泌疾病用药、地西泮与抗癫痫药、心血管病用药、麻醉药等。药物所致肝损害的类型有肝细胞坏死、急性肝炎、小叶性肝炎、慢性活动性肝炎、脂肪肝、肝内胆汁淤积、肝血管病变、肉芽肿、肝肿瘤等。在肝功能不全时，药物在体内滞留时间长，对肝的毒性更大，应避免使用。

6．充分考虑肝功能障碍时机体对某些药物敏感性的变化。重症肝病患者慎用中枢抑制药，以免诱发肝性脑病。这类患者应避免使用血管紧张素转化酶抑制剂和非甾体抗炎药，以免诱发急性肾衰竭。

第二节　肾功能障碍患者的合理用药

一、肾功能障碍对药动学的影响

1．对药物吸收的影响　肾是消除药物和药物代谢产物的主要器官，并在维持机体体液和电解质平衡方面起重要作用。肾疾病导致肾衰竭时，往往出现泌尿功能障碍、内环境紊乱以及多器官系统功能障碍，所有这些情况均可影响药物的体内过程。

在急性肾衰竭少尿期，高血钾会导致胃肠道功能紊乱，患者出现食欲缺乏、恶心、呕吐、腹泻及胃肠道水肿，影响药物吸收。

在尿毒症时，一些药物如氯唑西林、氯磺丙脲和吲哚洛尔等吸收减少。

由于首过代谢降低，一些首过消除明显的药物如普萘洛尔、双氢可待因、右丙氧芬在肾病患者的生物利用度增加。

肾病患者有效肾单位数减少以及肾小管性酸中毒时，均可影响经肾处理药物的吸收，如 25- 羟维生素 D_3 不能被转化成活化型 1,25- 二羟维生素 D_3，使钙的肠道吸收减少。

肾病患者如发生代谢性酸中毒、酸血症，可造成一些药物如苯二氮䓬类、苯妥英钠在肌内注射及皮下注射时沉积在注射部位，使得吸收时间延长，造成吸收不规律。

2．对药物分布的影响　肾功能障碍对药物分布影响最显著的方面是药物的血浆蛋白结合率，药物在组织中的分布也会受到不同程度的影响。

肾疾病时肾小管分泌大量 H^+，减少了碳酸氢盐的重吸收，体液 pH 偏小而出现酸血症，可影响药物的解离度和分布。如肾病伴酸中毒时，水杨酸和苯巴比妥等弱酸性药物容易分布到中枢神经系统，产生中枢毒性。

肾病患者常伴有低蛋白血症（白蛋白含量约为正常值 2/3），药物与蛋白的亲和力降低。另外，代谢物蓄积增加对药物结合部位的置换作用，均可致蛋白结合率降低，血中游离型药物浓度升高，受影响的药物有青霉素类、头孢菌素类、非甾体抗炎药、磺胺药、磺酰脲类、利尿药等。

　　如果机体对药物的清除率未发生改变，游离型药物浓度升高则使更多的药物被清除。此时，游离型药物浓度不变，而总的血药浓度则下降，故监测游离型药物浓度更具临床意义。

　　肾功能不全时，血浆白蛋白浓度降低，蛋白结合率下降，细胞外液体积和白蛋白含量增加，使一些药物如苯妥英、二氮嗪、萘普生、多西环素、甲状腺素、青霉素类、磺胺类、呋塞米等的表观分布容积（V_d）增加，但是地高辛的 V_d 比肾功能正常者减少 25% ~ 35%（其机制不明），肾衰竭患者在服用地高辛的负荷量时，应降低为肾功能正常者的一半。

　　3. 对药物代谢的影响　肾是重要性仅次于肝的药物代谢器官。肾内存在许多代谢药物的酶，如在近曲小管有葡糖醛酸转移酶、硫酸转移酶和细胞色素 P450 混合功能氧化酶（但远较肝少）。肾功能障碍时肾内酶的水平和活性降低，使药物代谢速度减慢，如药物的葡糖醛酸化反应，氢化可的松的还原反应，磺胺异噁唑、对氨水杨酸、异烟肼、肼屈嗪等药物的乙酰化反应，胰岛素的水解反应，25- 羟维生素 D_3 的羟化反应及普鲁卡因胺和琥珀胆碱的降解反应均会发生障碍，使得这些药物半衰期延长，临床用药时剂量应减少（表10-2）。

表10-2　肾疾病对部分药物代谢的影响

代谢反应	药物	代谢速率
还原反应	氢化可的松	减慢
乙酰化反应	对乙酰氨基酚	减慢
水解反应	胰岛素	减慢
降解反应	普鲁卡因胺	减慢

　　一些药物的代谢产物有活性或毒性，这些代谢产物的活性或毒性可以与母药相同（如扑米酮），也可以不同（如哌替啶）。在肾功能不全时，这些活性代谢物的蓄积可产生毒性反应，如哌替啶具有中枢抑制和镇静作用，而其代谢物去甲哌替啶却有中枢兴奋作用，可引起激动、震颤、抽搐、惊厥等不良反应。为了肾病患者安全用药，不仅需要了解母药的药理作用，还需了解其代谢物的作用，应避免使用代谢物有活性的药物如别嘌醇、哌替啶、普鲁卡因胺、磺酰脲类等。

　　4. 对药物排泄的影响　药物经肾的净排泄量 = 药物的肾小球滤过量 + 肾小管分泌量 - 肾小管重吸收量。肾功能障碍时滤过、分泌和重吸收这三个过程中任何一个出现变化，都将影响药物的排泄。

　　肾疾病时肾小球滤过率的变化因肾病变程度而异。急性肾小球炎使有滤过功能的肾单位数减少，肾小球滤过率降低，从而使得药物的排泄减少。受影响的药物包括心血管系统药物（地高辛、普鲁卡因胺、抗高血压药）、抗菌药物（氨基糖苷类、大环内酯类、磺胺药）、利尿药等，需增加剂量才能在管腔内达到有效浓度。肾病综合征时，肾小球膜完整性破坏，游离型或结合型药物均能被滤过，使得药物排出增加。肾病引起酸中毒时，体内蓄积的内源性有机酸可与弱酸性药物（呋塞米、依他尼酸、氯噻嗪等）竞争同一转运机制，使这些酸性药物分泌减少。

　　肾疾病时药物重吸收改变。药物在肾小管的重吸收与尿液 pH、药物脂溶性和解离度有关，在出现肾小管性酸中毒时，尿液 pH 升高，弱酸性药物解离度增加，排出增多，弱碱性药物则排出减少。如在肾小管性酸中毒儿童中使用治疗量麻黄碱与伪麻黄碱时，由于持续存在的碱性尿，造成两药清除率下降，致使药物蓄积而产生不良反应。

需要注意的是，肾功能障碍时肾小球和肾小管的功能并不是平行减退的。因此，在肾小球滤过率降低程度相同的肾疾病患者中，由于肾病变类型的不同，药物排泄的受累程度仍会存在差异。如氨苄西林在体内主要经肾近曲小管分泌排出，在肾小管间质性疾病患者中其排泄的降低程度明显大于原发性肾小球疾病患者。这说明在评估肾功能障碍对药物排泄的影响时，应同时考查肾小球和肾小管的功能受损情况，才能为患者设计出更精确的给药方案，所以肌酐清除率的测定结果仍是指导给药方案设计的主要依据。

二、肾功能障碍对药效学的影响

肾功能不全时，机体酸中毒、电解质平衡紊乱等内环境变化可以改变药物的反应。常见的有：①尿毒症时机体对抗凝药、麻醉药、镇静药、抗生素及磺酰脲类等药物的敏感性增强。②机体低血容量时对降压药物高度敏感，特别是 α 受体阻断药和血管紧张素转化酶抑制剂。③尿毒症时低血浓度的吲帕洛尔就可阻断因运动导致的心动过速。④肾小管性酸血症时儿茶酚胺的增压效应下降。⑤使用地高辛极易出现中毒。⑥尿毒症时患者有出血倾向，口服阿司匹林和其他非甾体抗炎药更易引起消化道出血。⑦肾功能障碍常导致高钾血症，留钾利尿药、补钾药和血管紧张素转化酶抑制剂对高血钾的发生有相加作用。因此，肾功能不全患者用药不仅需要监测血药浓度，更重要的是观察患者的临床症状及体征，并以此来判断药物疗效。

三、肾功能障碍患者用药时的注意事项

肾功能障碍患者药物消除能力降低，药物半衰期延长，如仍按常规方案给药，会因为药物过量蓄积而导致毒性反应。因此，在使用主要经肾消除且毒性较大的药物时，应根据肾功能减退程度调整给药方案。

1. 注意调整用药剂量　肾功能不全时必须根据药物的特殊性、肾功能受损程度及对机体的影响调整药物剂量。

对于主要通过肝代谢消除，仅不足 15% 的原型药由肾排出的药物，如红霉素、克林霉素、苯二氮䓬类、茶碱、华法林等，在肾衰竭时不需要调整剂量。

对于主要由肾排泄，但治疗指数大，蓄积对机体不会产生毒性反应的药物，如青霉素、苯唑西林等在肾衰竭时也不需要调整剂量。但必须注意，它们在很大剂量时也可引起毒性反应。

对于普萘洛尔、阿替洛尔、拉贝洛尔等首过消除较多的药物，因肾衰竭患者首过消除明显降低，提高了这些药物的生物利用度，也不需要调整剂量。

对于主要以原型或活性代谢产物由肾排出且治疗指数小的药物或有肾毒性的药物，如氨基糖苷类抗生素、磺胺类、地高辛等，在肾功能不全时可引起药物和代谢物的蓄积中毒，必须减量或延长给药间隔时间。

2. 注意药物肾毒性　很多药物在经肾排泄时可直接损害肾各部位或影响其功能，例如，新霉素、卡那霉素、庆大霉素、多黏菌素、两性霉素 B、头孢噻啶、碳酸锂、多西环素、甲氧氟烷、非甾体抗炎药、非那西丁、阿司匹林等，可以引起蛋白尿、管型尿、氮质血症、急性肾衰竭、集合管浓缩功能下降、肾髓质坏死、间质性肾炎。另外，还可通过阻塞泌尿道而对肾造成间接损害，其损害程度与用药剂量和疗程有关。例如，四环素类可引起脂肪变性、肾皮质坏死；环磷酰胺可引起出血性膀胱炎；顺铂可引起急性肾小管坏死；磺胺类、大剂量甲氨蝶呤、丙磺舒、巯嘌呤、噻嗪类利尿药、维生素 D、维生素 A、碳酸钙、止血药、抗凝血药可引起结晶尿、血尿、尿痛、无尿、尿酸在肾小管沉积结晶而阻塞尿路；青霉素、布洛芬、萘普生、头孢噻吩可引起急性间质性肾炎；青霉素、萘夫西林可引起全身性血管炎所致肾损害。另一种情况是与用药剂量无关，由过敏反应引起免疫性损害，用药后发生免疫反应，免疫复合物在肾小

球基膜沉积，引起局部炎症，造成损害。例如，汞剂、三甲双酮、肼屈嗪、异烟肼、普鲁卡因、吲哚美辛可引起肾病综合征、蛋白尿、狼疮性肾炎。因此，肾病患者需禁用或慎用这些药物，以减轻不良反应的发生。

四、肾功能障碍患者的给药方法

1. **肾功能估算**　临床上通常用肌酐清除率（CL_{cr}）作为评估肾功能的指标，用此指标推测药物经肾排泄情况，而 CL_{cr} 可以通过直接测定尿肌酐浓度，再计算得到，或通过列线图（nomograms）或列线图法查找，也可通过间接法测定 CL_{cr}，即根据患者血清肌酐值（S_{cr}）、体重、年龄、性别按公式计算：

（1）肌酐清除率 CL_{cr}（ml/min）＝（140－年龄）× 体重（kg）/72×S_{cr}（mg/dl）。

成年女性将上式结果 ×0.85。

（2）如果血清肌酐以 μmol/L 表示，则计算公式为：

$$CL_{cr}（ml/min）＝（150－年龄）× 体重（kg）/S_{cr}（μmol/L）$$

男性另加 10%，女性减 10%。

2. **给药方案的调整**　在肾功能障碍患者，可以通过以下三种方法将给药方案进行调整：①减少给药剂量，维持给药间隔时间不变；②延长给药间隔时间，维持给药剂量不变；③减少药物剂量与延长给药间隔时间同步进行。这三种方法适用于 100% 以原型经肾消除的药物。

肾衰竭患者给药间隔时间 = 正常人给药间隔时间 × 正常肌酐清除率 / 患者肌酐清除率

肾衰竭患者给药剂量 = 常用剂量 × 患者肌酐清除率 / 正常肌酐清除率

然而，多数药物是部分经肝代谢消除，部分以原型经肾排泄消除，这时需计算剂量调整因子：

$$剂量调整因子 =1/[F（K_f－1）+1]$$

式中，F 为正常情况下以原型经肾排泄的分数；K_f 表示相对肾排泄功能，由患者肌酐清除率除以正常人肌酐清除率（120ml/min）而得。剂量调整因子也可以通过查表而得。

肾衰竭患者给药间隔时间 = 正常人给药间隔时间 × 剂量调整因子

肾衰竭患者给药剂量 = 常用剂量 / 剂量调整因子

这种剂量调整方法，对于肾功能低于正常 50% 以下的患者使用 50% 以上以原型（或代谢物）经肾排泄，或治疗指数小的药物时尤为重要，但是，应注意在利用该方法进行剂量调整时，有一定的条件限制，即药物在治疗浓度范围内消除应符合一级动力学过程，肾清除率与肌酐清除率呈正相关；肾衰竭时体内吸收、分布、代谢等过程不发生改变，药物的代谢产物无活性或毒性，患者对药物敏感性也未改变，肾功能稳定等，但这些条件与临床实际情况并不完全吻合，有时甚至相差甚远。所以，在临床实践中，必须结合具体情况做精确修改，才能制订出较为合理、安全、有效的给药方案。

思考题

1. 简述肝功能障碍时用药的注意事项。
2. 简述肾功能障碍时用药的注意事项。
3. 简述肾功能障碍患者的给药方法。

（牛向平）

第十一章　老年人的合理用药

按照世界卫生组织的标准，在发达国家将年龄在 65 周岁以上的人称为老年人；发展中国家将 60 周岁以上的公民称为老年人。发达国家 65 周岁以上老年人达到人口总数的 7% 以上，发展中国家 60 周岁以上老年人达到 10% 以上，均定义为人口老龄化。2000 年 10 月，我国已经进入老龄化社会。

伴随年龄的增长，机体各组织器官的结构、生理功能等都逐渐发生变化，多数为多种疾病共存；疾病谱也有变化，心脑血管疾病、肿瘤的发生率显著上升。这些都对老年患者的安全用药及有效合理用药提出了更高的要求。

第一节　老年人生理、生化功能的变化

临床实践证明，老年人药物不良反应发生率远高于其他年龄组。同时由于老年人患有多种疾病需要药物治疗，甚至有些为慢性病，需要长期或终生用药，常常造成老年患者治疗用药的依从性差。加之老年人机体状况个体差异甚大，用药不能完全按照年龄和体重来折算其剂量。因此，除需根据老年患者生理、生化功能及病理状态的不同特点外，还应注意老年患者的心理状况和生活条件等因素，进行个体化治疗，选用适合老年患者的药物品种、用法和用量。老年药理学就是针对老年人机体的特点，研究药物的药效学、药动学和不良反应的一门新兴的药理学分支学科，其研究目的在于提高药物对老年患者的治疗效果，减少或避免药物的不良反应或毒性作用。

一、神经系统的变化

老年人脑质量随着年龄的增加而逐渐下降，女性较男性下降快。构成脑的基本单位——神经元随着年龄增加而逐年丢失。老年人脑血流量减少，脑供血不足可造成氧气、葡萄糖供应不足，影响脑组织正常功能，因此老年人容易出现暂时性智能障碍，如果经常性脑缺血，则可能导致永久性记忆障碍。老年人神经递质改变明显，乙酰胆碱、多巴胺、去甲肾上腺素、5- 羟色胺、γ- 氨基丁酸水平有不同程度的变化，阿片受体随着年龄的增加而减少，所以老年人的应激性下降。老年人大脑皮质的额叶和颞叶也有显著的萎缩。老年人常见动脉粥样硬化，脑血管阻力增加，发生脑血流量减少或脑供血不足，甚至脑血管破裂或硬化，可导致运动敏捷性差、适应能力低和易发生意外事故。由于血脑屏障随年龄增长而退化，通透性增加，故老年人更易发生神经系统感染性疾病。

老年人脊髓质量随年龄增长而减小，周围自主神经传导速度减慢，深部腱反射减弱或消失。触、温及震动感觉的阈值明显升高。由于锥体系统、小脑等功能减退，表现出步态、姿势和平衡改变等运动功能失调。同时，老年人对环境变化的调节与适应能力下降，听力、视力、嗅觉、味觉、触觉、压感、痛感、冷热感等也有明显下降，学习、记忆功能减退，甚或出现压抑、失眠、焦虑不安等精神情绪反应。

二、内分泌系统的变化

随着年龄增长，内分泌系统的器官、组织、细胞及激素受体会发生结构和功能的改变，呈病理性减退或生理性下调，因此老年人的激素代谢发生改变。如激素的合成、转运、代谢及组

织对其的敏感性等均减弱，其中雄激素的减少尤其明显，对生长激素、促甲状腺素及糖皮质激素的反应减弱，这可能与细胞激素受体数目减少有关。如细胞内糖皮质激素受体绝对数的减少，致使糖皮质激素对葡萄糖转运和代谢的抑制作用较青年人降低。

老年人甲状腺逐渐呈生理性衰老。老年人组织对甲状腺素的反应能力减弱，对碘失衡的调节能力和承受能力也随之减弱。

随着年龄的增加，老年人的松果体逐渐退化。褪黑激素分泌量下降，出现睡眠减少、失眠、夜里易乍醒、激素失调等状况，因此老年人的睡眠时间减少。

三、免疫系统的变化

老年人细胞免疫功能及体液免疫功能都有下降，血清中天然抗体减少，自身抗体增多，使得老年人的感染、肿瘤及自身免疫性疾病发病率明显增加，易患严重感染性疾病、免疫性疾病及肿瘤等。

四、呼吸系统的变化

老年人呼吸系统退行性变化表现为肺泡数量减少、组织弹性下降、呼吸肌张力减弱、肋软骨钙化、运动能力减弱、胸廓阻力变大、椎骨骨质疏松，导致老年人肺活量下降，肺血流量减少，肺通气与换气功能减退，对 CO_2 敏感性下降，所以老年人易出现胸闷、疲劳思睡、咳嗽效力下降、痰液不易咳出，易发生呼吸系统感染。

五、心血管系统的变化

随着年龄的增加，老年人心血管系统有如下生理改变：心脏质量增加，脂肪与结缔组织增加，脂褐素、淀粉样变增多，心功能下降，心脏充盈受限，心肌收缩期延长，收缩力与顺应性减退，回心血量和心排血量下降，故全身各器官血流分布减少，尤其冠状动脉、脑、肝、肾等主要组织血流减少。收缩压升高，舒张压略有降低，脉压增大，压力感受器因动脉粥样硬化而敏感性下降，反射调节能力降低而易致直立性低血压。

心血管系统老化导致的生理学损伤可能使老年人患高血压、心力衰竭、冠状动脉疾病的危险性显著增加。

六、消化系统的变化

老年人由于牙齿部分或全部脱落、牙龈萎缩、味蕾减少、味觉减退、唾液腺萎缩而分泌唾液减少等，导致食物咀嚼消化功能下降。胃黏膜及腺体萎缩、胃血流量减少、胃神经节细胞进行性减少，导致胃蠕动减弱、胃排空时间延长；老年人胃分泌功能明显下降，胃酸、胃蛋白酶分泌减少，导致胃排空时间延长。老年人小肠有效吸收面积和能力下降，胰腺进行性纤维化，肝解毒和蛋白合成能力下降，胆萎缩、结石发生率随年龄增高而增加。老年人结肠黏膜与肠平滑肌、肛提肌等的收缩能力减弱，易致便秘或便失禁。

七、泌尿系统的变化

老年人泌尿系统的改变常见肾血流量减少，肾质量减轻，肾组织进行性萎缩，肾小球滤过率和肾小管的排泄功能下降，重吸收作用也有一定减退，导致肌酐清除率和尿比重下降。易出现尿频、尿急、尿外溢，甚至尿失禁。因此老年男性常有良性前列腺增生，使尿量减少而增加尿潴留的危险，也可致尿失禁。

第二节　老年人药动学和药效学特点

　　老年人机体各系统、器官的组织形态和生理、生化功能发生全面的特征性的自然衰退，同时，老年人的适应能力和内环境稳定调节能力也相应下降，这些变化终将影响药物在体内的过程，使得药动学、药效学、毒理学也相应发生变化。故掌握老年人药动学、药效学的特点有利于老年人的合理用药。

一、老年人的药动学特点

（一）药物的吸收

　　老年人胃肠功能紊乱，从而影响药物的吸收。主要影响因素有胃肠道pH、胃肠排空速度和胃肠道血流量。

　　1. 胃肠道pH　老年人胃黏膜萎缩，胃酸分泌减少，胃肠道pH升高，特别是饭后pH升高更为明显。从理论上讲，弱酸类药物在胃内的吸收可能减少，弱碱类药物在胃内的吸收可能增加，在胃酸中易降解的药物稳定性增加、生物利用度提高。而实践中，弱酸性药物如巴比妥类、水杨酸类等经被动转运扩散到胃中吸收，pH升高后解离增加，又因胃排空速度减慢，所以药物在胃肠道中滞留的时间延长，吸收时间延长，因此吸收总量不变。经主动吸收的药物如铁剂、钙剂、维生素B_1等因载体分泌减少而吸收量降低。一般来说，服用等量药物，老年人血药浓度较青年人低，而胃肠道不良反应发生率高。

　　2. 胃肠排空速度　老年人肌张力下降，胃肠蠕动减慢，药物吸收时间延长。这种现象主要见于固体剂型，而液体剂型的药物受影响较少。在近段小肠吸收的药物，胃排空减慢，药物吸收量增加。

　　3. 胃肠道血流量　由于老年人肝、胃肠血流量减少，使药物吸收速率和程度显著降低，而某些药物的首过效应降低，并且增加的血药浓度较年轻人高，容易产生不良反应，故应降低初始给药剂量。

　　另外，由于老年人肌肉逐渐萎缩且局部循环差，导致皮下血流量减少，药物的吸收速率下降，因此应避免皮下或肌内注射给药。

（二）药物的分布

　　影响药物分布的主要因素有器官血流量、机体组成成分、药物与血浆蛋白结合的程度等。

　　1. 机体组成成分　机体组成成分的改变是影响药物分布的重要原因。老年人机体水分绝对量与相对量均下降，骨骼肌、肝、肾、脑等精瘦组织质量减小，脂肪组织增加，使水溶性药物易集中于中央室，分布容积变小，而具有较高的血药峰浓度与较强的药理效应，故应降低负荷剂量。而脂溶性药物等更易分布于周围脂肪组织，分布容积增大，药物在体内蓄积，消除半衰期延长，药理效应持久，不良反应亦可能增加。由于影响因素较多，老年人服用某些药物如华法林、普萘洛尔、劳拉西泮等时体内分布容积并无改变。

　　2. 药物与血浆蛋白结合的程度　老年人血浆蛋白含量减少，造成高蛋白结合率的药物游离型含量增加，表观分布容积增大，药理效应增强。血浆蛋白主要与弱酸性和中性药物结合。弱碱性药物与血浆中的α_1酸性糖蛋白结合，老年人尤其患急性病时，其血浆中α_1酸性糖蛋白水平较高，如弱碱性药物利多卡因在心肌梗死时与α_1酸性糖蛋白的结合率增加，游离型药物减少，但急性期后，血浆α_1酸性糖蛋白水平下降而利多卡因结合减少，游离型增加，应用相同剂量可出现中毒现象。

　　研究表明，老年人的药物与血浆蛋白的结合分为三种情况：①结合率下降，如地西泮、保泰松、水杨酸类、丙戊酸、洋地黄毒苷、头孢曲松、茶碱、甲苯磺丁脲、华法林等。②结合率增加，如氯丙嗪、利多卡因等。③结合率不变，如阿托品、阿替洛尔、苯巴比妥、咖啡因、青霉素、奎尼丁、吡罗昔康等。

（三）药物的代谢

药物代谢主要在肝中进行。很多因素影响肝代谢，如营养状态、环境因素、病理状态、遗传因素、合并用药、多种酶反应系统等。由于老年人肝质量减轻，肝细胞数减少，肝血流量减少，导致肝提取率和消除率降低。首过效应显著、中高肝提取率的药物其生物利用度增加，用量宜为青年人的 1/2 或 1/3。即使是同龄老年人，其肝药酶的活性个体差异甚大，而且Ⅱ相反应代谢酶活性并不受年龄的影响，亦不能以肝功能测定结果来预计老年人肝代谢药物的能力，肝功能正常并不能提示其代谢能力正常。

（四）药物的排泄

老年人肾质量降低，肾小球数量减少，肾小球表面积减少，近曲小管长度及容量均下降。肾血流量减少，肾小球滤过率下降，肾小管排泄及重吸收功能下降，故当应用主要经肾排泄的药物时应注意减量，否则因排泄减慢，血药浓度升高，半衰期延长而易发生不良反应。因老年人骨骼肌萎缩，内源性肌酐生成减少，因此，即使肌酐清除率已下降，血清肌酐含量却仍在正常范围。老年人用药应监测血药浓度或肌酐清除率，以此来选择药物剂量、给药间隔时间、疗程，从而达到合理用药的目的。

二、老年人的药效学特点

药物的效应一方面取决于药物到达作用部位的速度、浓度及药物在作用部位停留的时间，另一方面也取决于组织对药物的反应性。由于药物作用的靶器官、靶组织的功能，靶细胞、受体的数目与药物的亲和力的改变，老年人对药物的效应发生变化，药动学的改变亦进一步影响老年人对药物的反应性。

（一）神经系统变化对药效学的影响

老年人脑质量、脑神经细胞数、血流量减少，脑内受体数目及亲和力、神经递质代谢和功能发生变化，药物效应随之改变。中枢兴奋药物作用减弱，中枢抑制药物作用增强。老年人服用巴比妥类药物可产生反常的兴奋，引起躁狂、宿醉、噩梦、失眠等不良反应，应尽量避免服用此类药物。老年人对镇静催眠药、抗抑郁药、抗惊厥药敏感性增加，应酌情减量以避免抑郁、自杀倾向等。吗啡对老年人的镇痛作用时间显著长于年轻人，故使用时更易发生呼吸抑制；地西泮引起醒后困倦或定向障碍及尿失禁、活动减少等；中枢性降压药利血平或氯丙嗪、抗组胺药及皮质激素等引起明显的精神抑制和自杀倾向。老年人使用氨基糖苷类、利尿剂易发生听力损害。

（二）心血管系统变化对药效学的影响

老年人心血管系统功能减退，每搏输出量、心排血指数、动脉顺应性下降，总外周阻力上升，循环时间延长，压力感受器敏感性降低。老年人对 β 受体阻断药的反应性减弱，当使用此类降压药时易引起直立性低血压，应适当减量。对缺氧、高碳酸、儿茶酚胺等刺激的反应明显减弱。另外，吩噻嗪类抗精神病药、亚硝酸盐类血管扩张药、左旋多巴、普鲁卡因胺、利尿药、三环类抗抑郁药、抗高血压药及苯二氮䓬类镇静催眠药等多种药物，引起直立性低血压的发生率及程度均较年轻人高。另外，使用升压药时应考虑老年人动脉粥样硬化的潜在危险。又因老年人肝合成凝血因子能力减退以及血管发生退行性病变导致止血反应减弱，故对肝素和口服抗凝血药物非常敏感，一般治疗量即可引起持久性凝血障碍，并有自发性内出血的危险。

（三）内分泌系统变化对药效学的影响

老年人用糖皮质激素对葡萄糖代谢的抑制作用较年轻人降低，而对糖皮质激素促进蛋白异化作用的敏感性增高，易致骨质疏松或自然骨折。老年人对胰岛素和葡萄糖的耐受能力下降，大脑耐低血糖能力也较差，故应用胰岛素时易引起低血糖反应或昏迷。

老年人性激素分泌减少，可出现各种生物学反应的变化。因此，更年期后适当补充性激素既可缓解机体的不适症状也可预防骨质疏松，但不宜长期大量使用，因为雌激素可引起子宫内膜和乳腺癌变，而雄激素可引起前列腺肥大或癌变等。

（四）免疫系统变化对药效学的作用

老年人 T 细胞功能降低，B 细胞功能亦降低，尤其是依赖 Th 细胞的抗原反应减弱。因此，老年人易患严重感染性疾病，同时老年人自身免疫抗体易于产生，自身免疫性疾病和肿瘤等的发生较为常见。

由于老年人细胞免疫和体液免疫功能降低，当病情严重和全身状况不良时，常伴有防御功能的严重损害或完全消失，有可能导致抗菌药物治疗的失败，故一般主张当肝、肾功能正常时，抗菌药物的剂量可稍增加或疗程适当延长以防感染复发。另外，老年人对药物的变态反应的发生率并不因为免疫功能下降而降低，其骨髓抑制、过敏性肝炎、红斑狼疮及间质性肾炎的发生率并不低于年轻人。

第三节　老年人的用药特点与合理用药

老年人的生理、生化变化特点导致药物的体内过程和药理作用明显有别于年轻人，充分认识其特殊性，在老年病防治及保健中安全、合理地用药具有重要的现实意义。

一、老年人的用药特点

（一）心血管系统药物

老年人易患心血管系统疾病，应用心血管系统药物的机会明显多于年轻人，因此了解老年人心血管系统用药特点尤为重要。

1. 抗高血压药　老年人高血压具有发病率高、病程长、脏器损伤率高、并发症发生率高的特点。治疗老年高血压时应注意保护靶器官，预防或同时治疗并发症。因此有保护组织作用的降压药物得到广泛关注，有抗血小板凝聚、黏附及降脂作用的药物也受到重视。

平稳降压，效果温和，不良反应少而轻，是老年高血压患者的选药原则。建议使用长效制剂，避免血压昼夜节律紊乱，避免使用易引发直立性低血压的药物。推荐老年人使用的药物有选择性 β 受体阻断药、血管紧张素转化酶抑制剂、长效钙通道阻滞药、中效利尿药。其中选择性 β 受体阻断药如阿替洛尔、美托洛尔的不良反应发生率低；血管紧张素转化酶抑制剂有心肌保护作用，值得注意的是长期使用应及时监测肌酐和血钾；使用长效钙通道阻滞剂，避免使用短效钙通道阻滞剂硝苯地平、地尔硫䓬；噻嗪类利尿药作用温和，建议小剂量使用，注意长期使用容易耐药，应及时监测血钾。当单一用药效果不佳时，可以考虑联合治疗，通过不同的血压调节机制增强疗效，降低不良反应发生率。使用本类药物时应关注患者的服药时间、饮食、情绪变化及药物耐受性，定时监测血压，避免突然停药引起反跳。

2. 强心苷　老年人应用强心苷时，治疗指数比年轻人更窄。强心苷经肾代谢，老年人肾功能下降，分布容积减小，血药浓度增大，半衰期延长；老年人心脏对强心苷的正性肌力作用反应性降低而对毒性反应的敏感性增高，因此老年患者使用强心苷易发生中毒，临床应根据肌酐清除率调整剂量。

3. 抗心律失常药　随着年龄的增加，老年人应用抗心律失常药的药物效应发生变化，这种变化是多因素交互作用的结果。老年人的自主神经张力发生改变，直接作用于自主神经系统的 β 受体阻断药和抗胆碱能药疗效增加。

4．β受体阻断药　临床上广泛应用β受体阻断药治疗心律失常、心绞痛、心肌梗死、高血压及部分充血性心力衰竭。中国人对β受体阻断药的耐受性低于白种人，使用时应从小剂量开始，根据老年人的心率、血压和心功能状况，逐渐增至合适的剂量。本类药物长期应用对脂肪代谢、糖代谢有不良影响，患有高脂血症和糖尿病的老年人使用时应注意。

（二）中枢神经系统药物

老年人的中枢神经系统功能发生变化，对药物的敏感性增加，容易出现血压改变、脑缺血和精神紊乱等不良反应。

1．镇静催眠药　老年人应用催眠药和抗焦虑药容易引起记忆障碍，不良反应发生率显著增加，应注意合理使用，避免滥用。老年人对巴比妥类药物敏感性增加，长期使用易产生依赖性，停药易发生戒断症状，目前已经很少使用。临床常用苯二氮䓬类药物，短效苯二氮䓬类较长效药物安全，但长期使用可产生依赖性，且戒断症状明显。肥胖患者、身体虚弱患者使用苯二氮䓬类易发生中毒。

2．抗精神病药和抗抑郁药　由于老年人对抗精神病药敏感性增加，药效个体差异大而不良反应严重，故老年人使用本类药物时应减量。老年人对吩噻嗪类、硫杂蒽类、丁酰苯类抗精神病药的不良反应增多，主要表现为直立性低血压和锥体外系反应，特别是缓慢性动作失调发生率增高，严重影响本类药物的使用。氟哌啶醇、奋乃静适用于伴有心血管疾病的老年人；利培酮、喹硫平、奥氮平适用于有兴奋、幻觉、妄想症状的精神分裂症患者；苯二氮䓬类治疗老年焦虑症较安全。

抑郁症在老年人中具有高发病率和高死亡率的特点，必须接受药物治疗，临床常用的新一代抗抑郁药已取代了三环类抗抑郁药。

3．抗癫痫药　老年人常用的抗癫痫药是苯妥英钠。老年人血浆蛋白含量降低，药物消除加快，应适当加大苯妥英钠剂量。用苯巴比妥治疗癫痫应适当减少剂量。

4．抗阿尔茨海默病药　阿尔茨海默病是一种与年龄高度相关的中枢神经系统退行性疾病。现有的治疗药物有：①影响胆碱能系统功能的药物，即胆碱酯酶抑制剂、神经生长因子和 $5-HT_3$ 受体阻断药，常见的有石杉碱甲。②脑血管扩张剂及钙通道阻滞剂。③防治β淀粉样肽形成及抗炎药物。④其他药物，如血管紧张素转化酶抑制剂、黄嘌呤衍生物、神经节苷脂等。

（三）抗菌药

老年人应用抗菌药治疗感染性疾病，应注意如下几点：①老年人体内脂肪比重增加。使用脂溶性抗菌药时，在体内易蓄积；应用非脂溶性抗菌药时，血中游离型药物浓度升高。②老年人肝、肾功能减退，临床应用时可根据肝、肾功能衰退情况减量或延长给药时间。例如经肝代谢的氯霉素、新霉素、四环素、大环内酯类以及经肾代谢的氨苄西林、氨基糖苷类半衰期延长，按正常剂量和给药间隔用药，易发生毒性反应。因老年人肾功能下降，呋喃妥因等治疗尿路感染的药物的尿药浓度降低而疗效减弱。③老年患者免疫力低下，宜选用青霉素、头孢菌素类、喹诺酮类药物，特殊情况下可考虑使用红霉素或林可霉素，严重感染者可应用氨基糖苷类抗生素。④注意观察，正确应对，避免严重的不良反应。头孢孟多、头孢哌酮可能出现血液系统功能障碍，应检测凝血酶原时间并补充适量的维生素 K。如果出现长期腹泻，应考虑发生菌群失调。使用氨基糖苷类抗生素时，先检查肾功能，用药过程中观察老年人的水摄入、排泄比例及血尿素氮、肌酐值，以调整剂量；用药过程中经常检查肾功能、听力和前庭功能，避免与万古霉素、呋塞米、甘露醇等增加肾毒性、耳毒性的药物合用。苯海拉明能掩盖氨基糖苷类抗生素的耳毒性，应避免合用。同时使用氨基糖苷类抗生素和肌肉松弛药，可能导致呼吸抑制，应避免二者合用。

（四）降血糖药

老年糖尿病患者多属于非胰岛素依赖型糖尿病，与体重超重关系密切。老年糖尿病患者宜选择降血糖作用温和的短效降血糖药。临床常见的口服降血糖药多为磺酰脲类、双胍类、α-葡糖苷酶抑制剂、促胰岛素分泌药及胰岛素增敏剂等。长效磺酰脲类降血糖药如格列本脲能引起严重而持久的低血糖，双胍类易发生乳酸血症，严重者可致死，故老年人不宜选用。α-葡糖苷酶抑制剂阿卡波糖可明显减低餐后血糖，使全天血糖保持平稳，不良反应少而轻。新型促胰岛素分泌药瑞格列奈是葡萄糖依赖型促分泌剂，不刺激细胞内蛋白质的合成，极少发生低血糖反应。

（五）调节血脂药

高脂血症是老年人的多发病，是动脉粥样硬化、冠心病、脑血管病的主要危险因素之一。通过控制饮食和药物治疗降低低密度脂蛋白、胆固醇含量，可以有效控制老年高脂血症。首先应平衡饮食，当控制饮食无效时，采用药物治疗。临床上常用胆汁酸螯合剂如考来烯胺、考来替泊等，降脂作用明显，但有时可能加重高三酰甘油血症。烟酸能降低高脂血症的发病率，但使用剂量太大且副作用多，目前已很少应用，临床多用烟酸衍生物如阿昔莫司。HMG-CoA还原酶抑制剂能减少胆固醇生成，促进低密度脂蛋白和胆固醇的清除，因为老年个体低密度脂蛋白受体下调致血清胆固醇含量升高，所以HMG-CoA还原酶抑制剂对老年高血脂患者疗效明显。贝特类药物在降血脂时不影响血糖和尿糖代谢，临床常用非诺贝特、吉非贝齐、苯扎贝特等。

二、老年人合理用药原则

（一）药物的选择

1. 需要有明确的用药指征　给老年人用药前，应了解其病史，前期所用药物种类、剂量、用法、疗程、不良反应，目前用药情况，据此分析病情，做出及时、正确的诊断。明确用药的指征，再选择疗效肯定、能缓解症状、纠正病理过程或消除病因的药物。无需用药时坚决不用，如失眠、抑郁等可先通过调整生活习惯、丰富生活内容和加强人际交流得以改善；对可用可不用的药以不用为好。总之，老年人除急症或器质性病变外，尽量少用药物。若必须进行药物治疗，则应贯彻应用最少药物品种和最小有效剂量的原则。

2. 避免应用不适于老年患者的药物　根据对老年人用药的"利与弊"原则来判定用药的"当"与"不当"。若所使用的药物尽管具有减轻症状的作用，但也会给患者带来严重的不良反应，例如轻者导致过度镇静、食欲缺乏、口干、便秘、视物模糊和尿失禁等，重者引发跌倒、骨折、急性意识障碍、尿潴留、直立性低血压、晕厥等，如有更安全的药物替代，则老年人应禁用或慎用可能造成这些不良反应的药物。

禁用或慎用的药物：长效苯二氮䓬类、短效巴比妥类、阿米替林、抗抑郁抗精神病药复方制剂、吲哚美辛、保泰松、氯磺丙脲、右丙氧芬、双嘧达莫、肌肉松弛药、颠茄和莨菪碱、止血药、甲基多巴、利血平、氨基糖苷类和多黏菌素类抗生素、万古霉素、四环素、利福平、洋地黄毒苷等。

需控制剂量的药物：氟哌啶醇、硫利达嗪、地高辛、西咪替丁、雷尼替丁、铁制剂等。

需控制疗程的药物：右旋麻黄碱、H_2受体阻断药、口服抗菌药物、奥沙西泮、三唑仑、艾司唑仑等。

3. 选择合适的药物剂型　老年患者宜选用颗粒剂、口服液或喷雾剂，病情急者可静脉注射或静脉滴注给药。由于胃肠功能不稳定，一般不宜使用缓释制剂。严重疼痛患者可选择镇痛药透皮贴剂。老年习惯性便秘者可用肛门栓剂。药品或容器应易于打开，用法用量标识清楚。

4. 慎用滋补药或抗衰老药　切忌盲目使用滋补药及抗衰老药，谨慎使用维生素类药物，因为维持正常生理代谢所需维生素量很微小，如维生素C每日仅需50～75mg，维生素B_6仅需 1 ～ 2mg，且一般从每日的饮食中可满足需求，若超量应用维生素 C 可产生大量草酸盐结晶，有导致泌尿系统结石的可能。每日 300mg 以上维生素 E 服用 6 个月，易引起血小板聚集、血栓形成、血栓性静脉炎，甚至肺栓塞，还可以引起高血压、糖尿病、心绞痛加重及免疫功能下降，降低维生素 A、K 的肠道吸收，引起皮肤粗糙、夜盲症、眼干燥症、角膜软化和出血倾向等。因此，只有在某种维生素缺乏或疾病治疗需要时才给予补充，一旦纠正，即减量或停药。

（二）用药准确、合理

1．用药应利大于弊　用药的目的是防治疾病，不合理用药危害大，不良反应发生率高，甚至可增加病死率，因此当诊断明确后，应对备选药物进行利益与风险的权衡，只有当药物治疗的益处明显超过风险，即受益 / 风险比值＞ 1 时，才可用药，若＜ 1 则不应选用。如革兰阴性杆菌感染性疾病，不宜使用氨基糖苷类，而应选用第三、四代头孢菌素，酶抑制剂复合制剂，碳青霉烯类或喹诺酮类药物。

2．用药方案简明　老年人往往患有多种疾病而需多种药物配伍治疗，为不增加药物相互作用和不良反应的发生率，拟定的用药方案应简明，即用药不宜超过 5 个品种。有研究表明联合用药≤ 5 种药品时不良反应发生率约为 4%，联合用药＞ 5 种时不良反应发生率为 27.3%。因此，控制用药数目、抓住主要矛盾、选择主要药物治疗能减少不良反应的发生。

3．小剂量应用　老年人使用成人剂量可能出现较高的血药浓度，使药物不良反应增加。同时由于药动学差异和老年人个体差异甚大，药物有效剂量可相差数倍甚至十几倍，为稳妥起见，宜采用小剂量原则，即开始治疗时应用小剂量或维持治疗时使用小剂量，这可根据药物的特性来决定。除抗菌药物外，大多数药物起始剂量以成人剂量的 1/5 ～ 1/4 为宜，密切观察并逐渐增量，即"低起点、缓增量"，以获最大疗效和使不良反应降至最小为准。摸索各老年患者的最佳剂量，即老年人的给药方案宜个体化。对治疗指数小且毒性大（如地高辛）、具非线性动力学特点的药物如苯妥英钠或多药联合应用时及有心、肝、肾疾病患者，进行治疗药物血药浓度监测。

4．依据时辰药理学适时用药　老年人服用药物后，受昼夜节律的影响，药动学会发生改变，药物作用随之发生节律性变化，根据疾病、药动学、药效学的昼夜节律，选择最合适的用药时间。例如老年糖尿病患者的胰岛素治疗，上午 10：00 用药较下午用药的降血糖作用更强；患者长期应用皮质激素，当病情控制后，宜将 2 天的给药总量于隔日 6：00 ～ 8：00 一并给予，即可填补皮质激素每日分泌高峰后出现的低谷期，又对皮质功能的抑制较小，且疗效好，库欣综合征等不良反应亦较少；阿司匹林早餐后用药血药浓度高，半衰期长，疗效好；铁剂 19：00 吸收率最大，故晚餐后用药较为合理；利尿药宜上午使用，以免晚上使用后夜尿频繁而影响睡眠及休息。

5．疗程适当与及时停药　在老年人用药期间应密切观察，一旦发现任何新症状，当确定为不良反应时应及时停药，待症状消失后，重新制订治疗方案。一些镇痛药等对症治疗的药物，在疼痛症状消失后立即停药；抗抑郁药、抗甲状腺药、抗癫痫药等，当治疗后症状消失，为避免病情复发而经一段时间的巩固治疗，应在疗程结束时停药。有些药物长期应用后突然停药可发生病情恶化的停药综合征，应逐渐减量至停药。但对于高血压、慢性心功能不全、糖尿病、帕金森病、甲状腺功能减退等，药物治疗后虽已获得控制，但为防止复发，仍需长期用药或终生用药。

6．饮食合理与嗜好控制　老年患者用药期间应控制烟、酒、茶等嗜好及注意日常饮食。吸烟可诱导肝微粒体酶系统，增强地西泮、尼可刹米、咖啡因、茶碱、非那西丁、安替比林等的代谢，使其血药浓度下降；吸烟者的茶碱血浆清除率较不吸烟者高 1.8 倍；吸烟还可影响利多卡因、安替比林、丙米嗪、华法林等的体内分布。故老年人在使用麻醉药、镇静药、镇痛药、解热镇痛药期间应戒烟。酒精是肝药酶诱导物，可加速戊巴比妥、华法林、安乃近、甲苯磺丁脲等的代谢，还可与灰黄霉素、环丝氨酸、阿司匹林、中枢抑制药、β受体阻断药发生相互作用，使用甲硝唑、替硝唑、头孢曲松、头孢哌酮期间及前后 1 周，应禁止饮酒，以免诱发表现为面部潮红、头晕头痛、恶心呕吐、胃痛腹痛、嗜睡、血压下降、幻觉等的双硫仑样反应；使用苯乙双胍、格列本脲、甲苯磺丁脲、氯丙嗪、呋喃唑酮期间也应戒酒。铁剂、氟奋乃静、氟哌利多不宜与茶饮料同服，因能形成不易吸收的沉淀。服用米诺环素、多西环素或四环素时不宜同饮牛奶，避免与其中的钙离子发生络合而影响吸收，糖尿病患者应控制饮食，才可保证降血糖药的较好疗效。为保证强心苷、降压药的疗效，需限制食物中的盐分。使用利尿药时，应限制摄入钾盐丰富的食物；而食用含 B 族维生素食物可起到对饮酒的老年患者补充这类维生素的作用。

7. 提高用药依从性　老年患者往往记忆力下降，注意力不集中，易发生固执己见和产生偏见等精神活动功能减弱和情感的变化，更因老年人处于痴呆、抑郁症或独居孤寡或由于患多种疾病需用多种药物治疗等复杂情况，而常发生误用药物或过量、忘用药物等不遵医嘱的用药情况。因此，为使老年患者获得较佳的药物治疗效果，应尽量提高其依从性，为此应尽量简化治疗方案，尽量减少用药次数和联合用药，详细解释处方用药的目的、剂量及用法，酌情给予文字或图示说明用法、用量，必要时在社区医疗保健机构监控下用药。对阿尔茨海默病、抑郁症或独居的老人用药，家属或亲友应进行监督检查，尽量让老年人的用药做到准确、合理。

思考题

1. 简述老年人的用药特点。
2. 从老年人药动学和药效学特点入手，分析老年人合理用药原则。

（牛向平）

第十二章　妊娠期和哺乳期妇女的合理用药

　　妊娠期和哺乳期妇女是一类特殊人群，随着医疗条件的完善和人们生活质量的不断提高，这类特殊人群的用药安全问题日益受到广大医务工作者和社会的密切关注。20 世纪 60 年代震惊世界的"反应停"事件，就是因为妊娠期妇女服用了沙利度胺而引起了上万例"海豹胎儿"的诞生，这个事件引起了人类对药物致畸作用的高度警觉，也使人们更多地关注妊娠期和哺乳期安全用药的问题。妊娠期妇女虽然担心药物对胎儿生长有影响，但仍有很多妊娠期妇女因为病情需要服用药物，因此，掌握此类特殊人群的合理用药原则至关重要。

　　妊娠期临床用药应充分了解妊娠期的母体、胎盘、胎儿的药动学特点，正确选择药物并制订个体化的给药计划。

第一节　妊娠期母体的药动学特点

　　1. 药物的吸收　妊娠早期常发生的恶心、呕吐等早孕反应，使药物的吸收减少，影响了口服药物的吸收和药效。妊娠期间由于妊娠期妇女体内孕激素升高，导致了胃液分泌减少、胃排空时间延长、胃肠道平滑肌张力减退、肠蠕动减慢等，从而使主要在胃肠道吸收的药物吸收延缓，血药浓度达峰时间延长且峰值偏低，作用持久。

　　2. 药物的分布　由于妊娠期体液组成的变化，妊娠期母体的血容量增加 30% ~ 50%，血浆的增加量多于红细胞增加，血液稀释，妊娠期母体的体液总量可增加到 8L，因此使药物的分布容积明显增加。若药物的清除率、维持剂量不变，给药的初始剂量和分布容积成正比。妊娠期血浆容积增加，使得妊娠期母体的血浆蛋白含量减少，同时一些与妊娠相关的激素占据了血浆蛋白的结合部位，使药物的蛋白结合能力减弱，游离型药物增多，结合型药物减少，并且可以通过胎盘转运到胎儿体内，药物的作用和不良反应都会发生变化。

　　3. 药物的代谢　妊娠期间肝血流量的变化可能不大，但肝微粒体酶的活性却有着不同程度的变化，如苯巴比妥代谢增加，如茶碱类药物代谢减弱。肝药物代谢酶活性的变化是母体对妊娠期生理变化的一种适应性，故妊娠期妇女在应用具有肝毒性的药物时要小心谨慎，防止药物蓄积中毒。

　　4. 药物的排泄　由于妊娠期心排血量和肾血流量增加，药物的消除也相应增加，那些经肾排泄的药物在妊娠期母体内的消除将会加速，如注射用硫酸镁、地高辛、碳酸锂等药物排出加快、血药浓度降低。但在妊娠晚期仰卧位时，肾血流量减少，经肾排泄的药物排泄减少。肾功能受到影响的妊娠期妇女，体内药物排泄减少，使药物易在体内蓄积，半衰期延长。因此，妊娠期妇女在用药时应调整用药剂量，以保持合理的血药浓度。

第二节　胎盘的药动学特点

　　胎盘是由羊膜、叶状绒毛膜和底蜕膜构成的，它是将母血与胎儿血隔开的屏障。胎盘功能很复杂，药物可通过胎盘屏障进行转运和代谢。胎盘具有一般生物膜的特征，药物在胎盘的转运部位是血管合体膜（vasculo-syncytial membrane，VSM），它是由合体滋养细胞、合体滋养膜细胞基膜、绒毛间质、毛细血管基膜以及毛细血管内皮细胞组成的薄膜。药物的转运与VSM的厚度、绒毛膜的表面积相关，绒毛膜表面积越大、VSM 越薄，药物的转运越快。妊娠后期 VSM 的厚度变薄，非常利于药物的转运和扩散，大部分药物可通过胎盘到达胎儿体内。

一、胎盘的药物转运

（一）胎盘药物转运特点

因胎盘具有一般生物膜的特性，所以药物经过胎盘的转运方式与一般生物膜类似，但也有特殊性。药物经过胎盘转运的方式主要有简单扩散、易化扩散、膜孔滤过、主动转运和胞饮作用等。简单扩散是药物经胎盘转运的主要方式。

1. 简单扩散　是一种顺电化学梯度和浓度梯度的跨膜转运方式，是胎盘药物转运的主要方式。它受药物的分子大小、解离程度和药物的脂溶性的影响，水、电解质以及分子量小的药物可以以这种方式进行转运。

2. 易化扩散　这是特殊的扩散方式，这种方式通常要借助特异的载体系统来进行药物的转运。通过载体和膜本身物质的竞争来实现转运，因此这种方式具有一定的饱和性，例如葡萄糖和铁就是以易化扩散的方式进入胎儿体内的。

3. 膜孔滤过　这是一种经过膜孔或细胞裂隙的药物转运方式，是较为少见的一种转运方式。只见于分子量小于 100 的药物。

4. 主动转运　是药物通过细胞质膜从低浓度向高浓度扩散的方式，此种转运需要消耗能量。氨基酸、水溶性维生素、微量元素等通过主动转运进入胎儿体内。

5. 胞饮作用　胎盘的合体细胞具有胞饮作用，大分子物质被吞饮进细胞内，直接进入胎儿血中。某些蛋白质类、病毒和抗体可通过这种方式被胎盘转运进入胎儿体内。

（二）影响胎盘药物转运的因素

1. 药物因素

（1）药物的脂溶性：药物的胎盘转运受药物的脂溶性影响很大，一般来说，脂溶性高的药物容易通过胎盘，如甾体激素、硫喷妥；脂溶性低的药物难以通过胎盘，如肝素、筒箭毒碱。

（2）药物的解离度：凡能影响药物解离度的因素都可以影响药物通过胎盘的量。药物的解离度和体液的 pH、药物 pK_a 有关，处于非解离状态的药物分子经胎盘转运较快，如安替比林在生理 pH 时很少解离，因此能迅速通过胎盘屏障进入胎儿循环；而高 pK_a 的有机碱和低 pK_a 的有机酸在生理性 pH 时多数解离，使脂溶性降低而难以通过胎盘。在生理情况下，胎儿血 pH 通常比母体低 0.1，因此，当药物转运达到平衡时，弱酸性药物多在母体，而弱碱性药物则较多集中在胎儿。

（3）药物的分子量：小分子量的药物较易通过胎盘，扩散速度快。分子量 250～500 的药物易通过胎盘；分子量 700～1000 的药物，如蛋白质通过胎盘速度较慢；而分子量大于 1000 的药物难以通过胎盘。

（4）药物的血浆蛋白结合率：药物与血浆蛋白结合率的高低和通过胎盘的量成反比，药物与血浆蛋白结合后分子量变大而不易通过胎盘。如甲氧西林和双氯西林与血浆蛋白的结合率分别为 40% 和 96%，前者通过胎盘的速度较后者快，后者通过胎盘相对较慢、较少。

2. 胎盘因素　胎盘的绒毛膜面积、厚度和血流量会影响药物在胎盘的转运。随着胎儿的发育，妊娠后期绒毛膜面积逐渐增加，胎盘膜厚度变薄，药物转运速率随之加大，如地西泮在接近妊娠后期时更容易通过胎盘进入胎儿体内。很多药物的胎盘转运是通过子宫 - 胎儿循环和胎盘 - 胎儿循环完成的。胎盘血流量影响药物经胎盘向胎儿转运，如母体感染、心脏病、妊娠高血压综合征等时，胎盘可能发生病理变化，使胎盘的渗透和转运发生变化，而使正常情况下不易通过胎盘屏障的药物容易通过。子宫收缩、麻醉、脐带受压迫等，可引起胎盘血流量的改变，使胎盘转运功能受到不同程度的影响，药物转运的速度减慢。

二、胎盘对药物的生物转化

胎盘除了具有转运功能以外，还具有对药物代谢的功能。虽然药物在胎盘中的代谢不及胎儿肝中多，但胎盘也具有氧化、还原、水解和结合的代谢催化系统，其中水解和还原作用最强。肾上腺素、组胺、雌激素、5-羟色胺、乙酰胆碱和多肽类激素等可被胎盘代谢。

胎盘含有特殊的混合功能氧化酶系统，同肝药酶一样被含有多环的芳香烃类化合物所诱导，妊娠期妇女吸烟可显著改变酶的活性。

研究显示，氢化可的松、泼尼松通过胎盘转化失活为11-酮衍生物，而地塞米松则不经胎盘代谢直接进入胎儿体内，所以在治疗胎儿疾病时可选择地塞米松。

第三节　胎儿的药动学特点

胎盘不能完全保护胎儿免受药物的影响，大多数药物可以经过胎盘进入胎儿体内，并且胎儿的器官尚不完善，药物进入胎儿体内可致胚胎死亡或畸形。而且药物在胎儿体内的代谢产物也可能危害胎儿的发育。

1．药物的吸收　药物进入胎儿体内有两条途径，大多数药物经过胎盘转运直接到达胎儿体内，还有一些药物经过羊膜进入羊水中。羊水内的蛋白含量很少，故药物多数以游离型存在。妊娠中期，药物可被胎儿吞咽进入胃肠道吸收并进入胎儿血液循环，药物通过胎儿尿液、粪便排出后，又被胎儿重新吞饮羊水而进入体内，这就形成了药物的羊水-肠道循环。

2．药物的分布　胎儿的血液循环量直接影响着药物在胎儿体内的分布，胎儿肝、脑等器官体积较大，血流量较多，60%～80%的血流经静脉进入肝，故肝内药物浓度较高；胎儿的血脑屏障尚未完善，药物较易进入胎儿的中枢神经系统；一般认为，胎儿血浆蛋白含量较低，故进入这些组织的药物以游离型居多；在妊娠早期和中期，由于胎儿的脂肪组织较少，会影响一些亲脂性药物的分布。

3．药物的代谢　许多药物的代谢主要在肝组织中进行，但胎儿肝的药物代谢酶的活性明显低于成年人肝，对药物的代谢能力有限，某些药物（如乙醚、巴比妥、维生素C）的血药浓度明显高于母体。胎龄14～25周的胎儿，每克肝组织含有与成人类似含量的细胞色素P450，但胎儿和成人的细胞色素P450的亚型可能不同。胎儿肝微粒体酶中含有催化氧化过程的某些酶，但不含催化葡糖醛酸苷类形成的酶类，因此胎儿对药物的解毒功能尚不完善。有些药物经代谢后的产物具有毒性作用，如苯妥英钠经肝微粒体酶作用生成羟基苯妥英钠，具有致畸作用。妊娠前期，由于胎儿血脑屏障不完善，巴比妥类等药物会在脑及肝蓄积，增加毒性。

芳香族化合物羟化时形成环氧化合物，此物可同细胞大分子结合，因而影响胎儿正常器官的发育。目前已证实在胎龄6～7周时，胎儿肝即有羟化芳香族化合物的能力，虽然此时羟化能力尚低，但可能与致畸有关。

药物在胎儿体内的代谢规律是将极性小、脂溶性高的药物代谢为极性大、亲水性强的物质，便于药物代谢后从胎儿体内排出。但亲水性物质较难通过胎盘屏障，这将减少药物从胎儿循环通过胎盘回到母体，造成在胎儿体内的蓄积，引起胎儿毒性的发生。研究已证实，沙利度胺的亲水性代谢产物在胎儿体内的蓄积与此相关。

4．药物的排泄　与成年人相同，肾是胎儿体内药物排泄的主要器官。胎儿从妊娠11~14周开始，肾即有排泄功能，但功能较弱，肾小球滤过率低，肾小管容积相对不足，很多药物排泄缓慢，易在胎儿体内蓄积而造成损害。如氯霉素在胎儿体内排泄速度较母体明显减慢，反复大剂量注射有可能在胎儿体内蓄积，损害胎儿。

5．胎儿对药物的反应性　药物对胎儿的影响主要是由母体用药引起的。在妊娠期全过程，胎儿都可能受到药物的影响，但在胎儿不同的发展阶段，对药物的敏感性也有不同的变化。受孕后第1周，胚胎处于卵裂和原肠形成阶段。这一阶段如果受到某些药物的影响，如抗代谢药、麦角生物碱、己烯雌酚等，可导致妊娠终止。妊娠2~8周是胎儿器官形成阶段，如受到药物作用，如乙醇、锂盐、苯妥英钠、沙利度胺等，可引起严重的结构畸形。在妊娠9周~9个月，如果接触一些化学物质，如烟草、重金属、一氧化碳等，将主要影响生殖和中枢神经系统的分化而改变脑的功能，或出现生长停滞等严重后果。

第四节　妊娠期用药特点

妊娠期是特殊的时期，母体和胎儿是同一环境中的两个联系紧密的独立个体，其生理反应和对药物的敏感性有很大差异。因为胎儿许多器官还没有功能，主要靠胎盘而不是依靠自己的器官去获得必需的营养物质和排泄代谢产物，当外来物质（如药物）出现在母体血液中时，由于胎儿对母体的这种依赖关系，势必对胎儿的生长和发育带来影响。按妊娠的时间顺序分为妊娠早期和妊娠中晚期。妊娠早期指的是妊娠的前3个月，是胚胎组织的发育期，肢体和器官系统正在形成，对一些致畸药物特别敏感。"反应停"事件的调查结果表明妊娠期妇女在妊娠第5~7周给予沙利度胺，引起胎儿肢体畸形率特别高。因此妊娠早期应尽可能不要随便用药，尤其是对未经充分研究的药物。妊娠中晚期指的是妊娠第4~9个月，此期胎儿发育已渐成熟，但许多脏器功能未成熟，尚无代谢和排泄药物的能力，极易受到药物的侵害，绝对需要时方可用药。

一、妊娠期用药对胎儿的影响

在妊娠早期，胎儿各部分开始迅速发育，主要器官均在此时期内初步形成。如妊娠期妇女在此期间用药，可能导致胎儿的某些系统和器官畸形。妊娠12周内是药物致畸最敏感的时期，故此期用药要特别慎重。一般来说，生长迅速的器官最易受有毒物质的影响，如肝。快速分化的胚胎对某些影响细胞分裂及酶、蛋白质和DNA合成的药物十分敏感，如细胞毒性药物、烷化剂和抗代谢药等。有些药物在小剂量应用时可能无害，在大剂量下就可能有致畸的危险，如苯巴比妥。而有些药物在小剂量使用时就会有明显的致畸作用，比如沙利度胺。现已证实，沙利度胺本身无致畸作用，但在体内转化为环氧化代谢产物后，就具有致畸性，而此转化过程仅在对沙利度胺致畸敏感的种属中发生。

在妊娠中晚期，胎儿的各个器官进一步发育，功能逐步完善，神经系统、生殖系统以及骨骼、牙齿开始形成并发育。随着胎儿的逐渐长大，其对致畸的敏感性渐渐降低，或胎儿对致畸原的耐受性逐渐增强（致畸原是指母亲妊娠期间接触的能引起胚胎或发育个体结构或功能畸形的物质）。但某些致畸原在此期间仍可对胎儿造成伤害，由于胎儿此时各器官发育相对完善，用药后的不良影响多数为发育迟缓和功能异常。如妊娠期妇女服用含有咖啡因的药物或食物，就可以引起胎儿宫内发育迟缓，并伴有下丘脑-垂体-肾上腺轴相关的神经内分泌代谢紊乱。研究表明，发育迟缓对胎儿的危害还将延续到出生以后，因此在此期间用药要权衡利弊，慎重做出选择。

二、药物对胎儿危害的分级

美国食品和药品管理局于 1979 年根据动物实验和临床实践经验及对胎儿的不良影响，将药物分为 A、B、C、D、X 五类。

A 类：妊娠早期应用，经临床实践观察未见对胎儿有损害，危险性相对较低，是最安全的一类药物。

B 类：动物实验未证实对胎儿有致畸作用，但无临床对照试验资料，或动物实验中显示对胎儿有危害，但临床试验未能证实。多数临床用药属于此类，如青霉素、红霉素、地高辛等。

C 类：仅在动物实验中观察到对胚胎有致畸作用或胚胎发育异常，但在人类缺乏临床对照试验资料证实；或者缺乏动物实验和临床观察资料。此类药物在妊娠期临床选用较为困难，考虑对妊娠期妇女的有利性和对胎儿的危害性后再选择药物。如庆大霉素、氯霉素、异丙嗪等。

D 类：临床观察资料表明对胎儿有危害，但治疗妊娠期妇女疾病的疗效肯定，又无其他替代药物，应当权衡其危害性和临床适应证以考虑应用。如苯妥英钠等。

X 类：动物实验和临床观察资料证实对胎儿危害大，有严重的致畸作用，为妊娠期禁用的药物。如沙利度胺、喹诺酮类等。

目前，对影响胎儿的各类药物仍知之甚少，表 12-1 列举了部分影响胎儿发育的药物，由于多数药物的特点尚未阐明，因此，妊娠期用药应当慎之又慎。

表12-1　对胎儿发育有影响的药物

药物	不良后果
四环素类	色素沉着、牙齿畸形、骨骼生长迟缓
碘	甲状腺功能低下及甲状腺肿
乙醇	生长障碍、头骨畸形、智力发育障碍、低体重、胎儿酒精综合征
抗叶酸药、抗代谢药	脑和四肢畸形
己烯雌酚	米勒管发育障碍、阴道腺病、宫颈病变、睾丸发育不全、附睾囊肿
苯妥英钠	颜面畸形、发育迟缓、智力低下
氯喹	视网膜及第8对脑神经损害
喹诺酮类	软骨损伤、骨骼发育受阻
氯霉素类	灰婴综合征、肝损害、血小板减少、肢体畸形
氨基糖苷类	听神经毒性、先天性耳聋

三、妊娠期合理用药原则

妊娠期的合理用药是优生的关键工作，对妊娠期妇女、胚胎和胎儿都是非常重要的。用药时应当考虑以下原则：

1．根据不同妊娠期用药特点，选择合理药物。妊娠早期尽量不用或少用药物，此时用药易造成胎儿畸形，应选用有效又安全的药物。要根据胚胎发育各阶段的变化规律来选择药物，并尽可能控制妊娠期妇女用药可能对胎儿造成的影响。如患有急慢性疾病，应在孕前进行治疗。

2．妊娠期妇女在必须用药时，要权衡利弊，选择对胎儿影响最小的药物，在妊娠早期不宜选用 C 类和 D 类药物，即使在妊娠后期也尽量避免使用 C 类药物，在确认利大于弊时方可使用，必要时要终止妊娠。

3．妊娠期妇女在用药时，要正确选择对胎儿无损害而又对自身疾病最有效的药物。小剂量就有效的药物要避免使用大剂量，能单独用药的就避免联合用药。

4．尽量选用已在妊娠期广泛使用、临床验证无致畸作用的药物，其效果肯定，安全有效，避免使用一些具有理论优势但尚难确定对胎儿有无不良影响的新药。

第五节 妊娠期常用药物的选择

一、抗感染性疾病药物

妊娠期妇女常会患有细菌性、真菌性的感染性疾病，抗菌治疗学的一般原则同样适用于妊娠期。由于妊娠期生理改变，往往会影响药物的药动学过程，同时也必须考虑药物对胎儿的影响。

1．抗生素及人工合成抗菌药　一般情况下，大部分抗生素对胎儿危害较小，属于 B 类药物。临床上广泛应用的青霉素未见对胎儿有不良影响，近年来，头孢菌素类抗生素已广泛应用于妊娠期妇女，此类药物易通过胎盘屏障，在胎儿血及羊水中均可达到有效的杀菌浓度。但有些抗生素对胎儿有不良影响，妊娠期不应使用，要引起高度重视。喹诺酮类药物抗菌谱广，临床应用广泛，但本类药物均可通过胎盘屏障，并可分泌入乳汁，动物实验未证实有致畸作用，但可引起幼龄动物关节损害，为 C 类药物，妊娠期妇女及哺乳期妇女禁用。氯霉素的毒性较大，可因在胎儿体内蓄积引起灰婴综合征。氨基糖苷类药物对胎儿的听神经有明显的毒性，如庆大霉素、链霉素和卡那霉素。四环素可致乳牙色素沉着和骨骼发育迟缓。呋喃妥因可能导致溶血。磺胺类药物在胎儿体内与胆红素竞争蛋白结合，有可能导致黄疸。在妊娠期不宜使用这些药物，患有结核病的妊娠期妇女服用抗结核药物时会有增加胎儿畸形的可能，建议治疗疾病后再妊娠。

2．抗真菌药　妊娠期约有 10% 的妇女可能患有念珠菌阴道炎，应用制霉菌素、克霉唑和咪康唑后，未见对胎儿有明显的不良影响。但灰黄霉素可致连体双胎，酮康唑可对动物致畸，虽然在人类临床观察中并无相关证据，但应权衡利弊，尽量避免使用。

3．抗病毒药　抗病毒药物的临床观察资料不多，是否对胎儿有危害尚不明确。阿昔洛韦对动物无致畸作用，目前已试用于妊娠中晚期疱疹病毒感染的治疗，未见对胎儿有不良影响，但由于其抗病毒机制尚不确切，所以最好不要用于无并发症的皮肤、黏膜疱疹，仅用于重症病毒性全身感染。阿糖胞苷、齐多夫定可用于治疗全身性疱疹病毒感染及新生儿病毒性脑炎。

4．抗寄生虫药　滴虫阴道炎在妊娠期妇女中较为常见，临床对甲硝唑、替硝唑的应用仍有争议，而甲硝唑在动物实验中有致畸作用，但临床观察尚未得到证实，认为还是相对比较安全的药物。抗疟药物奎宁有致畸作用，在妊娠期应禁用，而氯喹相对安全些，只对胎儿有轻度影响，妊娠期妇女在疟疾发作时可权衡利弊选用。

二、心血管系统药物

1．抗高血压药　妊娠合并高血压是孕产妇死亡的四大病因之一。降压药物要对胎儿无毒副作用，不影响心排血量、肾血流量及子宫胎盘灌注量，不致血压急剧下降或过低。临床常用的静脉注射用降压药物有甲基多巴、拉贝洛尔和硫酸镁；口服降压药有 β 受体阻断药或钙通道阻滞药；硫酸镁是治疗严重先兆子痫的首选药物。妊娠期间高血压禁用血管紧张素转化酶抑制剂和血管紧张素 Ⅱ 受体阻断药，因为二者可能会对胎儿造成伤害。妊娠期长期使用利尿药可降低母体血容量，导致子宫胎盘血流灌注不足。

2．强心药和抗心律失常药　妊娠期妇女心力衰竭的控制较一般患者困难，可安全使用的药物很少。一般采用利尿、扩张血管、强心、镇静等处理。在控制心力衰竭的药物中，地高辛较为安全，常用小剂量口服，由于其易通过胎盘，故也可用地高辛治疗胎儿室上性心动过速。抗心律失常药物中，治疗剂量内对胎儿和母体影响较小的药物有地高辛、普鲁卡因胺、奎尼丁等，但过量会有增加早产率的风险；维拉帕米可用于妊娠期妇女室上性心动过速的治疗，但分娩前最好停用，以免分娩无力和产后出血。

三、镇静药和抗惊厥药

巴比妥类药物易通过胎盘，由于胎儿体内消除有限，故在胎儿体内的药物浓度可达到或超过母体水平。关于巴比妥类药物在妊娠早期是否致畸的说法不一，但小剂量和短期应用对胎儿可能无不良影响。苯二氮䓬类为亲脂性物质，可迅速通过胎盘进入胎儿体内。研究发现，妊娠早期应用地西泮与婴儿唇裂有关，但发生率很低。妊娠后期重复给予苯二氮䓬类可引起药物在胎儿体内蓄积，造成新生儿肌张力减退。母体长期使用此类药物可导致新生儿戒断综合征，故应避免习惯性使用。妊娠期妇女在妊娠早期服用抗惊厥药苯妥英钠，畸胎的发生率达 6%，在和苯巴比妥合用时可增加畸胎的发生率，胎儿的唇裂和腭裂、先天性心脏损害或小头畸形的危险性可增加 2 ~ 3 倍。由于苯妥英钠是叶酸拮抗剂，故在应用时可适当补充叶酸，以减少畸形的发生。

四、平喘药

妊娠期哮喘的药物治疗尽量选用吸入给药途径，使胎儿受影响最少。哮喘的治疗药物包括 β_2 受体激动剂、抗胆碱能药、茶碱、糖皮质激素及白三烯受体阻断药。轻、中度哮喘采用重复吸入 β_2 受体激动剂，临床上常用药物有特布他林、沙丁胺醇、丙卡特罗等。这类药物也常作为宫缩抑制剂用于早产的治疗。哮喘急性发作时，妊娠期妇女皮下注射肾上腺素对胎儿未见不良影响。此外，还可应用糖皮质激素类药物，如布地奈德吸入剂大剂量吸入可减少口服糖皮质激素的不良反应。

五、激素类药物

妊娠期使用糖皮质激素可产生腭裂。动物实验表明，在糖皮质激素类药物中，地塞米松可使小鼠产生腭裂，还被证实能引起胎儿宫内发育迟缓和神经内分泌紊乱，被列为 C 类药物，而泼尼松和泼尼松龙属 B 类药物。妊娠期间使用雌激素和雄激素可引起婴儿性别的错化。

六、降血糖药

妊娠期妇女大约 7% 患有妊娠糖尿病，近年还有发生率增高的趋势，妊娠合并糖尿病属高危妊娠，对妊娠期妇女和胎儿均有较大伤害。美国糖尿病协会 2009 年公布的《糖尿病诊疗指南》中指出，在糖尿病患者的常用药物中，很多药物在妊娠期间相对或绝对禁用。二甲双胍和阿卡波糖属 B 类，其他口服降血糖药属 C 类。因此，孕前一定要对患者当时正在使用的各种口服降血糖药的用药风险进行评估，权衡利弊后决定继续用药或停药。胰岛素为 B 类药物，安全性大，不能通过胎盘，动物实验显示无致畸作用，目前最常用。

七、镇吐药

妊娠期妇女常会出现上消化道功能障碍，容易发生妊娠呕吐、反流性食管炎、胃炎等。一般发生在妊娠第 6~8 周，持续 4~6 周，多数妊娠期妇女可以通过调整生活和饮食加以克服，无需治疗；但严重的妊娠呕吐，可导致酮症、脱水，进而出现电解质平衡紊乱，甚至导致肝、肾损害，需要进行治疗。选择药物时，C 类药如吩噻嗪类（氯丙嗪、异丙嗪等）应慎用。美克洛嗪和赛克利嗪为哌嗪类衍生物，属于 B 类药。目前尚无确切证据证明上述药物对人类有致畸作用，还需深入研究。

八、抗贫血药

妊娠合并贫血是妊娠期最常见的并发症，贫血会使胎儿发育迟缓，甚至引起早产或其他妊娠期并发症，故应积极预防和治疗。妊娠合并缺铁性贫血较多见，其治疗以补铁为主要原则。以口服亚铁制剂为首选。应同时补充维生素 C 促进铁剂的吸收。抗酸药物影响铁剂效果，应避免服用。妊娠合并巨幼细胞贫血占所有贫血的 7% ～ 8%，主要是由缺乏叶酸或缺乏维生素 B_{12} 引起的。

第六节　分娩期常用药物的选择

分娩虽属正常生理过程，但在分娩过程中产妇出现的并发症或胎儿出现的宫内窘迫均需要用药。产程中常用的药物包括镇痛药、麻醉药、子宫收缩药、子宫收缩抑制药、血管扩张剂以及防治子痫抽搐药等。

一、镇痛药

适量使用镇痛药和镇静药可以减轻产妇因为分娩引起的紧张和疼痛，防止胎儿窘迫，有利于胎儿的顺利娩出，但要注意用药剂量，过大可延长产程。

哌替啶是分娩常用的镇痛药，能减轻疼痛、增加宫缩频率与强度、调整宫缩，以加速产程。但用量过大可引起新生儿呼吸抑制。小剂量虽胎心率下降，但不会造成胎儿窘迫。常用肌内注射哌替啶 50 ～ 100mg，可持续镇痛 4h，达峰时间为用药后的 2 ～ 3h。为了使哌替啶的呼吸抑制作用降到最低程度，使用剂量不能过大，要计算好从注射药物到胎儿娩出的时间，使胎儿娩出时间在用药后的 1h 内或 4h 后最为理想。

地西泮具有良好的抗焦虑、镇静、催眠、抗惊厥和肌肉松弛作用，可用于分娩镇痛和抗惊厥。在分娩过程中局部经宫颈注射，可消除宫颈水肿，产程中单次使用未见不良反应。由于胎儿排泄功能较差，地西泮及其代谢产物易在胎儿血中蓄积，可引起新生儿肌张力减退、低热等，故产程进入活跃期后不宜使用。

二、麻醉药

产科手术常用局部麻醉和硬膜外麻醉，麻醉药使用不当可能会影响新生儿。临产前使用乙醚，分娩后的婴儿可能会出现中枢神经抑制和呼吸抑制。普鲁卡因、利多卡因常用作脊椎麻醉或局部浸润麻醉。脊椎麻醉可引起母体血压下降、胎盘血流量减少、胎儿缺氧。局部大剂量使用麻醉药也可引起新生儿中枢神经抑制、窒息和心动过缓。

三、子宫收缩药和子宫收缩抑制药

1. 子宫收缩药　此类药物是分娩期常用药物，目前引产和促进分娩的常用方法是静脉滴注缩宫素。但使用时应严格按照用药指征，加强药物监测，注意调整用药剂量和静脉滴注速度，以保持子宫的节律性收缩。如果静脉滴速过快，可造成宫缩过强、过频或强直性收缩，从而引起胎儿窘迫、胎死宫内等危害，影响胎儿娩出。缩宫素在胎儿娩出前禁止肌内注射和静脉推注。

产后出血是产妇死亡的首要原因，合理应用子宫收缩药对防治产后出血具有重要的意义。麦角新碱的子宫收缩作用较强，可使子宫产生强直性收缩，止血效果好，起效迅速。如在胎儿娩出时即用药，应估算好药物起效的时间，防止发生胎盘嵌顿。麦角新碱可引起产妇血管急速收缩、血压突然升高，故有妊娠高血压和妊娠合并心脏病的产妇慎用。缩宫素肌内注射、静脉滴注或静脉推注可用于产后出血，但必须在胎儿娩出后使用。垂体后叶素含有缩宫素和加压素，可升高血压，有高血压或妊娠合并高血压的产妇不宜使用。前列腺素类药物（如地诺前列酮、地诺前列素、吉美前列素）有起效快、作用强的特点。硫前列酮经子宫肌层或宫颈注射，为产后出血急救时的首选药物。

2. 子宫收缩抑制药　治疗早产常用的子宫收缩抑制药有 $β_2$ 受体激动剂、硫酸镁、钙通道阻滞药等。$β_2$ 受体激动剂沙丁胺醇能松弛子宫平滑肌，增加胎盘血流量，临床常用于预防和治疗早产。但沙丁胺醇对糖代谢有影响，还具有轻度的 $β_2$ 受体兴奋作用，妊娠合并心脏病、甲状腺功能亢进和糖尿病患者忌用。硫酸镁具有抑制子宫平滑肌的作用，同时也是钙通道阻滞药，还可以降低子宫平滑肌对缩宫素的敏感性。硫酸镁还具有抗惊厥作用，但使用时要严格控制剂量，严密观察有无毒性反应发生。目前临床上常用的钙通道阻滞药是硝苯地平缓释片，其通过抑制钙离子转移而起到抑制宫缩的作用。

四、防治子痫抽搐药

产前和产程中发生子痫抽搐对母体和胎儿的危害均很大。目前，预防和控制子痫发作的首选药物是硫酸镁。

1. 硫酸镁的用药方法　在突击给药期间可用 25% 硫酸镁注射液 20ml 加 25% 葡萄糖液 20ml，10min 内缓慢静脉推注，密切监测血压、呼吸；维持量以 25% 硫酸镁溶液 60ml 溶于 5% 葡萄糖液 1000ml，8～10h 内静脉滴注，滴注速度以 1g/h 为宜；晚间可用 25% 硫酸镁溶液 10～20ml 加 2% 普鲁卡因 2ml 做深部肌内注射，每 6h 一次。每日总量控制在 20～25g。

2. 硫酸镁的毒性反应　硫酸镁过量可使心肌收缩功能和呼吸受到抑制而危及生命。正常妊娠期妇女血清镁离子浓度为 0.75～1mmol/L，治疗有效的血镁浓度为 1.7～3mmol/L。血清镁浓度达 3.5～5.0mmol/L 时膝反射消失，出现中毒症状，血清镁浓度达 5.5～7mmol/L 时全身肌张力降低，呼吸抑制，当超过 7.5mmol/L 时心搏停止。

3. 硫酸镁应用的注意事项　用药前和用药中均应密切观察患者，有条件者应测定血镁浓度以指导用药。定时检查膝反射，膝反射必须存在，呼吸频率 16 次 / 分，尿量不少于 25ml/h，24h 尿量大于 600ml。尿量少提示排泄功能受到抑制，镁离子易蓄积而发生中毒。治疗时需准备好钙制剂作为解毒剂。出现中毒症状时，应立即静脉注射 10% 葡萄糖酸钙 10ml，并给予吸氧、人工呼吸等抢救措施。

五、分娩期的用药原则

1. 尽量减少用药，只有在产程中发生异常情况时才考虑用药。尽量避免使用镇痛药，以减少麻醉药、镇痛药对胎儿的影响。

2. 掌握用药时间，胎儿娩出时间一定要避开药物在胎儿体内浓度最高时，计算从药物注射到胎儿娩出的时间，尽可能使出生时新生儿体内的药物浓度处于最低。

3. 掌握用药剂量，许多药物在常规剂量使用时无害，但大剂量使用时会出现不良反应，如子宫收缩药、镇静药、麻醉药等。

4. 防止不良反应的发生，分娩期用药要充分考虑对新生儿近期和远期的危害，酌情应用。

第七节   哺乳期的合理用药

一、药物的乳汁转运

哺乳期药物可以经乳汁排泄，大多数药物以被动转运的方式进入乳汁。药物经母乳进入新生儿体内的量主要取决于两个因素，一是药物分布到母乳中的量，几乎所有能进入乳母血液循环的药物都可以进入乳汁；二是新生儿从母乳中主动摄入的药量。

药物分布到母乳中的量与药物的血浆浓度、分子量、解离度、酸碱度以及脂溶性有关。血浆中的药物浓度依赖于母体内药物的药动学过程，其中药物的分布容积最为重要。由于大多数药物分布容积较高，血浆浓度相对较低，因此转运入乳汁中的药物含量较低，一般不超过母体每日药量的 1% ~ 2%，但也有例外的药物，如红霉素、地西泮、磺胺类药物等。药物的分子量越小，越容易转运，药物分子量小于 200 时，在母体血浆和乳汁中的浓度相近。很多药物可以和血浆蛋白结合，而药物自身的性质决定了其与血浆蛋白结合的程度，只有游离型药物才能扩散进入乳汁，血浆蛋白结合率高的药物进入乳汁较少。乳汁的 pH 一般在 7 左右，低于母体血浆 pH，因此，弱酸性药物在乳汁中的浓度低于血浆浓度，而弱碱性药物在乳汁中的浓度则等于或高于血浆浓度。由于乳汁中脂肪含量较高，因此脂溶性高的药物容易进入乳汁。

新生儿从母乳中摄取的药量主要取决于药物被新生儿吸收的量。药物进入新生儿体内后，由于新生儿血浆蛋白量少、与药物的结合力较差，具有活性的游离型药物增多，再加上新生儿的肝功能发育尚不完善，各种酶的活性较低，影响了新生儿对多种药物的代谢。另外，新生儿的肾发育也不健全，肾小球滤过率低，对药物的排泄能力差，易导致药物在体内蓄积中毒。

因此，哺乳期用药要严格掌握适应证，把握好用药剂量和用药时间，避免药物给乳儿带来的不良后果。

二、哺乳期用药原则

由于某些药物可以通过乳汁转运到婴儿体内，对婴儿产生影响，所以哺乳期用药时要非常慎重，必须遵照以下原则：

1. 乳母用药须具有明确的指征，不要轻易用药。
2. 在不影响乳母治疗效果的前提下，尽量选用进入乳汁最少的药物。
3. 乳母的用药时间最好选择在哺乳刚结束后，与下次哺乳时间间隔 4h。
4. 乳母需要大剂量、长时间用药，且药物对乳儿会产生不良影响时，需暂停哺乳。

在哺乳期禁用的药物有甲氨蝶呤、阿普唑仑、苯二氮䓬类、非洛地平、奥美拉唑、莫匹罗星软膏等；在哺乳期慎用的药物有胺碘酮、依那普利、曲马多、吲达帕胺、西替利嗪、酮康唑、倍他米松等。

思考题

1. 试述药物通过胎盘的影响因素。
2. 妊娠期合理用药的原则是什么？
3. 哺乳期用药的特点有哪些？

（张素红）

第十三章　新生儿及儿童的合理用药

　　新生儿及儿童是一个生理特点不同于成人的特殊群体，儿童的各系统、器官、组织在不断生长发育的过程中趋于成熟。儿童在体格和器官发育等各方面不同于成人，故在儿科用药时要注意其特点。根据儿童的解剖和生理学特点通常分为5个时期：①新生儿期——自胎儿分娩出脐带结扎至满28天之前。此期在生长发育和疾病方面具有非常明显的特殊性，且发病率高，死亡率也高，小儿脱离母体独立生存，所处的内、外环境发生根本性变化，其适应能力尚不完善。②婴儿期——出生后1个月～1周岁为婴儿期。此期是生长发育极其迅速的阶段，因此对营养的需求量较高，但由于消化系统还不完善，难以应对大量食物的消化吸收，容易发生营养和消化紊乱。此外婴儿自身免疫功能还未成熟，抗感染能力较弱，容易发生各种感染性和传染性疾病。③幼儿期——1～3周岁，体格生长发育速度较前期稍减慢，而智能发育迅速，此期易发生意外伤害，应格外注意防护。④学龄前期——自3周岁到6～7岁入小学前，此时体格生长发育速度减慢，智力发育迅速。⑤学龄期——自6～7岁至青春期（女11～12岁，男13～14岁），体格发育较学龄前期加快，智力发育加快。儿童，特别是新生儿、婴幼儿一直处于不断发育和生长阶段，掌握其药动学特点和用药特点，有助于儿童临床合理用药，避免药物不良反应，保证儿童的用药安全。

第一节　新生儿及儿童对药物的反应

　　新生儿及儿童的机体正处于不断发育成熟的阶段，新陈代谢较旺盛，肝、肾功能尚不完善，对药物的代谢、排泄不稳定，加之其具有特殊的生理特点，与成人有异，因此在对药物的反应上也不同于成人。其对药物的反应特点主要表现在中枢神经系统、水及电解质代谢、遗传因素、内分泌及营养、免疫反应等方面。

一、中枢神经系统

　　由于小儿的中枢神经系统发育较迟，血脑屏障功能尚不完善，药物易透过，因此，对作用于中枢神经系统的药物的反应比成人敏感。如氯丙嗪和异丙嗪，小儿在使用后会出现昏睡现象；阿片类药物容易引起小儿呼吸抑制；小儿对中枢兴奋药也较敏感，易发生惊厥。

　　小儿长期应用中枢抑制药会影响小儿学习和记忆功能，出现智力发育迟缓或障碍。如苯二氮䓬类药物有导致遗忘的作用，苯巴比妥和苯妥英钠有影响小儿记忆力的作用。

　　新生儿血脑屏障发育还不健全，有些药物会引起神经系统的反应。如氨基糖苷类抗生素可造成第8对脑神经损伤；抗组胺药、氨茶碱、阿托品可以导致昏迷和惊厥；呋喃妥因可引起前额头痛及多发性神经炎；四环素、维生素A等可导致颅内压增高、囟门隆起。

二、水及电解质代谢

　　新生儿及婴幼儿对泻药和利尿药特别敏感，用药后容易发生水、电解质平衡紊乱，容易失水，因而对某些药物耐受性差。小儿高热伴有脱水症状时服用阿司匹林如过量即可引起呕吐、失水、酸碱平衡紊乱等一系列毒性反应。

小儿钙盐代谢旺盛，易受药物影响。苯妥英钠可影响钙盐吸收；皮质激素除了影响钙盐吸收外，还影响骨质钙盐代谢，加快骨骼融合，抑制小儿骨骼生长；四环素和钙盐形成的络合物可随钙盐沉积于牙齿和骨骼中，造成牙齿釉色，影响骨质，抑制小儿生长发育。

三、遗传因素

有一些遗传性缺陷会对某些药物有特殊的反应，如葡萄糖-6-磷酸脱氢酶缺乏时，对磺胺类药物、抗疟药、硝基呋喃类抗生素、对乙酰氨基酚等可出现溶血反应。还有一些酶的缺乏会影响药物在体内的代谢，导致药物作用时间延长而毒性增加，如乙酰化酶缺乏使异烟肼灭活缓慢。

四、内分泌及营养

儿童内分泌腺分泌激素的量影响着机体的新陈代谢、生长发育和生殖等生理过程。而许多激素和抗激素制剂可以扰乱小儿内分泌，从而影响其生长发育。长期应用糖皮质激素可对抗生长激素，抑制儿童生长及蛋白质合成；应用影响垂体分泌促性腺激素的制剂可影响儿童性征发育，如人参、蜂王浆等均可兴奋垂体分泌促性腺激素，使小儿出现性早熟；应用对氨水杨酸、磺胺类等可抑制甲状腺激素的合成，造成生长发育障碍。

药物会影响小儿的食欲以及营养物质的吸收、利用和代谢，从而影响小儿的营养。有胃肠道反应的药物、抗胆碱能药会使小儿食欲缺乏；广谱抗生素可影响维生素的吸收；抗叶酸药会影响小儿身体及智力的正常发育。

五、免疫反应

新生儿自身免疫系统薄弱，易受到微生物的感染。随着年龄增长，体内产生各种抗体，逐渐完善自身免疫系统，微生物感染对此过程有促进作用；经常使用抗生素会减弱婴幼儿自身的抗感染能力，所以小儿轻度感染时加强护理即可促进其自愈，不宜滥用抗生素。

过敏反应是后天接触获得的异常免疫反应。新生儿免疫系统尚未发育完善，过敏反应发生率较低，首次用药不会发生，故新生儿注射青霉素前不需要做皮试。药物过敏反应多发生在幼儿和儿童，且反应严重，应引起足够的重视。

第二节　新生儿及儿童的药动学特点

新生儿期是生理和代谢过程迅速变化的阶段，主要是肺呼吸功能的建立、血液循环的改变、消化和排泄功能的开始等。而婴幼儿体格发育显著加快，各器官功能逐渐完善。在这个阶段使用药物，要严格掌握指征，必要时进行血药浓度监测。因此，儿童与成人有明显不同的特点，对药物的吸收、分布、代谢、排泄的功能也是随年龄增长逐渐完善的。

一、药物吸收的特点

1. 给药途径和新生儿的胃肠功能都对药物的吸收有影响。
2. 给药途径对药物吸收的影响
（1）新生儿肌肉组织和皮下脂肪少，血液循环较差，药物易蓄积在局部，导致血药浓度升高而中毒。所以对于新生儿一般不主张肌内或皮下注射给药。对于急危重症新生儿，在进行头皮或四肢静脉滴注给药时，要注意有时会产生血栓性静脉炎。静脉注射给药吸收快，药效可靠，是一种较安全的给药途径。

（2）由于新生儿皮肤、黏膜等的相对面积较成年人大，皮肤角质层薄，黏膜娇嫩，因此在使用外用药物后吸收速度较快且药物吸收较多。临床上有些药物可以通过黏膜或皮肤给药，如治疗小儿腹泻的外用贴剂。但如果是新生儿皮肤黏膜破损时给药，因为药物吸收过多，会有中毒的危险。还有一些滴鼻剂、滴眼剂等可因透皮吸收较多而引起不良反应。

（3）除了以上的给药途径，新生儿还可以哺乳给药。如红霉素在母乳中的浓度比在母体血浆中的浓度高 4 ~ 5 倍，必要时可以使用哺乳给药的方式。

3．胃肠道给药对吸收的影响

（1）新生儿的胃排空时间较长，达 6 ~ 8h，主要在胃内吸收的药物吸收更完全（如 β- 内酰胺类抗生素），但药物在十二指肠的吸收减少。

（2）胃液的酸度也影响药物的吸收，新生儿出生后 24 ~ 48h 内胃液酸度明显增加，pH 为 1 ~ 3。此时，在酸性环境中易失活的药物不宜口服给药。出生后 10 天左右 pH 增到 6 ~ 8，以后渐降，到 2 ~ 3 岁才逐渐达到成人水平。婴幼儿胃酸性低于成人，对一些弱酸性药物口服吸收减少，如苯妥英钠、苯巴比妥等；对不耐酸的口服青霉素类吸收完全，血药浓度高于成人，如阿莫西林。

（3）新生儿肠道蠕动较快，可能减少某些药物在肠道的滞留时间，从而影响药物在肠道的吸收。新生儿的肠道相对成人长，长度 8 倍于身长（在成人为 4 ~ 5 倍），肠壁薄，肠黏膜血管丰富，相对吸收面积增大，使药物吸收增加。

由于新生儿消化道的特点，新生儿对口服药物吸收的药量较难估测，胃肠道吸收功能存在较大的个体差异。新生儿对磺胺类、地西泮、地高辛等与成人的口服吸收量相似；而对苯妥英钠、苯巴比妥、对乙酰氨基酚等的口服吸收量比成人少。婴幼儿胃排空时间较新生儿时期缩短，在十二指肠吸收的药物较新生儿吸收快。

二、药物分布的特点

药物的分布与体液量、脂肪含量、血流量、体内屏障以及药物与血浆蛋白的结合率等因素有关。新生儿、婴幼儿体液量大、脂肪含量低，从而影响药物的分布。

1．体液量和脂肪含量的影响　新生儿细胞外液量占体重的 45%，大概是成人的 2 倍，药物在细胞内浓度较成人高，水溶性药物分布容积增大，消除减慢，药物作用时间延长；水溶性药物能较快到达靶组织。早产儿体脂含量低，仅占体重的 1%，新生儿脂肪含量也只为体重的 12% ~ 15%，脂溶性药物不能充分与其结合，血中游离型药物增加，易造成药物蓄积而中毒。而新生儿的脑组织脂肪含量高，血脑屏障未发育完善，脂溶性药物容易分布到脑组织而引起神经系统的不良反应，因此新生儿应尽量避免使用全身麻醉药、镇静催眠药及吗啡类镇痛药。

2．体内屏障等的影响　新生儿膜通透性高，血脑屏障发育不完善，其功能低于成人，有些药物如青霉素，在脑脊液中分布较成人多，可用于小儿脑脊髓膜炎的治疗。有些药物如磺胺类、呋塞米、庆大霉素等，易与胆红素竞争结合白蛋白，被置换出来的游离胆红素易透过血脑屏障进入脑组织而引起核黄疸；有些游离型药物易透过血脑屏障，有助于对细菌性脑膜炎的治疗。因为哌替啶在新生儿脑组织的转运低于吗啡，所以与成人无明显差异。另外，小儿酸中毒、低血糖、缺氧等病理状态，也会影响其血脑屏障功能，使药物易进入脑组织。

3．药物血浆蛋白结合率的影响　新生儿血浆蛋白含量少，药物与血浆蛋白的结合率较成人低。如苯巴比妥的血浆蛋白结合率仅为 35% ~ 40%，成人则为 60%，这影响了药物的分布，使游离型药物的比例增大，药物作用增强而易引起不良反应甚至中毒，如苯妥英钠在新生儿血浆中的游离型药物占 11%，成人则为 7%，因此在使用血浆蛋白结合率高的药物时，应适当减少剂量，如苯二氮䓬类、青霉素类、磺胺类、水杨酸类等。

随着年龄的增长，脂肪含量会有所增加，婴幼儿时期脂溶性药物的分布容积较新生儿时期大。由于婴幼儿容易发生脱水，故应注意脱水药对药物分布和血药浓度的影响。

三、药物代谢的特点

肝是药物代谢最重要的器官，代谢速率取决于肝的大小和酶系统的活性。新生儿代谢能力最低，年龄增长后，代谢酶系统也随之发育，约在 6 个月时达到成人的代谢水平。新生儿的肝约占体重的 4%（成人为 2%），相对较大，对药物代谢有利，但由于代谢酶系统尚不完善，某些酶分泌不稳定或完全缺陷，新生儿药物代谢酶的活性很低，对药物的氧化作用较低，出现药物代谢障碍。因此，某些药物如地西泮、苯妥英钠、茶碱等代谢慢，半衰期延长，需要及时调整剂量，否则可造成药物蓄积中毒。

葡糖醛酸转移酶在新生儿时期活性很低，其活性按单位体重计算仅为成人的 1% ~ 2%，使得一些需要由葡糖醛酸结合反应进行代谢的药物代谢减慢，半衰期延长，如水杨酸盐、吲哚美辛、氯霉素等。例如氯霉素成人口服后代谢为氯霉素葡糖醛酸酯，约 90% 在 24h 内由尿排出，而新生儿体内药物与葡糖醛酸结合少，肾功能也未发育成熟，导致体内的氯霉素结合量和排泄量均不到 50%，使血中游离型药物浓度增高，引起循环衰竭（灰婴综合征）而死亡。新生儿在出生时就具有一定的硫酸酯化能力，可通过与硫酸结合而代谢、排泄，以代偿葡糖醛酸转移酶活性不足造成的解毒能力低下。遗传性葡萄糖 -6- 磷酸脱氢酶缺乏的新生儿，可因使用丙磺舒、磺胺类和水溶性维生素 K 而引起溶血性贫血。

在婴幼儿时期，肝相对质量大，药物的代谢速率高于成人，使很多以肝代谢为主要消除途径的药物的半衰期比成人短。肝药酶、葡糖醛酸转移酶等主要药物代谢酶的活性在婴幼儿时期趋于成熟，婴幼儿期药物的肝代谢速率高于新生儿期，各个酶系的活性也随着年龄的增长逐步接近成人水平。因为婴幼儿期的成长速度对药物代谢过程影响很大，在服用需要在体内代谢的药物时，要根据婴幼儿成长的情况来综合考虑用药剂量。

四、药物排泄的特点

药物排泄的主要器官是肾，新生儿肾的质量大约是体重的 1/125，肾小管长度仅为成人的 1/10，肾小球的直径约为成人的 1/2，肾小管未发育完善且毛细血管分支少，肾功能较差，有效肾血流量按体表面积计算仅为成人的 20% ~ 40%，肾小球滤过率为成人的 30%，肾小管的药物分泌率约为成人的 20%。因此，主要由肾小球滤过排泄的药物如地高辛、庆大霉素等，由肾小管分泌的药物如青霉素等，消除时间明显延长，在早产儿更慢。一些以肾排泄为主的药物，如氨基糖苷类抗生素、氯霉素、异烟肼、磺胺嘧啶等，由于清除率降低，半衰期延长，血药浓度较高，使药物作用时间延长而可能引起药物的蓄积中毒。

婴幼儿肾血流量及肾小球滤过率在出生后 10 ~ 20 周达到成人水平，肾小管的分泌功能在出生后 7 ~ 12 个月接近成人水平，小儿肾功能发育很快，出生 1 年以后甚至会超过成人，所以给药时最好按不同日龄测得的药动学参数来调整剂量和给药间隔时间。

总之，新生儿和婴幼儿的药动学与成人相比有很大的不同，新生儿的药物分布容积大，肝代谢和肾排泄药物的能力较差，通常幼儿和儿童对药物的消除较快，为了达到相同的血药浓度，按体重计算的剂量在新生儿较小，而在幼儿和儿童较大，在幼儿之间也存在着药动学上的差异。

第三节   新生儿用药的特殊反应

新生儿的药动学过程与成人区别很大，在使用药物后会产生一些新生儿特有的反应，常见的有对药物敏感性的改变、核黄疸、高铁血红蛋白血症及溶血反应、神经系统反应及灰婴综合征等。

一、药物敏感性的改变

新生儿对药物的敏感性与成人的差异常被认为是药动学的差异，这一说法并不完全，例如新生儿对地高辛的耐受量比成人心脏病患者大，但新生儿尤其是早产儿对地高辛的排泄较慢而易发生中毒。新生儿对一些药物会产生超敏反应，如过量的水杨酸盐因酸碱和水、电解质调节能力差而导致酸中毒，利尿药可使婴儿缺钠或缺钾，洋地黄一般用量即可引起中毒，氯丙嗪易引起麻痹性肠梗阻，长期使用糖皮质激素可诱发胰腺炎，吗啡可引起呼吸抑制等。

二、黄疸及核黄疸

新生儿期由于各种因素可以引起胆红素异常代谢，血液中胆红素浓度增加，造成皮肤、黏膜黄染，生理因素引起的称为新生儿黄疸，病理因素造成的称为高胆红素血症。前者是由于出生后短时间内红细胞大量被破坏而胆红素增多，新生儿肝功能又不完善，对胆红素代谢的酶功能不足，致使进入机体的胆红素大量吸收而引起黄疸，一般在出生后 2 天出现，7 ～ 10 天消退。高胆红素血症是由围生因素、感染、母子血型不合等因素造成，持续时间超过 2 ～ 3 周，血中的胆红素可通过血脑屏障，严重者可造成中枢性核黄疸而致残或致死。有一些药物可与胆红素竞争血浆白蛋白而出现核黄疸，如磺胺类、吲哚美辛、维生素 K、水杨酸类、毛花苷丙等。

三、高铁血红蛋白血症及溶血反应

新生儿红细胞内葡萄糖 -6- 磷酸脱氢酶、谷胱甘肽还原酶不足，致使亚铁血红蛋白易被氧化为高铁血红蛋白，又由于红细胞内变性血红蛋白还原酶不足，不能使高铁血红蛋白充分还原逆转，以至于在某些药物作用下易发生高铁血红蛋白血症，如磺胺类、硝酸盐类、对氨水杨酸、非那西丁等。

新生儿期有很多原因可引起溶血，如红细胞酶缺乏、红细胞膜缺陷、同族性免疫性溶血等所致的溶血，但红细胞中缺乏葡萄糖 -6- 磷酸脱氢酶和谷胱甘肽还原酶引起的溶血概率较高，如新生儿使用水溶性维生素 K、磺胺类。在应用噻嗪类利尿药以后，由于新生儿还原酶 II 缺乏，导致还原型谷胱甘肽水平降低，因此，红细胞膜和血红蛋白的巯基酶被药物氧化性损害而发生溶血。

四、神经系统反应

新生儿应用镇静催眠药、吗啡类镇痛药后容易引起呼吸抑制，抗组胺药、氨茶碱、阿托品、苯丙胺等药物可导致昏迷甚至惊厥，氨基糖苷类抗生素会引起听神经受损，糖皮质激素类可引起手足抽搐，四环素类、维生素 A 可引起颅内压升高、囟门隆起，呋喃妥因可引起前额疼痛及多发性神经炎。

五、灰婴综合征

灰婴综合征（gray sydrome）是氯霉素的严重不良反应之一。氯霉素是一种通过抑制细菌蛋白质合成而起作用的抑菌药，因其可诱发致命性不良反应（抑制骨髓造血功能），现在临床已经严格控制使用。

氯霉素大剂量（每日 100mg/kg 以上）使用可致氯霉素中毒，表现为呼吸困难、进行性血压下降、循环衰竭、皮肤苍白和发绀，称灰婴综合征。一般发生于治疗的第 2 ~ 9 天，停药后可恢复。症状出现 2 天内的死亡率可高达 40%，有时大龄儿童和成人也可出现类似的症状。

灰婴综合征的出现原因在于早产儿和新生儿肝内葡糖醛酸转移酶缺乏，使氯霉素在肝内代谢障碍，而早产儿及新生儿的肾排泄功能也不完善，造成氯霉素在体内蓄积。因此，有条件时应进行血药浓度监测，其治疗范围是 10 ~ 25mg/L。

第四节 新生儿常见疾病的合理用药

一、新生儿窒息

新生儿窒息（neonatal asphyxia）是指出生时或出生后数分钟无呼吸或呼吸抑制，肺不能充气，无血流灌注，导致缺氧、高碳酸血症及酸中毒，常合并低血压，组织相对或者绝对缺血，是引起新生儿死亡和伤残的重要原因之一。新生儿窒息的治疗主要是输氧至青紫消失、呼吸平稳。进行药物治疗以恢复心搏、增加组织灌注、维持酸碱平衡。严重代谢性酸中毒时，可给予 5% 碳酸氢钠加入 25% 葡萄糖溶液中，5min 内自脐静脉注入，滴注速度不宜过快，防止脑脊液 pH 改变过快产生呼吸抑制；无心搏时，心内注射尼可刹米或肾上腺素；必要时选用安全且作用强的抗菌药物预防感染。

二、新生儿惊厥

这是新生儿常见的危重症状，常因围生期并发症、代谢障碍、感染性及遗传性疾病等发生，其中以缺氧缺血性脑病（hypoxic ischemic encephalopathy，HIE）、颅内出血（intracranial hemorrhage，ICH）及低钙血症（hypocalcemia）最为常见。治疗时要对症处理，控制惊厥用苯巴比妥钠静脉滴注，滴速小于 50mg/min；顽固性抽搐加地西泮静脉滴注或水合氯醛灌肠；有低钙血症可给予 10% 葡萄糖酸钙缓慢静脉注射；控制颅内出血可选用维生素或酚磺乙胺静脉注射；颅内压增高时选用呋塞米静脉注射；中枢性呼吸衰竭者用甘露醇静脉注射；减少积水生成可用乙酰唑胺，应用时注意电解质平衡及纠正代谢性酸中毒。对低血糖患儿，立即用 10% 葡萄糖液静脉注射，随即继续滴入，如血糖 > 2.2mmol/L 维持 1 ~ 2 天，则改为 5% 葡萄糖液静脉滴注，在血糖稳定之前，每日至少测一次血糖。

三、新生儿败血症

新生儿败血症（septicemia of newborn）是新生儿常见的疑难重症，发病率为 1% ~ 10%，病原体侵入新生儿血液循环系统并繁殖，产生毒素引起全身症状，可导致感染性休克及多器官功能障碍综合征。我国以金黄色葡萄球菌为多见的致病菌，治疗可选用青霉素类，可联合用药或选用第二代头孢菌素类（头孢呋辛）。控制严重并发症，休克时输注血浆或全血；病情较重者可给予多巴胺或多巴酚丁胺以增强心肌收缩力并改善循环；病情严重感染不易控制时，可酌情静脉注射免疫球蛋白。

四、新生儿呼吸窘迫综合征

新生儿呼吸窘迫综合征（neonatal respiratory distress syndrome）又称为新生儿肺透明膜病，是由肺表面活性物质缺乏所致，以出生后不久出现呼吸窘迫并呈进行性加重为特征的临床综合征。多见于早产儿，胎龄越小，发病率越高。其治疗主要是保暖、预防眼晶体纤维增生和视网膜脱离而间歇给氧、纠正电解质平衡紊乱和酸中毒以及应用抗菌药预防感染，如伴有水肿则静脉滴注 20% 甘露醇溶液降压。

第五节　儿科合理用药原则

小儿在体格和器官发育等各方面不同于成人，故在儿科用药时要注意其特点：儿童时期新陈代谢旺盛，药物在体内吸收、分布、代谢、排泄的过程一般比成人快，小儿的消化系统、血液系统及肝肾功能尚不完善。因此用药不当会造成蓄积中毒和增加不良反应。小儿体液量占体重的比例较成人大，水及电解质代谢快，极易出现水和电解质失衡，直接影响药物的吸收和代谢。除此之外，还要考虑药物对儿童生长发育及神经系统的影响，小儿因为肝、肾功能发育不完全，对需要在肝进行转化和在肾排泄的药物较敏感。故儿童用药存在种种禁忌，一旦不慎便很有可能造成严重后果。因此，掌握儿科合理用药的原则，明确用药方法，才能避免对患儿的健康造成重大影响。

儿科合理用药的基本原则有：①根据病情选择合适的药物；②根据患儿情况计算好给药剂量；③对不同时期的儿童选择适合的给药途径；④选择适合小儿的药物剂型；⑤进行个体化给药及用药监测。

一、药物的选择

1．新生儿期　新生儿皮肤比较薄，在皮肤局部用药吸收较多，应注意防止中毒。在口服药物时，由于药物在胃肠吸收的差异很大，应当区分使用，而且新生儿身体功能发育不完全，应慎用磺胺类、氯霉素等药物，避免发生不良反应。

2．婴幼儿期　吗啡、哌替啶等镇痛药易引起中毒，在婴幼儿时期一般不使用。

3．儿童期　儿童正处于生长发育阶段，但机体尚未成熟，对药物的反应与成人有所不同。对于镇静药、阿托品、磺胺类药物、激素类等的耐受性较大，而在使用酸碱类药物、利尿药、抗菌药时易发生不良反应。

儿童期代谢、排泄较快，但对水、电解质的调节能力差，易受到环境或疾病影响而引起平衡失调，如利尿药可以引起低钠、低钾，应当间歇给药，药量也不宜过大，低氧血症、酸中毒时可加强异丙肾上腺素的毒性反应，引起室性心动过速。长期给药对生长发育有不良影响，如长期使用激素类药物。学龄前儿童恒齿尚未更换，所以不宜使用四环素，因四环素可引发釉质发育不良和牙齿变黄。

由于儿童特殊的生理状况，所以儿童对不同药物的敏感性与成年人不一致。儿童在使用一些较敏感的药物时应特别谨慎，如各种兴奋剂、阿片类、利尿药、肾上腺素等。儿童在使用一些较不敏感的药物时用药剂量（按千克体重计算）常较成人用量大。

二、药物剂量的计算

儿童用药剂量不当会增加药物的不良反应。儿童用药剂量的计算方法目前有按年龄折算法、按体重计算法、按体表面积计算法等，临床上可根据患儿的具体情况及临床经验选用不同的方法。

1．按年龄折算法　儿童用药剂量可根据成人剂量来折算，简便易行（表 13-1）。

表13-1　儿童用药剂量按年龄折算表

月龄或年龄	相当于成人用量比例
出生至1个月	1/18~1/14
1~6个月	1/14~1/7
6个月~1岁	1/7~1/5
1~2岁	1/5~1/4
2~4岁	1/4~1/3
4~6岁	1/3~2/5
6~9岁	2/5~1/2
9~14岁	1/2~2/3

　　由于小儿个体的差异，按照年龄折算用药剂量的方法偏差较大，多数药物按照上表计算后剂量偏小。也有新生儿按1个月计算系数为0.04，超过1个月，按2个月计算，其余各月类推，按月递增0.01，1岁为0.15，以后每岁递增0.05，到18岁为1，以此数乘以成人剂量，即为该年龄儿童剂量。简化为公式：

　　　　儿童剂量 =[0.01×（14+ 月龄）]× 成人剂量（适用于1岁以内小儿）
　　　　儿童剂量 =[0.04×（5.5+ 年龄）]× 成人剂量（适用于1～14岁儿童）

　　但上述方法存在个体差异，个体间差异较大，只适用于一般药物的计算，而且初次使用的药物，剂量宜偏小。根据年龄计算用药剂量的方法不太实用，很少被儿科医师采用，但对某些剂量不需要十分精确的药物，如镇咳药、助消化药，仍可以按年龄计算。

　　2．按体重计算法

　　　　1～3个月儿童体重（g）=3000g（出生时体重）+ 月龄 ×700
　　　　4～6个月儿童体重（g）=3000g（出生时体重）+ 月龄 ×600
　　　　6～12个月儿童体重（g）=3000g（出生时体重）+ 月龄 ×500
　　　　　　1岁以上儿童体重（kg）= 实足年龄 ×2+8
　　　　　　　药物剂量 = 儿童剂量 × 体重

　　如所得结果不是整数，为便于服药可稍做调整。用体重计算年长儿童的剂量时，为避免剂量过大，应选用剂量的下限。反之，对婴幼儿可选择剂量的上限以防药量偏低。

　　如已知儿童的体重，可按下列方法计算。即以2倍成人剂量与儿童体重（kg）乘积的1/100为儿童剂量。

　　　　　儿童剂量 = 成人剂量 ×2× 儿童体重（kg）/100

　　这个公式是以成人体重平均为50kg为基础，考虑到多数药物的儿童剂量（按g/kg计算）较成人略大。本公式可适用于各个年龄段的儿童，不论何种剂量单位或剂型都可以进行计算。

　　3．按体表面积计算　是目前比较科学的方法，因为许多生理功能，如心排血量、基础代谢率、每分钟呼吸量、肾小球滤过率、血容量等与体表面积有较一致的关系。适用于各年龄段包括新生儿及成人的整个阶段。成人的体表面积（按70kg计算）为1.73m²。其余年龄人群的体表面积按下式计算：

　　　　　体表面积（m²）= 体重（kg）×0.035+0.1

　　此公式用于计算体重在30kg以下者。体重在30kg以上者每增加5kg体重，体表面积增加0.1m²。

　　　　　儿童用药量 = 儿童体表面积（m²）× 儿童剂量 /1.73m²

　　影响剂量选择的因素有：①经肝代谢或肾排泄的药物，用于有严重肝、肾疾病的患儿时，应减少剂量；②药理过程和其他潜在疾病等均可改变药物的动力学过程，需注意增减药量；③联合用药时，应注意药物浓度较单一用药时有无改变，及时调整剂量。

三、给药途径的选择

正确的给药途径能确保药物的吸收和发挥药效，根据患儿病情的轻重缓急、用药目的及药物本身性质决定给药途径。

1．口服 是最常用的给药方法。幼儿一般用糖浆剂、溶液剂、冲剂等，也可将片剂捣碎后加糖水服用，年长儿童可以服用片剂或丸剂。小婴儿喂药时最好抱起或头略抬高，以免呛咳时将药吐出。

2．注射 虽比口服法起效快，但刺激性大，肌内注射次数过多还可造成臀肌挛缩，如非病情必需则不宜采用。皮下注射给药可损害周围神经组织且吸收不良，不适用于新生儿。静脉推注多在抢救时应用。静脉滴注应根据年龄大小、病情严重程度严格控制滴速。

3．外用 由于儿童皮肤黏膜用药很容易被吸收，甚至会引起中毒，所以一定按规定剂量给药，不可涂得过多、过厚，用药时间不宜过长。以软膏为多，也可用溶液剂、混悬剂、粉剂等。

4．其他给药途径 雾化吸入法较常用，含剂、漱口剂只用于能合作的较大儿童。地西泮直肠灌注比肌内注射吸收快，因而更适用于迅速控制小儿惊厥。

四、剂型的选择

婴幼儿常用的剂型有口服剂型（片剂、糖浆剂、颗粒剂、滴剂、口服液等）、注射剂型（与成人相同）、皮肤黏膜给药剂型（膏剂、贴剂、栓剂）、吸入或雾化剂型（气雾剂、粉剂）。在选择剂型时尽量选择有小儿剂型的药物，避免由于剂量分割不准造成的不良反应。一些治疗指数窄的药物如地高辛、氨茶碱、苯妥英钠等没有合适的儿童剂型，需要按照成人临床用药剂量将成人用药分割成若干部分进行给药，使得临床用量很难掌握，不但可能发生中毒事件，而且也造成了浪费。没有合适的儿童剂型也导致儿童不易吞服药物，引起恶心、呕吐、食欲缺乏等症状，服药依从性差，从而达不到预期疗效。如果药物同时有小儿剂型和成人剂型，一定选择小儿剂型；如果必须分药，尽量采用口服剂型来分；尽量采用糖浆剂和含糖的颗粒剂或加入水果味香料改善口感的药物，使小儿易于接受服药；在安全性有保障的前提下，可采用半衰期相对较长的衍生物，可减少服药次数和疗程，较好地改善小儿用药的依从性。

五、个体化给药及用药监测

由于小儿的个体差异较大，不同患儿用药以后产生的药效、不良反应可能有所不同，因此，应根据血药浓度或尿药浓度的监测，随时调整用药剂量和用药时间，才能做到给药个体化。新生儿的体重不断增加，各个器官日趋成熟，药动学过程也随之不断地发生变化，日龄、胎龄、病理等因素使不同个体的药物代谢有较大差异，即使严格按千克体重计算给药量，血浆中药物浓度仍可能相差很大，因此，需按照日龄调整给药方案和剂量。多数常用药物如抗生素、抗惊厥药物等不能只根据治疗反应来决定其用药。某些药物的安全范围较窄，不良反应发生率高。

第六节　儿童常见疾病的合理用药

一、呼吸系统疾病

急性上呼吸道感染是小儿最常见的疾病，是由各种病原体引起的上呼吸道急性感染，有一定的传染性。各种病毒和细菌均可引起急性上呼吸道感染，但 90% 以上为病毒感染，之后可继发细菌感染，最常见的为溶血性链球菌、肺炎链球菌感染等。婴幼儿时期由于上呼吸道的解剖和免疫特点而易患本病。由于年龄、体质、病原体及病变部位的不同，病情的缓急、轻重程度也不同。年长儿症状较轻，婴幼儿则较重。

治疗时选择抗病毒药物如利巴韦林口服或静脉滴注。若为流感病毒感染，可用奥司他韦口服。常用的抗菌药物有青霉素类（青霉素、阿莫西林、芬贝西林）、头孢菌素类（头孢氨苄、头孢曲松、头孢呋辛）、大环内酯类抗生素（红霉素、阿奇霉素）等。

如患儿高热可口服对乙酰氨基酚或布洛芬，亦可用冷敷、酒精浴降温；发生高热惊厥者可给予苯巴比妥、地西泮镇静。

二、血液系统疾病

小儿的造血系统及血象特点与成人不同。小儿出生后主要是骨髓造血，但黄骨髓仍有潜在的造血功能，在出生后头几年缺少黄骨髓，造血代偿潜力小，如果造血需要量增加，就会出现髓外造血。

缺铁性贫血是临床上常见的儿科疾病，是由于体内铁缺乏导致血红蛋白合成减少。本病以婴幼儿发病率最高，任何年龄均可发病，以 6 个月～2 岁最多见。缺铁不仅引起贫血，还可影响消化、神经、肌肉、免疫等系统功能，严重危害小儿健康。

治疗方法一是口服铁剂，二价铁容易吸收，临床上常用的口服铁剂有硫酸亚铁、富马酸亚铁、琥珀酸亚铁等，以两餐之间口服为宜；为减少胃肠道副作用，可从小剂量开始；同时服用维生素 C，可增加铁的吸收；牛奶、茶、咖啡及抗酸药等与铁剂同服均可影响铁的吸收。二是注射铁剂，但容易发生不良反应，甚至可因发生过敏反应而死亡，故应慎用。常用的注射用铁剂有山梨醇枸橼酸铁复合物、右旋糖酐铁注射液等。

三、神经系统疾病

儿童发育中的大脑，在很多情况下与成人不同，神经系统功能也与成人不同。由于中枢血脑屏障功能尚不完善，因此药物易透入。常见中枢神经系统感染性疾病，还有一些非感染性疾病。

癫痫是脑部的一种慢性疾患，其特点是大脑神经元反复发作性异常放电，引起相应的突发性和一过性脑功能障碍。癫痫累计患病率为 0.35%～0.48%，其中 60% 的患者起源于小儿时期。长期、频繁或严重的痫性发作会导致进一步脑损伤，甚至出现持久性精神神经障碍。

进行药物治疗时要早期用药，根据发作类型选药，用药剂量个体化，长期规律服药。多种发作类型的患儿，应考虑 2～3 种作用机制互补的药物联合治疗。常用的药物有丙戊酸钠、卡马西平、苯妥英钠、苯巴比妥、乙琥胺等。癫痫持续发作时立即静脉注射有效而足量的抗癫痫药物，通常首选地西泮静脉推注。

四、泌尿系统疾病

儿童肾虽具备成人肾的大部分功能，但仍处于未成熟的发育期，新生儿和婴幼儿髓袢短，尿液浓缩功能差，应激状态下保留水分能力低于年长儿和成年人；尿液渗透压低，入量不足时易发生脱水和急性肾衰竭，而大量水负荷或输液过快易出现水肿；婴幼儿还易出现酸中毒。

急性肾小球肾炎以 5 ~ 14 岁多见。治疗时首先进行抗感染治疗，用青霉素 10 ~ 14 天。在控制水、电解质摄入量后仍水肿、少尿者可服用氢氯噻嗪，无效时用呋塞米口服或静脉注射。使用硝苯地平或卡托普利口服，交替降压治疗。矫正水钠潴留，恢复正常血容量，可使用呋塞米注射。表现有肺水肿者加用硝普钠静脉滴注，用药时严密监测血压，随时调节滴速，以防发生低血压。

思考题

1．新生儿及儿童的药动学特点是什么？
2．儿童用药的原则是什么？

（张素红）

第十四章　神经系统疾病的临床用药

第一节　抗癫痫药

一、概述

癫痫（epilepsy）是由脑神经元异常放电所致的中枢神经系统疾病，具有突发、短暂、反复发作的特点。按病因可分为原发性癫痫及继发于外伤、肿瘤、感染及脑血管病等的继发性癫痫。临床上除偶发癫痫（一年内发作 1 ~ 2 次）无需用药，其余癫痫患者均需用抗癫痫药物长期甚至终生治疗。抗癫痫药治疗原则如下：

1. 根据发作类型选药　不同发作类型的患者应选用不同的抗癫痫药。发作类型判断不准或选药不当，都将导致治疗失败。临床主要发作类型与每一类型的临床表现及可选药物如表14-1。

2. 用药方案的制订　单纯型癫痫尽量采用单一药物治疗，剂量按体重计算，从小剂量开始，逐渐增量，当药物用到最大剂量但疗效仍不佳时，应考虑换药，换药时应先在原药基础上加用新药，待发挥疗效后再逐渐撤停原药。当多种药物单用均难以奏效或混合型癫痫，才考虑联合用药。联用时要注意避免选用作用机制相同或不良反应相似的药物，还应注意药物间的相互作用所产生的不良反应。治疗过程中不可突然停药，停药需在症状消失 2 年后逐渐进行，整个停药时间须在半年以上，最少也要大于 3 个月，否则易复发。

3. 不良反应监测　常用抗癫痫药物都有一定的不良反应，有的甚至比较严重。因此，在治疗期间应密切注意不良反应的发生。定期进行血、尿常规及肝、肾功能检查。有些药物如苯妥英钠、卡马西平及丙戊酸钠等血药浓度个体差异大，有效浓度和中毒浓度较为接近，应进行血药浓度监测，及时调整用药方案。

4. 妊娠期妇女用药问题　抗癫痫药可导致死胎、畸胎或新生儿死亡率增高，故患癫痫妊娠期妇女用药应极为慎重。尽量单一用药，选用不良反应小的药物并加强血药浓度监测。2 年内无发作的妊娠期妇女可慎重停药，对仍有发作、无法停药者，可考虑酌情减量，对于发作频繁或联合用药者，不宜继续妊娠。

表14-1　癫痫的主要临床类型与可选药物

类型	临床表现	可选药物
局限性发作		
单纯性局限性发作	局部肢体运动或感觉异常，持续20~60s	苯妥英钠、卡马西平、苯巴比妥、托吡酯、噻加宾、加巴喷丁
复合性局限性发作（精神运动性发作）	局部出现无意识运动，如摇头、口唇抽动，持续30s~2min	苯妥英钠、卡马西平、苯巴比妥、托吡酯、噻加宾、加巴喷丁
全身性发作		
失神发作（小发作）	多见于儿童，短暂的意识突然丧失，如手中球突然落地，持续30s以下	乙琥胺、氯硝西泮、丙戊酸钠、托吡酯

类型	临床表现	可选药物
肌阵挛发作	依年龄可分为婴儿、儿童和青春期肌痉挛，部分肌群发生短暂的（约1s）抽动	丙戊酸钠、氯硝西泮、托吡酯
强直阵挛发作（大发作）	意识突然消失，全身强直阵挛性抽动，继之较长时间中枢抑制，持续数分钟	苯妥英钠、卡马西平、苯巴比妥、丙戊酸钠、加巴喷丁
癫痫持续状态	大发作持续状态，反复抽搐，持续昏迷	地西泮、苯妥英钠、苯巴比妥

二、常用抗癫痫药物

苯妥英钠（Phenytoin Sodium）

苯妥英钠又称大仑丁（Dilantin），作为最常用的抗癫痫药已有半个多世纪的历史。

【药动学】苯妥英钠呈碱性（pH=10.4），有刺激性，不宜肌内注射。通常口服吸收较完全，但血药浓度达峰时间个体差异较大，为 3 ~ 12h。每日给药 0.3 ~ 0.6g，连续服药，需经 6 ~ 10 天才能达到有效血药浓度（10 ~ 20μg/ml）。血浆蛋白结合率为 85% ~ 90%，全身分布。主要被肝药酶代谢为羟基苯妥英，再与葡糖醛酸结合经肾排出，以原型经尿排出者不足 5%。药物消除速率与血药浓度有关，血药浓度低于 10μg/ml 时，按一级动力学消除，$t_{1/2}$ 约 20h；当血药浓度增高时，则按零级动力学消除，$t_{1/2}$ 可延长至 60h，这可能与羟化反应饱和有关，此羟化代谢能力受遗传因素的影响，个体差异大，因此要注意剂量个体化，应在血药浓度监测下给药。

【药效学】

1. 能阻止癫痫病灶异常放电活动向周围正常脑组织扩散，但不能抑制病灶本身的异常放电。

2. 具有膜稳定作用。可降低细胞膜对 Na^+ 和 Ca^{2+} 的通透性，抑制 Na^+ 和 Ca^{2+} 的内流，使动作电位不易产生。

【临床应用】

1. 癫痫　苯妥英钠是治疗强直阵挛发作（大发作）和单纯性局限性发作的首选药，对复合性局限性发作（精神运动性发作）亦有效，静脉注射可治疗癫痫持续状态。但对失神发作（小发作）和肌阵挛发作不仅无效，甚至可使病情恶化。

2. 中枢疼痛综合征　中枢疼痛综合征包括三叉神经痛、舌咽神经痛等，其神经元放电与癫痫有相似的发作机制。苯妥英钠能使疼痛减轻，发作次数减少。

【不良反应】

1. 局部刺激症状　苯妥英钠碱性较强，对胃肠道有刺激性，口服易引起食欲缺乏、呕吐、腹痛等，宜饭后服用；静脉注射可引起静脉炎。

2. 神经系统反应　与剂量相关，血药浓度达到中毒浓度（20μg/ml）后，随浓度增加可依次出现眼球震颤、复视、共济失调等小脑 - 前庭功能障碍，严重者可出现语言障碍、精神错乱，甚至昏睡、昏迷等。发现早期症状后应减量或停药，症状即可消退。

3. 慢性毒性反应　长期应用可引起多种慢性毒性反应。约 20% 患者可发生齿龈增生，多见于青少年，这与部分药物从唾液排出刺激胶原组织增生相关。注意口腔卫生、经常按摩牙龈可减轻，一般停药 3 ~ 6 个月可恢复；约 30% 患者发生周围神经炎，但不妨碍继续用药；久用可影响叶酸的吸收和代谢，并抑制二氢叶酸还原酶，可致巨幼细胞贫血；本药为肝药酶诱导剂，可加速维生素 D 的代谢，引起低血钙、佝偻病、骨质疏松，可用维生素 D 预防；此外，男性可出现乳房增生，女性可见多毛症。

4. 心血管系统　治疗癫痫持续状态时静脉注射过快可引起心律失常、血压下降，宜在心电图监护下进行。

5．过敏反应　常见各种皮疹，偶见剥脱性皮炎，也可见粒细胞缺乏、血小板减少、再生障碍性贫血，或过敏性肝损害。长期用药应定期检查血常规和肝功能，如有异常应及时停药。

6．致畸反应　妊娠早期用药偶致畸胎，表现为小头畸形、智力障碍、斜视、眼距过宽、腭裂等，称为"胎儿妥英综合征"，故妊娠期妇女慎用。

7．停药反应　久用骤停可致癫痫发作加剧，甚至诱发癫痫持续状态。

【药物相互作用】

1．本药为肝药酶诱导剂，能加速包括自身在内的多种药物的代谢，如左旋多巴、糖皮质激素、避孕药等。

2．本药血浆蛋白结合率高，可与保泰松、磺胺类、水杨酸类等竞争血浆蛋白结合部位，使后者游离血药浓度增加。

3．氯霉素、异烟肼等肝药酶抑制剂可提高本品的血药浓度；苯巴比妥、卡马西平等肝药酶诱导剂可加速本品的代谢，使其血药浓度下降。

【用法与注意事项】

1．苯妥英钠成人常用剂量为300mg/d，分两次口服，此剂量所达到的血药浓度一般在10μg/ml以下，若疗效不明显可缓慢增加剂量，每次增量以25～50mg/d为宜。最大剂量为600mg/d。待血药浓度达到稳态后观察疗效，再确定是否增加剂量。若用本品替换其他抗癫痫药，需要6～10天的交替过程。

2．本药不宜肌内注射。治疗癫痫持续状态时宜静脉注射，成人注射剂量为10～15mg/kg，最大速度为50mg/min；儿童注射剂量为15～20mg/kg，最大速度为30mg/min。

3．本药抗癫痫作用强，对中枢抑制作用弱，故一般不影响日常工作。但本品治疗浓度与中毒浓度接近，易出现毒性反应。小儿中毒症状不易发现，故小儿应慎用。

4．本药对失神发作（小发作）和肌阵挛发作不仅无效，反而会增加发作频率，故禁用。

卡马西平（Carbamazepine）

卡马西平又称酰胺咪嗪。最初用于三叉神经痛，20世纪70年代开始用于癫痫的治疗。

【药动学】卡马西平口服吸收慢而不规则，4～6h血药浓度达峰值，连续服用3～6天达稳态浓度，有效血药浓度为4～10μg/ml，吸收后70%～80%与血浆蛋白结合。经肝代谢为10,11-环氧卡马西平，仍有抗癫痫作用。单次给药$t_{1/2}$为20～50h，但本品为肝药酶诱导剂，反复应用后$t_{1/2}$缩短，一般成人为10～30h，儿童为8～20h。本药大部分以无活性代谢物形式经尿和粪便排出，约3%以原型或环氧化物由尿排出。

【药效学】对癫痫病灶的异常放电及放电后扩散均有抑制作用。可降低细胞膜对Na^+和Ca^{2+}的通透性，提高神经元的兴奋阈值。提高脑内γ-氨基丁酸（γ-aminobutyric acid，GABA）浓度，具有中枢抑制作用。

【临床应用】卡马西平是一种很有效的抗癫痫药。目前是治疗精神运动性发作的首选药，对强直阵挛发作（大发作）和单纯性局限性发作的疗效与苯妥英钠相当，对失神发作和肌阵挛发作疗效差。此外本药可用于治疗中枢疼痛综合征及躁狂症。

【不良反应】常见的不良反应有恶心、呕吐、眩晕、视物模糊、眼球震颤、共济失调，也可有皮疹，不需中断治疗，用药1周后可逐渐消退。本药治疗浓度与中毒浓度接近，大于12μg/ml可导致严重不良反应，如骨髓抑制、肝损害、心律失常等。

【药物相互作用】

1．本药为肝药酶诱导剂，能加速包括自身在内的多种药物的代谢，如苯妥英钠、苯二氮䓬类及华法林等。

2．本药血浆蛋白结合率较高，与其他高血浆蛋白结合率药物如水杨酸类合用可使本药游离型血药浓度增加，故应警惕中毒。

【用法与注意事项】成人用量为每次 200 ~ 400mg，每日 3 次。儿童可按 10 ~ 30mg/(kg·d) 计算，分 3 次服用。从小剂量开始，先给上述剂量的 1/3，每 1 ~ 2 周增加上述量的 1/3，4 周左右增到足量。

苯巴比妥（Phenobarbital）

苯巴比妥又称鲁米那（Luminal），是最早用于抗癫痫的有效药物，毒性较小，价廉，至今仍是癫痫大发作的首选药物。

【药动学】口服吸收慢，但较完全。10 ~ 12h 血药浓度达峰值，连续服用 2 ~ 3 周达稳态血药浓度，有效血药浓度为 10 ~ 40μg/ml，超过 40μg/ml 即可出现毒性反应。本药在肝中代谢为对羟基苯巴比妥而失效，约 30% 以原型经尿排出。尿液 pH 对排泄影响较大，碱化尿液可促进药物的排出。

【药效学】对癫痫病灶的异常放电及放电后扩散均有抑制作用。本药可增加细胞膜对 Cl$^-$ 的通透性及减少 Ca^{2+} 依赖的神经递质释放，增强 GABA 的抑制作用，抑制谷氨酸的兴奋性。

【临床应用】对癫痫大发作和单纯性局限性发作疗效较好，对于癫痫持续状态临床常采用戊巴比妥钠静脉注射，对小发作和婴儿痉挛性发作疗效差。

【不良反应】本药较大剂量可出现嗜睡、精神萎靡等副作用，长期应用可产生耐受性。小儿用药可出现兴奋不安、活动过多等反常症状。

【药物相互作用】本药为肝药酶诱导剂，不仅加速自身代谢，还可加速如华法林、糖皮质激素、性激素、苯妥英钠等的代谢，与这些药物合用时应注意调整剂量。

【用法与注意事项】

1．成人用量为每次 30mg，每日 3 次。最大剂量为每次 250mg，每日 500mg。儿童 3 ~ 5mg/(kg·d)，分次服或睡前顿服。口服 3 ~ 4 周才见最大疗效。

2．本药可通过胎盘屏障，也可进入乳汁，妊娠期妇女及哺乳期妇女慎用。

3．久用可产生依赖性，停用本药或以其他药物代替本药时应逐渐减量，以免诱发癫痫。

乙琥胺（Ethosuximide）

乙琥胺又称扎兰丁（Zarontin）。选择性治疗癫痫小发作。

【药动学】口服吸收完全，血药浓度约 3h 达峰值，有效血药浓度为 40 ~ 100μg/ml。本药血浆蛋白结合率低，长期用药脑脊液内药物浓度与血药浓度相近。大部分药物经肝药酶代谢成羟乙基衍生物，其余约 25% 以原型经尿排出。

【药效学】最突出特点为能显著对抗戊四氮所致惊厥；对癫痫小发作治疗效果显著，其机制可能与选择性阻断丘脑神经元 T 型 Ca^{2+} 通道有关。

【临床应用】是治疗癫痫小发作的首选用药，对其他类型癫痫无效。

【不良反应】常见不良反应为胃肠道反应，如食欲缺乏、恶心、呕吐等。其次为中枢神经系统症状，如头痛、困倦、嗜睡等。对有精神病史者易引起精神异常。偶见粒细胞缺乏和再生障碍性贫血，应定期检查血象。

【用法与注意事项】

1．成人用量　开始剂量为每次 250mg，每日 2 次。每隔 1 周每日剂量增加 250mg，直至有效控制症状。最大剂量为每日 1500mg。6 岁以下儿童按 20mg/kg 计算，不超过每日 1000mg。

2．肝肾功能不良、贫血、有精神病史、妊娠期妇女及哺乳期妇女慎用。

丙戊酸钠（Sodium Valproate）

丙戊酸钠为广谱抗癫痫药物。

【药动学】口服吸收完全，血药浓度 1 ~ 4h 达峰值。血浆蛋白结合率可达 80% ~ 90%，主要分布在肝、肾、胃和脑等组织，脑脊液中浓度为血浆药物浓度的 10% ~ 20%，易通过胎盘进入胎儿体内，也能分泌入乳汁。血浆 $t_{1/2}$ 为 9h，主要在肝代谢为羟化物后由尿排出，几乎不以原型由尿和粪便排出。

【药效学】不抑制癫痫病灶的异常放电，但能阻止异常放电的扩散。其作用机制与其增强脑内抑制性神经递质 GABA 有关。此外，尚有阻滞电压依赖性 Na^+ 和 Ca^{2+} 通道的作用。

【临床应用】为广谱抗癫痫药。对大发作的疗效不及苯妥英钠和苯巴比妥。对小发作的疗效优于乙琥胺，但其具有肝毒性，一般不作为首选。对精神运动性发作的疗效与卡马西平相似。

【不良反应】

1．常见不良反应为胃肠道反应，如恶心、呕吐、食欲缺乏等，发生率为 20%，饭后服用可减轻症状。

2．偶见中枢神经系统反应，如嗜睡、乏力、精神不集中等，此作用与血药浓度相关（大于 $120\mu g/ml$）。

3．本药有肝毒性，常见于用药后 6 个月，肝药酶活性暂时升高达 40%。此毒性可能为过敏反应，用药期间应定期检查肝功能。

4．本药可引起凝血障碍和出血倾向。

5．对胎儿有致畸作用，妊娠期妇女禁用。

【药物相互作用】

1．本药为肝药酶抑制剂，可使苯巴比妥、乙琥胺等的血药浓度增加。

2．本药血浆蛋白结合率高，可与苯妥英钠竞争蛋白结合位点，使两者血药浓度发生改变；与抗凝血药如华法林、肝素或溶栓药合用，容易增加出血的危险。

3．与单胺氧化酶抑制药、吩噻嗪类和三环类抗抑郁药合用可增加对中枢神经系统的抑制作用。

【用法与注意事项】

1．成人每日按 15 ~ 20mg/kg 体重或每日 600 ~ 1200mg，分 2 ~ 4 次于饭后或睡前服用，每日最大剂量不超过 1800mg。小儿按体重计算的用量与成人相同。

2．本药血药浓度个体差异大，又存在昼夜节律，故应做血药浓度监测，夜间发作者尤应进行夜晚血药浓度监测。

3．有肝、肾功能障碍或器质性脑病者慎用本药，妊娠期妇女和哺乳期妇女禁用本药。

苯二氮䓬类（benzodiazepine，BZ）

苯二氮䓬类临床上常用于抗焦虑、镇静、催眠，用于抗癫痫的药物多为长效类。

【药动学】本类药物口服吸收迅速而完全，血药浓度经 0.5 ~ 1.5h 达峰值。药物与血浆蛋白的结合率较高，如地西泮可高达 95%。主要在肝代谢，多数药物可转为活性代谢物，如去甲地西泮、奥沙西泮、替马西泮等，其活性与母药相似，使 $t_{1/2}$ 明显延长。故应用长效类药物时应防止药物在体内蓄积。代谢产物经尿排出，多数 BZ 可通过胎盘屏障，亦可通过乳汁排出。

【药效学】本类药物具有抗焦虑、镇静、催眠、抗惊厥、抗癫痫及中枢性肌肉松弛作用。抗癫痫应用最多的为长效类如地西泮（Diazepam）、硝西泮（Nitrazepam）、氯硝西泮（Clonazepam）。作用机制可能与其能特异性地结合苯二氮䓬受体，增强脑内 GABA 抑制功能有关。

【临床应用】

1．地西泮是治疗癫痫持续状态的首选药物，静脉注射起效快，但作用时间短，须同时用苯妥英钠或戊巴比妥；口服只能与其他抗癫痫药合用。

2．硝西泮主要用于肌阵挛发作，也可静脉注射用于癫痫持续状态。

3．氯硝西泮药效较上述两药强，对各型癫痫都有疗效，对小发作、婴儿痉挛性发作和肌阵挛发作疗效好；静脉注射用于癫痫持续状态，作用迅速而持久，但其对心血管和呼吸的抑制作用较强，目前临床仍以地西泮为首选药物。

4．本类药物也可作为抗癫痫的辅助用药，用于难治性癫痫的治疗。

【不良反应】常见不良反应为嗜睡、乏力、头晕、视物模糊，甚至发生共济失调；儿童偶见行为和精神异常；也可见血小板和白细胞减少；静脉注射过快可致心脏、呼吸抑制；长期服用可产生耐受性，久用突然停药可致癫痫发作加剧，甚至诱发癫痫持续状态。

【药物相互作用】

1．肝药酶诱导剂如苯妥英钠、卡马西平或苯巴比妥等可显著缩短地西泮的半衰期，增加其清除率；肝药酶抑制剂如西咪替丁等药物可抑制地西泮在肝的代谢，使半衰期延长。

2．本类药物与乙醇和其他中枢抑制药合用，可增强中枢抑制作用。

【用法与注意事项】地西泮：静脉注射用于癫痫持续状态，成人每次 12 ～ 20mg，速度不超过 2mg/min。儿童按 0.3 ～ 0.5mg/kg 计算，5 岁以下不超过每次 5mg，5 岁以上不超过每次 10mg。硝西泮：口服，成人 10 ～ 30mg/d，儿童按每日 0.4 ～ 1.0mg/kg 计算。氯硝西泮：口服，成人 4 ～ 8mg/d，最大量为 12mg/d，儿童每天从 0.01 ～ 0.03mg/kg 开始，逐渐增加到 0.1 ～ 0.2mg/kg；静脉注射：成人每次 1.0 ～ 4.0mg，儿童为 0.05 ～ 0.1mg/kg，注射应缓慢。

托吡酯（Topiramate）

托吡酯是一种新型、广谱、高效、具有多种机制的抗癫痫药。

【药动学】口服吸收迅速而完全，血药浓度达峰时间为 1 ～ 3h。治疗有效血药浓度为 3.4 ～ 5.2μg/ml，$t_{1/2}$ 为 25 ～ 47h，80% 以原型经尿排出。

【药效学】可抑制多种类型的癫痫发作，其抗癫痫机制包括阻滞 Na^+ 通道、增强 GABA 功能及抑制谷氨酸受体。

【临床应用】为广谱抗癫痫药。对大发作、小发作和局限性发作均有效。主要用于治疗难治性大发作和局限性发作，多作为辅助用药，也可用于治疗初发癫痫。

【不良反应】常见不良反应为胃肠道反应，如恶心、食欲缺乏、味觉异常。还可见中枢神经系统症状，如头痛、头晕、乏力、嗜睡，严重者可发生语言障碍、意识模糊、复视、眼球震颤等。也可引起假性近视及继发性闭角型青光眼、肾结石等。

【用法与注意事项】

1．成人：口服，从 50mg/d 开始，每周增加 25mg，直至控制症状，维持量为 100 ～ 200mg/d，分 2 次服用。儿童：从每日 0.5 ～ 1mg/kg 开始，每周增加 0.5 ～ 1mg/kg，维持量为每日 3 ～ 6mg/kg。

2．行为障碍者、认知缺陷者、感觉异常者、泌尿道结石者、肝肾功能不全者、妊娠期妇女及哺乳期妇女均应慎用，停用本药时应逐渐减量。

加巴喷丁（Gabapentin）

加巴喷丁是一种新型的抗癫痫药，于 1993 年首次在英国上市。

【药动学】口服吸收迅速，2 ～ 4h 血药浓度达峰值。易通过血脑屏障，生物利用度约为 60%，$t_{1/2}$ 为 5 ～ 8h，在体内不易被代谢而直接从尿中排出。

【药效学】抗癫痫作用机制不清，可能是通过改变 GABA 代谢产生的。

【临床应用】主要用于治疗癫痫大发作和局限性发作，对于难治性癫痫的治疗常有效。

【不良反应】不良反应较少，包括嗜睡、眩晕、行走不稳及易疲劳等，偶见情绪或精神改变，停药后消失。

【用法与注意事项】第一次睡前服用 300mg，以后每天增加 300mg，用药最高可达 3600mg，分 3 次服用。

噻加宾（Tiagabine）

噻加宾为新型抗癫痫药物，主要用于局限性发作。

【药动学】口服吸收快，血药浓度达峰时间为 0.5 ～ 1h，血浆蛋白结合率高达 96%，可被丙戊酸、水杨酸等药物置换，$t_{1/2}$ 为 7 ～ 8h。

【药效学】抗癫痫作用机制与其抑制 GABA 在突触间隙的再摄取相关。

【临床应用】主要用于治疗局限性发作，常作为辅助用药。

【不良反应】不良反应与剂量相关，如头晕、注意力不集中、共济失调等。

【用法与注意事项】成人 24 ～ 60mg/d，分 3 ～ 4 次口服。肝功能不全者、妊娠期妇女及哺乳期妇女慎用。

第二节　抗帕金森病药

一、概述

帕金森病（Parkinson disease，PD）又称震颤麻痹，是中老年人常见的慢性退行性神经疾病，也是中老年人最常见的锥体外系疾病。65 岁以上人群患病率为 1%，随年龄增高而增高。临床主要表现为不自主肢体震颤、肌肉僵直、运动迟缓、行走困难、感觉异常、识别及记忆障碍等。左旋多巴制剂仍是最有效的药物。

二、常用抗帕金森病药

临床常用的抗帕金森病药分为拟多巴胺药、单胺氧化酶 B 抑制剂、中枢抗胆碱能药和维生素 E 等药物。

（一）拟多巴胺药

此类药物的作用是能够增加中枢多巴胺能神经的功能，改善症状。主要包括多巴胺的前体药：左旋多巴；左旋多巴的增效药：卡比多巴、司来吉兰、托卡朋；多巴胺受体激动药：溴隐亭；促多巴胺释放药：金刚烷胺；儿茶酚氧位甲基转移酶抑制药：托卡朋、恩他卡朋。

1. 多巴胺的前体药

左旋多巴（Levodopa）

左旋多巴又称 L- 多巴（L-dopa），为酪氨酸的羟化物，在体内是左旋酪氨酸合成儿茶酚胺的中间产物，即多巴胺的前体。

【药动学】口服左旋多巴后，通过芳香族氨基酸的主动转运系统从小肠迅速吸收，t_{max} 为 0.5 ～ 2h，$t_{1/2}$ 为 1 ～ 3h。其吸收速率受多种因素影响，如胃排空延缓（同服胆碱受体阻断药）、胃液酸度高或小肠中有其他氨基酸与之竞争主动转运系统（如高蛋白饮食）等，均可降低其生物利用度。左旋多巴吸收后可广泛分布于体内各组织，药物必须以原型进入脑内才能发挥作用，但 95% 以上的左旋多巴在肠黏膜、肝、心、肾等组织中被左旋芳香族氨基酸脱羧酶脱羧生成多巴胺。多巴胺不易透过血脑屏障，因此进入中枢神经系统的左旋多巴只有用量的 1% ～ 3%。在外周组织中形成大量多巴胺是造成不良反应的原因。若同时服用外周脱羧酶抑制剂（卡比多巴）可减少不良反应。

多巴胺代谢物主要为高香草酸及二羟苯乙酸，另有一部分左旋多巴经儿茶酚氧位甲基转移酶（catechol-O-methyltransferase，COMT）甲基化，转变为 3- 甲氧基多巴，代谢物均由肾迅速排泄，有些代谢物可使尿变红。这种代谢过程消耗较多的 COMT，而 COMT 反应中甲基主要来自食物中的甲硫氨酸，故长期服用左旋多巴可导致甲硫氨酸缺乏。

【药效学】左旋多巴是治疗帕金森病的有效药物及金标准。作为多巴胺前体可透过血脑屏障，被脑多巴胺能神经元摄取后脱羧变为多巴胺，改善症状，对运动障碍有特殊疗效。由于本品可以增加脑内多巴胺及去甲肾上腺素等神经递质含量，还可以提高大脑对氨的耐受，而用于治疗肝性脑病，改善中枢功能，使患者清醒。

【临床应用】

（1）抗帕金森病：广泛用于治疗各类型帕金森病患者，明显提高帕金森病患者的生活质量，延长生存时间。其作用特点如下：

1）对轻症及较年轻患者疗效较好，而重症及年老患者疗效差。

2）改善肌肉僵直及运动困难效果较好，对肌震颤效果差。

3）对抗精神病药吩噻嗪类引起的锥体外系反应无效。

4）起效慢，1～6个月显示最大疗效。

（2）治疗肝性脑病：左旋多巴能在脑内转变为去甲肾上腺素，利于中枢神经系统功能的恢复，患者可由昏迷转为清醒。因不能改善肝功能，作用只是暂时性的。

【不良反应】左旋多巴的不良反应较多，为其在体内转变为多巴胺所致。

（1）胃肠道反应：治疗初期约80%患者出现恶心、呕吐、腹胀、食欲缺乏等。用量过大或加量过快更易引起，继续用药可以消失。偶见溃疡出血或穿孔，消化性溃疡患者慎用。

（2）心血管反应：约30%患者早期出现直立性低血压、心动过速及高血压。少数患者头晕，继续用药可减轻。主要是新生的多巴胺作用于心脏β受体的缘故。

（3）不自主异常运动：为长期用药所引起的不随意运动，多见于面部肌群，如张口、咬牙、伸舌、皱眉、头颈部扭动等。也可累及肢体或躯体肌群，偶见喘息样呼吸或过度呼吸。

（4）开关现象（on-off phenomenon）：患者突然多动不安（开），而后又出现全身性或肌强直性运动不能（关），二者交替出现，严重妨碍患者的正常活动。随疗程延长，发生率也相应增加，此时宜适当减少左旋多巴的用量。

（5）精神障碍：长期用药有10%～15%患者出现不安、焦虑、失眠、妄想等精神错乱，需减量或停药。此反应可能与多巴胺作用于大脑边缘叶有关。

（6）其他：长期应用可能出现瞳孔扩大、眼压增高、视物模糊，青光眼者慎用或禁用。偶可加重痛风，还可增强性功能。

【药物相互作用】

（1）维生素B_6是多巴脱羧酶的辅酶，同用可增强左旋多巴的外周脱羧反应，降低疗效，增加外周副作用。故与脱羧酶抑制剂合用可增强左旋多巴的作用。

（2）抗精神病药（如吩噻嗪类、丁酰苯类）能引起帕金森综合征，因其能阻断中枢多巴胺受体，对抗左旋多巴的作用，故禁与左旋多巴合用。

（3）非选择性单胺氧化酶抑制剂可在体内阻止多巴胺的降解，增强其效应，但可导致心率加快及高血压危象，不宜与本品同用。

【用法与注意事项】

（1）用于帕金森病：开始每次0.25～0.5g，每日2～4次，饭后服用。以后视患者耐受情况，每隔3～7天增加一次剂量，增加范围为0.125～0.5g/d。直至达到最佳疗效，最大剂量为6g/d，分3～4次服。在剂量递增过程中如出现恶心、呕吐等，应停止增量，待症状消失后再增。如与多巴脱羧酶抑制剂同用，剂量可降低50%。脑炎后及老年患者应酌减剂量。

（2）用于肝性脑病：0.3～0.4g/d，加入5%葡萄糖溶液500ml静脉滴注，待完全清醒后减量至0.2g/d，继续用药1～2天停药。

（3）左旋多巴可加重思维障碍，精神病患者禁用；闭角型青光眼患者、黑色素瘤患者及妊娠期妇女禁用；溃疡病患者慎用；心脏病患者最好合用左旋多巴与卡比多巴。

2．左旋多巴增效药与复方左旋多巴制剂　这类药物通过抑制外周多巴脱羧酶而减少左旋多巴在外周脱羧，同时提高脑内多巴胺的浓度，从而能提高左旋多巴的疗效，减轻其外周副作用。

卡比多巴（Carbidopa）

卡比多巴又称 α- 甲基多巴肼（α-methyldopa hydrazine）。

【药动学】卡比多巴口服后有 40% ～ 70% 被吸收，可分布于肝、肾、肺和小肠等组织，分布量与其血浆浓度有密切关系。不能通过血脑屏障，可通过胎盘屏障。50% ～ 60% 以原型和代谢产物经肾由尿液排出，其余经胆汁排出。

【药效学】卡比多巴是较强的 L- 芳香氨基酸脱羧酶抑制剂，由于不易通过血脑屏障，故与左旋多巴合用时，仅能抑制外周多巴脱羧酶的活性，从而减少多巴胺在外周组织的生成，同时提高脑内多巴胺的浓度。这样，既能提高左旋多巴的疗效，又能减轻其外周不良反应，所以是左旋多巴的重要辅助药。卡比多巴单独应用基本无药理作用。

【临床应用】卡比多巴与左旋多巴合用治疗帕金森病。

【不良反应】常见不良反应有强直、呕吐、恶心、食欲缺乏、失眠、痉挛及动作异常等。

【药物相互作用】本药不宜与金刚烷胺、苯海索、苯扎托品合用；与单胺氧化酶抑制剂合用能加重其不良反应。

【用法与注意事项】将卡比多巴与左旋多巴按 1∶4 或 1∶10 的剂量合用，组成复方制剂，称信尼麦（Sinemet，心宁美）。从小剂量开始，根据病情逐渐增量，用最低有效量维持。

（1）如用卡比多巴 / 左旋多巴按 10mg/100mg 为复方标准片，开始每次用 1/2 ～ 1 片，每日 2 ～ 3 次，每隔 2 ～ 3 天增加 1/2 ～ 1 片，根据需要逐渐增至疗效满意而副作用较轻为度。最大剂量不超过 750mg/d，空腹（餐前 1h 或餐后 2h）用药疗效好。

（2）信尼麦控释制剂：优点是减少服药次数，有效血药浓度稳定，作用时间长，可控制症状波动，减少开关现象；缺点是生物利用度较低，起效缓慢，标准片转换成为控释片时每天剂量应相应增加并提前服用；适于伴症状波动或早期轻症患者。

（3）应用卡比多巴时注意：严重心、肝、肾疾病，精神病及青光眼患者禁用；妊娠期妇女不宜应用。

苄丝肼（Benserazide，羟苄丝肼）

【药动学】本药口服后吸收快，吸收率达 58%，如与左旋多巴同服，吸收率可达 70% ～ 77%。苄丝肼主要在肠道代谢，可抑制肠道左旋多巴脱羧。苄丝肼不能通过血脑屏障。代谢产物经肾由尿液排出。

【药效学】与卡比多巴类似，能抑制肠道多巴脱羧酶的活性，由于不易通过血脑屏障，故与左旋多巴合用时，能提高左旋多巴的疗效，减轻其外周副作用。

【临床应用】苄丝肼与卡比多巴有同样的效应，与左旋多巴合用治疗帕金森病。

【不良反应】一般不良反应有失眠、不安，罕见抑郁症和精神病。晚期可见不随意运动。

【药物相互作用】本药与维生素 B_6 同服时，不增加左旋多巴的外周脱羧。

【用法与注意事项】复方苄丝肼为盐酸苄丝肼与左旋多巴按 1∶4 制成的复方制剂，称美多巴（Madopar），有美多巴"125"（盐酸苄丝肼 25mg,，左旋多巴 100mg）及美多巴"250"（盐酸苄丝肼 50mg，左旋多巴 200mg）两种制剂。从小剂量开始，逐渐增量：开始用美多巴"125"，每日 1 片，逐渐增加到每日 3 片，每隔 2 ～ 3 天增加一次，直至疗效明确而副作用较轻为度，最大剂量不超过美多巴每日 5 片。

25 岁以下患者、妊娠者及骨质疏松患者慎用，严重肝、肾、心脏疾病及精神病者禁用。

3．DA 受体激动药

溴隐亭（Bromocriptine，溴麦亭）

【药动学】本药口服后吸收约30%，首过效应明显，生物利用度只有6%，口服后1.5 ～ 3h血药浓度达峰值，$t_{1/2}$为3h，代谢产物主要经胆汁排出。

【药效学】溴隐亭是一种半合成的麦角生物碱，是D_2受体强效激动剂，对D_1受体为部分激动剂，对外周DA受体和α受体有较弱的激动作用。大剂量对黑质-纹状体通路的多巴胺受体有较强的激动作用，其疗效与左旋多巴相似，用于治疗帕金森病。小剂量激动结节-漏斗部的多巴胺受体，因此可减少催乳素和生长激素的释放。

【临床应用】

（1）治疗帕金森病，多用于左旋多巴疗效不好或不能耐受者。

（2）高催乳素血症所致溢乳、闭经、经前期综合征等。

（3）肢端肥大症。

【不良反应】

（1）常见恶心、呕吐、食欲缺乏、便秘等消化系统不良反应，有消化性溃疡者可诱发出血。

（2）初期应用常有直立性低血压，可引起心律失常、雷诺病样现象。对心绞痛、心肌梗死不利。

（3）运动障碍等不良反应类似左旋多巴，常见错觉和幻觉。

【药物相互作用】

（1）本药与左旋多巴合用治疗帕金森病有协同作用，但需酌情减量。

（2）氟哌啶醇、甲基多巴、甲氧氯普胺、单胺氧化酶抑制药、吩噻嗪类、H_2受体阻断药等可升高血清催乳素浓度，干扰本药的作用，必须合用时需调整本药的剂量。

（3）本药禁止与降压药合用，否则易引起低血压。

（4）口服激素类避孕药可致闭经或溢乳，不宜同时服用。

【用法与注意事项】起始剂量应小，增加剂量速度应慢，需数周或数月。初用0.625mg/d，以后每2 ～ 4周增加2.5mg。有效剂量一般为10 ～ 25mg/d。最大剂量不超过30mg/d。与左旋多巴合用治疗帕金森病时应酌情减量；有精神病史患者禁用；有心肌梗死、严重周围血管病和活动性消化性溃疡者应慎用或禁用。

培高利特（Pergolide）

【药动学】本药口服后1 ～ 3h血药浓度达峰值，半衰期较长（平均为30h），血浆蛋白结合率为90%，首过效应明显，代谢产物主要经肾排出。

【药效学】本药是一种半合成的麦角碱衍生物。DA受体激动作用强而持久，激动D_1和D_2受体。通过激活黑质-纹状体通路中的突触后多巴胺受体而起作用，与突触前的DA合成与储存无关，类似阿扑吗啡。能抑制催乳素分泌，使血清黄体激素含量降低。

【临床应用】用于治疗帕金森病，作用较溴隐亭强，常与左旋多巴复方制剂合用；也可用于高催乳素血症。

【不良反应】

（1）常见运动障碍、精神错乱、幻觉等。

（2）呕吐、恶心、食欲缺乏、排尿困难。

（3）可见直立性低血压。有增加心瓣膜损伤的风险。

【药物相互作用】

（1）本药与降压药合用易引起低血压。

（2）与左旋多巴合用治疗帕金森病有协同作用，但运动障碍发生率增高，减少左旋多巴用量可缓解。

（3）多巴胺受体阻断药能降低本药的疗效。

【用法与注意事项】用量较小，开始 0.05mg/d，以后逐渐增量，直至获理想疗效，最大不超过 3.0mg/d。对其他麦角碱衍生物过敏者应禁用；妊娠期妇女及哺乳期妇女禁用；精神病及心脏病患者慎用。

罗匹尼罗（Ropinirole）

罗匹尼罗为非麦角碱衍生物。

【药动学】本药口服吸收迅速，高脂食物影响其吸收，生物利用度低，但稳态 AUC 并不减小，因此给药时可不考虑饮食因素。吸收后迅速分布于组织中，可迅速通过血脑屏障。在肝代谢，较少经肾排泄，肾功能轻度损伤时其清除率不受影响。

【药效学】本药是 DA 受体激动药，可直接激动突触后多巴胺受体而起持久作用，可缓和左旋多巴的症状波动和运动障碍，减少左旋多巴用量。

【临床应用】用于治疗各期帕金森病，控制其症状。

【不良反应】

(1) 常见胃肠道不适、恶心、呕吐、嗜睡、头晕等。

(2) 可见直立性低血压。

【药物相互作用】

(1) 与氟哌啶醇、氯丙嗪及其他多巴胺受体阻断药合用能降低本药的疗效。

(2) 与左旋多巴合用不改变二者的生物利用度。

【用法与注意事项】口服，开始剂量为 0.25mg，每日 3 次，以后逐渐增量，增量要缓慢，最大到每次 1mg。妊娠期妇女及哺乳期妇女禁用。出现消化道不良反应时可用多潘立酮对抗。

吡贝地尔（Piribedil）

吡贝地尔为非麦角碱类衍生物。

【药动学】口服吸收快，t_{max} 为 1h，血药浓度下降呈双曲线，$t_{1/2}$ 分别为 1.7h 和 6.9h，代谢产物主要经尿液排出，其次由胆汁排泄。

【药效学】本药直接激动突触后 D_2 受体，对中脑、皮质和边缘叶通路 D_3 受体也有激动效应，明显减轻震颤麻痹症状，能增加老年人的注意力和改善记忆障碍。

【临床应用】

(1) 治疗帕金森病。

(2) 用于老年慢性认知障碍和感觉神经障碍的辅助治疗。

(3) 用于下肢慢性阻塞性动脉病所致的间歇性跛行的辅助治疗。

【不良反应】

(1) 常见胃肠道不适、昏睡、焦虑、妄想、幻觉等。

(2) 可见直立性低血压、血压不稳及过敏反应。

【用法与注意事项】口服，剂量为 150 ～ 250mg/d，分 5 次服，餐后服用。对本药过敏者、心血管因素导致的休克者、心肌梗死者禁用；妊娠期妇女及哺乳期妇女慎用或禁用；驾车、机械操作者慎用。

普拉克索（Pramipexole）

普拉克索也为非麦角碱类衍生物。

【药动学】口服吸收快而完全，t_{max} 为 3h，绝对生物利用度为 90%，$t_{1/2}$ 为 8 ～ 11h，随年龄增加，$t_{1/2}$ 延长，以原型经肾排出。

【药效学】本药对多巴胺受体亚型亲和力不同，依次为 D_3 受体＞D_2 受体＞D_4 受体。普拉克索可抑制氧化应激和细胞凋亡，并激活神经营养因子的活性，从而对神经起保护作用。

【临床应用】可用于各期帕金森病的治疗。

【不良反应】

（1）常见胃肠道不适、恶心、嗜睡、头晕、意识模糊、幻觉等。

（2）可见直立性低血压。

【用法与注意事项】口服，从小剂量开始，最初 0.125mg/d，分 2 次服，一般剂量为 1 ~ 4.5mg/d，分次口服。与左旋多巴合用时应减少左旋多巴用量；用药期间禁止驾车和高警觉性工作；肾功能不良者慎用。

4. 促多巴胺释放药　这类药物能促使纹状体多巴胺能神经元释放多巴胺，并能抑制多巴胺的再摄取等环节，从而产生作用。

金刚烷胺（Amantadine，金刚胺）

金刚烷胺原为抗病毒药，后来发现它能缓解帕金森病患者的症状。

【药动学】本药口服吸收完全，吸收后进入脑组织。起效快，服药 48h 作用显著。$t_{1/2}$ 为 10 ~ 28h，老年人或肾衰竭者更长。90% 以原型由肾排出，酸化尿液可加速排泄。

【药效学】本药产生抗帕金森病作用的机制是多方面的：促使纹状体中残存的完整多巴胺能神经元释放多巴胺；抑制多巴胺的再摄取；直接激动多巴胺受体及较弱的抗胆碱能作用；是谷氨酸拮抗药，可能有神经保护作用；对震颤麻痹后的强直、震颤和运动徐缓等有改善作用。疗效不及左旋多巴，但优于胆碱受体阻断药。

【临床应用】不能耐受左旋多巴的帕金森病患者的治疗。

【不良反应】

（1）可出现嗜睡、眩晕、抑郁、食欲缺乏。

（2）长期用药后常见下肢皮肤出现网状青斑和踝部水肿，可能是由儿茶酚胺释放引起局部血管收缩和血管通透性改变所致。

（3）严重者可有直立性低血压、心力衰竭和尿潴留，偶致惊厥。

（4）每日剂量超过 300mg 或肾功能不良时可出现失眠、运动失调、精神障碍等。

【药物相互作用】与抗胆碱能药合用可引起幻觉、精神错乱、噩梦等。

【用法与注意事项】成人口服每次 100mg，每日 1 ~ 2 次，治疗数月后疗效降低，剂量可增至 300mg/d，最大剂量可达 400mg/d。必要时停药一段时间再用可恢复疗效。精神病患者、脑动脉硬化患者、癫痫患者及哺乳期妇女慎用；妊娠期妇女禁用；用药期间禁止驾驶及操作机械；肾功能障碍者应减量。

美金刚（Memantine）

美金刚为金刚烷胺的衍生物。

【药动学】本药吸收完全，生物利用度为 100%，口服后 t_{max} 为 3 ~ 8h，食物不影响其吸收；在体内约 80% 以原型存在，99% 由肾排泄。

【药效学】本药与金刚烷胺不同，通过促使多巴胺释放、直接或间接激动多巴胺受体而发挥作用，与突触前儿茶酚胺无关。

【临床应用】治疗帕金森综合征、中重度阿尔茨海默病。

【不良反应】主要不良反应有头晕、头沉、兴奋、不安、口干等。

【药物相互作用】与抗胆碱能药合用可增加抗胆碱能药的作用。

【用法与注意事项】成人口服第 1 周 10mg/d，以后每周增加 10mg，维持剂量为每次 10mg，每天 2 ~ 3 次。严重肝功能不良者、意识紊乱状态者、妊娠期妇女及哺乳期妇女禁用；用药期间禁止驾驶及操作机械；肾功能障碍者应减量。

5. COMT 抑制药　左旋多巴与外周多巴脱羧酶抑制剂合用后，左旋多巴在外周的代谢酶主要是儿茶酚氧位甲基转移酶，如果再加用 COMT 抑制剂，则会明显增加左旋多巴进入脑内的量，而增加其疗效。与左旋多巴合用，可使左旋多巴生物利用度提高、半衰期延长、作用增强和用量减少。对长期应用左旋多巴或美多巴出现疗效降低、症状波动的晚期帕金森病患者，加用此类药物可延长"开期"和缩短"关期"，显著改善运动障碍症状。对无症状波动、病情稳定的早期帕金森病患者，加用此类药物，可改善运动功能，提高生活质量，延缓运动并发症的发生。

托卡朋（Tolcapone）

托卡朋是可逆性外周和中枢的 COMT 抑制剂。

【药动学】本药口服后生物利用度为 65%，食物可影响其生物利用度。血浆蛋白结合率＞99%，可通过血脑屏障，代谢物由肾排泄。

【药效学】本药在外周抑制左旋多巴的代谢，维持左旋多巴的稳态血浆浓度，增加其通过血脑屏障的量；同时本药可通过血脑屏障，阻止脑内多巴胺降解，增加脑内多巴胺含量。与美多巴或信尼麦合用增强其疗效，减少症状波动。单独使用无效。

【临床应用】用于左旋多巴和卡比多巴联合治疗帕金森病的辅助治疗。

【不良反应】主要不良反应有恶心、呕吐、头痛、头晕，也有低血压、运动障碍、多汗、口干、转氨酶升高等。

【药物相互作用】本药禁与降压药合用。

【用法与注意事项】口服每次 50～100mg，每日 3 次，每次一般不超过 200mg。与左旋多巴合用应酌情减少左旋多巴用量；个别患者可能会出现严重肝损伤，用药期间须监测肝功能。

恩他卡朋（Entacapone）

恩他卡朋是外周 COMT 抑制剂。

【药动学】本药口服吸收快，生物利用度为 29%～46%，t_{max} 为 0.4～0.9h，不能通过血脑屏障，主要经肝代谢。

【药效学】本药与左旋多巴同时应用可在外周抑制左旋多巴降解，延长左旋多巴的半衰期，提高其生物利用度。多次给药可减少左旋多巴血药浓度的波动，增强其疗效，减少症状波动。单独应用无效。

【临床应用】用于左旋多巴和卡比多巴联合治疗帕金森病的辅助治疗。

【不良反应】主要不良反应有直立性低血压、恶心、呕吐、头痛、头晕，也有运动障碍、多汗、口干、血红蛋白下降等。

【药物相互作用】本药与溴隐亭、司来吉兰、金刚烷胺合用时应调整其他抗帕金森病药的剂量；本药可加重左旋多巴的直立性低血压。

【用法与注意事项】本药与左旋多巴 / 苄丝肼同时服用，每次给予本药 200mg，最大可以逐渐增到 2000mg/d。在开始应用本药几周时要减少左旋多巴的用量。哺乳期妇女慎用；酒精中毒、肝功能不全病史和胆管阻塞者慎用；对本药过敏、肝功能不全、嗜铬细胞瘤者禁用。

（二）单胺氧化酶 B 抑制药

单胺氧化酶 B（monoamine oxidase-B，MAO-B）抑制剂可抑制神经元内多巴胺的分解，提高脑内多巴胺含量，增加多巴胺能系统的功能而发挥治疗作用。

司来吉兰（Selegiline，司立吉林）

司来吉兰是选择性不可逆 MAO-B 抑制剂。

【药动学】本药口服后吸收迅速，通过血脑屏障，脑中浓度较高。在肝代谢，大部分代谢产物经尿液排出，小部分经粪便排出。

【药效学】本药是 MAO-B 抑制剂，可通过血脑屏障，抑制脑内多巴胺降解，并抑制突触部位多巴胺的再摄取，延长多巴胺的作用时间。与左旋多巴合用可延长左旋多巴的作用时间，并减少其不良反应。长期应用左旋多巴，脑内多巴胺含量升高，在 MAO-B 氧化下产生自由基，也是损伤神经元和导致帕金森病病情发展的因素之一。本药早期应用可以起到保护神经细胞的作用，延缓病情进展和左旋多巴需加量的时间。

【临床应用】

1．用于帕金森病的早期治疗，常与左旋多巴或左旋多巴复方制剂合用作为辅助治疗，减少左旋多巴约 1/4 的用量。

2．抗抑郁治疗。

3．抗阿尔茨海默病治疗。

【不良反应】

1．常见食欲缺乏、恶心、呕吐、头痛、眩晕、疲倦等。

2．可见低血压、多动症、运动障碍和精神障碍。

【药物相互作用】

1．本药与左旋多巴合用治疗帕金森病需酌情减量。

2．与哌替啶合用可出现昏迷、肌肉僵直、幻觉等。

3．本药禁忌与降压药、吩噻嗪类和 H_2 受体阻断药合用。

【用法与注意事项】口服，10mg/d，早晨一次顿服，或早、晚 2 次服用。与左旋多巴合用治疗帕金森病时左旋多巴应减量；精神病史患者禁用；心脏病、周围血管病患者和妊娠者禁用。

（三）中枢抗胆碱能药

此类药物通过阻断胆碱受体而减弱黑质 - 纹状体通路中胆碱能神经功能，使帕金森病患者纹状体内多巴胺与乙酰胆碱的消长趋于新的平衡，对帕金森病起到对症治疗作用。本类药物缓解震颤效果好，改善僵直、动作迟缓疗效较差。对某些继发性症状如过度流涎有改善作用。对吩噻嗪类药物引起的帕金森综合征有效。常用药物有苯海索、丙环定（Procyclidine）、苯扎托品（Benzatropine）等。

苯海索（Benzhexol，安坦，Artane）

【药动学】本药口服经胃肠道吸收，可通过血脑屏障，口服后 1h 起效，作用维持 6 ～ 12h，50% 经肾排出。

【药效学】本药阻断中枢纹状体胆碱受体，而减弱胆碱能神经功能，对震颤和强直有效，对运动迟缓疗效较差。其外周抗胆碱能作用为阿托品的 1/10 ～ 1/3。

【临床应用】用于轻度帕金森病患者；亦用于不能耐受或禁用左旋多巴的患者，可与左旋多巴合用；抗精神病药物（吩噻嗪类）引起的帕金森综合征的治疗。

【不良反应】常见的不良反应有口干、瞳孔散大、视物模糊、睫状肌麻痹、心动过速、便秘、尿潴留等。

【药物相互作用】

1. 与抗酸药或吸附性止泻药同用时，可减弱本药的作用。

2. 与氯丙嗪合用可使本药血药浓度降低。

【用法与注意事项】本药常口服：开始 1 ～ 2mg/d，逐日递增到 5 ～ 10mg/d，分次口服。治疗药物引起的锥体外系反应：口服，开始 1mg/d，逐日递增到 5 ～ 15mg/d，分次口服。老年人剂量应酌情减少；青光眼者禁用；前列腺肥大者慎用。

第三节　抗阿尔茨海默病药

一、概述

阿尔茨海默病（Alzheimer disease，AD）是一种中枢神经系统变性疾病，起病隐袭，病程呈慢性进行性。主要表现为渐进性记忆障碍、认知功能障碍、人格改变及语言障碍等精神神经症状，严重影响社交、工作与生活。由于 AD 的病因及发病机制尚未阐明，目前没有特效药物及方法逆转和阻止病情进展。但早期进行对症治疗，包括药物治疗可改善认知功能、精神症状。国内外批准用于阿尔茨海默病治疗的药物主要有胆碱酯酶抑制剂、谷氨酸受体阻断药、改善脑代谢或脑循环的药物、钙通道阻滞药、中药和其他促认知药。

二、常用抗阿尔茨海默病药

（一）胆碱酯酶抑制剂

多奈哌齐（Donepezil，安理申）

多奈哌齐是唯一同时被美国 FDA 和英国 MCA 批准上市的新药。

【药动学】本药口服后 3 ~ 4h 达血浆峰浓度，血浆浓度和药 - 时曲线下面积与剂量成正比。消除半衰期约 70h。治疗开始后 3 周内达稳态。饮食对多奈哌齐的吸收无影响。血浆蛋白结合率约 95%，主要在肝代谢，代谢产物与原型药由尿排泄。

【药效学】胆碱能神经元的进行性退化是 AD 患者记忆力减退、定向力丧失、行为和个性改变的原因。多奈哌齐对胆碱酯酶有高度的选择性亲和力，能明显抑制脑组织中的胆碱酯酶，使乙酰胆碱含量增加，可增进记忆，提高语言、行为能力，改善认知功能，延缓 AD 患者症状发展。

【临床应用】用于轻、中度阿尔茨海默病症状的治疗。

【不良反应】最常见的是腹泻、恶心和失眠，通常是轻微和短暂的，无需停药，在用药 1 ~ 2 天内可缓解。

【药物相互作用】与拟胆碱药和其他胆碱酯酶抑制剂有协同作用，而与抗胆碱能药有拮抗作用。

【用法与注意事项】每次 2.5 ~ 5mg，一日 1 次，睡前服用，至少维持 1 个月，做出临床评估后，可以将剂量增加到 10mg，一日 1 次，睡前服用。推荐最大剂量为 10mg/d，3 ~ 6 个月为一个疗程。服药后出现严重失眠的患者可改为晨服。

对多奈哌齐或哌啶衍生物高度敏感的患者禁用；对心脏疾患、哮喘或阻塞性肺部疾病患者有影响，也能增加患消化性溃疡的危险性；拟胆碱作用可能引起尿潴留及惊厥（可能与原发病有关），用药时应注意观察，与琥珀胆碱类肌肉松弛剂、抗胆碱能药有拮抗作用，故不能合用。

石杉碱甲（Huperzine A）

石杉碱甲系由石杉科植物千层塔中提取的一种生物碱。

【药动学】口服吸收迅速、完全，生物利用度可达 95%，口服后 10 ~ 30min 可达血药峰浓度，可透过血脑屏障，消除半衰期为 4h 左右，原型药及代谢产物从肾排出。

【药效学】本药是强效的胆碱酯酶可逆性抑制剂，对真性胆碱酯酶具有选择性抑制作用，抑制强度是对假性胆碱酯酶的数千倍。选择性分布在皮质海马等与学习、记忆有关的脑区，明显提高脑内乙酰胆碱水平，有明显的促进学习、记忆过程或改善记忆障碍的作用。

【临床应用】本药适用于阿尔茨海默病、良性记忆障碍、脑血管疾病、脑创伤、器质性精神障碍、外周血管阻塞性疾病、糖尿病神经病变、急慢性跟腱疼痛、运动性肌肉创伤。

【不良反应】一般不明显，剂量过大可引起头晕、恶心、胃肠道不适、乏力等反应，一般可自行消失，反应明显时减量或停药可缓解、消失。

【药物相互作用】尚不明确。

【用法与注意事项】口服，一次 0.1 ~ 0.2mg，每天 2 次，疗程 1 ~ 2 个月，或遵医嘱。根据病情和用药后反应，用量和疗程可酌情增减，日剂量不得超过 0.45mg。

癫痫、肾功能不全、机械性肠梗阻、心绞痛等患者禁用；心动过缓患者、支气管哮喘患者、妊娠期妇女慎用；本品为可逆性胆碱酯酶抑制剂，其用量有个体差异，一般应从小剂量开始逐渐增量。

加兰他敏（Galanthamine）

加兰他敏是第二代胆碱酯酶抑制药。

【药动学】口服吸收迅速、完全，生物利用度较高，血浆蛋白结合率为20%，t_{max} 为45min，清除半衰期为 5 ~ 6h，经肝代谢，由肾排泄。

【药效学】加兰他敏抗胆碱酯酶作用较弱，易透过血脑屏障，故中枢作用较强，有一定的中枢拟胆碱作用，可改善学习、记忆和认知功能，对患者的日常生活和工作能力均有明显改善。

【临床应用】用于轻、中度阿尔茨海默病症状的治疗，亦用于重症肌无力、进行性肌营养不良、脊髓灰质炎后遗症、儿童脑型麻痹、因神经系统疾患所致感觉或运动障碍、多发性神经炎等。

【不良反应】超量时，可有流涎、心动过缓、头晕、腹痛等不良反应。

【药物相互作用】尚不明确。

【用法与注意事项】肌内注射或皮下注射：每次 5 ~ 10mg，小儿每次 0.05 ~ 0.1mg/kg，每天1次，2 ~ 6周为1个疗程。口服：每次 10mg，每天3次。运动功能亢进、支气管哮喘、机械性肠梗阻、癫痫、心绞痛及对本品过敏者禁用。

（二）谷氨酸受体阻断药

美金刚（Memantine）

【药动学】美金刚的绝对生物利用度约为100%，t_{max} 为 3 ~ 8h，食物不影响美金刚的吸收。在 10 ~ 40mg 剂量范围内的药动学呈线性。血浆蛋白结合率为45%，平均84%的本品在 20h 内排出体外，99% 以上经肾排泄，消除半衰期为 60 ~ 100h。

【药效学】美金刚可以阻断谷氨酸含量升高导致的神经元损伤，亦可以促进多巴胺的释放，能显著改善患者的认知障碍、运动障碍、精神运动驱动缺乏，同时还可以提高日常生活自理能力。

【临床应用】用于中、重度阿尔茨海默病，亦用于治疗帕金森综合征、大脑性痉挛、脑源性多器官功能障碍综合征及认知障碍。

【不良反应】常见不良反应有疲倦、头晕、头痛和幻觉。少见的不良反应有焦虑、肌张力增高、呕吐、膀胱炎和性欲增加。

【药物相互作用】本药可增加左旋多巴、多巴胺受体激动剂和抗胆碱能药的作用，可能减弱巴比妥类药物的作用。

【用法与注意事项】治疗第 1 周的剂量为 5mg/d（半片，晨服），第 2 周 10mg/d（每次半片，每日 2 次），第 3 周 15mg/d（早上服 1 片，下午服半片），第 4 周开始以后推荐的维持剂量为 20mg/d（每次 1 片，每日 2 次）。

肾功能损害患者酌情调整剂量；癫痫、有惊厥病史者应慎重；服用本品时应避免驾车或操作机械。

（三）改善脑代谢或脑循环的药物

吡拉西坦（Piracetam，脑复康）

【药动学】口服易吸收，可透过血脑屏障到达脑和脑脊液，大脑皮质中浓度更高，易通过胎盘屏障。$t_{1/2}$ 为 5 ~ 6h，大部分以原型经尿液排出。

【药效学】本药为脑代谢改善药，属于 GABA 的环状衍生物。有保护和修复神经细胞的作用，能促进脑内 ATP 和乙酰胆碱合成并能增强神经兴奋的传导。可对抗由物理因素、化学因素所致的脑损伤，增强记忆，提高学习能力。

【临床应用】适用于轻、中度阿尔茨海默病；脑血管病、脑外伤和多种原因所致的记忆减退；也可用于儿童智能发育迟缓。

【不良反应】常见恶心、腹部不适、食欲缺乏、腹胀、腹痛等消化道不良反应，症状的轻重与用药剂量直接相关；尚有兴奋、易激动、头晕、头痛和失眠等中枢神经系统不良反应，但症状轻微，且与用药剂量无关，停药后以上症状消失。偶见轻度肝功能损害，表现为轻度转氨酶升高。

【药物相互作用】本药与华法林联合应用时，可延长凝血酶原时间，可抑制血小板聚集。

【用法与注意事项】口服：每次 0.8 ~ 1.6g，每天 3 次，4 ~ 8 周为 1 个疗程。儿童用量减半；肌内注射：每次 1g，每天 2 ~ 3 次；静脉注射：每次 4 ~ 6g，每天 2 次；静脉滴注：每次 4 ~ 8g，每天 1 次。

肝、肾功能障碍者慎用或适当减少剂量；本品易通过胎盘屏障，故妊娠期妇女禁用；哺乳期妇女用药指征尚不明确；新生儿禁用。

茴拉西坦（Aniracetam，益灵舒）

【药动学】本药口服易吸收，t_{max} 为 20 ~ 40min，血浆蛋白结合率约为 66%，$t_{1/2}$ 为 22min，71% ~ 85% 由尿中排出，其余从粪便中排出。

【药效学】本药为脑功能改善药，选择性作用于中枢神经系统。对记忆再现过程有良好的促进作用，能对抗缺氧引起的记忆减退，对记忆障碍和认知障碍有明显的改善作用。

【临床应用】用于阿尔茨海默病的预防和治疗，对脑血管疾病后的记忆减退、中老年性的记忆减退、神经衰弱症、精神病及其他精神障碍者的记忆减退有显著疗效。

【不良反应】偶有口干、嗜睡，停药后消失；有时可出现兴奋、头痛、头沉、眩晕、谵妄、失眠、困倦、焦虑等；有时嗳气、呕吐、腹泻、食欲缺乏、腹痛等。

【药物相互作用】尚不明确。

【用法与注意事项】口服，每次 0.2g，每天 3 次，1 ~ 2 个月为 1 个疗程或遵医嘱。妊娠期和哺乳期妇女应慎用；肝、肾功能严重障碍者禁用。

胞磷胆碱（Citicoline）

胞磷胆碱为核酸衍生物。

【药动学】口服生物利用度为 99%，t_{max} 分别为 1h 和 24h，可通过血脑屏障，在肝分布较多，主要从呼吸道排泄。

【药效学】本药为脑代谢激活剂，是合成卵磷脂的主要辅酶，能够促进脑细胞呼吸作用，改善脑功能，促进苏醒；降低脑血管阻力，从而改善脑血液循环。

【临床应用】主要用于治疗颅脑损伤和脑血管意外所导致的神经系统的后遗症。

【不良反应】偶有一过性血压下降、失眠、兴奋及给药后发热等，停药后即可消失。

【药物相互作用】与抗帕金森病药物合用可增强疗效；不宜与左旋多巴合用，以免引起肌僵直恶化。

【用法与注意事项】静脉滴注：每天 0.25 ~ 0.5g，用 5% 或 10% 葡萄糖注射液稀释后缓慢滴注，5 ~ 10 天为 1 个疗程；静脉注射：每次 100 ~ 200mg；肌内注射：每天 0.1 ~ 0.3g，分 1 ~ 2 次注射。口服：每次 0.1 ~ 0.2g，每天 3 次。

（四）钙通道阻滞药

尼莫地平（Nimodipine）

尼莫地平属双氢吡啶类钙通道阻滞药。

【药动学】口服吸收迅速，t_{max} 为 1h，$t_{1/2}$ 为 1h，生物利用度为 13%，血浆蛋白结合率在 95% 以上，脑脊液浓度为血药浓度的 10%，主要在肝代谢，代谢产物主要从胆汁排泄。

【药效学】尼莫地平容易通过血脑屏障而作用于脑血管及神经细胞，选择性地扩张脑血管，可拮抗脑血管痉挛，在增加脑血流量的同时不影响脑代谢。有抗抑郁和改善学习、记忆功能的作用。另有降低红细胞脆性、血浆黏稠性和抑制血小板聚集作用。

【临床应用】本药用于预防和治疗缺血性脑血管性疾病、蛛网膜下腔出血所致脑血管痉挛、血管性及老年性痴呆、偏头痛、突发性耳聋等。

【不良反应】偶见面红、头晕、皮肤瘙痒、口唇麻木、皮疹等症状，一般不需停药。

【药物相互作用】与其他作用于心血管的钙通道阻滞药联合应用时可增强其他钙通道阻滞药的作用；与西咪替丁联合应用时可增加本药血药浓度。

【用法与注意事项】口服。老年性脑功能障碍每次 30 ~ 40mg，每天 3 次，连服 2 个月。偏头痛每次 40mg，每天 3 次，连服 3 个月。脑水肿及颅内压增高患者慎用；尼莫地平的代谢产物具有毒性，肝功能损害者应慎用；避免与其他钙通道阻滞药合用；妊娠期及哺乳期妇女慎用。

桂利嗪（Cinnarizine）

桂利嗪为哌嗪类钙通道阻滞药。

【药动学】口服经 3 ~ 7h 血药浓度达峰值，生物利用度为 75%，血浆蛋白结合率为 30%，主要在肝代谢，大部分代谢产物从胆汁排出。

【药效学】本药对脑血管有一定的选择性作用，可阻滞血管平滑肌的钙内流，引起血管扩张而改善脑循环及冠脉循环。可增加细胞内的环腺苷酸浓度，抑制组胺、5- 羟色胺、缓激肽等多种生物活性物质的释放。

【临床应用】用于脑血栓形成、脑动脉硬化、脑出血恢复期、蛛网膜下腔出血恢复期、脑外伤后遗症、梅尼埃病（内耳眩晕症）等的治疗。近年来有关文献报道，本品可用于慢性荨麻疹、老年性皮肤瘙痒等过敏性皮肤病。

【不良反应】常见嗜睡、疲惫，某些患者可出现体重增加（一般为一过性），长期服用偶见抑郁和锥体外系反应，如运动徐缓、强直、静坐不能、口干、肌肉疼痛及皮疹。

【药物相互作用】与乙醇、催眠药或镇静药合用时，加重镇静作用；与苯妥英钠、卡马西平联合应用时，可以降低桂利嗪的血药浓度。

【用法与注意事项】成人口服，每次 25 ~ 50mg，每天 3 次。疲惫症状逐步加重者应当减量或停药；严格控制药物剂量，当应用维持剂量达不到治疗效果或长期应用出现锥体外系症状时，应当减量或停药；患有帕金森病等锥体外系疾病时，应当慎用本药；妊娠期和哺乳期妇女禁用。

（五）中药

银杏叶提取物

银杏叶提取物为银杏叶中提取的活性成分，主要有银杏内酯和白果内酯。

【药动学】口服吸收迅速，生物利用度为 70%，$t_{1/2}$ 为 4 ~ 5h，大部分经尿液排出。

【药效学】银杏叶提取物能同时促进大脑和外周循环，抑制血小板活化因子，对缺血神经细胞有保护作用；调节血管张力和弹力，增加大脑血流量，有抗氧化特性；可能增强患者的思考能力、学习能力和记忆力；尚有调血脂、抗凝血、改善微循环等作用。

【临床应用】主要用于脑卒中、注意力不集中、记忆力衰退、痴呆；耳鸣、眩晕、听力减退、耳迷路综合征；糖尿病引起的视网膜病变及神经障碍、慢性青光眼；间歇性跛行、手脚麻痹冰冷。

【不良反应】胃肠道不适、头痛、过敏反应等，一般不需要特殊处理。

【药物相互作用】尚不明确。

【用法与注意事项】口服：每天 3 次，一次 1 ~ 2 片，或遵医嘱。肌内注射：一次 7 ~ 15mg，每天 1 ~ 2 次；静脉注射：87.5 ~ 175mg/d，加入 250ml 液体中静脉滴注。妊娠期妇女及心力衰竭者慎用；正接受抗凝治疗的患者禁用。

思考题

1．简述癫痫的临床类型及每一类型的常用药物。
2．简述苯妥英钠的主要不良反应。
3．简述左旋多巴的临床应用及主要不良反应。哪些药物能影响左旋多巴的疗效？
4．治疗阿尔茨海默病的常用药物有哪些？

（韩淑英　白　静　姜　妍　张博男）

第十五章　精神疾病的临床用药

第一节　抗精神病药

一、概述

抗精神病药（antipsychotic drugs）又称强安定药或神经安定药（neuroleptic），是一组用于治疗精神分裂症及其他精神病性精神障碍的药物。通常治疗剂量并不影响患者的智力和意识，但能有效地控制患者的精神运动兴奋、幻觉、妄想、敌对情绪、思维障碍和异常行为等精神症状。

二、常用抗精神病药

（一）吩噻嗪类

吩噻嗪是由硫、氮原子连接两个苯环（称为吩噻嗪母核）的一类化合物。根据其侧链基团不同，分为二甲胺类、哌嗪类及哌啶类。以上三类中，以哌嗪类抗精神病作用最强，其次是二甲胺类，哌啶类最弱。目前国内临床常用的有氯丙嗪、氟奋乃静及三氟拉嗪等，以氯丙嗪应用最广。

氯丙嗪（Chlorpromazine，冬眠灵）

【药动学】口服或注射均易吸收，但吸收速度受剂型、胃内食物的影响，如同时服用胆碱受体阻断药，可显著延缓其吸收。口服 2 ~ 4h 血药浓度达峰值，生物利用度为 30%。肌内注射吸收迅速，但因刺激性强应深部注射，其生物利用度比口服大 3 ~ 4 倍。吸收后，约 90% 与血浆蛋白结合。氯丙嗪具有高亲脂性，易透过血脑屏障，脑组织中分布较广，以下丘脑、基底神经节、丘脑和海马等部位浓度最高，脑内浓度可达血浆浓度的 10 倍。氯丙嗪主要经肝微粒体酶代谢成去甲氯丙嗪、氯吩噻嗪、甲氧基化或羟基化产物及葡糖醛酸结合物。$t_{1/2}$ 为 6 ~ 9h。氯丙嗪及其代谢物主要经肾排泄。老年患者对氯丙嗪的代谢与消除速率减慢。不同个体口服相同剂量氯丙嗪后，血药浓度相差可达 10 倍以上，因此，临床用药应个体化。氯丙嗪排泄缓慢，停药后 2 ~ 6 周，甚至 6 个月，尿中仍可检出，这可能是氯丙嗪脂溶性高，蓄积于脂肪组织的结果。

【药效学】氯丙嗪主要对 DA 受体有阻断作用，另外也能阻断 α 受体和 M 受体等。氯丙嗪对脑内 DA 受体缺乏特异的选择性，因而作用多样。

1. 中枢神经系统

（1）抗精神病作用：正常人一次口服氯丙嗪 100mg 后，出现安定、镇静、感情淡漠和对周围事物漠不关心，在安静环境中易诱导入睡。精神病患者用药后，在不引起过分镇静的情况下，可迅速控制兴奋躁动。继续用药，可使幻觉、妄想、躁狂及精神运动性兴奋逐渐消失，理智恢复，情绪安定，生活自理。氯丙嗪抗幻觉及抗妄想作用一般需连续用药 6 周 ~ 6 个月才充分显效，且无耐受性。但连续用药后，安定及镇静作用则逐渐减弱，出现耐受性。吩噻嗪类是 D_2 受体的强效阻断药。因此认为吩噻嗪类抗精神病的作用是通过阻断中脑 - 边缘及中脑 -

皮质通路中的 D_2 受体而发生的。

（2）镇吐作用：小剂量抑制延脑催吐化学感受区的 D_2 受体，大剂量则直接抑制呕吐中枢，产生强大的镇吐作用。但对刺激前庭引起的呕吐无效。对顽固性呃逆有效。

（3）对体温调节的影响：抑制下丘脑体温调节中枢，使体温调节失灵，因而机体体温随环境温度变化而升降。在低温环境中体温降低；而在高温环境则体温升高。氯丙嗪不仅可以降低发热体温，也可以略降正常体温。

（4）加强中枢抑制药的作用：可加强麻醉药、镇静催眠药、镇痛药及乙醇的作用。

（5）对锥体外系的影响：阻断黑质 - 纹状体通路的 D_2 受体，导致胆碱能神经功能占优势，因而在长期大量应用时可出现锥体外系反应。

2．自主神经系统   氯丙嗪具有明显的 α 受体阻断作用，扩张血管，降低血压，可翻转肾上腺素的升压效应。但反复用药降压作用减弱，故不适用于高血压的治疗。氯丙嗪尚可阻断 M 受体，具有阿托品样作用。

3．内分泌系统   阻断结节 - 漏斗通路的 D_2 受体，减少下丘脑释放催乳素抑制因子，因而使催乳素分泌增加，引起乳房肿大及泌乳；抑制促性腺释放激素的分泌，使促卵泡激素和黄体生成素释放减少，引起排卵延迟；抑制促皮质素和生长激素的分泌。适用于巨人症。

【临床应用】

1．治疗精神分裂症，预防精神分裂症的复发，控制躁狂发作，还可以用于其他具有精神症状的非器质性或器质性精神障碍。

2．镇吐   治疗由癌症、放射病、吗啡、强心苷等多种因素引起的呕吐。对顽固性呃逆有效。

3．低温麻醉及人工冬眠疗法   物理降温配合氯丙嗪用于低温麻醉。本品与哌替啶、异丙嗪配成冬眠合剂，用于严重感染、中毒性高热及甲状腺危象等病症的辅助治疗。

【不良反应】氯丙嗪安全范围大，但长期大量应用，不良反应较多。

1．一般不良反应   容易引起嗜睡、无力、视物模糊、鼻塞、心动过速、口干、便秘等中枢神经及自主神经系统方面的副作用。长期应用可致乳房肿大、闭经及生长减慢等。氯丙嗪局部刺激性较强，不应作皮下注射。静脉注射可引起血栓性静脉炎，应以生理盐水或葡萄糖溶液稀释后缓慢注射。静脉注射或肌内注射后，可出现直立性低血压，应嘱患者卧床 1～2h 后方可缓慢起立。

2．锥体外系反应   是长期大量应用氯丙嗪治疗精神分裂症时最常见的副作用，其发生率与药物剂量、疗程和个体因素有关。其表现为：①帕金森综合征，出现肌张力增高、面容呆板（面具脸）、动作迟缓、肌肉震颤、流涎等；②急性肌张力障碍，多出现于用药后 1～5 天，由于舌、面、颈及背部肌肉痉挛，患者出现强迫性张口、伸舌、斜颈、呼吸运动障碍及吞咽困难；③静坐不能，患者出现坐立不安，反复徘徊。以上三种症状可用胆碱受体阻断药苯海索缓解。此外还可引起一种少见的锥体外系反应——迟发性运动障碍或迟发性多动症，表现为不自主、有节律的刻板运动，出现口 - 舌 - 颊三联征，如吸吮、舐舌、咀嚼等。一般情况下，早期发现、及时停药可以恢复，但仍有停药后难以恢复的情况发生。应用胆碱受体阻断药反可使之加重。造成迟发性运动障碍的原因可能与氯丙嗪长期阻断突触后 DA 受体，使 DA 受体数目增加，即向上调节有关。

3．过敏反应   常见皮疹、光敏性皮炎。少数患者出现肝细胞内微胆管阻塞性黄疸或急性粒细胞缺乏，此种情况应立即停药，并用抗生素预防感染。

4．出现神经阻滞剂恶性综合征（高热、缄默和木僵）、妄想、意识不清和循环衰竭，可致死，一旦发现应立即停药，用 DA 受体激动剂溴隐亭及对症和支持治疗。

5．急性中毒   一次吞服超大剂量（1～2g）氯丙嗪后，可发生急性中毒，出现昏睡、血压下降达休克水平，并出现心动过速、心电图异常（PR 间期或 QT 间期延长，T 波低平或倒置），应立即进行对症治疗。

【药物相互作用】

1．与吗啡、哌替啶合用可能致低血压和呼吸抑制。

2．能抑制 DA 受体激动剂左旋多巴的药理作用。

3．肝药酶诱导剂（苯妥英钠、卡马西平等）可加速氯丙嗪的代谢，合用时适当调高用量。

4．氯丙嗪的去甲基代谢产物可拮抗胍乙啶的降压作用。

【用法与注意事项】以口服为主，采取递增法逐渐加大剂量至治疗量，一般多从每日口服 50 ～ 75mg 开始，以后每隔 2 ～ 3 天增量一次，如无严重副作用，可在 1 ～ 2 周内加至 300 ～ 400mg/d，多者达 600 ～ 800mg/d，持续治疗数周，待病情稳定后再逐渐减少药量至维持量（相当于治疗剂量的 1/4 ～ 1/2）。维持治疗时间要长一些，一般为 2 年。部分患者可能须终生服药。

对于兴奋、冲动、敌对的患者，应尽快让患者安静下来。一般选用镇静作用较强的药物，开始剂量要高一些。如症状严重，合作者常予以肌内注射氯丙嗪 100 ～ 200mg/d，分 2 ～ 4 次注射，或将氯丙嗪 100 ～ 200mg 加入葡萄糖溶液中静脉滴注。但要特别小心低血压反应。

注意严重心、肝、肾等脏器疾病，严重感染、重症肌无力、药物过敏者及乳腺癌患者禁用。妊娠早期、年老体弱、白细胞减少症、青光眼易发生低血压反应者慎用。

其他吩噻嗪类药物

奋乃静（Perphenazine）、氟奋乃静（Fluphenazine）及三氟拉嗪（Trifluoperazine）是吩噻嗪类中的哌嗪衍生物，其共同特点是抗精神病作用强，锥体外系副作用也很显著，而镇静作用弱。其中以氟奋乃静和三氟拉嗪疗效较好，最为常用，而氟奋乃静疗效较差。硫利达嗪（Thioridazine，甲硫达嗪）是吩噻嗪类的哌啶衍生物，疗效不及氯丙嗪，但锥体外系反应少见，而镇静作用强。各药特点见表 15-1。

表15-1　吩噻嗪类抗精神病药作用比较

药物	抗精神病剂量（mg/d）	镇静作用	副作用	
			锥体外系反应	降压作用
氯丙嗪	300～800	+++	++	+++（肌内注射） ++（口服）
氟奋乃静	1～20	+	+++	+
三氟拉嗪	6～20	+	+++	+
奋乃静	8～32	++	+++	+
硫利达嗪	200～600	+++	+	++

注：+++强，++次强；+弱

（二）硫杂蒽类

硫杂蒽类的基本化学结构与吩噻嗪类相似，其代表药物为氯普噻吨（Chlorprothixene），又名泰尔登（Tardan）。其抗精神分裂症和抗幻觉、妄想作用比氯丙嗪弱，但镇静作用强，而抗肾上腺素能作用和抗胆碱能作用较弱。因化学结构与三环类抗抑郁药相似，故有较弱的抗抑郁作用。适用于伴有焦虑或焦虑性抑郁的精神分裂症、焦虑性神经症、更年期抑郁症等。副作用为锥体外系反应，与氯丙嗪相似。现已少用。

（三）丁酰苯类

本类药物有氟哌啶醇（Haloperidol），其作用及作用机制与吩噻嗪类相似。抗精神病作用及锥体外系反应均很强，镇静、降压作用弱。因抗躁狂、抗幻觉、抗妄想作用显著，常用于治疗以兴奋躁动、幻觉、妄想为主的精神分裂症及躁狂症。镇吐作用较强，用于多种疾病及药物引起的呕吐，对持续性呃逆也有效。锥体外系反应发生率高达 80%，常见急性肌张力障碍和静坐不能。大量长期应用可致心肌损伤。同类药物氟哌利多（Droperidol）作用维持时间短，临床常与镇痛药芬太尼合用作安定麻醉术。

（四）其他类

五氟利多（Penfluridol）为长效抗精神病药。口服后 8 ~ 16h 血药浓度达峰值，18h 后，血药浓度仍为峰值的 30%。一次用药后 7 天，血中仍可检出。其长效与贮存于脂肪组织，并自其中缓慢释放入血及脑组织有关。每周口服一次即可维持疗效。疗效与氟哌啶醇相似，但无明显镇静作用。副作用中以锥体外系反应常见。适用于急慢性精神分裂症，尤适用于慢性患者维持与巩固疗效。同类药物尚有匹莫齐特（Pimozide），其作用维持时间与五氟利多相比较短，每日口服 1 次，疗效可维持 24h。

舒必利（Sulpiride）对急慢性精神分裂症有较好的疗效，对长期用其他药物无效的难治病例也有一定疗效。无明显镇静作用，对自主神经系统几乎无影响，不良反应少，锥体外系反应轻微。此药还有抗抑郁作用，也可用于治疗抑郁症。

氯氮平（Clozapine）抗精神病作用较强，对其他药物无效的病例仍可有效，也适用于慢性精神分裂症。几乎无锥体外系反应，这可能与氯氮平有较强的抗胆碱能作用有关。可引起粒细胞减少，应予警惕。

利培酮（Risperidone）用于治疗急性和慢性精神分裂症以及其他各种精神病性状态的明显阳性症状（如幻觉、妄想、思维紊乱、敌视、怀疑）和明显的阴性症状（如反应迟钝、情绪及社交淡漠、少语）。也可用于减轻与精神分裂症有关的情感症状（如抑郁、负罪感、焦虑）。此药用量小、使用方便、锥体外系反应少，目前已成为一线治疗药物。

第二节　抗躁狂药

一、概述

抗躁狂药（antimanic drug）又称心境稳定剂（mood stabilizer），此药并非单纯抗躁狂，而是具有调整情绪稳定的作用，防止双相情感障碍的复发，对躁狂症具有较好的治疗和预防发作的作用，专属性强，对精神分裂症往往无效。

目前所指的抗躁狂药，疗效最理想、最常用的为碳酸锂、氯丙嗪、氟奋乃静、氟哌啶醇和氯氮平等，虽然也常用来治疗躁狂状态，但按其主要用途划分，应归于抗精神病药。卡马西平、硫酸镁及某些钙通道阻滞剂，有时也用于躁狂症的治疗，但它们分属于抗癫痫药及心血管药物。近年来发现，碳酸锂不仅可以治疗躁狂症，还可以预防躁狂抑郁的复发，因而成为十分重要的精神药物之一。

二、常用抗躁狂药

碳酸锂（Lithium Carbonate）

【药动学】口服易吸收。t_{max} 为 2 ~ 4h，$t_{1/2}$ 为 12 ~ 24h。达到血清稳态浓度需经 5 ~ 7 天，脑脊液中达稳态浓度则更慢。不同患者服用同一剂量可出现不同的血药浓度。必须根据血药浓度来调节剂量。锂离子不与血浆和组织蛋白结合，随体液分布至全身，各组织浓度不一，甲状腺和肾浓度最高。脑脊液浓度约为血药浓度一半，口服后 24h 才达高峰。锂在体内无代谢变化，85% 由尿排泄，在近曲小管与 Na^+ 竞争重吸收，故排泄速度与钠盐摄入量有关。

【药效学】治疗量对正常人的精神行为无明显影响，对患者可改变神经的传导性，导致神经细胞的兴奋性降低，以抑制躁狂。其安定情绪作用的确切机制目前尚无定论。

【临床应用】此药为治疗躁狂症的首选药，有效率约为80%，对躁狂或抑郁发作均有预防作用。也用于分裂情感性障碍、精神分裂症伴兴奋冲动或攻击性行为。对于锂盐的疗效一般认为：单双相中以双相较好；对发作频繁，如快速循环型效果差；对40岁以下效果好；对一级亲属中有双相阳性病史者好；对既往用锂盐有效者较好。

【不良反应】血锂的治疗浓度为0.5～1.4mmol/L，中毒剂量与治疗量很接近，有时血药浓度＜1.4mmol/L也会出现中毒反应，副作用较多，有些患者常常拒绝治疗。锂的副作用以胃肠道反应最为常见，有胃部不适、胃痛、恶心和稀便等。其次为神经系统副作用，如倦怠、软弱、乏力和双手的细微震颤等。约有10%的长期用药患者出现口干、烦渴、多饮和多尿症状，主要是肾的尿浓缩功能减退所致，停药后可以恢复。5%～10%的长期用药者可能发生甲状腺肿大，部分患者有甲状腺功能减退。少数患者有心电图方面的非特异性改变，系因锂和钾竞争造成血钾浓度降低所致。

轻度的毒性症状为多尿、烦渴、恶心、呕吐、腹痛、腹泻、细微震颤；较严重的毒性反应涉及神经系统，包括精神紊乱、反射亢进、明显震颤、发音困难、惊厥、昏迷、死亡。

大多数锂中毒有症状表现，经血锂浓度测定即可确诊，脑电图α节律减少，尤以额叶慢波增多，即可确定诊断。一旦确定中毒，必须立即停药。如一次误服大量锂盐中毒，可马上施行洗胃或催吐或吞服药用炭。如果是蓄积中毒，应充分输液并补充钠盐，应用利尿药（氨茶碱、呋塞米及甘露醇）可加快锂盐的排出，碱化尿液（碳酸氢钠），增高肾的锂清除率。血锂浓度超过3.0mmol/L时应考虑做血液透析。

【药物相互作用】

1. 锂盐联合抗精神病药，可增加发生药源性神经阻滞剂恶性综合征的可能性。大多数发生于高血锂水平且伴脱水的病例。

2. 锂盐联合氯氮平疗效明显，推测可能为治疗作用互补及部分副作用互相抵消所致，如锂盐的烦渴、多尿、稀便等副作用可被氯氮平的流涎、便秘等中和；而氯氮平引起的粒细胞减少为锂盐引起的白细胞增高所补偿。

3. 躁狂症早期碳酸锂与氯硝西泮或劳拉西泮等合用，可增进疗效。锂盐联用氟哌啶醇会增加锂盐对中枢神经系统的毒性，应引起重视。

4. 碳酸锂与卡马西平联合应用，治疗难治性躁狂症疗效较好，卡马西平的抗利尿作用可减少碳酸锂引起的多尿反应。

【用法与注意事项】①缓给法：开始0.5～0.75g/d，以后每隔1～2天增加0.25～0.5g，约1周后加至1.5～2.5g的有效治疗量。此法起效慢，但安全。②速给法：本法适用于躁狂严重、躯体情况较好、耐受力较强的患者。开始就用2.0～3.0g/d，3天后根据疗效和副作用情况，结合血锂浓度适度调整用药量。用碳酸锂治疗时，每日剂量应当分2～3次，饭后服。锂盐治疗的起效时间为4～10天，有效则持续服用4周，然后用维持量治疗。无好转则应考虑联合治疗或是更换药物。

躁狂症急性发作期治疗时需每周测一次血锂浓度，如遇特殊情况还应随时测定。维持治疗时也应定期监测血锂浓度，维持治疗至少要6个月。躁狂发作频繁的患者应长期进行防复发治疗。一般情况下1～2个月检查一次血锂浓度，还应在6个月或1年时检查一次甲状腺功能。

肾功能障碍者、甲状腺功能减退者、心功能不全或心肌梗死者、脑器质性病变者、妊娠前3个月及哺乳期妇女禁用，老年患者慎用。

其他类

1. 卡马西平（Carbamazepine，酰胺咪嗪）　本品常用于抗癫痫，但又确定其抗躁狂的作用。其化学结构类似于丙米嗪。卡马西平抗躁狂作用有效率为55%～70%，其对双相障碍防复发效果与锂盐相似，副作用比锂盐少。

2．丙戊酸钠（Sodium Valproate）　其化学结构属二丙基乙酸类，为一种新型广谱抗癫痫药物，并能有效控制躁狂发作，有效率可达70%，维持治疗时也能预防情感障碍的复发。副作用相对较小。常用于锂盐、卡马西平禁忌或无效的患者。与锂盐合用时疗效更好，并有维持治疗的作用。

3．氯硝西泮（Clonazepam）　为镇静、抗焦虑及抗惊厥作用偏强的药物，也常用于治疗癫痫。该药抗躁狂作用较强，其他副作用也较少。

4．劳拉西泮（Lorazepam）　属于苯二氮䓬类衍生物，可作为辅助治疗，以控制极度激越的急性躁狂症患者，因而其镇静催眠作用显著。

5．氯丙嗪、氯氮平和氟哌啶醇等抗躁狂作用都比较明显，对躁狂的发作能有效地控制。但是，在双相病例当中，有时可产生转郁作用。

第三节　抗抑郁药

一、概述

抑郁症（depression）是由各种原因引起的以情绪低落为主的精神状态，常伴有各种症状，如焦虑、激越、无价值感、无助感、绝望感、自杀观念及各种躯体症状和生理功能障碍（如失眠）。抗抑郁药主要用于治疗抑郁症和各种抑郁状态。这里仅介绍疗效确切、普遍公认的两类药物：第一代经典抗抑郁药，包括单胺氧化酶抑制剂（monoamine oxidase inhibitor，MAOI）和三环类抗抑郁药（tricyclic antidepressant，TCA）。第二代新型抗抑郁药由于发展很快，新药层出不穷，如文拉法辛、奈法唑酮等，但目前仍以选择性5-HT再摄取抑制剂为主，临床应用这类药物也最多、最广。而某些抗精神病药如舒必利，抗焦虑药阿普唑仑、丁螺环酮和中枢兴奋药哌甲酯的抗抑郁作用尚存在争议，故从略。

二、常用抗抑郁药

（一）三环类抗抑郁药

包括丙米嗪、阿米替林（Amitriptyline）、氯米帕明（Clomipramine）及多塞平（Doxepin）等，为目前较好的抗抑郁药，又称非选择性单胺再摄取抑制药。

丙米嗪（Imipramine）

【药动学】口服吸收迅速，96%与血浆蛋白结合。体内分布以脑、肾、肝中较多，在脑中又以基底节中最多。经肝代谢，代谢产物去甲丙米嗪具有药理活性，可以通过血脑屏障、胎盘屏障，并从乳汁中排出。治疗血药浓度＞95ng/ml，半衰期为6～20h。70%由尿排出，22%由粪便排泄。

【药效学】通过阻滞NA和5-HT的再摄取，增加突触间隙中NA和5-HT含量，而产生抗抑郁作用。也有抗胆碱能及α_1受体、H_1受体阻断作用，但对DA受体影响小。此药能明显提高抑郁症患者的情绪，消除自卑、自责、自罪感、自杀冲动和减轻运动抑制，镇静作用较弱。

【临床应用】治疗各种抑郁症，尤以情感性障碍抑郁症疗效显著，有效率为70%～80%。对内源性和更年期抑郁症疗效好，其次为反应性抑郁症。对精神分裂症伴发的抑郁状态疗效不佳。服药2～3周后发挥疗效。还可用于小儿遗尿症。

【不良反应】出现困倦、口干、视物模糊、便秘、心搏加快、排尿困难和直立性低血压，这类副作用一般不影响治疗，在治疗过程中可逐渐适应；严重的心血管副作用、尿潴留和肠麻痹少见。老年人用药过量可出现谵妄、恐怖症发作；双相型抑郁症患者用后，偶有躁狂发作。过量可致急性中毒甚至死亡。

【药物相互作用】

1．三环类药物能增强中枢抑制药的作用。

2．可对抗可乐定的降压作用。

3．与苯海索等抗帕金森病药、抗精神病药及单胺氧化酶抑制剂合用，应注意它们的抗胆碱能效应可能相互增强。

【用法与注意事项】口服，成人每次 12.5～25mg，一日 3 次，老年人及衰弱者一日量自 12.5mg 开始，隔天每日增加 50mg，常用量为 150～250mg，一日极量为 300mg，3～4 周后疗效明显。原剂量巩固治疗 4 周后逐渐减量至原剂量的 1/2，维持治疗约 3 个月，再逐渐减量至停药，总疗程为 6～8 个月。用于小儿遗尿症时，5 岁以上儿童每次 25～50mg，每晚一次。

服药期间忌用升压药。高血压、动脉硬化、前列腺肥大、青光眼、癫痫患者禁用。妊娠期、哺乳期妇女慎用。

（二）四环类抗抑郁药

包括选择性抑制 NA 再摄取的药物马普替林、阿莫沙平（Amoxapine），选择性抑制 5-HT 再摄取的药物氟西汀、帕罗西汀（Paroxetine）、舍曲林（Sertraline）、氟伏沙明（Fluvoxamine）。

马普替林（Maprotiline）

【药动学】口服吸收完全，但较缓慢，服后 9～16h 血药浓度才达峰值；有效浓度为 200～300ng/ml；因减慢胃肠转运，当过量摄入时吸收将更慢；生物利用度为 66%～75%；吸收后广泛分布于全身，大量与血浆蛋白结合（结合率为 88%），分布容积为 15～28L/kg；大量在肝内去甲基形成其主要的活性代谢产物去甲马普替林，其他代谢途径有 N- 氧化、脂肪族和芳香族羟基化并形成芳香族甲氧基衍生物；主要以其游离型或结合型代谢产物经尿排泄，有些随粪便排出，也排入乳汁内；$t_{1/2}$ 为 21～52h。

【药效学】本品化学结构虽有四环，但作用类似三环类，为第二代抗抑郁药。此药主要阻滞去甲肾上腺素在神经末梢的再摄取，其抗抑郁作用起效较快（一般 5～7 天起效，少数人则需 2～3 周），而抗组胺作用、抗胆碱能作用和镇静作用较轻。

【临床应用】可用于各种类型的抑郁症、内源性抑郁症、迟发性抑郁症（更年期抑郁症）、精神性抑郁症、反应性和神经性抑郁症、耗竭性抑郁症，也可用于伴有抑郁或激越行为的儿童和夜尿者。

【不良反应】出现乏力、便秘、口干、视物模糊、眩晕等，一般轻微而短暂，通常继续用药或减少剂量后会消失。如有严重神经病学或精神病学症状则应停用。老年人尤为敏感，在治疗剂量下易出现血浆浓度增高的风险。

【药物相互作用】

1．与奎尼丁、普罗帕酮合用可能引起严重的心律失常。

2．合用抗精神病药物（如利培酮）、突然停止合用地西泮，或者本药加量过快，会极大提高惊厥发作的危险性。

3．对于同时口服磺酰脲类降糖药或使用胰岛素的患者，在接受马普替林治疗时应当考虑其发生低血糖的可能性。

4．单胺氧化酶抑制剂增强此药的作用，不宜与之合用。

【用法与注意事项】开始 30～70mg/d，分 3 次服，需要时渐增至 150～225mg/d，1～2 周后根据反应调整；因 $t_{1/2}$ 长，每日总量也可在睡前 1 次服；长期用药时的维持量为

30～150mg/d；重症者可静脉给药，50～200mg/d；加入250～500ml生理盐水中滴注，2周为1个疗程，尽量改口服。

已知对马普替林过敏或对三环类有交叉过敏者、癫痫患者、低惊厥阈（如各种原因导致的脑损伤、酒精中毒）者、心肌梗死急性发作或心脏传导异常者、严重的肝肾功能不全者、闭角型青光眼和尿潴留（例如由前列腺疾病所引起）者禁用本品。

氟西汀（Fluoxetine）

【药动学】口服吸收良好，进食不影响药物的生物利用度，为100%。6～8h达到最大血浆浓度。在肝经CYP2D6代谢产生活性代谢产物诺氟西汀（去甲氟西汀）。$t_{1/2}$为4～6天，去甲氟西汀为4～16天。主要通过肾排泄，可分泌到乳汁中。

【药效学】为选择性5-HT再摄取抑制剂，通过抑制神经细胞对5-HT的再摄取，增加与突触后受体结合的5-HT的水平。而对其他受体，如α受体、β受体、DA受体无作用。

【临床应用】用于伴焦虑的各种抑郁症、强迫症及神经性贪食，抗抑郁的疗效与三环类相当，且不良反应少。

【不良反应】出现胃肠不适、食欲缺乏、恶心、腹泻、神经失调、头痛、焦虑、神经质、失眠、昏昏欲睡及倦怠虚弱、流汗、颤抖及目眩或头重脚轻。停药反应包括：头晕、头痛、震颤、感觉障碍（包括感觉异常）、睡眠障碍（包括失眠和多梦）、乏力、焦躁或者焦虑、恶心、呕吐。

【药物相互作用】

1．与华法林合用，将后者从血浆蛋白上释放出来，使华法林血浆浓度升高而中毒。

2．与单胺氧化酶抑制剂（司来吉兰）合用易出现5-HT综合征——高热僵硬，肌阵挛，自主神经系统不稳定，伴有生命体征的迅速波动、精神状态的变化、极度的激越、谵妄和昏迷。

3．不能和苯二氮䓬类合用，会降低对苯二氮䓬类的清除。

【用法与注意事项】抑郁症每天服用20mg，暴食症建议每天服60mg，强迫症建议起始剂量为每天早晨20mg。约有4%患者发疹或出现荨麻疹，一旦出现应立即停药。约有1%患者发生狂躁或轻躁狂。对有自杀意图高危险性的患者，应予严密监视。

（三）单胺氧化酶抑制剂

单胺氧化酶分为A、B两类，前者代谢NA、5-HT及酪胺，后者代谢DA。苯乙肼（Phenelzine）、反苯环丙胺（Tranylcypromine）为不可逆性MAO-A、MAO-B的非选择性抑制药；吗氯贝胺（Moclobemide）为可逆性MAO-A抑制药，比前者不良反应少而轻。这类药虽为最早使用的抗抑郁剂，曾广泛应用，经长期观察，疗效不很理想，副作用和毒性问题较严重，非选择性MAO抑制药可以引起中枢兴奋、惊厥发作、诱发精神病等，可抑制食物中的酪胺代谢而出现高血压危象，此外还有肝毒性，急性中毒可昏迷致死。故已少用，只在其他药物无效或禁忌时用。MAO抑制药不可与其他类抗抑郁药合用，一般需停药14天以上才可使用。

第四节　镇静催眠药

一、概述

镇静催眠药是指能诱导睡意、促使睡眠的药物。常用的催眠药对中枢神经系统有抑制作用，小剂量引起镇静，过量导致全身麻醉。治疗药物主要有：苯二氮䓬类，如地西泮、硝西泮、艾司唑仑（Estazolam）、氯硝西泮（Clonazepam）、阿普唑仑（Alprazolam）、咪达唑仑（Midazolam）、劳拉西泮（Lorazepam）等；巴比妥类，如苯巴比妥（Phenobarbital）、司可巴比妥（Secobarbital）；二苯甲烷类，如羟嗪（Hydroxyzine）；其他类，如谷维素（Oryzanol）、唑吡坦、三唑仑、佐匹克隆（Zopiclone）等。

二、常用镇静催眠药

地西泮（Diazepam）

【药动学】口服吸收快，约 1h 达血药峰浓度，肌内注射后吸收不规则而慢，静脉注射后迅速进入中枢而起效，但快速再分布，故而持续时间短。$t_{1/2}$ 为 20～50h。经肝代谢为奥沙西泮，仍有生物活性，故连续应用可蓄积。可透过胎盘屏障进入胎儿体内。主要自肾排出，亦可从乳汁排泄。

【药效学】选择性地作用于大脑边缘系统，与和中枢苯二氮䓬受体结合而促进 GABA 的释放或突触传递功能有关。产生抗焦虑、镇静、催眠、抗惊厥、抗癫痫及中枢性肌肉松弛作用。其抗焦虑作用选择性很强，是氯氮䓬的 5 倍，当给予较大剂量时可诱导入睡，与巴比妥类催眠药比较，它具有治疗指数高、对呼吸影响小、对快波睡眠几乎无影响、对肝药酶无影响、大剂量时亦不引起麻醉等特点，是目前临床上最常用的催眠药。此外还具有较好的抗癫痫作用，对癫痫持续状态极有效，静脉注射时可使 70%～80% 的癫痫得到控制，但对癫痫小发作及小儿阵挛性发作的疗效较硝西泮差。中枢性肌肉松弛作用比氯氮䓬强，为其 5 倍，而抗惊厥作用更强，为氯氮䓬的 10 倍。

【临床应用】

1．焦虑症及各种神经症。

2．失眠　尤对焦虑性失眠疗效极佳。

3．癫痫　可与其他抗癫痫药合用，治疗癫痫大发作或小发作，控制癫痫持续状态时应静脉注射。

4．各种原因引起的惊厥　如子痫、破伤风惊厥、小儿高热惊厥等。

5．脑血管意外、脊髓损伤性中枢性肌强直、腰肌劳损、内镜检查等所致肌肉痉挛。

【不良反应】

1．此药有嗜睡、头晕、轻微头痛、乏力、运动失调的不良反应，与剂量有关。老年患者更易出现以上反应。偶见低血压、呼吸抑制、视物模糊、皮疹、尿潴留、忧郁、精神紊乱、白细胞减少。高剂量时少数人出现兴奋不安。

2．长期应用可致耐受性与依赖性，突然停药有戒断症状。宜从小剂量用起。

3．青光眼、重症肌无力等患者慎用。新生儿、哺乳期妇女、妊娠期妇女（尤其妊娠开始 3 个月及分娩前 3 个月）禁用。粒细胞减少、肝肾功能不良者慎用。老年人剂量减半。

4．注射过快时造成心血管与呼吸抑制。

【药物相互作用】

1．能增强其他中枢抑制药的作用，若同时应用应注意调整剂量。乙醇能增强此药作用，治疗期间应避免饮酒或含酒精的饮料。

2．西咪替丁可抑制本品的排泄，合用时，应注意调整剂量。

3．此药可增加筒箭毒碱、戈拉碘铵的作用，但可减弱琥珀胆碱的肌肉松弛作用。

4．苯妥英钠与此药合用可减慢苯妥英钠的代谢，而利福平又可增加此药的排泄。

【用法与注意事项】

1．抗焦虑　每次 2.5～5mg，每日 3 次。

2．催眠　每次 5～10mg，睡前服用。

3．抗惊厥　成人每次 2.5～10mg，每日 2～4 次。6 个月以上儿童，每次 0.1mg/kg，每日 3 次。肌内或缓慢静脉注射：每次 10～20mg，必要时，4h 后重复 1 次。

其他药物

三唑仑（Triazolam）在体内呈双相代谢，初始相 $t_{1/2}$ 为 3.4h，终末相 $t_{1/2}$ 为 7.8h，是常用的催眠药之一。催眠、抗焦虑作用分别是地西泮的 45 倍和 10 倍。具有较好的缩短入睡时间、延长睡眠时间、减少觉醒次数等作用。适用于多种类型失眠症，对入睡困难、易醒、早醒、焦虑性失眠等疗效较好。常见的不良反应有嗜睡、头晕、共济失调和遗忘。是一种强烈的麻醉药品，口服后可以迅速使人昏迷晕倒（0.75mg 的三唑仑能让人在 10min 快速昏迷，昏迷时间可达 4～6h），故俗称迷药、蒙汗药、迷魂药。

硝西泮（Nitrazepam）口服吸收率约 78%，2h 达血药峰浓度。$t_{1/2}$ 为 21～25h。有安定、镇静及显著的催眠作用，催眠作用类似短效或中效巴比妥类，且近似生理性睡眠，无明显后遗效应，抗癫痫作用强，用于各种失眠及癫痫，主要是癫痫小发作、肌阵挛发作、婴儿痉挛性发作及其他原因所致的惊厥发作。常见嗜睡、无力、头痛、眩晕、恶心、便秘等不良反应，偶见皮疹、肝损害、骨髓抑制。长期使用可产生耐受性和依赖性。应定期检查肝功能与白细胞计数。用药期间不宜驾驶车辆、操作机械或高空作业。长期用药后骤停可能引起惊厥等撤药反应。服药期间勿饮酒。

唑吡坦（Zolpidem）口服吸收迅速，生物利用度为 70%。通过选择性地与中枢神经系统的 ω_1 受体亚型结合产生药理作用。此药小剂量时，能缩短入睡时间，延长睡眠时间；在较大剂量时，2 相睡眠、慢波睡眠（3 相和 4 相睡眠）时间延长，快速眼动睡眠时间缩短。半衰期短，$t_{1/2}$ 为 2.4h，故用于偶发性、暂时性失眠症的短期治疗。常见不良反应包括意识模糊、精神病样反应、头晕、眩晕、共济失调、头痛、嗜睡、肌力减弱、警觉度降低、复视。可能出现习惯性、依赖性及反跳性失眠，极少有宿醉效应。

第五节　抗　焦　虑　药

一、概述

焦虑是多种精神病的常见症状，焦虑症则是一种以急性焦虑反复发作为特征的神经症，并伴有自主神经功能紊乱。发作时，患者多自觉恐惧、紧张、忧虑、心悸、出冷汗、震颤及睡眠障碍等。主要用于缓解焦虑和紧张的药物以苯二氮䓬类为主。这类药物治疗效果好，安全性大，副作用小，兼具抗焦虑、松弛肌肉、抗癫痫及镇静催眠等作用，临床应用最为广泛。

二、常用抗焦虑药

（一）苯二氮䓬类

此类药物有地西泮、氯氮䓬、奥沙西泮（Oxazepam）、硝西泮、氟西泮（Flurazepam）等。这类药物都具有抗焦虑作用、镇静作用和大剂量时的催眠作用，亦是一种有效的肌肉松弛剂和抗癫痫药物。其主要作用于大脑的网状结构和边缘系统，因而产生镇静催眠作用。是治疗焦虑症的首选药物，抗焦虑作用强度为地西泮≥美达西泮≥氯氮䓬＞硝西泮。此类药物中以地西泮为首选。

氯氮䓬（Chlordiazepoxide）

【药动学】口服吸收较慢但完全，4h 达血药峰浓度。肌内注射比口服吸收慢。经肝先后转化为具有相似药理活性的去甲氯氮䓬和地莫西泮。自肾排泄缓慢，$t_{1/2}$ 为 20～24h。

【药效学】主要与大脑的网状结构和边缘系统的苯二氮䓬受体结合而促进 GABA 的释放或突触传递功能，从而产生镇静、抗焦虑、肌肉松弛、抗惊厥作用。

【临床应用】常用于治疗焦虑症和强迫性神经症、癔症、神经衰弱患者的失眠及情绪烦躁、高血压头痛等。还可用于酒精中毒及痉挛（如破伤风和各种脑膜炎所致的抽搐发作）。与抗癫痫药合用，可抑制癫痫大发作，对小发作也有效。

【不良反应】

1. 此药有嗜睡、便秘等副作用，大剂量时可发生共济失调（步态不稳）、皮疹、乏力、头痛、粒细胞减少及无尿等症状，偶见中毒性肝炎及粒细胞减少症，肾、肝功能减退者宜慎用。

2. 此药以小剂量多次服用为佳，长期大量服用可产生耐受性并成瘾，对男性患者可导致阳痿。久服骤停可引起惊厥。

【药物相互作用】此药能加强吩噻嗪类（如氯丙嗪）和单胺氧化酶抑制剂的作用，与吩噻嗪类、巴比妥类、乙醇等合用时有加强中枢抑制的危险。

【用法与注意事项】口服：镇静、抗焦虑，成人每次 5 ~ 10mg，每日 15 ~ 40mg。严重病例可每次 20mg，每日 3 次。如症状改善，应立即减为每次 5 ~ 10mg。年老体衰者应减量。用于儿童镇静时，5 岁以上每次 5mg，每日 1 ~ 3 次。催眠 10 ~ 20mg，睡前服。严重者可同时服用小剂量其他催眠药。抗癫痫，每次 10 ~ 20mg，每日 30 ~ 60mg。神志昏迷的抽搐患者，肌内注射或静脉注射：成人每次 25 ~ 50mg，必要时 2h 重复 1 次。儿童抗惊厥，每日 3 ~ 5mg/kg，分 4 次给予。

老年人用药后易引起精神失常甚至晕厥，故应慎用。哺乳期妇女及妊娠期妇女应忌用，尤其是妊娠开始 3 个月及分娩前 3 个月。

（二）氨甲酸酯类

本类药如甲丙氨酯（Meprobamate，眠尔通）、卡立普多（Carisoprodol）等。本类药物具有镇静和抗焦虑作用，主要用于失眠症、神经症的紧张焦虑状态。

（三）二苯甲烷类

本类药物具有镇静、弱效安定及肌肉松弛作用，并有抗组胺作用，因而可用于治疗失眠。一般主要用于轻度的焦虑、紧张情绪、激动状态和绝经期的焦虑不安等精神神经症状。

（四）5-HT$_{1A}$ 受体部分激动剂

本类药如丁螺环酮（Buspirone）、伊沙匹隆，对 5-HT$_{1A}$ 受体具有高亲和性，部分激动该受体而发挥抗焦虑作用；对大脑多巴胺 D_2 受体也有中等活性，但对苯二氮䓬受体无显著亲和力，也不与 GABA 受体结合。与地西泮有相当的抗焦虑作用，用于各种焦虑症。但没有镇静、肌肉松弛、乙醇增效等苯二氮䓬类的不良反应。

（五）其他类

其他类如氯美扎酮（Chlormezanone）、谷维素（Oryzanol）。谷维素主要是调节自主神经功能、减少内分泌平衡障碍、改善精神及神经失调症，不仅能改善焦虑状态，对焦虑形成的失眠也有较好的作用。还有 β 受体阻断剂、吩噻嗪类、三环类抗抑郁剂、巴比妥类和其他镇静药等，有时临床也配合应用。

思考题

1. 简述氯丙嗪的特殊不良反应及防治药物。

2. 抗躁狂的首选药物是什么？应用时应注意什么？

3. 地西泮的主要不良反应是什么？

4. 冬眠合剂有哪些成分？简述人工冬眠疗法的原理。

5. 简述各类抗抑郁药的作用环节有何不同。

（陈美娟　顾　立）

第十六章　心血管系统疾病的临床用药

第一节　抗高血压药

一、抗高血压药物的分类

高血压的发病机制复杂，确切机制不明。但体内有许多系统与血压的调节密切相关。目前，国内外应用广泛或称为一线抗高血压药物的是利尿药、β受体阻断药、血管紧张素转化酶抑制药和钙通道阻滞药四大类药物。血管紧张素 II 受体阻断药是近几年开发的新药，临床应用时间尚短，但由于这类药物具有多重优点，因此临床应用愈来愈广泛，故将其置于上述四大类药物之后，统称为常用抗高血压药物。根据各种药物的作用及作用部位可将抗高血压药物分为以下几类：

1. 利尿药
(1) 噻嗪类和有关药物：氢氯噻嗪等。
(2) 袢利尿药：呋塞米等。
(3) 留钾利尿药：阿米洛利、螺内酯等。
2. β受体阻断药　普萘洛尔、阿替洛尔、氨磺洛尔等。
3. 钙通道阻滞药　维拉帕米、硝苯地平等。
4. 血管紧张素 I 转化酶抑制药　卡托普利、依那普利等。
5. 血管扩张药　肼屈嗪、二氮嗪、硝普钠等。

二、常用的抗高血压药

（一）利尿药

依据利尿药在肾小管作用的部位、时间长短、有效剂量及肾功能减退时的效应不同分为三类，主要包括噻嗪类、袢利尿药、留钾利尿药。其在临床上既有差别又可互补。

我国已经上市的噻嗪类利尿药有氢氯噻嗪、吲达帕胺；袢利尿药有呋塞米、依他尼酸、布美他尼；留钾利尿药有氨苯蝶啶和螺内酯。

氢氯噻嗪（Hydrochlorothiazide）

【药动学】噻嗪类利尿药作用时间长，氢氯噻嗪可维持作用 16 ~ 24h。口服易吸收，血浆蛋白结合率高达 70% ~ 80%，生物利用度高达约 80%。药物主要以原型从肾排出。口服后约 1h 出现利尿作用，约 2h 达高峰，肾功能不全时其降压作用明显降低。

【药效学】氢氯噻嗪是噻嗪类利尿药中最常用的一种。主要抑制远曲小管对 Na^+ 和 Cl^- 的重吸收，同时降低髓袢升支皮质对 Na^+ 和 Cl^- 的重吸收，从而减少血容量和心排血量，达到降低血压的目的，为中效利尿药。用药初期外周阻力可因交感神经系统反射活动而增加。长期用药后，心排血量恢复正常，但仍可维持降压作用，主要原因是外周阻力降低。此时，体内仍轻度失 Na^+，血浆容量轻度降低，小动脉平滑肌细胞内 Na^+ 浓度降低，阻碍 Na^+-Ca^{2+} 交换，从而降低血管平滑肌细胞膜受体对去甲肾上腺素等收缩血管物质的反应性，维持降压作用。

【临床应用】噻嗪类利尿药能够单独应用治疗轻度高血压，是一种较常用的降压药。与其他抗高血压药物联合应用治疗重度和中度高血压。氢氯噻嗪 12.5mg/d，能够使很多患者达到抗高血压的作用。但其最大剂量不能超过 25mg/d。治疗高血压时，其排 K^+ 的作用能被诸如阿米洛利、氨苯蝶啶、螺内酯以及血管紧张素 II 受体阻断剂等减弱。

如果单用利尿药，则需要用第二种药物来进一步降压，如血管紧张素转化酶抑制剂卡托普利达到留 K^+ 的目的，减轻其低血钾的不良反应。合用药物其作用会大大加强，因此应从小剂量开始应用。单独使用噻嗪类利尿药降压时，剂量应尽量小。研究发现许多患者使用小至 12.5mg 的氢氯噻嗪或氯噻酮即有降压作用，超过 25mg 降压作用并不一定增强，而且可使不良反应发生率增加。因此，建议单用利尿药降压时的剂量不宜超过 25mg，若仍不能有效地控制血压，则可联合使用其他类型抗高血压药。氯噻酮（Chlortalidone）的作用及机制与氢氯噻嗪相似。口服后约 2h 开始产生降压作用，可持续 24h 以上。常用剂量为 25 ～ 50mg/d，每日 1次服用。有人建议日服剂量不超过 50mg，有效者可采用 12.5mg/d 维持。

【不良反应】噻嗪类利尿药较为常见的不良反应是水、电解质平衡紊乱，低血钾、低血镁、低血氯、低血钠、低血容量，尤其是大剂量使用时，可导致心律失常，会引起反射性交感神经兴奋。大量或长期使用可引起代谢紊乱，如高血糖、高尿酸血症及高脂血症。

【药物相互作用】本类药物易导致低血钾，故使用时可同时补充 KCl 或枸橼酸钾。与血管紧张素转化酶抑制药、留钾利尿药和 β 受体阻断药联合应用可减少 K^+ 的丢失。但心力衰竭、肾功能不全伴少尿、糖尿病患者合用血管紧张素转化酶抑制药及留钾利尿药时应谨慎，以免引起血钾过高。洋地黄类药物与噻嗪类合用时，患者如伴有低钾血症，很容易发生心律失常及洋地黄类中毒现象。因此，对于老年患者，应积极采取防治低血钾的措施。

【用法与注意事项】口服，一次 12.5 ～ 25mg，每天 1 ～ 2 次。长期服用注意监测血钾、血氯、血钠等指标，调整饮食，必要时，改换其他抗高血压药。由于氢氯噻嗪能够降低糖耐量，使血糖升高，增加胰岛素抵抗性，因此糖尿病患者应避免使用噻嗪类利尿药。

吲达帕胺（Indapamide）口服吸收迅速、完全，30min 后血药浓度达峰值，生物利用度高达 93% 以上。降压机制除与利尿有关外，还可舒张小动脉。在肝代谢，肾衰竭者不产生药物蓄积。用于中、轻度高血压患者，对于水肿者更适宜。不引起血脂改变。口服每天 2.5mg。不良反应小，偶尔发生腹部不适、食欲缺乏、头昏、恶心、嗜睡、腹泻、阳痿、皮疹、视物模糊、头痛等，长期应用可使血钾降低，可致血糖及血尿酸轻度升高。

袢利尿药使肾小管对 Na^+ 的重吸收下降，排尿速度增加。与 Cl^- 竞争 Na^+-K^+-$2Cl^-$ 共同转运体的 Cl^- 的结合部位，从而使 K^+、Cl^-、Na^+ 的浓度升高，降低肾对尿液的浓缩和稀释能力，从而排出近乎等渗的尿液。此类药物不会引起低血钙，但能够引起低氯性碱血症。

呋塞米（Furosemide）能够降低血管阻力，增加肾血流量，改变肾皮质内血流分布。其为强效袢利尿药，作用强，起效快。降压机制与氢氯噻嗪相似，多用于高血压急症。口服后 20 ～ 30min 开始利尿，1 ～ 2h 达高峰，静脉注射后 2 ～ 5min 出现作用，0.5 ～ 1.5h 发挥最大效应，持续 4 ～ 6h。在高血压伴有肾功能受损出现氮质血症或尿毒症不宜用噻嗪类时可用本品。高血压急症时可作肌内或静脉注射。口服剂量为 20 ～ 40mg/d，肌内注射或静脉注射每次 20mg。不良反应与噻嗪类相似，主要为水和电解质平衡紊乱。

托拉塞米（Torasemide）是新一代袢利尿药，半衰期长，口服剂量为 2.5mg/d，用于轻度至中度原发性高血压的治疗。降压疗效与氢氯噻嗪相似，不良反应较少。主要不良反应为头痛、眩晕等，很少引起低血钾，对尿酸排泄及脂质代谢无明显影响。可与肾小管的醛固酮受体结合，亦可轻度降低细胞内 Ca^{2+} 浓度，扩张血管平滑肌。

留钾利尿药直接抑制集合管和远曲小管的 Na^+-K^+ 交换，从而使 Na^+、Cl^-、水的排出增多，而 K^+ 的排泄减少。

螺内酯（Spironolactone）可用于高血压的治疗，其化学结构与醛固酮相似，同醛固酮竞争远曲小管末端和集合管的细胞内的醛固酮受体，因此能够治疗由醛固酮增多症引起的高血压。其他如阿米洛利（Amiloride）、氨苯蝶啶（Triamterene）也可与噻嗪类利尿药合用以减少低钾血症的发生、增强疗效。不良反应有呕吐、恶心、口干、嗜睡、腹泻、皮疹等。大剂量可致高血钾。服用钾盐或肾功能不全者禁用留钾利尿药，以防止血钾过高。螺内酯尚可导致泌乳、共济失调等。

（二）β 受体阻断药

β 受体阻断药具有多种作用。①心血管系统作用：阻断心脏 β_1 受体，降低心排血量，降低心率，抑制心肌收缩力，减少心肌耗氧量，降低血压；②支气管平滑肌作用：收缩支气管平滑肌，增加呼吸道阻力，引起呼吸困难；③抑制肾素分泌：阻断入球小动脉球旁细胞的 β_1 受体，抑制肾素的分泌，从而减少血管紧张素 II 的生成；④代谢：人类脂肪的代谢与 β_1、β_3 受体有关，肝糖原的动员、分解与 α_1、β_2 受体有关，阻断 β 受体能够抑制脂肪的分解，延缓使用胰岛素后血糖水平的恢复；⑤透过血脑屏障，阻断中枢 β 受体，降低外周交感神经活性；⑥阻断外周去甲肾上腺素能神经末梢突触前膜的 β_1 受体，抑制正反馈调节作用，减少去甲肾上腺素的释放。此外还有膜稳定作用和内在拟交感活性。

虽然不同的 β 受体阻断药在对受体的选择性和内在拟交感活性及膜稳定性等方面的作用有所不同，但均为同样有效的降压药，广泛用于各种程度的高血压。长期应用一般不引起水钠潴留，亦无明显的耐受性。不具内在拟交感活性的 β 受体阻断药可增加血浆三酰甘油浓度，降低胆固醇浓度，而有内在拟交感活性者对血脂的影响很少或无影响。

普萘洛尔（Propranolol）

【药动学】普萘洛尔为高度亲脂性化合物，口服胃肠道吸收完全（90%），肝首过消除显著，被肝代谢而失活。生物利用度约为 30%，药物的消除半衰期为 2～3h，其血浆蛋白结合率高达 90%～95%。个体血药浓度差异较大，但降压作用持续时间较长。经肾排泄，主要为代谢产物，小部分（＜1%）为原型药。不能经透析排出。2h 血药浓度达峰值。

【药效学】普萘洛尔为非选择性竞争性抑制的 β 受体阻断药。对 β_1、β_2 受体具有亲和力，缺乏内在拟交感活性。可通过诸多机制达到降压的作用，即减少肾素释放、降低心肌收缩力和心脏收缩速度、抑制血管平滑肌收缩、在不同水平（中枢部位、压力感受性反射及外周神经水平）抑制交感神经系统活性和增加前列环素的合成等。降压作用出现得较缓，数周后达到最大降压作用。此外，普萘洛尔能够降低高血压患者发生的心肌肥厚。

【临床应用】

1．用于各种程度的原发性高血压。可作为抗高血压的首选药单独应用，也可与其他抗高血压药如利尿药、血管扩张药、钙通道阻滞药联合应用。

2．用于劳力性心绞痛。

3．降低肥厚型心肌病流出道压力差，减轻高血压伴有心绞痛、偏头痛、焦虑症等患者的症状。

4．控制室性和室上性心律失常，尤其是洋地黄和儿茶酚胺引起的心律失常，可用于心房颤动和心房扑动的治疗。

5．用于控制甲状腺功能亢进的心率过快，也可用于甲状腺危象。

6．配合 α 受体阻断药用于嗜铬细胞瘤，控制心动过速。与其他抗高血压药物相比，其优点为不引起直立性低血压，较少引起头痛和心悸，且与利尿药合用时对多数高血压患者有效，部分老年人及吸烟者对普萘洛尔的降压反应稍弱。但大多数老年人使用普萘洛尔可有效地降低血压。

【不良反应】能够引起精神抑郁、神志模糊、眩晕和反应迟钝等中枢神经系统不良反应；

也可导致充血性心力衰竭、心率过慢、头晕、发热和咽痛、出血和皮疹等。此外，还要警惕雷诺现象样腹泻、眼干、皮肤干燥、恶心、四肢冰冷、异常疲倦等。

【药物相互作用】

1．与可乐定同用而须停药时，须先停用该药，数天后再逐步减停可乐定，以免血压波动。

2．与洋地黄类同用，可发生房室传导阻滞而致心率过慢，故须严密观察。

3．与肾上腺素、去氧肾上腺素或拟交感胺类同用，可引起显著高血压、心率过慢，也可能出现房室传导阻滞，故须严密观察。

4．可使非去极化型肌肉松弛药如筒箭毒碱、戈拉碘铵等增效，时效也延长。

5．可影响血糖水平，故与降糖药同用时，须调整后者的剂量。

6．与异丙肾上腺素或黄嘌呤同用，可使后两者疗效减弱。

7．与单胺氧化酶抑制剂同用，可致极度低血压，禁用。

8．与吩噻嗪类同用，可使两者的血药浓度均升高。

9．与利血平同用，两者作用相加，β受体阻断作用增强，有可能出现心动过缓及低血压。

10．与安替比林、茶碱和利多卡因合用可降低本品的清除率。

11．与甲状腺素合用导致 T_3 浓度降低。

【用法与注意事项】口服从初始剂量 10mg 开始，每天 3 ~ 4 次，剂量可逐日增加但最高不能超过每天 200mg。对于嗜铬细胞瘤：10 ~ 20mg，每天 3 ~ 4 次。术前用药 3 天。

普萘洛尔能够升高血浆三酰甘油水平，使高密度脂蛋白胆固醇水平降低，但确切机制尚不清楚。高血压合并糖尿病的患者使用普萘洛尔发生低血糖时，受普萘洛尔的影响，血糖不易恢复，应避免使用。具有选择性阻断β受体及内在拟交感活性作用的β受体阻断药对低血糖反应的代偿机制影响较小。高血压患者长期应用β受体阻断药，骤然停药，血压反跳性升高，血压升高甚至超过给药前水平，加剧心绞痛，甚至诱发急性心肌梗死。因此，高血压患者长期应用β受体阻断药停药时必须逐渐减量（减药过程 10 ~ 14 天）。普萘洛尔降低肾小球滤过率及肾血流量，因此高血压伴有肾病者及老年患者应用普萘洛尔时应适当减少剂量，并注意监测血肌酐及血尿素氮水平。普萘洛尔禁用于哮喘、病态窦房结综合征及房室传导阻滞患者。以往认为心力衰竭患者禁用普萘洛尔，但近年的研究表明，小剂量普萘洛尔可抑制心力衰竭患者过度兴奋的交感神经系统活性，有利于改善心力衰竭患者的预后及心脏功能，因此认为高血压合并心力衰竭并非β受体阻断药的禁忌证。高血压伴有心力衰竭的患者开始治疗时不宜用β受体阻断药，以免诱发外周血管痉挛及加重心肌收缩力的抑制，在合用其他药物积极治疗心力衰竭后，可加用β受体阻断药。

阿替洛尔（Atenolol）的降压机制与普萘洛尔相同，对血管及支气管的 β_2 受体的影响较小，但对心脏的 β_1 受体有较大的选择性。阿替洛尔较大剂量时对血管及支气管平滑肌的 β_2 受体有作用。无内在拟交感活性，无膜稳定作用。口服用于治疗各种程度高血压。降压作用持续时间较长。用法：口服，每天 50 ~ 100mg，每天 1 次。不良反应与普萘洛尔相似。

纳多洛尔（Nadolol）的作用机制与普萘洛尔相似，作用比普萘洛尔强 2 ~ 4 倍。对心肌的抑制较弱。一次口服降压作用可维持 24h。用法：口服，每天 40 ~ 160mg，每天 1 次。不良反应与普萘洛尔相似。

拉贝洛尔（Labetalol）在阻断β受体的同时尚有轻度的α受体阻断作用。其中阻断 β_1 和 β_2 受体程度相似。对 α_1 受体作用较弱，对 α_2 受体则无作用。本品适用于各种程度的高血压急症及高血压、嗜铬细胞瘤、妊娠高血压、麻醉及手术时的高血压。用法：口服，开始一次 100mg，每天 2 ~ 3 次；若疗效不佳，可增至一次 200mg，每天 3 ~ 4 次，常用量为200 ~ 400mg，每天 2 次。加用利尿药时可适当减量，静脉注射或静脉滴注用于高血压急症，如妊娠高血压综合征。开始宜用 50mg 缓慢注射，隔 5min 可重复注射，总量不超过 150mg。

大剂量可致直立性低血压，但支气管哮喘及心功能不全等不良反应少见，少数患者用药后可引起眩晕、疲乏、上腹部不适等症状。

　　氨磺洛尔（Amosulalol）对 β 及 α₁ 受体均有阻断作用，其抗高血压作用主要表现在扩张血管、降低外周血管阻力及抑制肾素 - 血管紧张素 - 醛固酮系统，对左室功能、心率、血浆儿茶酚胺水平、肾功能及脂质水平无显著影响。高血压患者口服开始剂量为一次 5 ～ 10mg，每天 2 次，以后可逐渐增加剂量。不良反应有头痛、眩晕、消化道反应、疲乏症状等。

　　卡维地洛（Carvedilol）是 β 及 α 受体阻断药，阻断 β 受体的同时具有舒张血管作用（与其阻断血管突触后膜 α₁ 受体密切相关）。高血压患者口服卡维地洛后，外周血管阻力降低，导致血压下降。卡维地洛对心排血量及心率影响较小。口服首过效应显著，生物利用度为 22%，药效维持可达 24h。口服，每天 25 ～ 50mg，每天 1 次。不良反应与普萘洛尔相似，但不影响血脂代谢。用于治疗轻度及中度高血压，或伴有糖尿病、肾功能不全的高血压患者。开始用药剂量为口服一次 12.5mg，每天 1 次，以后可增至每次 25mg，但每天最高剂量不超过 50mg。老年高血压患者应适当减少剂量（每天 12.5mg），肝功能不全者忌用。

（三）钙通道阻滞药

　　钙通道阻滞药在高血压的治疗方面发挥重要的作用。钙通道是细胞膜上的离子通道，当细胞膜电位接近 –40mV 的时候，钙通道开放。血管平滑肌细胞的收缩有赖于细胞内游离 Ca²⁺ 浓度。因此，钙通道阻滞药通过减少细胞内 Ca²⁺ 含量而松弛血管平滑肌，进而降低血压。钙通道阻滞药种类繁杂，从化学结构上可分为二氢吡啶类和非二氢吡啶类两大类。前者对心脏影响较小，其常用的抗高血压药物包括尼群地平、硝苯地平、尼卡地平和尼莫地平。非二氢吡啶类抗高血压药物包括维拉帕米等，其特点是无论对心脏还是血管均发挥作用。此外，钙通道阻滞药根据上市的先后，分为第一、二、三代抗高血压药。第一代钙通道阻滞药起效快，但作用持续时间短，因此一日内需多次服用。第二代钙通道阻滞药包括两类，一类是在第一代的基础上制成的缓释制剂，如维拉帕米缓释制剂、硝苯地平缓释制剂等。另一类是经过结构改造的具有新特点的药物如尼群地平、尼索地平等。同第一代相比，第二代钙通道阻滞药作用时间较长，对血管选择性大，因血管扩张引起的一系列不良反应较少，对心脏的心肌收缩力和传导影响很小。第三代钙通道阻滞药克服了第一代及第二代的大多数缺点。拉西地平及氨氯地平是第三代钙通道阻滞药中最具有代表性的药物。这些药物能高度特异性地与钙通道复合物中的结合位点结合，具有很高的亲和力，作用时间较长。

硝苯地平（Nifedipine）

【药动学】口服易吸收，且吸收完全，生物利用度为 65%，半衰期为 2.5h。硝苯地平主要通过肝代谢，少量以原型药从肾排出。普通片剂口服后 20min 内产生降压作用，最大降压作用在口服后 1 ～ 2h 出现。舌下含服 2 ～ 3min 后血压下降；喷雾剂 5min 内降压；缓释片剂口服吸收慢，血药浓度达峰时间为 1.2 ～ 4h；而一般制剂达峰时间为 0.5 ～ 1.9h。

【药效学】硝苯地平是二氢吡啶的拮抗剂，作用于细胞膜 L 型钙通道，通过抑制 Ca²⁺ 从心肌或平滑肌细胞外进入细胞内，同时抑制 Ca²⁺ 由细胞内释放，不改变血浆的浓度进而使细胞内 Ca²⁺ 浓度降低。本药物能够舒张小动脉，降低总外周血管阻力而降低血压。由于周围血管扩张，可引起交感神经活性反射性增强而使心率加快。此外，硝苯地平能够降低心肌代谢，抑制心肌收缩，减少心肌耗氧量，减轻心脏后负荷，延缓窦房结和房室传导速度。

【临床应用】

　　1. 可单独或与其他药合用治疗轻、中和重度高血压　适用于合并有心绞痛、肾疾病、糖尿病、哮喘、高脂血症的恶性高血压患者。多使用缓释片剂，以减轻迅速降压造成的反射性交感活性增加。硝苯地平可能增加急性心肌梗死患者的心律失常发生率及死亡率，故不宜用于急性心肌梗死后的高血压患者。

2．心绞痛　包括变异型心绞痛、不稳定型心绞痛、慢性稳定型心绞痛。

【不良反应】硝苯地平的不良反应发生率高，但易于耐受，且随剂量的减小而减轻。常见的不良反应为外周水肿（系毛细血管扩张而非水钠潴留所致），主要体现在四肢。心率加快、头晕及头痛，其次有发热感、面红、一过性低血压等。个别患者发生与低血压有关的心绞痛、鼻塞、胸闷、气短、腹泻、便秘、心悸、胃肠痉挛、腹胀、肌肉痉挛、精神紧张、颤抖、睡眠紊乱、平衡失调、晕厥。还可出现贫血、血细胞减少、紫癜、过敏性肝炎，长期使用可引起牙龈增生、抑郁、红斑性肢痛。可能产生的严重不良反应包括心肌梗死、充血性心力衰竭、肺水肿和传导阻滞。

【药物相互作用】

1．硝酸酯类与硝苯地平合用控制心绞痛发作，具有较好的耐受性。

2．可能增加地高辛的血药浓度，因此在初次使用、调整剂量或停用硝苯地平时应监测地高辛的血药浓度。

3．绝大多数患者对合用硝苯地平和 β 受体阻断药有较好的耐受性和疗效，但对个别患者可能诱发和加重低血压、心力衰竭、心绞痛。

4．西咪替丁与硝苯地平同用时硝苯地平的血浆峰浓度增加，注意调整剂量。

5．蛋白结合率高的药物如双香豆素类、苯妥英钠、奎尼丁、奎宁、华法林等与硝苯地平共同应用时，这些药的游离浓度常发生改变。

【用法与注意事项】主要为血管过度扩张造成的症状，如心率加快、脸部潮红、眩晕、头痛、踝部水肿（系毛细血管扩张而非水钠潴留所致）。即使是缓释制剂亦有上述不良反应。长期使用可引起牙龈增生。

维拉帕米（Verapamil）

【药动学】口服后主要经肝代谢，90% 以上被吸收，生物利用度低，为 20% ～ 35%。蛋白结合率为 90%（87% ～ 93%）。血药浓度在口服后 5h 达峰值。口服缓释制剂达峰时间超过 8h。口服或静脉注射的药物 79% 以代谢产物由肾排泄，15% 经胃肠道排出。故口服量须是静脉注射量的 10 倍才能达到同等血药浓度，代谢产物中去甲维拉帕米具有心脏活性。单剂口服半衰期为 3 ～ 7h，多剂为 5 ～ 12h。静脉给药的药 - 时曲线呈双相，半衰期为 2 ～ 5h；去甲维拉帕米半衰期约为 9h。口服后 1 ～ 2h 起效，3 ～ 4h 达最大作用，持续 6h。主要经肾排泄，代谢产物在 24h 内排出 50%，5 天内为 70%，原型药为 3%，9% ～ 16% 经消化道入粪便清除。血液透析不能清除。该药首过效应强，首过消除后仅 20% ～ 35% 进入血循环。

【药效学】本药能阻滞心肌细胞膜上的钙通道，减慢慢反应自律细胞的 4 相去极化速度，降低 0 相去极化上升速率和振幅，因而自律性降低，传导减慢并延长不应期，消除折返。此外本药具有外周血管扩张作用，使血压下降，但较弱，一般可引起心率减慢，抑制心肌收缩力。但也可因血压下降而反射性加快心率。扩张冠状动脉和周围血管，减小外周阻力，增加冠脉流量，改善心肌供氧。由于抑制钙内流，可降低心脏舒张期自动去极化速率，而使窦房结的发放冲动减慢，也可减慢传导，因而可以消除房室结折返。本药降低体循环血管阻力，降低血压，不会引起直立性低血压和反射性心动过速。此外，它尚有抑制血小板聚集作用。

【临床应用】用于轻、中度高血压的治疗。单用维拉帕米治疗高血压。舌下含服维拉帕米的降压作用迅速、可靠，降压起效时间约在 10min，30min 后发挥最大降压效应，60 ～ 120min 血压相对稳定。

【不良反应】可有呕吐、眩晕、恶心、瘙痒、阳痿、便秘、心悸、低血压、传导阻滞、心动过缓等不良反应。支气管哮喘患者慎用。心力衰竭者慎用或禁用。低血压、传导阻滞及心源性休克患者禁用。

【药物相互作用】

1．与降压药物合用时须小心调整该药剂量以免血压过低。

2．对房室传导功能与左心室收缩功能正常者，同时口服该药与β受体阻断药不会引起严重不良反应。若静脉给予两药必须相隔数小时，不宜合用，否则对心肌收缩和窦房结及房室结传导功能均会产生抑制作用。

3．口服洋地黄制剂的同时口服或注射该药，不会引起严重不良反应，但二者均减慢房室传导，故须进行监护，及时发现房室传导阻滞或心动过缓。洋地黄中毒时不宜用该药静脉注射，因可能产生严重房室传导阻滞。该药可减低地高辛的肾清除率，此作用与剂量有关，故两药合用时须减小地高辛剂量。

4．给该药前 48h 或后 24h 内不宜给丙吡胺。两药均具负性肌力作用，可能引起房室传导阻滞、心动过缓，或增加预激综合征旁路的前向传导速度。

5．蛋白结合率高的药物，因竞争结合使该药游离型血药浓度增高，故合用时必须小心。

6．可抑制细胞色素 P450 代谢，故可致卡马西平、环孢素、氨茶碱、奎尼丁或丙戊酸盐血药浓度增加，从而增加毒性。

7．与β受体阻断药合用，由于两者的负性肌力和负性频率的相加作用，可致低血压、窦房结功能失调、房室传导阻滞，甚或导致心搏骤停的危险。与地高辛合用，可增高地高辛的血药浓度，容易引起洋地黄中毒。与奎尼丁合用，可引起低血压。与胺碘酮合用，可致显著的心动过缓或房室传导阻滞。

8．与挥发性麻醉药合用可加强该麻醉药的负性收缩作用，静脉输入此药后，用氟烷麻醉发生心脏停搏。抑制肾排除地高辛，一般在几周内这种抑制即消失，但抑制地高辛的肾外性排除是持久的，总的结果是使地高辛血浆浓度升高。单独应用地高辛或地高辛与奎尼丁、普萘洛尔或丙吡胺合用的患者静脉注射维拉帕米可发生休克及（或）心脏停搏。

9．治疗骨质疏松的钙盐及维生素 D_2 可对抗维拉帕米的抗心律失常作用。

【用法与注意事项】口服：1 次 40 ~ 120mg，1 日 3 ~ 4 次。维持剂量为 1 次 40mg，1 日 3 次。稀释后缓慢静脉注射或静脉滴注，0.075 ~ 0.15mg/kg，症状控制后改用片剂口服维持。静脉给药一般只用于抗心律失常。维拉帕米一般不与β受体阻断药合用。对窦房结疾病、房室传导阻滞及严重心功能不全者应慎用或禁用。

尼群地平（Nitrendipine）为第二代钙通道阻滞药，作用与硝苯地平相似，但对血管松弛作用较硝苯地平强，降压作用持久而温和，适用于各型高血压。口服，一次 10 ~ 20mg，每天 1 ~ 2 次，维持量每天 10 ~ 20mg。不良反应与硝苯地平相似，肝功能不良者宜减量或慎用，可增加地高辛血药浓度。

尼索地平（Nisoldipine）为第二代钙通道阻滞药，降压作用最强。作用与硝苯地平相似。口服，每天 10 ~ 20mg，每天 1 ~ 2 次，不良反应与硝苯地平相似，突然停药具有明显的停药反应，能够诱发心绞痛。

拉西地平（Lacidipine）为第三代钙通道阻滞药，不易引起反射性心动过速和心排血量增加，血管选择性强。用于轻、中度高血压。降压作用起效较慢，持续时间长。具有抗动脉粥样硬化作用。口服 4mg，每天 1 次。不良反应有头痛、心悸、水肿、面红等。

氨氯地平（Amlodipine）为第三代钙通道阻滞药，作用与硝苯地平相似，但降压作用较硝苯地平缓和，持续时间较硝苯地平显著延长。口服 5 ~ 10mg，每天 1 次。其他钙通道阻滞药尚有尼卡地平（Nicardipine）和尼莫地平（Nimodipine）等。尼莫地平的特点是对脑血管的作用比较明显。每天用药 3 ~ 4 次。

地尔硫䓬（Diltiazem）可抑制心肌收缩力、松弛血管平滑肌、降低血管外周阻力、降低血压。有效扩张外膜和心内膜下的冠状动脉。通过减慢心率和降低血压，降低心肌耗氧量，缓解劳力性心绞痛，具有负性肌力作用。此外能够治疗肥厚型心肌病。对心脏及血管平滑肌的作用强度介于硝苯地平和维拉帕米之间，对心脏传导系统的抑制弱于维拉帕米。口服适用于轻、中度高血压，尤其是老年患者。与β受体阻断药合用可减轻反射性心动过速，但应注意其抑制传导的作用可加强。口服吸收率达80%，有较强的首过效应。生物利用度为40%。口服，一次30～60mg，每天3～4次；缓释片剂一次30mg，每天1次。

（四）血管紧张素Ⅰ转化酶抑制药

肾素-血管紧张素-醛固酮系统（renin-angiotensin-aldosterone system，RAAS）是参与心血管功能调节的重要系统。RAAS对循环和代谢发挥重要的作用。肾素是一种糖蛋白，能够将血管紧张素原转化为血管紧张素Ⅰ，后者又在血管紧张素转化酶的作用下转变为具有强大缩血管作用的血管紧张素Ⅱ（AngⅡ）。AngⅡ在心血管、肾和代谢方面发挥重要作用，如收缩血管、增强肌肉收缩、分泌醛固酮、增强交感神经活性。AngⅡ能够促进细胞增殖、引起氧化应激、诱导心肌肥厚。

该类药通过抑制RAAS活性，使AngⅡ的生成减少以及缓激肽的降解减少，扩张血管，降低血压。该类药物不仅具有良好的降压效果，对高血压患者的并发症及一些伴发疾病亦具有良好的作用。能够延缓糖尿病性肾病的进展、减轻左心室肥厚和肾小球硬化、改善左心收缩功能、降低心肌梗死后的并发症及死亡率。因此，该类药物亦作为左心室肥厚、伴有糖尿病、急性心肌梗死的高血压及左心功能障碍患者的首选药物。因阻断醛固酮，有轻度钾潴留的作用，故有高血钾倾向的患者尤应注意。血管神经性水肿是严重的不良反应。服药后患者发生顽固性咳嗽是导致停药的主要原因之一。

卡托普利（Captopril）

【药动学】口服后15～30min开始降压，最大降压作用在口服后1～1.5h出现，持续时间长达9～12h，其半衰期为2～3h，生物利用度约为65%。本药主要经尿液排出，部分通过肝代谢，40%～50%为原型药，其余为代谢物。肾功能不全者会出现药物蓄积，可以透析，乳汁中有少量分泌，不透过血脑屏障。卡托普利大部分在血中氧化为二硫化物而失活，小部分在肾、肝中发生甲基化。此氧化型的代谢产物尚可在组织中再还原为活性型，在局部组织继续发挥抑制ACE的作用，因此卡托普利对局部组织的作用时间比其降压作用持续时间长。

【药效学】卡托普利具有轻至中等强度的降压作用，可降低外周血管阻力，增加肾血流量，不伴反射性心率加快。可抑制局部血管紧张素Ⅰ在血管组织及心肌内的形成。而对心力衰竭患者，卡托普利也可降低肺毛细血管楔压及肺血管阻力，增加心排血量及运动耐受时间。卡托普利对高血压合并慢性心功能不全者能改善心脏泵血功能，减少心律失常，增加心排血量，降低死亡率。减轻心脏负荷，扩张冠状血管。卡托普利能够减慢糖尿病性肾病的进展。高血压患者合并糖尿病，出现尿蛋白和肾功能降低，使用卡托普利能降低肾小球对蛋白的通透性，使尿蛋白减少，改善胰岛素依赖性糖尿病的肾病变，改善糖尿病神经系统病变，故对糖尿病患者十分有益。

【临床应用】用于治疗各种类型的高血压。尤其对其他降压药治疗无效的顽固性高血压，与利尿药合用可增强疗效，对血浆肾素活性高者疗效较好。也用于急、慢性充血性心力衰竭，与强心药或利尿药合用效果更佳。目前为抗高血压治疗的一线药物之一。本药尤其适用于合并有糖尿病及胰岛素抵抗、左心室肥厚、心力衰竭、急性心肌梗死后的高血压患者。可明显改善生活质量。无耐受性，连续用药1年以上疗效不会明显下降，停药不发生反跳现象。卡托普利与利尿药及β受体阻断药合用于重型或顽固性高血压，疗效较好。

【不良反应】长期使用本药未见代谢方面的不良反应，不升高血尿酸水平，而且还可增加胰岛素抵抗患者的胰岛素敏感性，降低胆固醇及脂蛋白水平。

1. 皮疹，伴有瘙痒和发热，常发生于治疗4周内，呈斑丘疹或荨麻疹，减量、停药或给抗组胺药后消失，7% ～ 10% 伴嗜酸性细胞增多或抗核抗体阳性。

2．首剂导致的低血压见于高肾素水平的患者，尤其易发生于限盐低钠、合用其他多种抗高血压药及伴有心力衰竭的患者，使用时应先采用低剂量、停止限盐、减少或停用利尿药。还可出现心率快而心律失常、面部潮红或苍白、粒细胞与白细胞减少、寒战、发热。白细胞减少与剂量相关，治疗开始后 3 ～ 12 周出现，以 10 ～ 30 天最显著，停药后持续 2 周。

3．使用本品的患者 5% ～ 20% 出现顽固的干咳。女性多见，往往需停药才能终止咳嗽。

4．对肾的影响　本药可引起蛋白尿，常发生于治疗开始 8 个月内，但蛋白尿在 6 个月内逐渐减少，疗程不受影响，原因不明。蛋白尿并非使用本品的禁忌证。在肾功能不全、补钾、合用留钾利尿药及 β 受体阻断药和非甾体类抗炎药时易诱发高钾血症，故高血钾者禁用。

5．本药对糖尿病性肾病有益。但在双侧肾动脉狭窄或残存单侧肾动脉狭窄时可导致急性肾衰竭，应禁用，其中 1/4 出现肾病综合征。

6．对本药或其他血管紧张素转化酶抑制剂过敏者禁用。虽然妊娠早期使用无致畸作用，但妊娠中、生长发育迟缓者、妊娠后期长期应用可致羊水过少、胎儿肺及颅骨发育不良、新生儿死亡等。因此一旦妊娠应尽早终止使用本药。

【药物相互作用】抗酸药可降低本药的生物利用度。辣椒碱可加重咳嗽。非甾体类抗炎药能抑制前列环素合成，故合用减弱其降压作用。补钾及合用留钾利尿药可诱发高血钾。本药可增加地高辛血药浓度，增加对别嘌醇的过敏反应。

【用法与注意事项】口服，开始一次 12.5mg，每天 2 ～ 3 次，最大剂量每天 150mg；常用维持剂量为一次 25 ～ 50mg，每天 3 次。

依那普利（Enalapril）为不含—SH 基的长效、高效 ACE 抑制药，口服约 68% 被吸收，与食物同服不影响生物利用度。服药后 1h 血药浓度达峰值。本药为前药，在体内被肝脂酶水解转化为苯丁羟脯酸（依那普利拉），能与转化酶持久结合而发挥抑制作用。服药 3.5 ～ 4.5h 依那普利拉浓度达峰值，半衰期为 11h。依那普利与依那普利拉主要从尿中排出。肾功能不全者会发生药物蓄积，能被透析除去。肝功能不良时转变为依那普利拉的速率降低。其降压机制与卡托普利相似，但抑制 ACE 的作用较卡托普利强 10 倍。能降低总外周血管阻力，增加肾血流量。降压作用强而持久。

最大降压作用出现在口服后 6 ～ 8h，作用持续时间长达 12 ～ 14h。剂量大于 10mg 后增加剂量只延长作用持续时间。本药能通过胎盘，可分泌到乳汁中，不能通过血脑屏障。本药与卡托普利相似，用于高血压的治疗，有报道对心功能的有益影响优于卡托普利。不良反应、药物相互作用与卡托普利相似。但因为其不含—SH 基，故无典型的青霉胺样反应（皮疹、嗜酸性细胞增多等）。因作用强，引起咳嗽较多，合并有心力衰竭时低血压亦较多见，应适当控制剂量。

口服，开始每天 2mg，治疗量为每天 2.5 ～ 40mg，可以 1 次或分次服用。静脉给药采用苯丁羟脯酸 0.625 ～ 1.25mg。给药时间应超过 5min，6h 后可重复此剂量。

（五）血管扩张药

直接扩张血管的药物能直接松弛血管平滑肌，降低外周阻力，产生降压作用。其中有一些如卡屈嗪（Cadralazine）、肼屈嗪（Hydralazine）等，主要扩张小动脉，对容量血管无明显作用，由于小动脉扩张，外周阻力下降而降低血压。同时心率加快、心排血量增加、心肌收缩力加强，从而部分对抗了其降压效力。本药不抑制交感神经活性，不引起直立性低血压。但有诱发心绞痛、产生心悸等不良反应，反射性增加肾醛固酮分泌，引起水钠潴留。增加高血压患者的心肌肥厚程度。此外，硝普钠对小动脉和静脉均有一定的扩张作用，由于其扩张静脉，回心血量降低，反射性兴奋交感神经。

由于直接舒张血管平滑肌的药物不良反应较多，不单独用于治疗高血压，仅在利尿药、β

受体阻断药或其他降压药无效时才加用此药。利尿药可克服其水钠潴留的作用，抑制交感神经的药物可对抗其反射性交感功能亢进，从而加强降压作用，减少不良反应。硝普钠起效快，作用强，主要用于高血压急症。

硝普钠（Sodium Nitroprusside）

【药动学】本药口服不吸收，静脉滴注给药起效快。本药在体内产生的 CN^- 可被肝转化成 SCN^-，经肾排泄。

【药效学】硝普钠能直接松弛平滑肌静脉和小动脉，属硝基扩血管药，产生的一氧化氮（NO）具有强大的舒张血管平滑肌作用。近年发现 NO 是一种内源性血管舒张剂，发挥血管扩张作用。本药属于非选择性血管扩张药，对局部血流分布很少产生影响。不降低肾血流量、冠状动脉血流量及肾小球滤过率。

【临床应用】本药适用于高血压急症的治疗和手术麻醉时控制性低血压。也可用于嗜铬细胞瘤发作或高血压合并心力衰竭引起的血压升高。

【不良反应】硝普钠静脉滴注时可出现呕吐、精神不安、恶心、肌肉痉挛、头痛、出汗、皮疹、发热等。连续使用或大剂量使用（尤其在肾、肝功能损害的患者），能够诱发血浆硫氰化物或氰化物浓度升高而中毒，引起甲状腺功能减退。用药时应当严密监测血浆氰化物浓度。本药可引起静脉炎、高铁血红蛋白血症和代谢性酸中毒等。有肝、肾功能不全者禁用。

【药物相互作用】与其他降压药（如甲基多巴或可乐定等）同用可使血压急剧下降。与多巴酚丁胺同用，可使心排血量增加而肺毛细血管楔压降低。西地那非可加重本药的降压反应，临床上严禁合用。与维生素 B_{12} 合用，可预防本药所致的氰化物中毒反应及维生素 B_{12} 缺乏症。拟交感胺类药可使本药的降压作用减弱。硝普钠与洋地黄及利尿药合用，可增加这两种药物的疗效。

【用法与注意事项】硝普钠 50mg，首先用 5% 葡萄糖溶液溶解后，再以同一溶液 500ml 稀释缓慢静脉滴注，滴速控制在 $3\mu g/min$ 以内，用药时间不得超过 72h，配制时间超过 4h 的溶液不宜使用。注意避光应用。

（范玉华）

第二节　抗心律失常药

一、概述

心律失常（arrhythmia）是心脏电活动的起源部位、传导速度、频率、节律或是激动次序的异常。按其发生原因分为两类，即冲动形成异常和冲动传导异常。按照心搏频率的快慢，心律失常又分为缓慢型心律失常和快速型心律失常。心律失常发生时，特别是心室颤动时，心脏的泵血功能异常，全身供血不足，可危及生命，必须及时治疗。

心律失常的治疗包括病因治疗和药物治疗。药物治疗缓慢型心律失常一般选用增强心肌自律性和（或）加速传导的药物，如拟交感神经药（异丙肾上腺素等）、迷走神经抑制药物（阿托品）。治疗快速型心律失常则选用减慢传导和延长不应期的药物，如迷走神经兴奋剂（洋地黄制剂）、拟交感胺药（甲氧明、去氧肾上腺素）或抗心律失常药物。目前临床应用的抗心律失常药物按对心肌细胞动作电位的作用特点分为四类（表 16-1）。

Ⅰ类：钠通道阻滞药，阻滞心肌和心脏传导系统的钠通道，具有膜稳定作用，减慢动作电位。代表药：奎尼丁、利多卡因和普罗帕酮等。

Ⅱ类：β 受体阻断药，阻断 β 受体。代表药：普萘洛尔、阿替洛尔、美托洛尔等。

Ⅲ类：延长动作电位时程药，可能系通过肾上腺素能效应而起作用。代表药：胺碘酮、伊布利特、多非利特等。

Ⅳ类：钙通道阻滞药，阻断钙离子内流而对慢反应心肌电活动起抑制作用。代表药：维拉帕米、地尔硫䓬等。

表16-1　常用抗心律失常药物的临床药理特征

药物	窦房结自律性	房室结不应期	PR间期	QRS时程	QT间期	心律失常的治疗	
						室上性	室性
奎尼丁	↑↓[1,2]	↑↓[2]	↑↓[2]	↑↑	↑↑	+	+++
普鲁卡因胺	↓[1]	↑↓[2]	↑↓[2]	↑↑	↑↑	+	+++
利多卡因	0[1]	0	0	0	0	0[3]	+++
普罗帕酮	0	↑	↑	↑↑↑	0	+	+++
氟卡尼	0	↑	↑	↑↑↑	0	+[4]	++++
普萘洛尔	↓↓	↑↑	↑↑	0	0	+	+
胺碘酮	↓↓↓1	↑↑	↑↑	↑	↑↑↑↑	+++	+++
索他洛尔	↓↓	↑↑	↑↑	0	↑↑↑	+++	+++
维拉帕米	↓↓	↑↑	↑↑	0	0	+++	+5
腺苷	很小	↑↑↑	↑↑↑	0	0	++++	未定

1. 抑制病态窦房结综合征；2. 抗胆碱能作用和直接抑制作用；3. 对地高辛引起的房性心律失常有作用；4. 预激综合征；5. 交感神经兴奋所致的迟后除极

二、常用抗心律失常药

（一）Ⅰ类

1. Ⅰa类

奎尼丁（Quinidine）

【药动学】口服本药吸收快而完全，生物利用度个体差异大，为44%～98%。肌内注射吸收不规则。由于蛋白亲和力强，广泛分布于全身，表观分布容积为 2～4L/kg，蛋白结合率为70%～80%。有效血浓度为 3～6μg/ml，超过 8μg/ml 易引起中毒反应。半衰期为 6～8h，肝功能不全者半衰期延长。主要经肝代谢，部分代谢物具药理活性。肝药酶诱导剂可增加本药代谢。由肾排泄，以原型随尿排出的量约占用量的 18.4%。血液透析可促使原型药及代谢产物的清除。粪便约可排出原型药的 5%，乳汁及唾液也有少量排出。

【药效学】主要是抑制钠离子的跨膜运动，阻滞钠电流，其次抑制钙离子内流，延长动作电位。此外，还具有局部麻醉作用及通过抗胆碱能作用间接阻断受体产生低血压作用（尤以胃肠外给药更易产生）；奎尼丁还可阻滞迷走神经，加快房室传导，对于心房颤动或扑动和阵发性心动过速患者，用药后心率可进一步加快，循环障碍加重，因此必须在应用足量强心苷的基础上用奎尼丁治疗。

【临床应用】口服适用于房性期前收缩、心房颤动、阵发性室上性心动过速、预激综合征合并室上性心律失常、室性期前收缩、室性心动过速及颤动或心房扑动经电转复后的维持治疗。肌内注射及静脉注射已不用。奎尼丁是治疗地高辛引起的室性期前收缩的首选药。

【不良反应】用药初期可见恶心、呕吐、痛性痉挛、腹泻、食欲缺乏、小叶性肝炎及食管炎等胃肠道反应。长期用药可见"金鸡纳反应"，主要表现为耳鸣、胃肠道障碍、心悸、惊厥、头痛、视物模糊、腹泻等症状。奎尼丁有促心律失常作用，导致心脏停搏及传导阻滞。诱发室性心动过速（扭转型室性心动过速）或心室颤动，可反复自发自停，发作时伴晕厥现象，此作用与剂量无关。

【药物相互作用】本药与钙通道阻滞药、β 受体阻断药能加强抗心律失常作用；与地高辛合用，可降低后者的肾清除率，增加血药浓度；与华法林、双香豆素合用，增强抗凝血作用；肝药酶诱导剂、苯巴比妥及利福平可增加本药的代谢，使血药浓度降低。

【用法与注意事项】口服，第 1 天，每次 0.2g，每 2h 1 次，连续 5 次；如无效而又无明显毒性反应，第 2 天增至每次 0.3g，第 3 天每次 0.4g，每 2h 1 次，连续 5 次。每日总量一般不宜超过 2g。恢复正常心律后，改给维持量，每日 0.2 ～ 0.4g。若连服 3 ～ 4 天无效或有毒性反应，应停药。静脉注射须在心电图观察下进行，每次 0.25g，以 5% 葡萄糖液稀释至 50ml 缓慢静脉注射。

每次服药前要检查患者血压、心率和心律，并记录心电图，避免低血钾。并避免夜间给药。在白天给药量较大时，夜间也应注意心律及血压。心房颤动的患者用药过程中，当心律转至正常时，可能诱发心房内血栓脱落，产生栓塞性病变，如脑栓塞、肠系膜动脉栓塞等，应严密观察。

普鲁卡因胺（Procainamide）

【药动学】口服给药吸收迅速而完全，生物利用度约为 80%。1h 血药浓度达到峰值，消除半衰期为 3 ～ 6h。血浆蛋白结合率约为 20%。主要经肝代谢为有活性的 N- 乙酰普鲁卡因胺（N-acetylprocainamide，NAPA），其代谢呈遗传多态性，可分为快代谢型和慢代谢型两类。在同等条件下，慢代谢型者血浆浓度高，消除半衰期长；快代谢型者血浆浓度较低，半衰期较短，而活性代谢物浓度则相对较高，且其清除半衰期较原型药半衰期长。原型及活性代谢物均经肾排泄，其中原型占 30% ～ 60%。NAPA 也具有抗心律失常作用，但其药理特性与原药不同，具有Ⅲ类抗心律失常药物的作用。

【药效学】本药对心肌的直接作用与奎尼丁相似，但没有明显阻断 α 受体或胆碱受体的作用。普鲁卡因胺能够降低自律性，减慢传导，延长心脏动作电位时程和有效不应期。其代谢产物 NAPA 也具有药理活性。

【临床应用】抗心律失常及对心肌收缩力的抑制作用较奎尼丁弱。用奎尼丁无效的患者用本药可能有效。常与奎尼丁交替使用治疗阵发性心动过速、频发期前收缩（对室性期前收缩疗效较好）、心房颤动和心房扑动。

【不良反应】口服有消化系统反应；静脉注射可出现低血压、传导阻滞、心动过缓。用药过量时可致传导阻滞、室性心律失常及心室颤动，甚至心脏停搏。可见皮疹、发热、关节痛、肌肉痛等过敏反应。中枢神经系统反应表现为头晕、抑郁及幻觉等。持续用药时，少数患者可发生红斑狼疮综合征，停药后症状可消失。

【药物相互作用】与降压药及利尿药合用，增强降压作用；与拟胆碱能药合用，拮抗拟胆碱能药的作用；与抗胆碱能药合用，增强抗胆碱能药的作用；可使神经肌肉阻滞剂及氨基糖苷类抗生素的神经肌肉接头的阻滞作用增强；乙醇增加其血药浓度。

【用法与注意事项】口服，1 日 3 ～ 4 次，每次 0.5 ～ 0.75g，心律正常后逐渐减至 1 日 2 ～ 6 次，每次 0.25g。静脉注射，1 次 0.1 ～ 0.2g。静脉滴注仅限于病情紧急情况，如阵发性室性心动过速，尤其在并发急性心肌梗死或其他严重心脏病者，1 次 0.5 ～ 1g，溶于 5% ～ 10% 葡萄糖溶液 100ml 内，开始 10 ～ 30min 内滴注速度可适当加快，于 1h 内滴完。无效者，1h 后再给 1 次，24h 内总量不超过 2g，静脉滴注时应经常注意血压、心率的改变，心律恢复后，即可停药。

　　本药对严重心力衰竭、完全性房室传导阻滞、束支传导阻滞或肝肾功能严重损害者忌用。因其能通过胎盘屏障，故妊娠期妇女及哺乳期妇女慎用。

　　2. Ⅰb类

利多卡因（Lidocaine）

　　【药动学】口服首过消除明显，生物利用度低。只能采用非肠道给药。肌内注射吸收完全，迅速分布于心、肺、肾等重要脏器。表观分布容积为1L/kg，蛋白结合率为70%。静脉注射起效快，血药浓度2～5μg/ml，持续静脉滴注，3～4h即可达到稳态血药浓度。本药几乎全部经过肝代谢，半衰期为2h。在肝内代谢的去乙基代谢产物（单乙基甘氨酰胺二甲苯）仍具有局部麻醉性能，毒性加大，再经酰胺酶进一步降解随尿排出，用量的10%则以原型排出。

　　【药效学】本药可迅速阻滞激活和失活状态的钠通道，通道恢复静息态时，阻滞作用消除，对缺血区组织作用明显。对房性心律失常疗效较差。通过抑制动作电位复极，缩短蒲肯野纤维和心室肌的动作电位时程，延长静息状态。对正常心肌生理组织作用弱，对除极化型心律失常作用明显，降低异位节律，提高兴奋阈值，降低自律性。

　　【临床应用】主要用于急性心肌梗死、外科手术、心脏导管或洋地黄中毒等引起的急性室性期前收缩、室性心动过速及心室颤动。对室上性心律失常作用效果不明显。

　　【不良反应】不良反应较轻，主要与剂量有关。神经系统症状主要表现为：头昏、眩晕、恶心、呕吐、倦怠、语言不清、感觉异常及肌肉颤抖、惊厥、神志不清等。大剂量时可产生窦性心动过缓、心室颤动、房室传导阻滞及心脏停搏等。偶见过敏反应。

　　【药物相互作用】苯妥英钠及苯巴比妥也可以增快本药的肝代谢，从而降低静脉注射后的血药浓度。与西咪替丁及β受体阻断药合用可减少本药的清除，增加不良反应。

　　【用法与注意事项】一次4.3mg/kg，60～90min后可重复一次。静脉注射，首次负荷量为50～100mg，必要时可5min重复注射1～2次，1h剂量不可超过300mg。静脉滴注有效后按0.015～0.03mg/kg速度滴注。年老、心力衰竭、心源性休克、肝血流量减少、肝或肾功能障碍时应减少用量，以0.5～1mg/min静脉滴注。

美西律（Mexiletine）

　　【药动学】本药口服吸收迅速、完全，口服3h达血药浓度峰值，生物利用度约为90%，半衰期为12h。在体内分布广泛，表观分布容积为5.5L/kg。稳态时血液中药量仅占体内药量的1%以下。血液红细胞内的浓度比血浆中高15%。蛋白结合率约为70%。主要经肝代谢，代谢物可能不具药理活性。少数患者在有效血药浓度时即可出现严重不良反应。约8%以原型从尿中排出，碱性尿时排泄减少，长期服药者应注意尿的酸碱度，避免尿的pH过高。可经血液透析清除本药。

　　【药效学】其化学结构及电生理效应均与利多卡因相似，减低收缩期除极钠离子内流，抑制心肌传导纤维的自律性，缩短动作电位时程，相对延长有效不应期，降低兴奋性。治疗剂量对窦房结、心房及房室结传导影响很小。其电生理效应也因剂量及心肌状态（如正常或缺血、缺氧等）而异，血药浓度高时能较显著延长心肌传导纤维不应期。本药对心肌几乎无抑制作用。静脉用药对心脏及神经系统的不良反应较利多卡因多见，故很少用。

　　【临床应用】口服适用于慢性室性心律失常。静脉注射适用于急性室性心律失常和对利多卡因治疗无效的室性心律失常。本药对一般室性心律失常的有效率为60%左右，对恶性室性心律失常的有效率为20%～30%，且副作用多见。长期服用，可使疗效降低。对顽固性室性心律失常患者，多以本药作为基础用药，再与其他抗心律失常药联合应用，可提高疗效。

　　【不良反应】不良反应与剂量有关。静脉用药不良反应更容易发生。可见胃肠道不适、恶心、呕吐等症状。长期用药可出现震颤、共济失调、嗜睡、复视及精神失常等神经症状。心血管系统可出现房室传导阻滞、窦性心动过缓及低血压。

【药物相互作用】与西咪替丁合用可增加本药血药浓度；与胺碘酮合用对治疗顽固性复发性室性心动过速有效；与麻醉药合用可延迟并减少其吸收；与阿托品合用可延迟本药的吸收；与丙吡胺合用，可明显减弱心肌收缩。

【用法与注意事项】成人口服首次 200～300mg，必要时 2h 后再服 100～200mg。一般维持量每日 400～800mg，分 3～4 次服。静脉首次负荷量 100～200mg，静脉滴注 10～15min，随后以 1～1.5mg/min 静脉滴注维持。用药期间应注意随访检查血压、心电图、血药浓度。

3. Ⅰc 类

普罗帕酮（Propafenone）

【药动学】口服吸收良好，主要分布于肝组织，其浓度比心脏组织内高 10 倍。单次服药血浆半衰期为 3～4h，多次服药为 6～7h，口服后 0.5～1h 起效，2～3h 作用达峰值，可维持 8h 以上。主要经肝代谢，其代谢产物为 5- 羟基 - 丙胺基苯丙酮，具有药理活性，约 10% 以原型经肾排出，90% 以上以氧化型代谢物经肠道及肾清除。

【药效学】主要抑制快钠通道，减慢收缩除极速度，使传导速度减低，轻度延长动作电位时程及有效不应期。主要作用在心房及心肌传导纤维，故对房性心律失常可能有效。能够延长房室旁路的前向及逆向传导速度，提高心肌细胞阈电位。

【临床应用】主要适用于室上性和室性期前收缩、室上性和室性心动过速、伴发心动过速和心房颤动的预激综合征。

【不良反应】不良反应与剂量相关。常见口干、唇舌麻木、头痛、眩晕、眼闪光、嗜睡、恶心、呕吐、便秘等，在减量或停药后消失。用量较大时极个别患者出现手指震颤、心动过缓、窦性静止、窦房或房室传导阻滞、精神障碍或低血压、血清谷丙转氨酶升高及胆汁淤积性肝炎。心血管系统最常见的是诱发或加重室性心律失常、房室或束支传导阻滞、诱发或加重充血性心力衰竭、心绞痛发作增多。也可出现窦房结功能失调如严重的窦性心动过缓、窦性停搏，以及较严重的低血压。

【药物相互作用】与奎尼丁、普鲁卡因胺、索他洛尔合用有协同作用；可使地高辛、华法林的清除率降低，血浆浓度增高，作用增加；也可使美托洛尔清除率下降，不良反应发生率增加；与美托洛尔、地尔硫䓬合用可导致严重的心脏传导阻滞、低血压等不良反应。

【用法与注意事项】口服，1 次 100～200mg，1 日 3～4 次。治疗量，1 日 300～900mg，分 4～6 次服用。维持量，1 日 300～600mg，分 2～4 次服用。每日极量 0.9g。静脉注射或静脉滴注：每次 70mg，每 8h 1 次，每日极量 0.35g。或每次 1～1.5mg/kg，以葡萄糖注射液 20ml 稀释后缓慢静脉注射 5min 以上，必要时 20min 后可重复 1 次，以后以 0.5～1mg/min 的滴速维持。

氟卡尼（Flecainide）

【药动学】口服吸收迅速、完全。生物利用度约 90%，半衰期为 13～16h，在多源性室性期前收缩者半衰期可延长至 20h。主要在肝代谢，经肾排泄。

【药效学】本药主要抑制钠通道，作用强于Ⅰa、Ⅰb 类药物。明显减慢心肌细胞 0 相最大上升速率，降低其幅度，减慢传导。能明显抑制 I_{Kr}、I_{Ks} 电流，延长心房、心室的动作电位时程。

【临床应用】适用于室上性心动过速、房室结或房室折返心动过速、心房颤动、儿童顽固性交界性心动过速及伴有预激综合征者。对其他抗心律失常药无效的患者，氟卡尼常有效。

【不良反应】副作用较轻，常见头晕、头痛、视物模糊等。有致快速型心律失常作用，加重心力衰竭。

【药物相互作用】与西咪替丁、洋地黄类、胺碘酮合用时增加氟卡尼血药浓度。

【用法与注意事项】口服，成人开始时每次 100mg，1 日 2 次，然后每隔 4 日，每次增加

50mg，最大剂量每次200mg，每日2次。静脉滴注，成人2mg/kg，于15min滴完。心源性休克、传导阻滞、严重肝肾功能不全者，妊娠期妇女和哺乳期妇女忌用。

（二）Ⅱ类

普萘洛尔（Propranolol）

【药效学】本药能竞争性地阻断β受体，大剂量（> 100ng/ml）尚有膜稳定作用，抑制钠离子内流，减慢房室传导，延长房室结有效不应期，从而产生抗心律失常作用。

【临床应用】可治疗室上性心律失常，对于交感神经兴奋性过高、甲状腺功能亢进及嗜铬细胞瘤等引起的窦性心动过速效果明显。心肌梗死患者使用本药能够减小心律失常的发生率，缩小梗死面积，降低患者死亡率。对心绞痛、高血压也有一定疗效。亦可用于甲状腺功能亢进症，能迅速控制心动过速、震颤、体温升高等症状；还有抗焦虑作用。

【不良反应】应用该药可出现眩晕、神志模糊（尤见于老年人）、精神抑郁、反应迟钝等中枢神经系统不良反应；头昏（低血压所致）；心率过慢（< 50次/分）；较少见的有支气管痉挛及呼吸困难、充血性心力衰竭；更少见的有发热和咽痛（粒细胞缺乏）、皮疹（过敏反应）、出血倾向（血小板减少）；不良反应持续存在时，须格外警惕雷诺现象样四肢冰冷、腹泻、倦怠、眼口或皮肤干燥、恶心、指趾麻木、异常疲乏等。此药的停药反应并不限于心血管，也常见头痛、震颤及焦虑，有时也可出现精神异常。

【用法与注意事项】口服，每日10～30mg，分3次服，用量根据心律、心率及血压变化而及时调整。治疗心绞痛每日40～80mg，分3～4次服，先从小剂量开始，逐渐加量。1日量可以用至80mg以上。静脉滴注宜慎用，对麻醉过程中出现的心律失常，以1mg/min的速度静脉滴注，每次2.5～5mg，稀释于5%～10%葡萄糖液100ml内滴注。滴注过程中必须严密观察血压、心律和心率变化，随时调节滴注速度。如心率转慢，应立即停药。

（三）Ⅲ类

胺碘酮（Amiodarone）

【药动学】口服、静脉注射均可吸收。口服吸收缓慢，生物利用度因人而异，为30%～80%（平均约50%）。表观分布容积大，主要分布于脂肪组织及含脂肪丰富的器官；其次为心、肾、肺、肝及淋巴结；分布最少的是脑、甲状腺及肌肉。在血浆中62.1%与白蛋白结合，33.5%可能与β脂蛋白结合。主要在肝内代谢消除。半衰期为14～28天，单次口服800mg时为4.6天（组织中摄取），长期服药为13～30天。停药后半年仍可测出血药浓度。单剂量口服后3～7h达峰浓度。约1个月可达稳态血药浓度，稳态血药浓度为0.92～3.75µg/ml。4～5天作用起效，5～7天达最大作用，停药后作用可持续8～10天，偶可持续45天。静脉注射后5min起效，停药可持续20min～4h。有效血药浓度为2～3µg/ml。通过肝代谢，由粪便排出。经肾排泄极少，血液透析不能清除本药。

【药效学】本药对心脏I_{Na}、I_{Ca}、I_K等多种离子通道均有抑制作用，降低窦房结、蒲肯野纤维的自律性和传导性，明显延长动作电位时程和有效不应期，延长QT间期和QRS波。另外，具有扩张血管、增加血流量、减少心肌耗氧量的作用。

【临床应用】适用于房性期前收缩、室性期前收缩、短暂性房性心动过速、反复发作性室上性心动过速，对持续性心房颤动或扑动疗效较差，不及奎尼丁。对心房颤动复律后维持窦性心律的效果不佳。静脉注射适用于阵发性室上性心动过速，尤其对伴有预激综合征者效果更佳。也用于经利多卡因治疗无效的室性心动过速患者。本药为广谱抗心律失常药，疗效显著，但因副作用较多，目前被列为二线抗心律失常药。

【不良反应】较其他抗心律失常药对心血管的不良反应要少。常见心血管不良反应有窦性心动过缓、房室传导阻滞、QTc间期延长、室性心动过速、心室扑动、心室颤动或心搏骤停。偶见尖端扭转型室性心动过速。这些反应可因血钾低而加重。静脉注射时产生低血压。一般认为静脉给药的心血管致死性反应发生率比口服用药为高。静脉给药后常发生血栓性静脉炎。

【药物相互作用】胺碘酮加强双香豆素及华法林的抗凝作用；增加地高辛的血药浓度；与奎尼丁、丙吡胺、美西律或普罗帕酮合用，可引起扭转型室性心动过速及心室颤动；与β受体阻断药合用，可致窦房结受抑制及低血压；此药还可影响肝素的活性。

【用法与注意事项】口服，成人常用量，治疗室上性心律失常，每日 0.4 ~ 0.6g，分 3 次服，1 ~ 2 周后根据需要改为每日 0.2 ~ 0.4g 维持。治疗室性心律失常，每日 0.6 ~ 1.2g，分 3 次服，1 ~ 2 周后根据需要改为每日 0.2 ~ 0.6g 维持。静脉推注，以 150mg 加于 25% 葡萄糖液 20ml 中（按 3mg/kg 计算）。静脉滴注，按每次 5mg/kg 给予或以 450 ~ 600mg 加于 5% 葡萄糖液 500ml 中。

服药期间，应经常复查心电图，如 QT 间期明显延长（＞ 0.48ms）则停用。密切注意心率、心律及血压的变化，如心率小于 60 次 / 分则停用。

索他洛尔（Sotalol）

【药动学】口服吸收迅速而完全，无首过消除，生物利用度达 90% ~ 100%。口服 2 ~ 4h 到达血浆浓度峰值，与血浆蛋白结合少，约 50%，在心、肝、肾分布高。在体内几乎不代谢，几乎都以原型由肾排泄，口服半衰期为 12 ~ 15h，肾功能障碍者半衰期延长。单剂静脉注射，半衰期则仅为 6 ~ 8h。约 75% 经尿排出，其余经胆汁排泄。

【药效学】本药能阻断 β 受体，降低心肌自律性，减慢房室传导；阻滞 I_K，延长心房、心室及浦肯野纤维的动作电位时程及有效不应期。

【临床应用】用于治疗室性和室上性心律失常、高血压、心绞痛和心肌梗死，尤其适用于各种危及生命的快速型室性心律失常。

【不良反应】有恶心、呕吐、腹泻、疲倦、嗜睡、皮疹等；过量可致心动过缓、传导阻滞和低血压等。

【药物相互作用】本药与利血平、胍乙啶及其他有 β 受体阻断作用的药物合用可降低交感神经张力，导致低血压和严重心动过缓，甚至昏厥；与钙通道阻滞药合用可产生相加作用而导致低血压；与 I 类抗心律失常药、吩噻嗪类、三环类抗抑郁药、特非那定等合用使 QT 间期延长。

【用法与注意事项】成人口服，每次 20 ~ 80mg，每日 3 ~ 4 次；静脉注射，每日 10 ~ 40mg。应用本药前应做电解质检查，低血钾和低血镁患者应在纠正后再用该药；对于长期腹泻或同时用利尿药的患者尤需注意；与排钾利尿药合用时应注意补钾。该药用量个体差异较大，应从小剂量开始，以探索个体有效剂量。

（四）Ⅳ类

维拉帕米

【药效学】为钙离子内流的抑制剂（慢通道阻滞药），对 I_{Kr} 通道也有一定的抑制作用。在心脏，钙离子内流受抑制使窦房结和房室结的自律性降低，房室结传导减慢，减少或取消触发激动。延长窦房结、房室结的有效不应期，防治房室结折返。但很少影响心房、心室，影响收缩蛋白的活动，使心肌收缩减弱，心脏做功减少，心肌氧耗减少。对血管，钙离子内流减少，使动脉压下降，心室后负荷降低。

【临床应用】口服用于治疗房性期前收缩或预防室上性心动过速发作。也用于治疗轻中度高血压、肥厚型心肌病、口吃、食管痉挛和食管失弛缓症等。静脉推注用于终止阵发性室上性心动过速发作、心房颤动伴快速室率，也用于终止触发激动引起的极短联律或特发性尖端扭转型室性心动过速。该药对终止阵发性室上性心动过速起效迅速，效果显著，为治疗室上性心动过速的首选药物。

【不良反应】多与剂量有关，常发生于剂量调整不当时。口服可有恶心、呕吐、便秘、心悸、眩晕等不良反应。静脉推注可致低血压，偶可致窦性心动过缓、窦性停搏、Ⅱ或Ⅲ度房室传导阻滞。

【用法与注意事项】成人口服，开始一次 40 ~ 80mg，一日 3 ~ 4 次，按需要及耐受情况可逐日或逐周增加剂量，每日总量一般在 240 ~ 480mg。静脉注射，开始用 5mg（或按 0.07 ~ 0.15mg/kg 体重），静脉注射 2 ~ 3min，如无效则 10 ~ 30min 后再注射一次。在老年患者，为了减轻不良反应，上述剂量应经 3 ~ 4min 缓慢注入。静脉滴注，每小时 5 ~ 10mg，加入氯化钠注射液或 5% 葡萄糖注射液中静脉滴注，一日总量不超过 50 ~ 100mg。用药期间或调整剂量时，特别在静脉注射时，须严密监测血压、心电图及肝功能。

（五）其他类

腺苷（Adenosine）

【药动学】体内代谢迅速，起效快，但血浆半衰期极短，一般仅 10 ~ 20s。可被机体多数细胞摄取，并被腺苷脱氨酶灭活，使用时需静脉快速给药，否则在药物达到心脏前即被灭活。

【药效学】在心房、窦房结及房室结，腺苷通过增加 K^+ 外流，缩短动作电位时程，使心肌传导组织细胞膜超极化而降低自律性。腺苷还能抑制 Ca^{2+} 内流，延长房室结的有效不应期、减慢房室传导以及抑制交感神经兴奋引起的迟后除极，从而发挥抗心律失常作用。

【临床应用】用于治疗阵发性室上性心动过速。对心力衰竭患者或先用了 β 受体阻断药者，用腺苷治疗室上性心动过速疗效优于维拉帕米（可防止双重心肌抑制作用）。

【不良反应】副作用持续时间较短，主要表现为颜面潮红、恶心、气短或呼吸困难、头晕等。在转复为窦性心律时，有 55% 的患者发生短暂（数秒）的新的心律失常，如房性或室性期前收缩、窦性心动过缓、不同程度的房室传导阻滞。

【药物相互作用】该药可以安全地和奎尼丁、β 受体阻断药、钙通道阻滞药合用；双嘧达莫抑制腺苷的分解，故腺苷与之合用时应减量；甲基黄嘌呤类（如咖啡因、茶碱）是腺苷的竞争性拮抗剂。

【用法与注意事项】首剂以腺苷 6mg 经周围静脉快速注射（1 ~ 2s 内），然后用生理盐水冲洗，以在心脏达到较高浓度。如在用药后 1 ~ 2min 无效，可再快速静脉注射 12mg（1 ~ 2s 内），必要时可再重复 1 次 12mg。如剂量合适，一旦药物达到房室结，即可表现出抗心律失常作用。对已经使用过钙通道阻滞药、β 受体阻断药、丙吡胺的患者，或有病态窦房结综合征的老年人，腺苷剂量应减为 3mg 或更小。腺苷可能过度抑制窦房结和房室结功能，发生短暂严重房室传导阻滞，甚至停搏。

（张　莉）

第三节　治疗心力衰竭的药物

一、概述

心力衰竭（heart failure）又称心功能不全（cardiac insufficiency），是各种病因引起的心脏舒缩功能障碍，心排血量不能满足全身代谢需要，从而导致具有血流动力学异常和循环内分泌激活两方面特征的临床综合征。

目前主要采用美国纽约心脏病学会 1928 年提出的一项分级方案（即 NYHA 分级法），根据患者自觉的活动能力将心力衰竭分为四级。Ⅰ级：患者患有心脏病，但活动量不受限制，平时一般活动不引起疲乏、心悸、呼吸困难或心绞痛。Ⅱ级（心力衰竭Ⅰ度）：心脏病患者的体力活动受到轻度的限制，休息时无自觉症状，但一般体力活动下可出现疲乏、心悸、呼吸困难或心绞痛。Ⅲ级（心力衰竭Ⅱ度）：心脏病患者体力活动明显受限，小于平时一般活动即引起上述的症状。Ⅳ级（心力衰竭Ⅲ度）：心脏病患者不能从事任何体力活动，休息状态下出现心力衰竭的症状，体力活动后加重。

美国心脏病学会（ACC）及美国心脏学会（AHA）采取重大举措，改进应用已久的临床标准，颁布心力衰竭分组与治疗最新指南，发布在 ACC 及 AHA 的网站、*JACC* 及 *Circulation* 2005 年 12 月期上。新指南推出一种新的分类方法，旨在补充和完善 NYHA 分级，并提高对心力衰竭预防重要性的认识。新分类系统将心力衰竭分为 A ~ D 四级，A 级和 B 级为无症状患者。A 级患者为心力衰竭高危患者，但未发展到心脏结构改变也无症状。B 级指已发展到心脏结构改变，但尚未引起症状。C 级指过去或现在有心力衰竭症状并伴有心脏结构损害。D 级为终末期心力衰竭，需要特殊的治疗措施，多数必须住院治疗或某些患者需心脏移植。新分类系统的治疗部分对应于四个阶段。A 级和 B 级患者强调预防和早期诊断。C 级和 D 级需临床治疗。

药物治疗心力衰竭的目的不仅在于缓解症状，提高心排血量与心排血指数，降低心脏前、后负荷；还能防止并逆转心脏重构，降低充血性心力衰竭（congestive heart failure，CHF）病死率，改善预后。目前对 CHF 的治疗措施主要从加强心肌收缩力和减轻心脏负荷两方面着手。临床上治疗心力衰竭的药物有：

1．利尿药　如氢氯噻嗪、呋塞米、螺内酯等。

2．肾素 - 血管紧张素 - 醛固酮系统抑制药

（1）血管紧张素 Ⅰ 转化酶抑制药：如卡托普利（Captopril）、依那普利（Enalapril）。

（2）血管紧张素 Ⅱ 受体阻断药：如氯沙坦（Losartan）、缬沙坦（Valsartan）。

（3）醛固酮受体阻断药：如螺内酯（Spironolactone）。

3．强心苷类　如地高辛（Digoxin）、毛花苷丙（Lanatoside C）、毒毛花苷 K（Strophanthin K）。

4．β 受体阻断药　如卡维地洛（Carvedilol）、美托洛尔（Metoprolol）等。

5．血管扩张药　如硝酸甘油（Nitroglycerin）、硝普钠（Sodium Nitroprusside）、哌唑嗪（Prazosin）等。

6．其他治疗心力衰竭的药物

（1）非苷类正性肌力药：如 $β_1$ 受体激动剂多巴酚丁胺（Dobutamine）、异波帕胺（Ibopamine）；磷酸二酯酶Ⅲ抑制药如维司力农（Vesnarinone）、米力农（Milrinone）。

（2）钙通道阻滞药：如氨氯地平（Amlodipine）、非洛地平（Felodipine）。

（3）钙增敏药：如匹莫苯旦（Pimobendan）和硫马唑（Sulmazole）。

二、利尿药

【药效学】利尿药在心力衰竭的治疗中起着重要的作用。通过利尿作用促进钠、水排泄，减少血容量，降低心脏前、后负荷（主要是前负荷），减轻心力衰竭淤血水肿症状。心力衰竭时醛固酮升高可引起低镁、低钾、激活交感神经、促进心肌重构，而利尿药螺内酯是醛固酮受体阻断药，逆转上述情况。

【临床应用】适用于轻、中、重度心功能不全的患者，尤其是左、右心室充盈量偏高，伴有水肿或有明显的充血和淤血的患者。轻度 CHF 可单用氢氯噻嗪；对于轻度体液潴留而肾功能正常尤其是伴有高血压的 CHF 患者可选用噻嗪类（thiazides），常用氢氯噻嗪，可间断应用，每周 2 ~ 4 次。中度 CHF 可口服袢利尿药，如呋塞米、布美他尼等，或者噻嗪类与留钾利尿药合用；重度 CHF、急性心功能不全、急性肺水肿或全身水肿、肾小球滤过率少于每分钟 30ml，以及利尿药抵抗时静脉注射袢利尿药。

【不良反应】见第二十一章第一节。

【药物相互作用】利尿药主要通过肾小管分泌到达小管腔后发挥利尿作用，因此任何影响

肾小管分泌的药物均会影响利尿药的作用。

【用法与注意事项】利尿药使用时应从小剂量开始，可逐渐增加剂量。每日根据体重变化监测利尿效果及调整利尿药剂量。一旦病情得到控制，以最小有效量长期维持。袢利尿药、噻嗪类等排钾利尿药与强心苷合用时易出现低血钾，注意补钾或合用留钾利尿药。大剂量利尿药可以减少有效循环血量，进一步降低心排血量，加重心力衰竭，要控制剂量。

三、肾素 - 血管紧张素 - 醛固酮系统抑制药

血管紧张素 I 转化酶抑制药（angiotensin converting enzyme inhibitors，ACEI）和血管紧张素 II 受体阻断药（AT II receptor antagonist，ARB）的应用是心力衰竭药物治疗最重要的进展之一。两类药除可扩张血管治疗高血压外，更重要的是长期使用可防止和逆转心肌肥厚、心室重构及抑制心肌纤维化，降低 CHF 的病死率，对 CHF 的远期疗效更有利于实现现代的治疗目标。

【药效学】

1. 抗心力衰竭作用　ACEI 能抑制循环及组织中 ACE 的活性，使 Ang II 生成减少，同时减少缓激肽的降解；Ang II 受体阻断药抑制 Ang II 对受体的激动作用。此两类药均可通过减弱 Ang II 的作用而降低血管阻力，减轻水钠潴留，降低心脏前后负荷，增加心排血量，扩张冠状动脉，改善心功能。

2. 对血流动力学的影响　全身血管阻力降低，心排血量增加，增加肾血流量，降低平均动脉压、肺动脉楔压、左室充盈压、左室舒张末期压力，可缓解 CHF 症状，增加运动耐力，提高生活质量。

3. 防止和逆转心肌和血管重构　Ang II 是促进心肌细胞和血管平滑肌细胞增生的主要因素。减少 Ang II 生成或阻断其受体均可能延缓或逆转心室及血管重构，改善心脏及血管的舒张功能，提高心肌及血管的顺应性。

4. 保护血管内皮及抗动脉粥样硬化作用。

5. 其他　降低血中儿茶酚胺等的含量、上调 β 受体等作用。

【临床应用】ACEI 既能缓解 CHF 症状，又能防止和逆转 CHF 时的心肌肥厚，因此，目前已广泛用于 CHF 的治疗。Ang II 受体阻断药的临床效果已被证实与 ACEI 相近，且不良反应较 ACEI 少，近年也较多地用于临床。

（一）血管紧张素 I 转化酶抑制药

对轻度患者可单独应用 ACEI，中、重度患者可与利尿药及强心苷类药物配合应用。临床常用药物有卡托普利、依那普利、贝那普利（Benazepril）、培哚普利（Perindopril）、雷米普利（Ramipril）及福辛普利（Fosinopril）等，作用基本相似。

卡托普利（Captopril）

【药动学】卡托普利口服吸收迅速，15min 起效，1 ～ 1.5h 达血药峰浓度，宜空腹服用，食物会减少药物的吸收。生物利用度为 70%，血浆蛋白结合率为 30%，作用持续 6 ～ 12h，在肝内代谢为二硫化物后经肾排泄，40% ～ 50% 以原型排出。

【临床应用】

1. CHF 及左室肥厚　卡托普利可广泛用于心力衰竭，包括无症状的左心衰竭患者。对 ACEI 曾有致命性不良反应的患者，如曾有血管神经性水肿、无尿性肾衰竭或妊娠期妇女，绝对禁用。

2. 高血压　见第十六章第一节。

3. 心肌梗死　卡托普利能降低心肌梗死并发心力衰竭的病死率。

【不良反应】较常见的有干咳、皮疹、心悸、味觉迟钝。偶见蛋白尿、头痛、眩晕、血管

神经性水肿、气管痉挛性呼吸困难、白细胞减少等。初次服药有首剂现象，表现为低血压，应从小剂量开始给药。长期应用可引起高血钾，尤其 CHF 合并肾功能不全者更易发生，应监测血钾水平。

【药物相互作用】

1．与利尿药合用可致严重低血压，若必须合用，则给予小剂量卡托普利并监测血压；卡托普利合用留钾利尿药可增加高血钾的危险，应监测血钾。

2．与吲哚美辛同用可减弱卡托普利的降压效果。

3．与锂盐同用可致锂中毒，二者合用需监测血锂水平。

【用法与注意事项】从小剂量开始，逐渐增加剂量，可减少低血压的发生。卡托普利开始口服 6.25mg，一日 2 次，必要时增至 50mg。严重 CHF 患者可加用地高辛或呋塞米，注意监测血压水平。

（二）血管紧张素 II 受体阻断药

本类药主要对血管紧张素 II 受体 1 型（AT_1）具有高度选择性，亲和力强，作用持久。由于不抑制 ACE，不影响缓激肽降解，不会引起干咳等不良反应，主要用于不能耐受 ACEI 引起的干咳、血管神经性水肿的患者。ARB 临床上常用的有氯沙坦、缬沙坦、坎地沙坦（Candesartan）、厄贝沙坦（Irbesartan）、他索沙坦（Tasosartan）、替米沙坦（Telmisartan）等。

氯沙坦（Losartan）

【药动学】口服吸收良好，首过消除后形成羧酸型活性代谢物及其他无活性产物，生物利用度为 33%，蛋白结合率为 99%，35% 经肾排泄，60% 由粪便排出。

【药效学】氯沙坦对血循环、心肌自分泌及旁分泌部位的 AT_1 具有高度选择性阻断作用，而对 AT_2 的阻断作用很弱。氯沙坦对缓激肽途径无影响。

拮抗 Ang II 对心血管系统的作用：①逆转心肌肥厚、心室重构及心肌纤维化；②血管张力下降，可降低左室舒张期末压及左室舒张末期容积，改善血流动力学，减轻心脏的后负荷；③醛固酮分泌减少，避免水钠潴留及钾、镁的丢失。

【临床应用】氯沙坦除可用于高血压治疗外，主要用于 CHF 的治疗。适用于血浆肾素活性高、Ang II 增多所导致的血管壁和心肌肥厚及纤维化的 CHF。

【不良反应】本类药物用于临床时间较短，尚未见明显的不良反应。在开始应用时，可出现低血压症状。老年人的血药浓度高于年轻人。轻、中度肝肾功能不全者无需调整剂量。妊娠期妇女及哺乳期妇女禁用。

【药物相互作用】同 ACEI。

【用法与注意事项】多数采取起始量和维持量一次 50mg，一日 1 次，部分患者采取每次 100mg，血容量不足者，可采用 25mg 起始量。

（三）醛固酮受体阻断药

螺内酯（Spironolactone，安体舒通）拮抗醛固酮，既可防止和逆转 CHF 时的心肌肥厚增生，又可产生利尿消肿作用。临床研究表明，亚利尿剂量的螺内酯有理想的逆转心肌、血管壁重构的作用，可与氢氯噻嗪、ACEI 或 Ang II 受体阻断药合用于 CHF 的治疗。

螺内酯不仅能减少 K^+ 的排出，还可减少心肌 K^+ 的外流，对预防强心苷中毒引起的心律失常有一定的意义。与其他排钾利尿药合用增强利尿作用，并保持体内血钾的平衡。

四、强心苷类

强心苷是一类具有强心作用的苷类化合物，主要从洋地黄类植物提得。强心苷是目前治疗心力衰竭最常用、最有效的药物之一。强心苷不仅能减轻心力衰竭的症状，改善患者的生活质量，而且能降低复发率和病死率。

临床上常用的有洋地黄毒苷（Digitoxin）、地高辛（Digoxin）、毛花苷丙（Lanatoside C，西地兰）、毒毛花苷 K（Strophanthin K）。强心作用来自于苷元；糖基可增强苷元的水溶性，延长作用时间和作用强度。

【药动学】强心苷类药物化学结构相似，但在体内过程方面有较大差异。这种差异取决于它们的极性和脂溶性。而极性和脂溶性大小取决于甾核上的羟基数，羟基多则极性大。洋地黄毒苷极性最弱，脂溶性最高；毒毛花苷 K 极性最强，脂溶性最低。洋地黄毒苷口服给药吸收率高，大部分经肝代谢，部分经胆道排泄而形成肝肠循环，半衰期为 5～7 天，维持时间较长。地高辛口服吸收率波动较大，生物利用度为 60%～80%。用药时应注意个体化治疗。毛花苷丙、毒毛花苷 K 口服吸收率低，需静脉给药（表 16-2）。

表16-2　四种强心苷的药动学参数

药物	口服吸收率（%）	蛋白结合率（%）	肝肠循环（%）	原型肾排泄（%）	半衰期（h）	给药途径
洋地黄毒苷	90～100	97	26	10	5～7天	口服
地高辛	60～85	25	7	60～90	33～36	口服
毛花苷丙	20～30	<20	少	90～100	23	注射
毒毛花苷K	2～5	5	少	100	19	注射

【药效学】

1．增强心肌收缩力（正性肌力作用）　治疗量强心苷可选择性作用于心脏，使心肌收缩力增强。正性肌力作用特点表现为：

（1）增强心肌收缩效能：强心苷提高心肌最大收缩张力和最大收缩速率，使心肌收缩有力而敏捷，因此舒张期延长，心脏得到充分休息。

（2）增加衰竭心脏的排血量：强心苷对正常人和 CHF 患者都有正性肌力作用，但它只增加衰竭心脏的排血量而不增加正常心脏的排血量。然而在 CHF 患者中，通过反射作用，强心苷已降低了交感神经活性，因而这一收缩血管作用难以发挥，使心排血量得以增加。

（3）降低衰竭心脏耗氧量：强心苷对心肌耗氧量的影响也随心脏功能状态而异。对正常心脏，加强心肌收缩力可增加耗氧量。但充血性心力衰竭时，心肌肥厚，心脏残余血量增加，心室内压力增加，室壁张力增高，需要有较多的氧耗以维持较高的室壁张力。强心苷通过正性肌力作用及心排血量增加，可使心脏体积缩小，室壁张力下降，耗氧量降低。

2．减慢窦性频率（负性频率作用）　CHF 时，交感神经活性增高，心率加快。用强心苷后，心肌收缩力增强，心排血量增加，反射性兴奋迷走神经，使心率减慢。此外，强心苷可增敏窦弓压力感受器，直接兴奋迷走神经。减慢窦性心率对 CHF 患者是有利的，它使心脏较好地休息，冠状动脉获得较多的血液供应，又使静脉回心血量更充分而能搏出更多血液。但减慢窦性频率并非强心苷取得疗效的必要条件，临床上常在心率减慢之前或心率并不减慢的情况下，CHF 的一些症状，如水肿及呼吸急促已得到缓解。

3．对心肌电生理特性的影响　治疗量强心苷可降低窦房结的自律性，减慢房室传导速度，缩短心房有效不应期。此作用与强心苷增加迷走神经的兴奋性有关。迷走神经兴奋可促进 K^+ 外流，最大舒张电位负值增加，与阈电位距离加大，从而降低窦房结自律性。加速 K^+ 外流可使心房的有效不应期缩短。迷走神经兴奋作用可减少 Ca^{2+} 内流，使慢反应电活动的房室结除极减慢，从而减慢传导。强心苷直接抑制 Na^+-K^+-ATP 酶，使心肌细胞内缺钾，提高浦肯野纤维自律性及缩短有效不应期。

4．利尿作用　强心苷通过正性肌力作用使肾血流量增加，尿量增多，还可通过抑制肾小

管 Na^+-K^+-ATP 酶，使 Na^+ 重吸收减少，产生利尿作用。

5．对神经内分泌功能的影响 CHF 与神经内分泌系统失调有重要关系。强心苷可抑制 RAAS，降低血浆肾素活性，而减少血管紧张素 Ⅱ 及醛固酮的分泌，产生对心脏的保护作用。

【临床应用】

1．充血性心力衰竭 强心苷对不同原因引起的 CHF 在治疗效果上有一定差异。对伴有心房颤动或心室率快的心力衰竭疗效最好。对风湿性心脏病、高血压性心脏病、先天性心脏病及慢性冠心病尤其是心脏扩大所引起的心力衰竭疗效显著。对严重贫血、甲状腺功能亢进及维生素 B_1 缺乏等引起的心力衰竭，因能量产生障碍而疗效差。对心肌炎等心肌严重损伤、缩窄性心包炎、严重二尖瓣狭窄以及肺心病所致心力衰竭，疗效差或无效且易中毒。

2．某些心律失常

（1）心房颤动：强心苷通过抑制房室结，阻止过多的心房冲动传向心室，从而减慢心室率，增加心排血量。强心苷一般不能使心房颤动复律，但可消除循环障碍。

（2）心房扑动：强心苷可缩短心房有效不应期，使心房扑动变为心房颤动，然后使冲动消失在房室结区。

（3）阵发性室上性心动过速：一般采用增强迷走神经活性的措施，强心苷通过兴奋迷走神经，减慢房室传导而终止阵发性室上性心动过速。

【不良反应】强心苷安全范围小，一般治疗量已接近中毒量的 60%。常见的毒性反应有：

1．胃肠道反应 较早出现。表现为食欲缺乏、恶心、呕吐、腹泻等胃肠道反应。剧烈呕吐时应停药。

2．神经系统反应及视觉障碍 有头痛、眩晕、乏力、失眠、视物模糊、定向障碍、黄视、绿视及视力减退等。视觉障碍是强心苷特殊的中毒先兆，是停药的指征之一。

3．心脏毒性反应 主要表现为各种心律失常，其中最常见的是室性期前收缩，其次为房室传导阻滞。严重的室性心律失常可导致患者心力衰竭加重及猝死，是停药的指征。

（1）快速型心律失常：较常见的有室性期前收缩、二联律、三联律，也可出现房性、室性心动过速，甚至心室颤动。

（2）缓慢型心律失常：较常见房室传导阻滞，也可发生窦性心动过缓甚至窦性停搏。

防治措施：强心苷中毒有时不易诊断，要注意以下几个方面：

（1）注意避免中毒的各种诱因，如低血钾、低血镁、高血钙等。

（2）警惕中毒先兆：如胃肠道反应及视觉障碍，一旦出现应立即停用强心苷类药物。

（3）对快速型心律失常的处理：①氯化钾 1g 溶于 5% 葡萄糖溶液 300ml 中静脉滴注。②还可使用苯妥英钠或利多卡因。

（4）对缓慢型心律失常的处理：心动过缓或房室传导阻滞可用阿托品治疗。

（5）对严重中毒导致的致命性心律失常的处理：应用特异性地高辛抗体 Fab 片段治疗。作用迅速，疗效可靠。

【药物相互作用】

1．奎尼丁、胺碘酮、维拉帕米、地尔硫草、硝苯地平、吲哚美辛、普罗帕酮、卡托普利、阿米洛利、螺内酯等可提高地高辛的血药浓度，合用时要减少地高辛剂量；考来烯胺、新霉素可减少地高辛的吸收。

2．合用血管扩张药时，注意监测血压，避免血压过低。

3．合用 β 受体阻断药时，注意监测心率、脉搏及心功能。久用不可突然停药。

4．噻嗪类和强效利尿药能促进 K^+ 排泄，可诱发强心苷中毒，因此应监测血钾水平。维拉帕米等钙通道阻滞药能增加血浆强心苷水平，合用时应降低强心苷剂量。

【用法与注意事项】

1. 传统给药方法　现已少用。采取先给足全效量，再给维持量的方法。① 全效量（洋地黄化量）：是指在短期内给予较大剂量强心苷以充分发挥疗效，但中毒发生率可达 20%。全效量又分速给法和缓给法，速给法适用于病情急、2 周内未用过强心苷的患者，在 24h 内给足全效量，一般用毛花苷丙 0.4mg，用 5% 葡萄糖液 20ml 稀释后静脉注射，3 ~ 4h 后可 0.2 ~ 0.4mg 稀释后重复静脉注射，24h 总量不宜超过 1.2mg。如用毒毛花苷 K，24h 总量不超过 0.5mg。缓给法适用于轻症患者，于 3 ~ 4h 内给足全效量，首次口服地高辛 0.25 ~ 0.5mg，以后每 6 ~ 8h 给予 0.25mg 至全效量。② 维持量：达到全效量后可每日口服地高辛 0.125 ~ 0.5mg 补充每天消除量，以维持疗效。

2. 现代给药方法　采取小剂量逐日恒量给药法，即地高辛 0.125 ~ 0.25mg。每日 1 次维持剂量，经 5 个半衰期（地高辛与毛花苷丙为 6 ~ 8 天）可达稳态血药浓度而充分产生疗效，明显降低毒性反应发生率。

3. 注意事项　①用药剂量要个体化，用药期间注意监测血压、心功能、肾功能、心率、心律、脉搏及心电图等，密切观察中毒早期症状，如果成人脉搏小于 60 次 / 分或高于 100 次 / 分，小儿脉搏小于 70 次 / 分，且伴有胃肠反应及视觉变化等症状，要立即停药并通知医生，有条件者监测血药浓度；②防止各种毒性反应，避免诱发中毒因素，如低血钾、低血镁及高血钙等；③强心苷不宜与抗酸药、止泻药同服，要间隔 2 ~ 3h；④与强、中效利尿药合用时，注意监测血钾、血镁、血钙；⑤哺乳期妇女、新生儿慎用或禁用，老年人及肝肾功能不良者需减少剂量，对肝肾功能不良者、老人、小儿及伴心肌缺氧患者更应特别注意监护；⑥若肾功能尚正常，应鼓励进食含钾丰富的食物；⑦常规备好中毒抢救药品，强心苷中毒一旦发生，应立即停药，及时按原则进行抢救；⑧室性心律失常、梗阻性肥厚型心肌病、预激综合征伴心房颤动或心房扑动者禁用。

五、β_1 受体阻断药

传统观念认为 β 受体阻断药禁用于 CHF，但现代医学证明其对 CHF 有益。1975 年瑞士 Wagsteins 首次报道用 β 受体阻断药治疗严重心力衰竭有效，并通过临床试验证实此类药能缓解心力衰竭症状，降低病死率，改善患者的生活质量后，β 受体阻断药在 CHF 治疗中得到广泛应用。在有效的强心、利尿、扩血管措施配合下，改善 CHF 症状的同时应用 β 受体阻断药治疗 CHF，可改善患者生活质量，降低死亡率。

常用于治疗 CHF 的 β_1 受体阻断药有美托洛尔（Metoprolol）、比索洛尔（Bisoprolol）、卡维地洛（Carvedilol）等。其中卡维地洛除具 β_1 受体阻断作用外，兼有阻断 α_1 受体、抗氧化等作用，因而治疗效果较显著。

【药动学】美托洛尔口服吸收迅速，给药后约 1.5h 达血药峰浓度，生物利用度为 50%，半衰期为 3 ~ 7h，可通过血脑屏障，主要在肝代谢，代谢物及 5% 左右原型药经肾排泄。卡维地洛口服易吸收，首过消除 60% ~ 75%，生物利用度仅为 25%，食物使其吸收缓慢但不影响生物利用度，血浆蛋白结合率为 98%，半衰期为 6 ~ 10h，在肝代谢，主要从粪便排泄。

【药效学】本类药可降低血压、抗心律失常、抗心绞痛和抗心力衰竭等。其抗心力衰竭的作用机制：①阻断 β_1 受体，使心脏负荷减轻，心率减慢，心脏耗氧量减少，改善缺血心肌的供血及能量代谢，改善心室的舒张功能及心力衰竭时的血流动力学异常；卡维地洛阻断 α 受体，扩张血管，降低外周阻力，减轻心脏负荷。②抑制 RAAS，使心室重构逆转，心脏前、后负荷进一步减轻，心功能明显改善。③长期应用可以上调心肌的 β_1 受体，提高 β_1 受体对儿茶酚胺的敏感性，改善心肌收缩性能。④防止细胞内钙超负荷，减少氧自由基等对心肌细胞的损害。以上作用对 CHF 的治疗具有远期疗效。

【临床应用】适用于心功能为 Ⅱ、Ⅲ级的 CHF 患者，对高血压性心脏病、缺血性心脏病、

扩张性心脏病及舒张功能障碍所致的 CHF 有较为理想的疗效。还可用于高血压、心律失常、心绞痛、心肌梗死、肥厚型心肌病、甲状腺功能亢进的辅助治疗以及心脏神经症等。对低血压、心动过缓、房室传导阻滞者，可诱发或加重 CHF。

【不良反应】过量引起心率减慢、心动过缓、房室传导阻滞、血压降低，甚至加重心力衰竭；部分患者感觉疲倦、头痛、乏力、失眠、多梦等。

【用法与注意事项】①正确选择适应证：治疗对象以心功能 Ⅱ、Ⅲ级 CHF 患者为宜，CHF 较严重时慎用；②个体化用药：治疗应从小剂量开始，逐渐增至治疗量或患者能耐受的最大剂量；③与其他抗 CHF 药合用，如强心苷、ACEI 等；④平均起效时间为 3 个月，观察时间较长，应加强随访和监测，根据病情及时调整 β 受体阻断药及其他合用药物的剂量。

六、血管扩张药

CHF 发生时，由于心脏前、后负荷增加，导致心脏收缩功能进一步恶化。扩血管是 CHF 综合治疗措施之一，扩张容量血管、阻力血管可降低心脏前、后负荷，减轻静脉淤血，增加组织供血，改善心脏泵血功能，但血管扩张药在减轻心脏负荷的同时，可导致水钠潴留而产生耐受性，因此，血管扩张药治疗 CHF 只是一种辅助疗法，主要用于强心苷和利尿药治疗无效的 CHF 或顽固性 CHF。配合强心、利尿措施用于中、重度及难治性 CHF 的治疗。

常用血管扩张药：①主要扩张容量血管药：硝酸酯类，主要用于肺静脉淤血明显者。②主要扩张阻力血管药：氨氯地平、肼屈嗪、卡托普利等，均可明显扩张小动脉，减轻心脏后负荷，主要用于外周阻力高、心排血量明显减少的 CHF 患者。③扩张动、静脉药：硝普钠、哌唑嗪等，用于心排血量低、肺静脉淤血及肺静脉高压者（表 16-3）。

表16-3　常用血管扩张药治疗CHF作用比较

药物	作用机制	作用特点			
		动脉	静脉	前负荷	后负荷
硝酸甘油	释放NO，扩血管	+	+	↓	↓
硝苯地平	阻滞钙通道	+	+/-	↓	↓
哌唑嗪	阻断α受体	+	+	↓	↓/—
肼屈嗪	直接扩张血管	+	—	—	↓
硝普钠	释放NO，扩血管	+	+	↓/—	↓

血管扩张药在使用时应注意监测血压，防止血压过低、冠脉灌注不足、心肌供血减少；在治疗心力衰竭时本身具有正性肌力作用，与正性肌力药联合应用可提高疗效；长期应用血管扩张药可导致水钠潴留，应合用利尿药。

七、其他治疗心力衰竭的药物

（一）非苷类正性肌力药

包括 $β_1$ 受体激动剂如多巴酚丁胺、异波帕胺；磷酸二酯酶Ⅲ抑制药如维司力农、米力农等。

1. $β_1$ 受体激动剂　CHF 时由于交感神经活性增高，RAAS 也处于相当高的水平。同时心脏的 β 受体下调，应用 β 受体激动药可使心率加快，心肌耗氧量增加，对心力衰竭不利。多巴酚丁胺等 $β_1$ 受体激动剂对 $β_1$ 受体兴奋作用强，对 α 受体和 $β_2$ 受体作用弱，故兼有强心和扩血管作用，而对心率和血压的影响小。该类药物可增加 CHF 病死率，不做常规治疗 CHF 用，主要用于难治性或顽固性 CHF 的短程治疗。

多巴酚丁胺为人工合成的多巴胺衍生物，口服无效，可缓慢静脉注射或静脉滴注，$1 \sim 2min$ 起效，10min 达高峰，持续数分钟，主要在肝代谢，经肾排泄。用药时控制滴注速度，并监测心率，速度过快可诱发心律失常或猝死。用药时间不宜超过 7 天，长期用药可产生耐受性并增加病死率。

2. 磷酸二酯酶Ⅲ抑制药 本类药通过抑制磷酸二酯酶Ⅲ（phosphodiesterase-Ⅲ，PDE-Ⅲ），减少细胞内环腺苷酸降解，增加细胞内环腺苷酸含量，使细胞内 Ca^{2+} 浓度增加而产生正性肌力作用和扩血管作用，主要用于强心苷、利尿药及血管扩张药无效的 CHF 患者。临床应用已证明 PDE-Ⅲ抑制药能增加心排血量，减轻心脏负荷，降低心肌耗氧量，缓解 CHF 症状，提高生活质量。对于本类药物能降低心力衰竭患者的病死率和延长寿命，尚有争论。最先应用的 PDE-Ⅲ抑制药是氨力农，但长期口服后，约 15% 患者出现血小板减少，可致死亡；另有心律失常、肝功能减退，现已停用长期口服制剂，仅供短期静脉滴注用。替代氨力农的是米力农和维司力农，其中米力农毒性较大，可增加心血管疾病死亡率，也仅供短期静脉给药用。维司力农毒性较小，作用较强。

维司力农是一种口服有效的正性肌力药物，兼有中等程度的扩血管作用。除选择性抑制 PDE-Ⅲ外，还能激活 Na^+ 通道，促进 Na^+ 内流；抑制 K^+ 通道，延长动作电位时程；因增加环腺苷酸而促进 Ca^{2+} 内流，使细胞内 Ca^{2+} 增多，还可增加心肌对 Ca^{2+} 的敏感性；用于缓解心力衰竭症状。

（二）钙通道阻滞药

本类药的作用及特点见抗高血压药一节。目前缺乏该类药物治疗心力衰竭有效性的证据，在 CHF 治疗中的地位仍有争议。根据临床观察发现维拉帕米和地尔硫草的负性肌力作用、硝苯地平使交感神经和 RAAS 激活等作用可使 CHF 恶化，增加病死率，故禁用于心力衰竭。

近年来新一代二氢吡啶类钙通道阻滞药氨氯地平、非洛地平因血管选择性高、负性肌力作用弱，被认为可用于继发于冠心病、高血压及舒张功能障碍的 CHF 患者。但对于伴有房室传导阻滞、低血压、左室功能低下伴后负荷低以及有严重收缩功能障碍的患者不宜用。

（三）钙增敏药

本类药为正性肌力药物开发的新方向。是近年研究发现的新型的用于 CHF 的药物，除大多数兼具对 PDE-Ⅲ的抑制作用，还可作用于收缩蛋白水平，增加肌钙蛋白 C 对 Ca^{2+} 的敏感性，从而具有增强心肌收缩力而不伴有能量消耗的优点，但也具有舒张延缓和提高舒张期张力的副作用。常用药有匹莫苯旦、硫马唑、左西孟旦（Levosimendan）。

匹莫苯旦能提高心肌收缩成分对细胞内 Ca^{2+} 的敏感性，可在不增加 Ca^{2+} 量的前提下使心肌收缩力加强。因此，可避免因细胞内 Ca^{2+} 过多所引起的心律失常和细胞损伤，对心肌有保护作用。还可抑制 PDE-Ⅲ。临床试验表明匹莫苯旦可增加患者的运动耐力，减轻心力衰竭症状，减少发作次数，对中、重度心力衰竭患者有效。不良反应较轻。

（四）精氨酸加压素受体阻断药

如托伐坦（Tolvaptan）、考尼伐坦（Conivaptan）。精氨酸加压素可强烈收缩血管、导致水钠潴留、增强去甲肾上腺素和血管紧张素Ⅱ的作用及导致心室重构等，是心力衰竭恶化的因素之一。心力衰竭患者血中精氨酸加压素的水平随病情加重而增加。短期应用本类药能改善心力衰竭的血流动力学和低钠血症。

（五）奈西立肽

奈西立肽（Nesiritide）是人重组 B 型利钠肽，可模拟内源性脑钠肽作用，引起环鸟苷酸介导的利钠、利尿和抑制神经激素的作用，对急剧恶化的心力衰竭可迅速缓解症状，注射给药用于急性心力衰竭。但可引起低血压，需控制剂量和给药速度。

（李桂霞）

第四节　抗心绞痛药

一、概述

心绞痛（angina pectoris）是冠状动脉粥样硬化性心脏病（冠心病）的常见症状。心绞痛是由于心肌冠状血管供氧和耗氧平衡失调引起的，因此可通过增加心肌供氧量或减少心肌耗氧量得到纠正。临床上常将心绞痛分为稳定型心绞痛、不稳定型心绞痛和变异型心绞痛。目前药物治疗仍然是心绞痛治疗的重要方法。β受体阻断药、钙通道阻滞药和硝酸酯类仍是用于心绞痛治疗的三类基本药物，主要通过影响血流动力学、降低动脉硬化性心绞痛的耗氧量来发挥作用；其中钙通道阻滞药和硝酸酯类还可通过血管扩张而增加心肌供氧量，从而达到治疗目的。

心绞痛药物治疗的目的为终止和预防心绞痛发作。药物治疗的途径主要有：

1. 增加心肌供血和供氧　①扩张冠状动脉，增加冠脉流量：如钙通道阻滞药、硝酸酯类、双嘧达莫等。②改变心肌血流分布，增加缺血组织的血和氧输送：如β受体阻断药、硝酸酯类。

2. 减少心肌耗氧量　①降低心肌收缩的前后负荷：舒张静脉，减少回心血量，降低心肌收缩前负荷，如硝酸酯类；舒张动脉，降低心脏射血阻力，减少心脏后负荷，如钙通道阻滞药、硝酸酯类。②降低心率或减低心肌收缩力，如β受体阻断药。

3. 改善缺血心肌代谢　如β受体阻断药。

二、硝酸酯类

临床用于心绞痛治疗的硝酸酯类药物包括：硝酸甘油（Nitroglycerin）、硝酸异山梨酯（Isosorbide Dinitrate，ISDN，消心痛）、单硝酸异山梨酯（Isosorbide Mononitrate，ISMN，异乐定）、戊四硝酯（Pentaerithrityl Tetranitrate，PET，硝酸戊四醇酯）。此类药物作用相似，只是起效快慢和维持时间有所不同，其中以硝酸甘油最为常用。

【药动学】硝酸酯类在体内经有机硝酸酯还原酶代谢。此代谢酶在人体肝内活性很高，因此口服硝酸甘油和硝酸异山梨酯的生物利用度低于10%～20%。

硝酸甘油口服后迅速在肝代谢，首过消除多，生物利用度低。舌下给药可避免首过效应，迅速达到有效血药浓度，但为了避免舌下含服给药时血药浓度过高，不能使用较大剂量。硝酸甘油作用时间也很短，只有15～30min。除舌下含服外，也已开发出经皮吸收和经颊吸收的硝酸甘油缓释制剂，起效与舌下含服同样迅速，且维持时间较长，也日益受到重视。硝酸甘油的代谢产物（两个二硝基甘油和两个一硝基甘油）中的二硝基代谢产物有显著的血管舒张作用，可能在口服硝酸甘油时发挥主要的治疗作用。

硝酸异山梨酯的口服生物利用度为20%～25%，舌下给药的生物利用度为30%～58.8%，其代谢途径与硝酸甘油类似，经肝代谢为2-单硝酸异山梨酯和5-单硝酸异山梨酯，其中，5-单硝酸异山梨酯具有药理学活性，被认为是硝酸异山梨酯后期作用的主要原因，已作为抗心绞痛药物在临床使用。

单硝酸异山梨酯的生物利用度为100%，血药浓度高且个体差异小，主要以去硝酸代谢产物的葡糖醛酸结合物的形式经肾排泄。

戊四硝酯作用缓慢，口服后0.5～1.5h起效，作用持续时间可达6h。

【药效学】近年来研究认为硝酸酯类药物具有对平滑肌的直接松弛作用，这一机制是其防治心绞痛的作用基础。硝酸酯类药物可促使NO形成，活化鸟苷酸环化酶，促进平滑肌细胞内环鸟苷酸的合成。环鸟苷酸依赖性蛋白激酶被激活后导致平滑肌细胞内一系列蛋白磷酸化反应，最终引起肌球蛋白轻链脱磷酸化，平滑肌松弛。

1．扩张静脉血管，降低前负荷　硝酸酯类药物通过其对血管平滑肌的直接作用而扩张大多数的动静脉。扩张静脉可增加静脉储备量，使回心血量减少，减轻前负荷，降低心室壁张力，进而减少心肌耗氧量。扩张的动脉主要是大动脉，可减少左心室后负荷和左心室做功。心脏前、后负荷的减少，均可降低心肌耗氧量。低浓度的硝酸甘油引起静脉血管的扩张作用大于对动脉血管的扩张。较大剂量的有机硝酸酯类引起更明显的静脉淤血，同时降低小动脉血管阻力，降低收缩压和舒张压以及心排血量，导致苍白、无力、眩晕，引起代偿性交感神经兴奋，反射性引起心率加快和外周小动脉收缩，可恢复全身血管阻力，这些与持续的静脉淤血同时发生，可能引起冠脉血管扩张，冠脉血流量可能因而一过性增多，但因心排血量和血压降低，冠脉流量会随之减少。此反射性心率加快作用可合用 β 受体阻断药而克服。

2．改变心肌血液的分布，有利于缺血区供血　缺血是冠状血管扩张的有效刺激因素，通过自身调节机制改变小的阻力血管张力而对局部血流量进行调整。主要通过 3 条途径实现：①增加心内膜下的血液供应：硝酸酯类药物能扩张静脉和动脉，使左心室舒张末期的压力降低，改善心肌顺应性，降低了对心内膜下血管的压力，因而增加了心内膜下区域的血液供应；②选择性扩张心外膜较大的输送血管，硝酸酯类药物可对较大的血管产生舒张作用，从而增加缺血区血量；③开放侧支循环：硝酸酯类药物可刺激侧支生成或开放侧支循环，使到达缺血区特别是严重缺血的心内膜下区的血流量增加。

3．硝酸甘油释放的 NO 也可兴奋血小板的腺苷酸环化酶，使环腺苷酸增加从而抑制血小板的聚集，这种作用较轻微。

【临床应用】硝酸酯类是缓解心绞痛最常用的药物，适用于各种类型心绞痛的治疗。可用于缓解急性发作，又能作为发生心绞痛前的预防用药，也可用作诊断性治疗。硝酸酯类是稳定型心绞痛患者的首选用药，控制急性发作时，应舌下含服或气雾吸入，如需要不断舌下含服则采用口服制剂，或硝酸酯类的缓释制剂以及透皮制剂（油膏或贴膜）；对于发作频繁的心绞痛，宜采用静脉给药的方式；对于急性心肌梗死者提倡早期应用，减少心肌梗死并发症的发生。如果患者发生耐受，静脉给药的同时可舌下含服硝酸甘油口服制剂，但需注意用药剂量，以免用量过大。

【不良反应】硝酸酯类药物不良反应轻，临床应用安全。

1．急性不良反应　主要是由血管扩张作用引起的，常见的有搏动性头痛、皮肤潮红，也发生颅内压增高。偶见直立性低血压、过敏反应等。通常在用药的前几天较明显。禁用于青光眼和颅内高压的患者。

2．耐受性　大剂量长期应用常导致耐受现象，随着硝酸酯类大剂量口服、透皮、静脉以及缓释制剂的普遍应用，需更加关注耐受现象。硝酸酯类药物耐受性的产生及其程度与用药剂量和频率直接相关，但停药后下次给药时敏感性恢复。为减少耐受性，静脉给药或透皮给药时应尽量减小剂量。大剂量治疗时，应减少给药次数。多次给药时应选用短效制剂、缓释制剂或贴剂。也可采用日间用药、夜间停药的方式。

【药物相互作用】硝酸酯类药物与抗高血压药物合用时，可以使降血压作用显著增强；静脉使用时可减弱肝素抗凝作用，因此，合用时应增加肝素用量，停药时需注意因凝血障碍而导致的出血症状；阿司匹林可影响硝酸甘油在肝内的清除，合用时引起硝酸甘油血药浓度升高；与乙酰半胱氨酸合用时，乙酰半胱氨酸为巯基供体，可减少硝酸酯类药物耐受性的产生。

【用法与注意事项】用于发作时的治疗：短效硝酸甘油舌下含片每次 0.3 ～ 0.6mg，1 ～ 2min 起效，30min 作用消失，也可使用喷雾剂；硝酸异山梨酯含片每次 5mg，2 ～ 5min 起效，可维持 2 ～ 3h，也可使用喷雾剂，每次 1.25mg，1min 即可起效；亚硝酸异戊酯，每安瓿 0.2ml，以手帕包安瓿敲碎经鼻吸入，10 ～ 15s 即可发生作用，数分钟消失，但有明显的降血压作用，应特别慎用。

用于缓解期的治疗：长效制剂硝酸异山梨酯口服片剂每次 5 ～ 10mg，每日 2 ～ 3 次；单硝酸异山梨酯口服片剂每次 20mg，每日 2 次；硝酸甘油静脉滴注以 5 ～ 10μg/min 起始，每5min 增量，一般剂量为 0.6 ～ 12mg/h；硝酸异山梨酯静脉滴注浓度为 100μg/ml，一般剂量为2 ～ 7mg/h。

注意事项：使用时，应从小剂量开始，以避免和减轻不良反应。硝酸酯类可引起眼内和颅内血管扩张，导致眼内压和颅内压增高，故青光眼和颅内高压患者禁用。长期用药时，如突然停药，可能进一步诱发心绞痛、心肌梗死，因此应逐步停药。亚硝酸异戊酯的作用和硝酸甘油相同，但能引起更明显的血压下降，使用时应慎重。

三、钙通道阻滞药

临床用于心绞痛治疗的钙通道阻滞药物包括：二氢吡啶类，包括硝苯地平（Nifedipine，心痛定）、氨氯地平（Amlodipine，阿莫洛地平）、尼群地平（Nitrendipine，硝苯甲乙砒啶）、尼索地平（Nisoldipine，硝苯异丙啶）等；非二氢吡啶类，包括维拉帕米（Verapamil，异搏定）、地尔硫䓬（Diltiazem，硫氮䓬酮）、苄普地尔（Bepridil，双苯吡乙胺）。

胞质 Ca^{2+} 浓度升高可引起心脏和血管平滑肌收缩增强。细胞内 Ca^{2+} 释放参与血管平滑肌的收缩，而细胞外 Ca^{2+} 内流则是引起心肌收缩更为重要的因素，而且细胞外 Ca^{2+} 的进入可进一步促发细胞内 Ca^{2+} 的释放。影响胞内 Ca^{2+} 浓度的因素很多，钙通道阻滞药主要通过与受体调控的 Ca^{2+} 通道（某些激素和神经递质可作用）和电压调控的 Ca^{2+} 通道（细胞外高 K^+ 和去极化电刺激）的特异性受体或位点结合，阻滞 Ca^{2+} 内流，减弱血管和心脏平滑肌收缩。

【药动学】钙通道阻滞药口服吸收迅速而完全，吸收率都在 90% 以上。但因首过效应强，因此生物利用度低。钙通道阻滞药中，以氨氯地平生物利用度最高，其次为硝苯地平、地尔硫䓬、维拉帕米及其他新的第二代二氢吡啶类药物。硝苯地平、维拉帕米与地尔硫䓬的半衰期极短，约 4h，但其缓释制剂和新的第二代二氢吡啶类药物如非洛地平、伊拉地平和尼伐地平等的半衰期较长，药效可保持 24h。因此，每日给药 1 次即可。二氢吡啶类药物的代谢产物无药理活性或药理活性很低；地尔硫䓬的主要代谢产物为去乙酰基地尔硫䓬，在扩张血管方面，其作用为地尔硫䓬的一半。维拉帕米的去甲基代谢产物去甲维拉帕米，虽有生物学活性，但作用明显不如维拉帕米。几乎所有的钙通道阻滞药都在肝被氧化代谢，然后经肾排出。有肝功能障碍的心绞痛患者应考虑减少用药剂量。

【药效学】钙通道阻滞药主要作用于细胞膜上的各类钙通道，阻滞 Ca^{2+} 内流，降低胞内 Ca^{2+} 浓度，产生药理作用，包括松弛平滑肌、降低心肌收缩力、减慢心率等。

1. 对平滑肌的作用　钙通道阻滞药作用于血管平滑肌，其中小动脉的敏感性较静脉更高，通过阻断 Ca^{2+} 内流，而使血管平滑肌松弛。同时也可扩张外周血管，外周阻力下降，减轻心脏后负荷，进而降低心肌耗氧量。钙通道阻滞药对细支气管平滑肌、胃肠道平滑肌和子宫平滑肌也有显著的松弛作用。钙通道阻滞药引起血压降低，尤其是硝苯地平。与维拉帕米、地尔硫䓬相比，硝苯地平对血管平滑肌的扩张作用较强，较低浓度时即可阻断 Ca^{2+} 内流，用药后出现反射性心率加快，使心肌耗氧量增多。而且，二氢吡啶类钙通道阻滞药对不同部位的血管有不同的作用强度，如尼莫地平对脑血管作用最强。

2. 对心肌的作用　心肌主要依靠 Ca^{2+} 内流维持正常功能。窦房结搏动的生成和房室结的传导由 Ca^{2+} 内流所致，均可被钙通道阻滞药减弱或阻断。表现为降低心肌收缩力，减慢心率。钙通道阻滞药通过减少 Ca^{2+} 内流减慢房室结传导速度，降低窦房结自律性，进而降低心肌耗氧量。维拉帕米对心脏抑制作用最强，地尔硫䓬次之，硝苯地平较弱。

不同钙通道阻滞药对 Na^+ 及 Ca^{2+} 通道有不同的作用。维拉帕米对 Na^+ 通道的阻断作用比 Ca^{2+} 通道强，而地尔硫䓬和硝苯地平对 Na^+ 通道的阻断作用轻微，苄普地尔对 Na^+ 及 Ca^{2+} 通道均有显著的阻断作用。二氢吡啶类如硝苯地平在低于阻断心肌 Ca^{2+} 通道所需浓度时即可阻断血管平滑肌的 Ca^{2+} 通道，其他二氢吡啶类药甚至对平滑肌的阻断作用更强。

3. 增加缺血区心肌的血液供应　钙通道阻滞药可扩张冠脉血管，解除冠脉痉挛（为治疗变异型心绞痛的主要机制），降低冠脉阻力，同时促进侧支循环开放，增加冠脉血流量，增加心肌供血。另外钙通道阻滞药还可阻断血小板膜表面的 Ca^{2+} 通道，抑制心肌缺血时儿茶酚胺所诱发的血小板聚集和活性产物的合成、释放，有利于改善冠脉血流量，增加缺血心肌的血液供应。

【临床应用】钙通道阻滞药对冠状动脉痉挛所导致的变异型心绞痛最有效，也可用于稳定型和不稳定型心绞痛。且对支气管平滑肌有一定程度的扩张作用，因此对哮喘和阻塞性肺疾病患者更为适用。本类药物对外周血管具有扩张作用，故可用于伴有外周血管痉挛性疾病的心绞痛患者。

硝苯地平：不降低房室传导速度，因而对有房室传导阻滞的患者较安全。以扩血管作用为主，扩张冠脉血管作用强，可解除冠脉痉挛，对变异型心绞痛效果好。因其降压作用很强，在血压较低时，硝苯地平可引起低血压进一步恶化，而维拉帕米和地尔硫䓬较少引起低血压，且易耐受。同时其降压作用可反射性加快心率，增加心肌耗氧量，故对稳定型心绞痛疗效不及普萘洛尔，两者合用可提高疗效，不良反应也减少。且本药可能因反射性心动过速而增加心肌梗死的发生率。

维拉帕米：可用于稳定型和不稳定型心绞痛。维拉帕米较少引起低血压，抗心律失常作用明显，因此适用于伴有房性心动过速的患者。维拉帕米或地尔硫䓬和 β 受体阻断药合用可明显抑制心肌收缩力和传导速度，应慎用。维拉帕米通过药动学相互作用增加地高辛的血药浓度，因此在洋地黄化的患者，要慎用维拉帕米。

地尔硫䓬：作用强度介于硝苯地平和维拉帕米之间，选择性扩张冠脉血管，对外周血管作用较弱，具有减慢心率、抑制传导和非特异性阻断交感神经作用。由于减小心率与血压的乘积，故可明显减少缺血发作。主要用于冠脉痉挛引起的变异型心绞痛，效果好，且不良反应少。对不稳定型心绞痛疗效较好。用药时较少引起低血压，且可减少心肌梗死后心绞痛的发病率。

【不良反应】钙通道阻滞药的主要不良反应多与其强烈扩血管作用、减弱心肌收缩力、降低窦房结及房室结传导有关。轻微不良反应有颜面潮红、水肿、头晕、恶心、便秘、低血压等，无需停药。维拉帕米、地尔硫䓬对 Ca^{2+} 内流的过多抑制可引起严重的心脏抑制，导致心脏停搏、心动过缓、房室传导阻滞和充血性心力衰竭。因此禁用于严重心功能不全、窦房结功能低下和房室传导阻滞患者。硝苯地平扩张血管作用较强，可引起低血压、反射性心动过速，少数患者可见心肌缺血症状加重，出现心绞痛。对心肌梗死和不稳定型心绞痛患者，短效的硝苯地平随剂量增加，其死亡率风险也相对增加。苄普地尔可诱发心律失常，引起 QT 间期延长和扭转型室性心动过速。

【药物相互作用】维拉帕米和硝苯地平均能增加地高辛的血药浓度，使其半衰期延长，进而升高洋地黄中毒发生率，两者合用时，应根据血药浓度调整地高辛剂量；西咪替丁可降低钙通道阻滞药的代谢，与其合用时，钙通道阻滞药应减量；地尔硫䓬和维拉帕米可延缓卡马西平的代谢，卡马西平可能促进钙通道阻滞药的代谢；地尔硫䓬、尼卡地平和维拉帕米可延缓环孢素的代谢；利福平可促进钙通道阻滞药的代谢。

【用法与注意事项】硝苯地平：口服，10～20mg，每日 3 次；缓释片 30～60mg，每日 1 次；舌下含服，每次 10mg，10min 内显效，静脉给药每次 1mg。维拉帕米：口服，80 ～ 120mg，每日 3 次；缓释片 240 ～ 480mg，每日 1 次；地尔硫䓬：口服，30 ～ 60mg，每日 3 次；缓释片 90 ～ 360mg，每日 1 次。

注意事项：钙通道阻滞药具有扩张外周血管作用，因此在起始用药及长期应用时应监测血压，尤其是合用降血压药物的患者。与 β 受体阻断药合用时，因两者均对心脏有抑制作用，应用时要特别注意观察心脏反应。维拉帕米在伴有心力衰竭、窦房结功能低下、房室传导阻滞的心绞痛患者中禁用。

四、β 受体阻断药

临床用于心绞痛的 β 受体阻断药有：普萘洛尔（Propranolol）、氧烯洛尔（Oxprenolol）、阿普洛尔（Alprenolol）、吲哚洛尔（Pindolol）、美托洛尔（Metoprolol）、阿替洛尔（Atenolol）、塞利洛尔（Celiprolol）等。

【药动学】普萘洛尔脂溶性高，能在胃肠道被迅速、完全吸收，吸收后，肝首过消除率高，生物利用度低于 30%。其在肝内的代谢呈饱和动力学特征，因此加大剂量可能导致血药浓度不成比例地升高。美托洛尔能在胃肠道迅速吸收，肝首过消除率较高，生物利用度为 50% 左右。阿替洛尔在胃肠道吸收较弱，首过消除率低，主要经肾排泄。

普萘洛尔在肝内氧化后生成活性代谢产物 4- 羟普萘洛尔，其半衰期较原药短，但因其活性代谢产物的作用，普萘洛尔作用维持时间比血浆消除半衰期长。其他 β 受体阻断药均生成无活性代谢产物。

【药效学】β 受体阻断药的作用广泛，其对心绞痛的治疗作用主要来源于其血流动力学作用：降低心肌耗氧量，增加缺血区的血流供应和改善心肌代谢。其中，心率减慢和血压降低所引起的心肌耗氧量减少是 β 受体阻断药缓解心绞痛和提高运动耐受量的最重要的机制。

1. 降低心肌耗氧量　心绞痛发作时，交感神经兴奋，儿茶酚胺类含量增多，激动 β 受体，增强心肌收缩力，加快心率，进而增大心肌耗氧量。β 受体阻断药可作用于心脏 β_1 受体，减慢心率，减弱心肌收缩力，进而降低心肌耗氧量。在心率减慢的同时，舒张期灌注时间延长，使心肌灌注量增多。与硝酸酯类药物合用，对降低心肌耗氧量可产生协同作用，也可减少不良反应。

2. 血流重新分布，增加缺血区的血液供应　应用 β 受体阻断药后减少了心肌耗氧量，对缺血和非缺血心肌冠脉段的作用不同。非缺血区血管阻力增高，而缺血区血管由于缺氧呈现代偿性扩张状态，故可使到达缺血心肌的冠脉流量重新分布，促使血液更多地流向缺血区；通过减慢心率而延长心脏的舒张期，从而也增加了冠状动脉的灌注时间，也有利于血液向缺血区灌注。但大多数 β 受体阻断药无血管扩张作用。

3. 改善心肌代谢　β 受体阻断药通过作用于 β_2 受体，抑制脂肪水解酶，减少游离脂肪酸的生成，通过增加心肌缺血区对葡萄糖的摄取和改善葡萄糖的利用而加强糖代谢，减少氧消耗，使缺血区乳酸产生减少或利用增多，维持能量供应，从而发挥抗心肌缺血的作用。另外，β 受体阻断药可促进组织中氧与氧合血红蛋白分离，增加全身组织包括心脏的供氧。

【临床应用】β 受体阻断药可减少患者心绞痛的发作频率，提高运动耐量，改善生活质量。由于其具有减慢心率和降低血压的作用，因此特别适用于伴有心率加快和高血压的心绞痛患者。若心绞痛患者的基本病理生理改变为冠状血管痉挛，硝酸酯类和钙通道阻滞药有效，β 受体阻断药不应单独使用，联合用药时可提高疗效。无内在拟交感活性的 β 受体阻断药普萘洛尔、美托洛尔、噻吗洛尔等可降低心肌梗死患者的死亡率，延长这类患者的存活时间，故心肌梗死患者应及早使用 β 受体阻断药，且需持续使用 2 ～ 3 年。

【不良反应】β 受体阻断药的不良反应大多是 β 受体被阻断所引起的，与 β 受体阻断无关的严重不良反应很少。β 受体分布广泛，因此不良反应较多。心脏的不良反应主要为心功能抑制、心率减慢；窦房结功能不全者可致心动过缓、房室传导阻滞；心功能不全者可加重心脏抑制；低血压者可使其症状加重。全身不良反应主要有诱发和加重哮喘、低血糖（特别是应用胰岛素的患者）、外周血管病恶化（因内源性去甲肾上腺素兴奋 α 受体引起血管收缩的作用增强）。长期用药时，由于受体上调，突然停药可出现反跳现象，可引起严重的心律失常或心绞痛发作。故长期应用 β 受体阻断药的患者，应逐渐减量停药。

【药物相互作用】此类药物与维拉帕米合用，可加重对心脏的抑制作用及降压作用；与地高辛合用，可减慢心率，而致心动过缓；吲哚美辛和水杨酸可减弱 β 受体阻断药的降压作用；西咪替丁使 β 受体阻断药在肝内代谢减少，半衰期延长；本类药物抑制胰高血糖素升高血糖的作用，可使胰岛素的降低血糖作用增强及延长，合用时可掩盖低血糖的症状，应引起注意。

【用法与注意事项】普萘洛尔：口服，每次 10mg，每日 3 ~ 4 次，逐步增加剂量，至每天 80mg 以上。美托洛尔：每次 100 ~ 150mg，分 2 ~ 3 次服用，必要时可增加剂量至 100 ~ 150mg。阿替洛尔：口服，每次 25 ~ 50mg，每日 2 次；或每次 100mg，每天 1 次。疗效判定指标是静息情况下心率为 55 ~ 60 次 / 分，活动后无增快，可认为 β 受体已被有效地阻断。用药时应注意个体差异，根据症状调整用药剂量。

注意事项：哮喘和心力衰竭的患者不宜使用 β 受体阻断药，前者可用钙通道阻滞药替代，后者一般应用硝酸酯类药物。变异型心绞痛（由冠脉痉挛引起）患者也不能使用 β 受体阻断药，而应采用钙通道阻滞药和硝酸酯类治疗。长期应用 β 受体阻断药，如突然停药，可引起反跳性心绞痛，甚至发生心肌梗死，故停药时应逐步减量。

（李淑珍）

第五节　抗动脉粥样硬化药

一、概述

动脉粥样硬化（atherosclerosis，AS）是心脑血管疾病的主要病理基础。动脉粥样硬化及其相关疾病如高血压、冠心病、卒中和外周血管病，是人类心血管病发病率和病死率增加的主要原因。其发病特点是动脉管壁增厚变硬、失去弹性和管腔缩小，由于在动脉内膜上积聚的脂质外观呈黄色粥样，因此称为动脉粥样硬化。主要累及大中型动脉，临床表现以受累器官的表现为主。

1. 动脉粥样硬化的发病机制　当动脉内膜出现局部损伤后，血液中的脂质就会在内膜上沉积，进而内膜纤维结缔组织增生伴有增厚或隆起形成斑块。炎症 - 纤维增生性反应的结果使病情进一步发展，导致斑块下发生坏死并形成局限性狭窄，造成血管不同程度的堵塞，影响血流通畅，导致机体相应器官缺血，发生功能障碍。

2. 动脉粥样硬化的症状

（1）一般症状：可能出现脑力与体力衰退。

1）神经衰弱：动脉粥样硬化早期多表现为头痛、头晕、头部有紧箍和压迫感，有耳鸣、嗜睡等症状，记忆力减退，容易疲劳。

2）感情异常：患者易激动，缺乏自制力，甚至出现表情淡漠，对周围事物缺乏兴趣，对人缺乏热情。判断力低下，不能持久地集中注意力，想象力降低。

3）自主神经功能障碍：表现为皮肤被抓划后可发红并隆起，手脚发冷，全身及局部发汗，头发早白、早秃。动脉粥样硬化中后期可出现走路及转身不稳，表现为步态僵硬、缓慢或步态不稳。

4）癫痫痉挛发作：局限性癫痫是动脉粥样硬化后期的常见症状，主要表现为身体某部位发生阵发性、痉挛性抽搐。有的患者可出现不自主的运动。严重者可因动脉粥样硬化出血、血栓形成而出现昏迷瘫痪等。

（2）不同部位动脉粥样硬化的症状

1）主动脉粥样硬化：易形成主动脉瘤，胸主动脉瘤可引起胸痛、气急、吞咽困难、咯血、声带因喉返神经受压而麻痹引起声音嘶哑、气管移位或阻塞、上腔静脉或肺动脉受压等表现。主动脉瘤一旦破裂，可迅速致命。

2）冠状动脉粥样硬化：使血管腔狭窄或阻塞，因冠状动脉功能性改变导致心肌缺血、缺氧或坏死而引起心脏病。

3）颅脑动脉粥样硬化：病变多集中在血管分叉处。粥样斑块造成血管狭窄、脑供血不足或局部血栓形成或斑块破裂，斑块脱落造成脑栓塞等脑血管意外。

4）肾动脉粥样硬化：引起顽固性高血压。如发生肾动脉血栓形成，可引起肾区疼痛、无尿和发热等。长期肾缺血可致肾萎缩并发展为肾衰竭。

5）肠系膜动脉粥样硬化：血栓形成时，有剧烈腹痛、腹胀和发热。肠壁坏死时，可引起便血、麻痹性肠梗阻和休克等症状。

6）四肢动脉粥样硬化：由于血供障碍而引起下肢发凉、麻木和典型的间歇性跛行。

二、常用抗动脉粥样硬化药

他汀类药物是从红曲霉菌培养液中提取的霉菌代谢产物。口服后被水解，内酯环打开，变成有活性的羟基酸。第一代他汀类药物为利用发酵方法从土曲霉菌培养液中分离得到的天然化合物，如辛伐他汀、洛伐他汀、普伐他汀；第二代是人工对消旋体进行改造的半合成物，如阿托伐他汀；第三代是人工全合成的化合物，如氟伐他汀、西立伐他汀等。

洛伐他汀（Lovastatin）是第一个应用于临床的有效的羟甲戊二酰辅酶 A（hydroxymethylglutaryl-coenzyme A，HMG-CoA）还原酶抑制剂，可降低血浆总胆固醇、低密度脂蛋白胆固醇和极低密度脂蛋白胆固醇含量。他汀类药物除具有调节血脂作用外，在急性冠状动脉综合征患者中早期应用能够抑制血管内皮的炎症反应，稳定粥样斑块，改善血管内皮功能。延缓动脉粥样硬化进程，发挥抗炎、保护神经和抗血栓等作用。目前他汀类药物不仅能有效地降低总胆固醇和低密度脂蛋白胆固醇，还能轻度降低三酰甘油和轻度升高高密度脂蛋白胆固醇，为目前临床应用最广泛的调节血脂类药物。

【药动学】口服后经胃肠吸收，在肝内广泛首过消除，30% 被吸收并代谢为有活性的开环羟基酸，2～4h 作用达高峰。血浆蛋白结合率为95%，主要分布于肝，其次为肾、脾、睾丸、肾上腺等。代谢物的83% 经胆汁排泄，10% 从尿排出。长期治疗停药后，作用持续 4～6 周。

【药效学】HMG-CoA 还原酶是催化 HMG-CoA 转化为甲基戊酸盐的限速酶，他汀类药物结构与 HMG-CoA 相似，能对 HMG-CoA 还原酶产生竞争性抑制，从而阻断内源性胆固醇的合成，降低低密度脂蛋白生成，肝大量摄取血清中的低密度脂蛋白和中间密度脂蛋白，从而降低了二者的血浆浓度。

除降脂作用外，他汀类药物还通过抗氧化、抗炎、抑制细胞增殖、调节内皮及血管功能以及抑制血小板聚集和血栓形成等作用共同降低心血管事件的危险性。

【临床应用】

1. 抗动脉粥样硬化　通过降低血脂、胆固醇的作用，疏通血管，改善血液循环，降低血管内壁增厚、炎性损伤以及促进动脉粥样硬化斑块消退。

2．降血脂　他汀类是临床治疗高胆固醇血症和高低密度脂蛋白胆固醇血症的首选药物，是临床上疗效明确的调血脂药。

3．抗高血压　临床回顾性分析发现，高血压患者中，使用他汀类药物患者的血压比不使用者控制得更好，且更易于使血压＜140/90mmHg。

4．治疗肺动脉高压　肺动脉高压是致死率极高的慢性肺循环疾病，临床研究发现他汀类药物能有效减轻甚至逆转肺动脉高压及肺血管重塑。使患者步行距离明显增加，心排血量提高，右心室收缩压降低，疾病进展得到控制。

5．抗心绞痛与抗心律失常　不稳定型心绞痛是临床发生急性冠状动脉综合征的重要原因。临床研究发现对于不稳定型心绞痛的治疗，在综合治疗基础上，加用辛伐他汀能明显改善患者的临床症状和心电图表现。目前有较多的临床试验和动物实验证实他汀类药物可以明显减少心房颤动的发生、复发和维持。

【不良反应】

1．本药最常见的不良反应为胃肠道不适、腹泻、胀气，还有头痛、皮疹、头晕、视物模糊和味觉障碍。

2．偶可引起血氨基转移酶可逆性升高，因此需监测肝功能。

3．少见的不良反应有阳萎、失眠。

4．罕见的不良反应有肌炎、肌痛、横纹肌溶解，表现为肌肉疼痛、乏力、发热，并伴有血肌酸磷酸激酶升高、肌红蛋白尿等，横纹肌溶解可导致肾衰竭，但较罕见。本药与免疫抑制剂、叶酸衍生物、烟酸、吉非贝齐、红霉素等合用可增加肌病发生的危险。

5．有报道发生过肝炎、胰腺炎及过敏反应如血管神经性水肿。

【药物相互作用】

1．洛伐他汀与口服香豆素类合用可使凝血酶原时间延长，使出血的危险性增加，使用抗凝药的患者，洛伐他汀治疗前后均应检查凝血酶原时间，并按使用香豆素类时推荐的间期监测。

2．与免疫抑制剂如环孢素、阿奇霉素、克拉霉素、红霉素、达那唑、伊曲康唑、吉非贝齐、烟酸等合用可增加肌溶解和急性肾衰竭发生的危险。

3．考来替泊、考来烯胺可使洛伐他汀的生物利用度降低，故应在服用前者4h后服用本药。他汀类药物与抗酸药、H_2受体阻断药以及地高辛、华法林无相互作用，与考来烯胺合用时该药相对生物利用度降低（20%～30%）。如果将两药间隔数小时则可避免此影响，烟酸或贝特类和他汀类合用有可能出现肌炎等严重不良反应。

【用法与注意事项】一般自小剂量开始，10mg或20mg，每日1次，晚餐时服；可增量至每日40mg，甚至80mg，分早晚2次服。若低密度脂蛋白胆固醇降到2.11mmol/L以下，应降低剂量。

1．既往有肝病史者应慎用，活动性肝病者用药期间应定期检查血胆固醇和血肌酸磷酸激酶。应用药品时血氨基转移酶可能增高，有肝病史者服用本药还应定期监测肝功能。

2．在洛伐他汀治疗过程中如发生血氨基转移酶增高达正常高限的3倍，或血肌酸磷酸激酶显著增高或有肌炎、胰腺炎表现时，应停用本药。

3．如有低血压、严重急性感染、创伤、代谢紊乱等情况，须注意可能出现的继发于肌溶解的肾衰竭。

4．肾功能不全时，剂量应减少。

5．宜与饮食共服，以利吸收。

（马　翠）

第六节　抗 休 克 药

一、概述

休克是指机体在严重失血、感染、创伤等强烈致病因素作用下，有效循环血量急剧减少、组织器官血液灌注严重不足，导致各重要器官和细胞功能代谢障碍及结构损害的全身性病理过程。临床表现为血压降低、脉搏细速、神志淡漠、面色苍白、四肢湿冷、尿量减少等。根据其病因不同将休克分为低血容量性休克、感染性休克、心源性休克、神经源性休克和过敏性休克。

1．低血容量性休克　指各种病因引起的机体血容量减少所致的休克。常见于失血、失液、烧伤等情况。

2．感染性休克　指细菌、病毒、真菌、立克次体等病原微生物严重感染引起的休克。根据其血流动力学特点可分为高动力型和低动力型。

3．心源性休克　指大面积急性心肌梗死、急性心肌炎、心脏压塞及严重的心律失常（心房颤动、心室颤动）和心脏破裂等急性心力衰竭，均可引起心排血量明显减少，有效循环血量和灌注量下降而导致休克。

4．神经源性休克　指剧烈疼痛、高位脊髓麻醉或损伤可引起血管运动中枢抑制，阻力血管扩张，循环血量相对不足而导致的休克。这种休克微循环灌注正常并且预后较好，常不需治疗而自愈。

5．过敏性休克　指具有过敏体质的人经注射某些药物（如青霉素）、血清制剂或疫苗后引起的休克。组胺和缓激肽大量入血，造成血管床容积扩张，毛细血管通透性增加，导致机体有效循环血量相对不足。

休克是一个有着复杂病理生理过程的临床综合征，治疗时必须采取综合疗法，改善全身组织的血液灌注，维持重要脏器的功能。针对不同类型的休克，尽快查明病因并给予相应处理。

二、常用抗休克药

（一）缩血管药

肾上腺素（Adrenline）

【药动学】口服后有明显首过效应，不能达到有效血药浓度。皮下注射由于局部血管收缩而吸收缓慢，肌内注射吸收较皮下注射快。皮下注射 6 ～ 15min 起效，作用维持 1 ～ 2h，肌内注射作用维持 80min 左右，仅少量原型药物由尿排出。本药可通过胎盘，不易透过血脑屏障。

【药效学】可激动 α 受体和 β 受体。激动 α 受体引起皮肤、黏膜、内脏血管收缩。激动 β 受体引起冠状、骨骼肌血管扩张，心肌兴奋，心率增快，对血压的影响与剂量有关，常用剂量使收缩压升高而舒张压不变或略降，大剂量使收缩压、舒张压均升高。同时能抑制组胺和白三烯等过敏物质的释放。

【临床应用】主要用于过敏性休克的治疗。

【不良反应】心悸、头痛、血压升高、震颤、无力、眩晕、呕吐、四肢发凉。有时可有心律失常，严重者可由于心室颤动而致死。外伤性及出血性休克患者禁用。

【药物相互作用】α 受体阻断药以及各种血管扩张药可对抗本药的升压作用，应忌用。与 β 受体阻断药合用，两者的 β 受体效应互相抵消，可出现血压异常升高、心动过缓和支气管收缩。

【用法与注意事项】皮下注射或肌内注射 0.5 ～ 1mg，也可 0.1 ～ 0.5mg 缓慢静脉滴

注（以生理盐水稀释到 10ml），如疗效不好，可改用 4 ～ 8mg 静脉滴注（溶于 5% 葡萄糖液 500 ～ 1000ml）。静脉注射速度过快可致心律失常或血压骤升，有诱发脑出血的危险，使用时应严格掌握剂量。

去甲肾上腺素（Noradrenaline）

【药动学】一般采取静脉滴注给药，起效快，滴注停止后作用维持 1 ～ 2min，代谢同肾上腺素。

【药效学】激动 α_1 受体，使全身血管收缩，对脑、肝、肠系膜血管收缩作用较弱，同时扩张冠脉，增加冠脉血流量，有利于血液分布于脑、心等重要器官。激动心脏 β_1 受体，使心肌收缩力增强，心率加快，心排血量增加。大剂量应用时易致心律失常。

【临床应用】用于早期神经源性休克及嗜铬细胞瘤切除后或药物中毒时的低血压状态。

【不良反应】静脉滴注时间过长、浓度过高或药液外漏可导致局部组织缺血性坏死；用药时间过长或剂量过大，使肾血管收缩，引起少尿或无尿。

【药物相互作用】与洋地黄同用可导致心律失常。

【用法与注意事项】成人：1 ～ 2mg 加入 5% 葡萄糖注射液 500ml 中，开始以 8 ～ 12μg/min 速度滴注，使血压达到理想水平，维持量为 2 ～ 4μg/min。儿童：0.02 ～ 0.1μg/（kg·min）。与全血或血浆同用时需分开注射。

去氧肾上腺素（Phenylephrine）

【药动学】本药在胃肠道和肝内被单胺氧化酶降解，不宜口服，皮下注射 10 ～ 15min 起效，持续 50 ～ 60min；肌内注射 10 ～ 15min 起效，持续 30 ～ 120min；静脉注射立即起效，持续 15 ～ 20min。

【药效学】为 α_1 受体激动药，使皮肤黏膜、肾、肺和四肢血管收缩，升高血压。

【临床应用】用于治疗休克及麻醉时维持血压。

【不良反应】胸部不适或疼痛、眩晕、持续头痛、呕吐等。

【药物相互作用】先用 α 受体阻断药如酚妥拉明、酚苄明、妥拉唑林等后再给药时，可减弱本药的升压作用。与全身麻醉药（尤其环丙烷或卤代物）同用，易引起室性心律失常；与单胺氧化酶抑制剂同用，可使本药的升压作用增强，在使用单胺氧化酶抑制剂后 14 天内禁用本药。

【用法与注意事项】严重低血压和休克（包括与药物有关的低血压），可静脉给药，5% 葡萄糖注射液或 0.9% 氯化钠注射液每 500ml 中加本药 10mg（1∶50000 浓度），开始时滴速 100 ～ 180 滴 / 分，血压稳定后递减至 40 ～ 60 滴 / 分，必要时浓度可加倍，滴速则根据血压调节。

间羟胺（Metaraminol）

【药动学】肌内注射约 10min 起效，皮下注射 5 ～ 20min 起效，作用持续时间约 1h。静脉注射 1 ～ 2min 起效，作用持续 20min。主要在肝代谢，经胆汁和尿液排出。

【药效学】本药属人工合成的拟交感胺药，可激动 α 受体，使血管收缩，血压升高。同时激动心脏 β_1 受体，使心肌收缩力增强，对正常人心排血量增加不明显，但对休克患者可增加心排血量。

【临床应用】作为去甲肾上腺素代用品用于休克早期，可与多巴胺合用治疗心源性休克和感染性休克。

【不良反应】大剂量可致头痛、头晕、震颤、心悸和胸部压迫感。静脉滴注外漏时偶可引起局部组织坏死。

【药物相互作用】不宜与环丙烷、氟烷等全身麻醉药合用，易引起心律失常。与单胺氧化酶抑制剂合用时可使血压升高，此时应静脉注射酚妥拉明对抗。不能与碱性药物配伍，以免引起药物分解。本药连续用药可引起快速耐受性。

【用法与注意事项】肌内注射：成人，每次 5～10mg，每 0.5～2h 一次；儿童，0.2～0.4mg/kg，4～6h 一次。静脉注射：成人，每次 0.5～5mg；儿童，10μg/kg。静脉滴注：成人，15mg 加入葡萄糖或生理盐水 500ml，以 20～30 滴 / 分的速度滴注，根据血压调整滴速；儿童，配成 5～10mg/100ml 溶液，以每分 3～5μg/kg 速度滴注。

（二）血管扩张药

硝普钠（Sodium Nitroprusside）

【药动学】本药不能口服，半衰期极短，作用时间仅 5～15min，必须连续静脉滴注给药维持疗效，静脉滴注停止后 3min 内作用即可消失。其代谢物硫氰酸盐从尿排出，肾功能正常者半衰期为 4～7 天，肾功能不良者半衰期则延长。

【药效学】硝普钠作用迅速而短暂，进入体内后可使小动脉、静脉都扩张。此作用与分子中含有 NO 有关，当与红细胞接触时，则分子分解释放出 NO。NO 可激活血管平滑肌细胞和血小板鸟苷酸环化酶，使环鸟苷酸生成增加，引起血管扩张，同时可降低左心室充盈压和射血阻抗，降低心脏前后负荷、心肌耗氧量。

【临床应用】主要用于心源性休克，特别是左心室充盈压及射血阻抗高的急性心肌梗死患者。

【不良反应】主要与强烈扩张血管和降压有关，出现恶心、出汗、烦躁不安、呕吐和头痛，静脉滴注停止则症状迅速消失。大剂量或连续使用，特别是肾功能不良时易发生中毒，可出现疲劳、恶心、食欲缺乏、定向障碍和精神失常等，应监测血中硫氰酸盐浓度。

【药物相互作用】与多巴胺同用可使心排血量增多，而肺毛细血管楔压降低。与洋地黄合用可产生协同作用。

【用法与注意事项】本药只作静脉滴注，滴注速度不应超过 10μg/（kg·min）。滴注前，将本药 50mg 先用 5% 葡萄糖注射液 2～3ml 溶解，再以 5% 葡萄糖注射液 250～1000ml 稀释至所需浓度，滴注时输液器需要避光。

酚妥拉明（Phentolamine）

【药动学】口服吸收快，但肝首过效应强，生物利用度低。肌内注射 20min 血药浓度达峰值，作用持续 30～45min，静脉注射 2min 血药浓度达峰值，作用持续 15～30min。

【药效学】本药为 α 受体阻断药，使血管扩张，降低外周阻力，同时能加强心肌收缩力，更有效地改善组织供血、供氧。

【临床应用】常与间羟胺并用治疗各种休克。

【不良反应】血压下降、腹痛、腹泻、呕吐，有时会出现心率加快，冠心病、心绞痛患者慎用。

【用法与注意事项】口服：每次 25～100mg，每日 4～6 次；肌内注射或静脉注射：每次 5mg，每日 1～2 次；静脉滴注：每次 5mg，以 0.3mg/min 速度滴注。

多培沙明（Dopexamine）

【药动学】静脉给药可立即起效并迅速达到稳定状态，停药后作用消失快，半衰期约 3min。

【药效学】本药主要激动 β_2 和多巴胺受体，对 β_1 受体作用弱，对 α 受体无作用。因此具有正性肌力作用及血管扩张作用，对收缩压影响小，降低舒张压，故可减轻心脏负荷。

【临床应用】主要用于感染性休克，尤其对低排高阻型效果更佳。

【不良反应】低血压、恶心、呕吐。

【药物相互作用】与地高辛合用有协同作用，但易发生心律失常。与硝普钠合用可避免硝普钠引起的血压下降。与硝酸甘油合用疗效较好。

【用法与注意事项】静脉滴注，开始 0.5μg/（kg·min），逐渐增至 1.0μg/（kg·min），最高可达 10μg/（kg·min），不能突然停药。血小板减少症患者禁用；缺血性心脏病患者慎用。

多巴胺（Dopamine）

【药动学】口服无效，静脉滴注后在体内分布广泛，不易通过血脑屏障。静脉注射 5min 内起效，持续 5 ~ 10min，半衰期约为 2min。

【药效学】本药主要激动多巴胺受体，药理效应与剂量相关：小量时 [0.5 ~ 2μg/(kg·min)] 主要作用于多巴胺受体，使肾及肠系膜血管扩张，肾血流量及肾小球滤过率增加，尿量及钠排泄量增加；中等量时 [2 ~ 10μg/(kg·min)]，能直接激动 β_1 受体以及间接促使去甲肾上腺素的释放，使心肌收缩力及心排血量增加，收缩压升高，舒张压无变化或有轻度升高；大量时 [大于 10μg/(kg·min)] 激动 α 受体，导致周围血管阻力增加，肾血管收缩，肾血流量及尿量反而减少，由于心排血量及周围血管阻力增加，致使收缩压及舒张压均增高。

【临床应用】主要用于感染性休克、心源性休克、出血性休克等。

【不良反应】剂量过大时出现心律失常、心绞痛、呼吸困难。

【药物相互作用】大剂量多巴胺与 α 受体阻断药同时应用，后者的扩血管效应可被本药的外周血管收缩作用拮抗。与全身麻醉药（尤其是环丙烷或卤代物）合用，由于后者可使心肌对多巴胺异常敏感，引起室性心律失常。与 β 受体阻断药同用，可拮抗多巴胺对心脏的作用。与硝酸酯类药同用，可减弱硝酸酯的抗心绞痛及多巴胺的升压效应。与利尿药同用，扩张肾血管，使肾血流增加，可增加利尿作用；另一方面本药自身还有直接的利尿作用。

【用法与注意事项】静脉滴注，将 20mg 加入 5% 葡萄糖液 200 ~ 300ml 中，以约 20 滴/分滴入，根据血压情况可增加速度或浓度，最大滴速为 500μg/min。

（三）加强心肌收缩力药物

多巴酚丁胺（Dobutamine）

【药动学】口服无效，静脉给药 1 ~ 2min 内起效，10min 作用达高峰，半衰期约 2min。

【药效学】主要激动 β_1 受体，对 β_2 受体作用弱。正性肌力作用强于多巴胺。

【临床应用】主要用于心源性休克，尤其对心排血量低的患者效果更佳。

【不良反应】剂量过大时引起心动过速、高血压、头痛。

【药物相互作用】与 β 受体阻断药同用可拮抗本药对 β 受体的作用，导致 α 受体作用占优势，外周血管的总阻力加大。与硝普钠同用可导致心排血量微增，肺动脉楔压略降。本药不得与碳酸氢钠等碱性药物混合使用。

【用法与注意事项】将多巴酚丁胺加于 5% 葡萄糖液或 0.9% 氯化钠注射液中稀释后以 2.5 ~ 10μg/(kg·min) 滴速给予。在 15μg/(kg·min) 以下的剂量时心率和外周血管阻力基本无变化，剂量过大可导致心律失常。

思考题

1. 简述抗高血压药物的分类及代表药。
2. 简述抗心律失常药物的分类及药物作用特点。
3. 洛伐他汀的临床应用及不良反应是什么？
4. 试述强心苷中毒时的表现和中毒防治措施。

（宫凌涛）

第十七章 血液系统疾病的临床用药

第一节 抗贫血药

一、概述

贫血（anemia）是指单位容积血液内血红蛋白（hemoglobin，Hb）量、红细胞（red blood cell，RBC）计数以及血细胞比容（hematocrit，Hct）低于正常值下限的一种病理状态。成年男性 Hb 量 $< 120g/L$，RBC $< 4.5 \times 10^{12}/L$，Hct < 0.42；成年女性 Hb 量 $< 110g/L$，RBC $< 4.0 \times 10^{12}/L$，Hct < 0.37 即诊断为贫血。临床上常见的贫血包括缺铁性贫血（iron deficiency anemia，IDA）、巨幼细胞贫血（megaloblastic anemia，MA）、再生障碍性贫血（aplastic anemia，AA）。

1. IDA 是指机体对铁的需求与供给失衡，导致体内储存铁耗尽，Hb 合成减少，RBC 内铁缺乏从而引起的贫血。IDA 是最常见的贫血，患者有头晕、乏力、皮肤黏膜苍白、皮肤毛发干燥无光泽、指 / 趾甲变薄变脆等，儿童生长发育迟缓、智力低下、易感染、异食癖、口角炎、萎缩性舌炎等症状。

2. MA 是指体内叶酸和（或）维生素 B_{12} 缺乏或某些药物影响核苷酸代谢导致 DNA 合成障碍所致的贫血。患者平均血红蛋白体积和平均血红蛋白含量明显升高，骨髓中出现大量形态与功能异常的巨幼红细胞和巨幼粒细胞。患者除有贫血症状外，常伴有因维生素 B_{12} 缺乏所导致的四肢远端发麻、深感觉障碍、共济失调和锥体束征阳性、抑郁和记忆力障碍甚至嗜睡、妄想、幻觉及易激动等精神神经症状。

3. AA 是指由于获得性骨髓造血功能衰竭导致全血细胞减少的一种疾病。临床上以 RBC、白细胞和血小板均明显减少的贫血、感染和出血为特征，一般没有淋巴结及肝脾大。临床上分为急性型 AA 与慢性型 AA。急性型 AA 早期症状为出血和感染；慢性型 AA 以贫血为首发表现，出现倦怠、无力、心悸、头晕以及面色苍白等症状。

贫血的治疗应该根据其病因对症治疗，如 IDA 应注意及时补铁，MA 补充叶酸或维生素 B_{12}，AA 采用造血干细胞移植等。对于重度贫血、老年或合并心肺功能不全的贫血患者应输 RBC 纠正贫血。对贫血合并的出血、感染、脏器功能不全的患者应对症治疗。

二、常用抗贫血药

铁剂（chalybeate）

铁剂是单纯含铁制剂或配伍其他化合物组成的制剂。口服铁剂包括硫酸亚铁（Ferrous Sulfate）、富马酸亚铁（Ferrous Fumarate）、琥珀酸亚铁（Ferrous Succinate）、多糖铁复合物（Polysaccharide-Iron Complex）、枸橼酸铁铵（Ferric Ammonium Citrate）、葡萄糖酸亚铁（Ferrous Gluconate）等；注射铁剂包括右旋糖酐铁（Iron Dextran）和山梨醇铁（Iron Sorbitex）。铁剂分为 Fe^{2+} 和 Fe^{3+} 制剂，如硫酸亚铁为 Fe^{2+} 盐，吸收率较高，副作用较小，广泛应用于 IDA 的患者；枸橼酸铁铵为 Fe^{3+} 盐，吸收率较差，但易溶于水，适用于儿童口服。

【药动学】铁剂主要经小肠黏膜吸收，Fe^{2+} 吸收率较 Fe^{3+} 高。食物影响铁剂的吸收，空腹时吸收率较进食后提高 33%。铁剂进入血液循环后，Fe^{2+} 被氧化为 Fe^{3+} 后与转铁蛋白结合。RBC 破坏后，Hb 分解所释放的铁可以被再利用。成人所需 95% 的铁来自该途径，5% 的铁来自食物补给。口服铁剂 $t_{1/2}$ 为 6h。铁排泄量为 1mg/d，以肠道黏膜细胞、皮肤等含铁细胞的脱落为主要途径，少量经尿液、胆汁、乳汁、汗液排泄。铁剂与肠内的硫化氢结合生成黑色的硫化铁沉淀，患者服用后会排出黑色粪便。

【药效学】铁是人体必需的元素，组成 Hb、肌红蛋白、脑红蛋白，参与氧的存储和运输，铁缺乏会影响 Hb 合成，引起血液携氧能力降低，造成全身组织缺氧性损伤。同时，铁参与线粒体的电子传递、儿茶酚胺代谢及 DNA 的合成，人体细胞内氧化呼吸链中，很多酶含血红素铁，铁缺乏会直接影响人体能量代谢。此外，缺铁还会直接导致机体免疫力下降，容易诱发各种感染性疾病。

【临床应用】口服铁剂用于可能发生 IDA 的高危人群，如婴幼儿、妊娠期妇女、老年人、运动员、酗酒者、素食者等；口服铁剂用于治疗铁摄入不足和需求增加、吸收障碍、慢性失血引起的慢性贫血；注射铁剂用于不能耐受口服铁剂如消化性溃疡患者、吸收障碍如胃次全切除术和慢性腹泻患者、需迅速获得疗效者如晚期妊娠和择期大手术患者。铁剂治疗应持续至 Hb 恢复正常后 2～3 个月。有持续出血或溶血伴血红蛋白尿等重度贫血患者应持续补充铁。

【不良反应】

1．消化系统　少数患者因铁剂刺激胃肠道引起上腹不适、恶心、呕吐、腹泻等不良反应。此外，口服铁剂还可引起便秘、黑褐色便。口服铁剂可从小剂量开始，数天后递增至全剂量，在进餐时或餐后服用，可减轻胃肠道刺激症状。

2．过敏反应　注射用铁剂须严格掌握应用指征及剂量，进行深部肌内注射，避免静脉给药。注射用铁剂常见注射部位疼痛、面部潮红、头痛、头晕等症状，重者出现肌肉酸痛、腹痛、腹胀、寒战、发热等症状。个别患者出现继发性铁沉着病，并引起荨麻疹、发热等过敏反应，甚至死亡。

3．慢性毒性　长期大量服用过多铁剂，可引起慢性中毒。儿童偶见可逆性牙齿色素沉着。

【药物相互作用】

1．维生素 C 可防止 Fe^{2+} 氧化成 Fe^{3+}，稀盐酸可促进 Fe^{3+} 转变为 Fe^{2+}，都有助于铁剂吸收，对胃酸缺乏患者尤为适用。

2．铁剂与考来烯胺、考来替泊等阴离子交换树脂以及茶叶中的鞣酸蛋白形成络合物，影响铁的吸收。

3．铁剂与四环素类、三硅酸镁、碳酸氢钠合用时形成铁盐沉淀。

4．铁剂可抑制左旋多巴、卡比多巴、甲基多巴及喹诺酮类药物的吸收。

【用法与注意事项】

1．用法　口服铁剂从小剂量开始，数天后递增至全剂量。硫酸亚铁，成人每次 300～600mg，口服，一日 3 次；小儿每次 100～300mg，口服，一日 3 次，餐后服。10% 枸橼酸铁铵溶液，成人每次 10～20ml，口服，一日 3 次；小儿每次 1～2ml/（kg•d），餐后服。右旋糖酐铁注射液，成人每次 50mg，肌内注射，一日 1 次，如无不良反应可增至每日 100～150mg。

2．注意事项　患有重型地中海贫血、原发性血色病、肝肾衰竭等原发或继发性铁负荷过重疾病者禁用铁剂；酗酒、消化性溃疡、胰腺炎患者慎用铁剂。药物中毒可用 1%～2% 碳酸氢钠溶液洗胃，并用去铁胺（Deferoxamine），成人每次 5g，灌胃；急性中毒采用肌内注射去铁胺，成人每次 0.5g，肌内注射，一日 2 次。

叶酸（Folic Acid）

叶酸是蝶酰谷氨酸和具有类似生物活性的相关化合物的总称，属水溶性 B 族维生素，又称维生素 B$_9$，几乎存在于所有生命系统中。人体的叶酸储存量为 5 ~ 10mg，每日需要量为 200μg。机体自身不能合成叶酸，天然叶酸广泛存在于动植物类食品中，尤以酵母、肝及绿叶蔬菜中含量比较多。

【药动学】口服后在十二指肠上部几乎完全吸收，5 ~ 20min 后开始在血液中分布，t_{max} 为 1h，$t_{1/2}$ 为 0.7h。叶酸大部分贮存于肝，在体内分解为蝶呤和对氨基苯甲酰谷氨酸，自尿中排泄，部分从粪便排出，由胆汁排至肠道中的叶酸可被重吸收，形成肝肠循环。

【药效学】叶酸在肝内二氢叶酸还原酶的作用下，转变为具有活性的四氢叶酸。四氢叶酸参与氨基酸代谢，在组氨酸和谷氨酸、甘氨酸与丝氨酸、同型半胱氨酸与甲硫氨酸之间的相互转化过程中充当一碳单位的载体，同时参与嘌呤和胸腺嘧啶的合成，是 DNA 和 RNA 合成的重要辅酶。叶酸还参与 Hb 及甲基化合物如肾上腺素、胆碱、肌酸等的合成。

【临床应用】临床上用于治疗叶酸缺乏所致的 MA，也用于 AA 和白细胞减少症的辅助治疗。

【不良反应】

1．消化系统　长期服用叶酸可出现恶心、食欲缺乏、腹胀等胃肠道不良反应。肌内注射亚叶酸钙可避免上述症状，静脉注射易发生不良反应，一般不宜采用。

2．过敏反应　偶见过敏反应，如皮疹、瘙痒、呼吸困难。

3．其他　大剂量时可见黄色尿。

【药物相互作用】

1．大剂量叶酸能对抗苯妥英钠、苯巴比妥和扑米酮的抗癫痫作用。

2．甲氨蝶呤、乙胺嘧啶、甲氧苄啶等能对抗叶酸的治疗作用。

3．维生素 C 抑制叶酸的吸收。

【用法与注意事项】

1．用法　叶酸，成人每次 5 ~ 10mg，口服，一日 3 次，通常 1 ~ 2 个月血象和骨髓象可恢复正常，纠正后无须维持治疗；小儿每日 5 ~ 15mg，口服，一日 3 次。亚叶酸钙，初始剂量，成人每次 3 ~ 6mg，肌内注射，一日 1 次；10 ~ 15 天后，改为维持剂量，成人每次 3mg，肌内注射，一日 1 次，直至血象正常。当不能明确是叶酸还是维生素 B$_{12}$ 缺乏时，可同时并用叶酸和维生素 B$_{12}$：叶酸，成人每次 5 ~ 10mg，口服，一日 1 次；维生素 B$_{12}$，成人每次 0.1mg，肌内注射，一日 1 次；10 天后，根据血象改善情况判断为何种物质缺乏。

2．注意事项　若胃肠道疾病导致口服叶酸制剂难于吸收或叶酸不能还原为四氢叶酸，应选用口服亚叶酸钙；不能口服者，也可用亚叶酸钙肌内注射。对维生素 B$_{12}$ 缺乏所致的恶性贫血患者大剂量使用叶酸，可进一步降低血清中维生素 B$_{12}$ 的含量，使神经损害更严重。

维生素 B$_{12}$（Vitamin B$_{12}$，氰钴胺，Cyanocobalamin）

维生素 B$_{12}$ 是一种由含钴的卟啉类化合物组成的 B 族维生素，是核苷酸合成的重要辅酶，参与叶酸代谢。自然界中的维生素 B$_{12}$ 都是微生物合成的，植物性食物中基本没有维生素 B$_{12}$，高等动植物不能产生维生素 B$_{12}$。维生素 B$_{12}$ 需要胃黏膜细胞分泌的一种糖蛋白内因子的帮助才能被吸收，如果胃肠功能异常或缺乏内因子，会导致恶性贫血。

【药动学】口服后与胃黏膜细胞分泌的内因子结合形成维生素 B$_{12}$- 内因子复合物，经肠道吸收入血，t_{max} 为 8 ~ 12h。肌内注射后，t_{max} 为 1h。维生素 B$_{12}$ 吸收入血液后即结合分布于组织中。人体内维生素 B$_{12}$ 贮存总量为 3 ~ 5mg，1 ~ 3mg 贮于肝，其中 60% ~ 70% 的维生素 B$_{12}$ 以腺苷钴胺形式存在。维生素 B$_{12}$ 主要以原型通过肾排泄，部分从胆汁排出。

【药效学】维生素 B$_{12}$ 作为甲基转移酶的辅因子，参与 DNA 的合成以及脂肪、糖类及蛋白质的代谢。维生素 B$_{12}$ 保护叶酸在细胞内的转移和贮存，参与四氢叶酸类辅酶的循环利用，缺乏时导致叶酸缺乏症，可引起周围神经炎、神经障碍、脊髓变性等精神神经症状。

【临床应用】用于恶性贫血，与叶酸合用治疗抗叶酸药、脂肪泻等引起的巨幼细胞贫血，还可用于 AA、白细胞减少症、粒细胞减少症、神经炎、肝炎、肝硬化、日光性皮炎等。

【不良反应】

1. 消化系统　可见恶心、食欲缺乏、腹泻等消化系统不良反应。

2. 过敏反应　偶见皮疹、瘙痒、哮喘等过敏反应，甚至引起过敏性休克。

3. 其他　患者可出现高尿酸血症，有促进恶性肿瘤生长的风险。

【药物相互作用】

1. 氯霉素、氨基糖苷类抗生素、秋水仙碱、对氨水杨酸、苯巴比妥、苯妥英钠、扑米酮等可减少维生素 B_{12} 的吸收。

2. 维生素 B_{12} 遇维生素 C、重金属盐类失效。

【用法与注意事项】

1. 用法　维生素 B_{12}，初始剂量，成人每次 100μg，肌内注射，一日 1 次；2 周后，改为维持剂量，成人每次 100μg，肌内注射，每周 2 次，连用 4 周；至 Hb 恢复正常后，改为成人每次 100μg，肌内注射，每周 1 次。小儿每次 60～100μg，肌内注射，每周 2 次，至纠正贫血。MA 患者，成人每次 25～100μg，肌内注射，一日 1 次，或 50～200μg，肌内注射，隔日 1 次。

2. 注意事项　恶性贫血患者终生应用维生素 B_{12}。缺乏维生素 B_{12} 同时又缺乏叶酸的患者，应同时补充叶酸。痛风患者慎用维生素 B_{12}。心脏病患者应避免肌内注射维生素 B_{12}。MA 患者，应在给予维生素 B_{12} 后 48h 查血钾浓度，避免并纠正低钾血症。

重组人促红素（Recombinant Human Erythropoietin，rhEPO）

红细胞生成素是肾细胞产生的，调节红系造血，刺激 RBC 生成的一种主要调控因子。重组人促红素为一种酸性糖蛋白，其分子骨架是由 165 个氨基酸组成的肽链，有 3 个 N_2 连接和 1 个 O_2 连接糖基化位点。利用基因工程技术，将人的 EPO 基因转入哺乳动物细胞内，高效表达能刺激 RBC 生成的糖蛋白激素。rhEPO 的氨基酸序列与正常 EPO 完全相同，仅是 N 端唾液酸的含量稍有差异。

【药动学】皮下注射吸收缓慢，2h 后开始在血液中分布，t_{max} 为 18h。骨髓为特异性摄取器官。本品除在肝代谢外，还有少量药物在肾、骨髓和脾内降解。小于 10% 的 rhEPO 以原型经肾排泄。

【药效学】rhEPO 作用于骨髓中红系造血祖细胞，刺激红系祖细胞增殖和分化，促进网织 RBC 由骨髓释放入血。rhEPO 能够增强机体对氧的结合、运输和供应能力。

【临床应用】用于透析及非透析等慢性肾功能不全患者的贫血，也用于外科围术期的 RBC 动员以及癌症、化疗导致的贫血。

【不良反应】

1. 消化系统　可见恶心、呕吐、食欲缺乏、腹泻、转氨酶升高等症状。

2. 过敏反应　偶见皮疹、荨麻疹等过敏反应，严重者出现过敏性休克。初次使用本品或重新使用本品时，建议先少量使用，确定无异常反应后，再注射全量。如发现异常，应立即停药并妥善处理。

3. 循环系统　可见血压升高、血管痉挛，甚至可引起脑出血。

4. 血液系统　可见血液黏度增高，可能引起血栓形成。

5. 其他　少见头痛、低热、乏力、肌痛、关节痛等症状。对症处理，不影响继续用药。

【用法与注意事项】

1. 用法　初始剂量，100～150IU/kg（血液透析患者），75～100IU/kg（非透析患者），皮下或静脉注射，每周 2 次；若血细胞比容每周增加少于 0.5，可于 4 周后按 15～30IU/kg 增加剂量，但最高增加剂量不可超过 30IU/（kg·w）。维持剂量为初始剂量的 2/3，每 2～4 周检查血细胞比容以调整剂量，避免 RBC 生成过速。围术期 Hb 在 100～130g/L 的患者（心脏血管手术除外），使用剂量为 150IU/kg，皮下或静脉注射，每周 3 次，于术前 10 天至术后 4 天应用。

2. 注意事项　重度高血压、白血病、铅中毒者及妊娠期妇女禁用本品。心肌梗死、肺梗死、脑梗死、癫痫、有药物过敏史的患者慎用。合并感染者，控制感染后再使用本品。用药期间应严格监测血细胞比容、血压及血清铁含量。

雄激素（androgen）

雄激素属于十九碳类固醇，主要由睾丸合成和分泌，肾上腺和卵巢也能少量分泌。雄激素可刺激肾产生 EPO，促进红系造血；还可直接刺激骨髓干 / 祖细胞增殖分化，提高造血细胞对 EPO 的反应性。

美雄酮（Metandienone）、羟甲烯龙（Oxymetholone）等雄激素类药物，对 RBC 干细胞作用明显，具有刺激 RBC 生成的作用。主要用于治疗 AA、肾性贫血等。慢性或轻型 AA 则首选雄激素治疗，有效率为 50%～60%。部分患者对此类药物可产生依赖性，故病情缓解后需进行维持治疗，以减少复发。雄激素治疗的主要副作用是雄性化作用和肝损害。

氯化钴（Cobalt Chloride）

氯化钴具有刺激骨髓 RBC 增殖的作用。主要用于治疗 AA、肾性贫血等。主要不良反应有恶心、呕吐、皮疹、肾损害、心动过速等。

免疫抑制剂（immunosuppressant）

免疫抑制剂是一类通过抑制细胞及体液免疫反应，而减轻组织损伤的化学或生物制剂。急性或重型 AA 的治疗以免疫抑制剂为主，有效率为 50%～70%。

抗胸腺细胞球蛋白（Antithymocyte Globulin，ATG）、抗人淋巴细胞免疫球蛋白（Anti-Lymphocyte Immunoglobulin，ALG）、环孢素（Cyclosporine，CsA）、吗替麦考酚酯（Mycophenolate Mofetil）、他克莫司（Tacrolimus）及肾上腺皮质激素（adrenal cortex hormone）等免疫抑制剂联合用药（同时或序贯）的效果优于单一用药，不良反应有过敏反应、血清病、肝损害等。免疫抑制剂联合用药是治疗重型 AA 的主要选择，常见免疫抑制剂吗替麦考酚酯和他克莫司联合使用。

第二节　促进白细胞增生药

一、概述

疾病与药物都可能引起白细胞数量减少，当周围血中白细胞计数持续低于 $4×10^9/L$ 时，称白细胞减少症（leukopenia）。中性粒细胞是白细胞的主要成分，所以中性粒细胞减少常导致白细胞减少，周围血中中性粒细胞计数持续低于 $1.5×10^9/L$ 时，称中性粒细胞减少症（neutropenia）。当周围血中中性粒细胞绝对值少于 $0.5×10^9/L$ 时，称粒细胞缺乏症（agranulocytosis）。

根据白细胞减少的程度可分为轻度、中度、重度白细胞减少症。一般轻度减少的患者临床上无特殊症状，中度和重度减少者出现感染、乏力、头晕、食欲缺乏等症状。

目前，临床上常用的促进白细胞增生药有重组人粒细胞集落刺激因子、重组人粒细胞 - 巨噬细胞集落刺激因子、腺嘌呤等。

二、常用促进白细胞增生药

重组人粒细胞集落刺激因子（Recombinant Human Granulocyte Colony-Stimulating Factor，rhG-CSF）

粒细胞集落刺激因子是一种糖蛋白，主要作用于中性粒细胞系造血细胞的增殖、分化和活化。重组人粒细胞集落刺激因子是由 DNA 重组技术制备的人粒细胞集落刺激因子。

【药动学】静脉滴注，t_{max} 为 0.5h，$t_{1/2}$ 为 1 ～ 5h。

【药效学】rhG-CSF 为 II 类造血刺激因子，促进造血祖细胞增殖和分化，刺激粒细胞集落形成，调节中性粒细胞分化成熟并释放入血。

【临床应用】临床用于癌症化疗、放疗引起的中性粒细胞减少症，包括恶性淋巴瘤、小细胞肺癌、胚胎细胞瘤（睾丸肿瘤、卵巢肿瘤等）、神经母细胞瘤等；骨髓增生异常综合征伴发的中性粒细胞减少症；AA 伴发的中性粒细胞减少症以及先天性、特发性中性粒细胞减少症。

【不良反应】

1．过敏反应　偶见中性粒细胞浸润痛性红斑伴有发热的皮肤损害、皮疹、潮红。

2．其他　偶见肌肉酸痛、骨痛、腰痛、关节痛。可见皮疹、低热、乏力、转氨酶升高、恶心、呕吐，一般较轻，停药后消失。严重的不良反应包括休克、间质性肺炎、急性呼吸窘迫综合征、幼稚细胞增加等，原因不明。

【用法与注意事项】

1．用法　通常自骨髓移植后次日至第 5 日给药，成人 300μg/m²，静脉注射，一日 1 次。当中性粒细胞数上升超过 5×10^9/L 时停药观察病情。

2．注意事项　过敏体质患者慎用，外周血有幼稚细胞的白血病患者禁用。

重组人粒细胞 - 巨噬细胞集落刺激因子（Recombinant Human Granulocyte-Macrophage Colony Stimulating Factor，rhGM-CSF）

粒细胞 - 巨噬细胞集落刺激因子（GM-CSF）能刺激骨髓的造血功能，刺激粒细胞、单核细胞、T 细胞的增殖，并能促进单核细胞和粒细胞的成熟。重组人粒细胞 - 巨噬细胞集落刺激因子是由 DNA 重组技术制备的。

【药效学】rhGM-CSF 对不同阶段的血细胞增殖分化均有刺激作用，包括单核细胞、嗜酸性细胞和巨噬细胞，提高机体抗肿瘤及抗感染能力。

【临床应用】用于癌症化疗、放疗和在用骨髓抑制疗法时所引起的白细胞减少症，亦适用于骨髓衰竭患者的白细胞减少。也可预防白细胞减少时可能潜在的感染并发症。

【不良反应】

1．过敏反应　偶见皮疹、潮红等症状。

2．其他　可见发热、寒战、恶心、呼吸困难、腹泻，常规对症处理便可使之缓解。首次使用偶见低血压和低氧综合征，但以后给药则无此现象。

【用法与注意事项】

1．用法　腹部、大腿外侧或上臂三角肌处，成人每次 3 ～ 10μg/kg，皮下注射，一日 1次；注射后局部皮肤应隆起约 1cm² 以便药物缓慢吸收，连续给药 5 ～ 7 天。

2．注意事项　患者对 rhGM-CSF 的治疗反应和耐受性个体差异较大，治疗前后应定期观察外周血白细胞或中性粒细胞、血小板变化。血象恢复正常后立即停药或采用维持剂量。

腺嘌呤（Adenine）

腺嘌呤又称维生素 B₄，存在于茶叶和甜菜汁等食物中。属于 B 族维生素的烟碱酸与核黄素，可以和腺嘌呤合成生物必需的辅因子烟酰胺腺嘌呤二核苷酸及黄素腺嘌呤二核苷酸。

【药效学】腺嘌呤是核酸的组成成分，参与 RNA、DNA 合成，能促进白细胞增生。

【临床应用】用于白细胞减少症，也可用于急性粒细胞减少症。

【用法与注意事项】

1．用法　成人每次 10 ～ 20mg，口服，一日 3 次；或 20mg，肌内注射，一日 1 次。小儿每次 50 ～ 10mg，口服，一日 2 次。一般用药 2 ～ 4 周白细胞计数增加。

2．注意事项　使用时以磷酸二氢钠缓冲液稀释，勿与其他药物混合注射。腺嘌呤是核酸前体，有促肿瘤细胞生长的可能性。

第三节　抗凝血药

一、概述

机体存在完整的血液凝固系统、抗凝系统及纤溶系统，血液在血管内既不凝固也不出血。当机体处于高凝状态或抗凝及纤溶作用减弱时，则发生血栓栓塞性疾病。抗凝血药（anticoagulant drugs）通过激活血液中的凝血酶而抑制凝血因子的作用，延长凝血时间、凝血酶原时间和凝血酶时间，防治血栓栓塞性疾病。代表药物有：肝素、香豆素类口服抗凝血药、抗凝血酶Ⅲ等。

二、常用抗凝血药

肝素（Heparin）

肝素制剂是由不同分子量组分组成的混合物，抗血栓与抗凝血活性与分子量有关。肝素在体内外均有强大而迅速的抗凝血作用，临床常用的有肝素钠注射液及低分子量肝素。

【药动学】肝素口服无效，皮下注射吸收差，肌内注射易形成血肿和局部刺激，常静脉注射。静脉注射后，80% 的肝素与血浆蛋白结合，主要在肝代谢。肝素的 $t_{1/2}$ 因剂量的不同而不同，治疗量的肝素的 $t_{1/2}$ 为 40～90min。肝素代谢产物经肾排泄。

【药效学】肝素与抗凝血酶Ⅲ结合，使抗凝血酶Ⅲ的精氨酸活性部位暴露，增加与凝血因子Ⅻa、Ⅺa、Ⅸa、Ⅹa 中丝氨酸的接触，延长凝血时间、凝血酶原时间和凝血酶时间。肝素与肝素辅因子Ⅱ结合，显著增强其抗凝血活性。肝素与血管内皮有较强的亲和性，促进血管内皮细胞释放组织型纤溶酶原激活物（t-PA）和内源性组织因子通路抑制物。肝素与血小板受体结合，抑制血小板聚集产生血栓。肝素促进组织中的脂蛋白酶进入血浆，起到降血脂的作用。

【临床应用】用于防治静脉血栓栓塞以及心导管检查、心脏手术体外循环、血液透析等原因引起的弥散性血管内凝血。

【不良反应】

1．HIT/HITTS　肝素诱导的血小板减少症（heparin-induced thrombocytopenia，HIT）为药物相关性免疫介导的血小板减少的最常见原因。其主要表现为血小板减少，而主要并发症却是病理性血栓形成，称肝素诱导的血小板减少症伴血栓形成综合征（heparin-induced thrombocytopenia with thrombosis syndrome，HITTS）。严重出血应停止用药，并立即按最后一次用量，以 1mg 鱼精蛋白对肝素 100IU 的比例，缓慢静脉注射鱼精蛋白。

2．过敏反应　偶见发热、哮喘、荨麻疹、过敏性鼻炎、结膜炎等。

3．其他　罕见骨质疏松、皮肤坏死。

【药物相互作用】

1．与双嘧达莫、阿司匹林、保泰松、吲哚美辛、布洛芬、丙磺舒、奎宁、氯喹、右旋糖酐、链霉素、新霉素、庆大霉素、红霉素、头孢菌素、万古霉素、甲巯咪唑、丙硫氧嘧啶有协同作用。

2．与鱼精蛋白、链激酶、四环素、尿激酶、尼古丁、洋地黄类、抗组胺药、吩噻嗪类、维生素 C 有拮抗作用。

3．可显著提高血中游离甲状腺素的水平，容易导致心律失常。

4．与糖皮质激素、依他尼酸、甲芬那酸合用，可致溃疡。

5．与氯霉素、卡那霉素、多黏菌素 B 混合，可产生沉淀，不得合用。

【用法与注意事项】

1．用法　成人每次 2000～3000IU，肌内注射，一日 4 次，用于预防血栓形成。成人每次 4000～6000IU，肌内注射，一日 4 次，用于急性静脉血栓形成、弥散性血管内凝血及心肌梗死。成人每次 6000～9000IU，肌内注射，一日 4 次，用于大块肺栓塞和急性弥散性血管内凝血。

2．注意事项　预防应用不超过 5～7 天。用药期间应监测凝血时间或活化部分凝血激酶时间。如果凝血时间＞30min 或活化部分凝血激酶时间＞100s，表明用药过量。持续应用肝素，停药后抗凝血酶Ⅲ尚未恢复正常时，有血栓形成的危险，故停用肝素后继续应用口服抗凝血药。

香豆素类（coumarins）

香豆素类抗凝血药与维生素 K 的结构相似，竞争性拮抗维生素 K 的转化，干扰凝血因子的合成。香豆素类抗凝血药物包括双香豆素（Dicoumarol）、华法林（Warfarin）、双香豆乙酯（Ethyl Biscoumacetate）、醋硝香豆素（Acenocoumarol）等。

【药动学】见表 17-1。

表17-1　香豆素类抗凝血药物的药动学特点及常用剂量

| 药物 | 蛋白结合率（%） | $t_{1/2}$（h） | 作用时间（h） | | | 常用剂量（mg） |
			起效	达峰	持续	
双香豆素	90～99	24～60	24～36	36～72	48～96	初始剂量100 维持剂量50～100
华法林	99～100	40～50	12～24	24～72	72～120	初始剂量5～20 维持剂量2.5～7.5
双香豆乙酯	85～95	12～40	12～36	18～30	48～72	初始剂量200～300 维持剂量100～200
醋硝香豆素	90～99	12～45	12～24	24～36	72～96	初始剂量12～28 维持剂量2～12

【药效学】香豆素类抗凝血药物的作用是抑制凝血因子在肝的合成。香豆素类抗凝血药可竞争性拮抗维生素 K 的作用，干扰依赖维生素 K 的凝血因子Ⅱ、Ⅶ、Ⅸ、Ⅹ在肝中的合成，从而发挥抗凝作用。香豆素类抗凝血药物对已合成的凝血因子无效。

【临床应用】主要用于静脉血栓栓塞性疾病的防治，起效较慢，一般先用肝素再用香豆素类维持治疗。也可用于预防急性心肌梗死，防止血栓复发。

【不良反应】

1．出血反应　易致自发性出血，常发生于皮肤、黏膜、胃肠道和泌尿生殖系统。用药期间必须测定凝血酶原时间，并据此调整剂量。出现出血症状，应立即停药，并静脉注射维生素 K 对抗，必要时可输入新鲜全血、血浆或凝血酶原复合物。

2．其他　有致畸作用，偶见皮肤坏死。

【药物相互作用】

1．与阿司匹林、保泰松、甲芬那酸、水合氯醛、依他尼酸、氯贝丁酯、奎尼丁、甲苯磺丁脲有协同作用；与抗酸药、轻泻药、灰黄霉素、利福平、格鲁米特、维生素 K、雌激素有拮抗作用。

2. 肝药酶诱导剂，如苯巴比妥、利福平等能加速香豆素类的代谢，减弱其抗凝血作用。肝药酶抑制药，如氯霉素、别嘌醇、单胺氧化酶抑制药、甲硝唑、西咪替丁、丙米嗪等抑制香豆素类的代谢，增强其抗凝血作用。

3. 肾上腺皮质激素和苯妥英钠既可增加也可减弱肝素的抗凝作用，有导致胃肠道出血的危险，一般不合用。

4. 不能与链激酶、尿激酶合用，否则易导致重症出血。

抗凝血酶Ⅲ（Antithrombin Ⅲ，AT-Ⅲ）

抗凝血酶Ⅲ是肝产生的一种维生素 K 依赖单链糖蛋白。

【药效学】抗凝血酶Ⅲ不可逆地抑制凝血因子Ⅸa、Ⅹa、Ⅺa、Ⅻa 以及由Ⅶa 与组织因子所形成的复合体，具有防止血栓形成的作用。抗凝血酶Ⅲ与肝素结合后发生构象变化，与靶蛋白结合能力提高，抑制凝血因子的作用随之增强。先天性或获得性的抗凝血酶Ⅲ缺失可导致血栓形成。

【临床应用】临床用于治疗先天性或获得性（如肝硬化、肾病综合征、晚期肿瘤及败血症）AT-Ⅲ缺乏所致的自发性深部静脉血栓形成或弥散性血管内凝血。

凝血酶直接抑制剂（direct thrombin inhibitor，DTI）

凝血酶直接抑制剂是一组不需要辅因子参与，直接抑制凝血酶活性的小分子，既能抑制游离的凝血酶，也能抑制与血凝块结合的凝血酶。DTI 一般由数十个氨基酸组成，根据与凝血酶结合方式的不同可将 DTI 分为二价 DTI 和单价 DTI。前者抑制凝血酶的催化活性，如来匹芦定（Lepirudin）与比伐芦定（Bivalirudin）；而后者只与凝血酶活性部位结合，如阿加曲班（Argatroban）等。

【药动学】见表 17-2。

表17-2　凝血酶直接抑制剂的药动学特点及常用剂量

药物	给药途径	生物利用度（%）	$t_{1/2}$（min）	t_{max}（h）	排泄	常用剂量（mg）
来匹芦定	肌内注射	92	60	2	肾	初始剂量0.1mg/kg 维持剂量0.1mg/（kg·h）
比伐芦定	肌内注射	98	27	1.6	肾	初始剂量0.75mg/kg 维持剂量1.75mg/（kg·h）
阿加曲班	肌内注射	94	45	2	肝、肾	初始剂量60 维持剂量20
达比加群	口服	7.2	840	1.5	肾	初始剂量150 维持剂量50

【药效学】DTI 抑制凝血酶活性不依赖于 AT-Ⅲ和肝素辅因子Ⅱ。DTI 的血浆浓度与剂量呈线性关系，抗凝效果也与剂量呈正相关。DTI 不仅有抗凝血功能，还能抑制血小板的活化。

【临床应用】临床上来匹芦定主要用于急性心肌梗死溶栓治疗的辅助治疗，动脉和静脉血栓性疾病的防治，血管成形术、弥散性血管内凝血、血液透析中的抗凝治疗；也用于 AT-Ⅲ缺乏症和血小板减少症的治疗。比伐芦定主要用于预防血管成形介入治疗不稳定型心绞痛前后的缺血性并发症。阿加曲班主要用于发病 4h 内的缺血性脑梗死急性期患者的神经症状（运动麻痹）、日常活动（步行、起立、坐位）的改善。达比加群主要用于非瓣膜性心房颤动患者脑卒中和全身栓塞的防治。

凝血因子Ⅹ抑制剂

凝血因子Ⅹ（FⅩa）位于凝血级联反应的上端，凝血因子Ⅹ抑制剂发挥作用后，阻止了凝血的进一步放大效应，因而获得了更好的抗凝效果。FXa抑制剂分为直接FXa抑制剂和间接FXa抑制剂。利伐沙班（Rivaroxaban）、阿哌沙班（Apixaban）属于直接FXa抑制剂，磺达肝素（Fondaparinux）属于间接FXa抑制剂。

【药动学】见表17-3。

表17-3　凝血因子X抑制剂的药动学特点及常用剂量

药物	给药途径	生物利用度（%）	$t_{1/2}$（h）	t_{max}（h）	排泄	常用剂量（mg）
磺达肝素	肌内注射	100	17	4	肾	初始剂量2.5 维持剂量2.5
利伐沙班	口服	80	4.5	2.5～4	肝、肾	初始剂量0.75mg/kg 维持剂量1.75mg/（kg·h）
阿哌沙班	口服	50	10～14	3～4	肝、肾	初始剂量150 维持剂量50

【临床应用】临床上对于经皮冠脉介入术和冠状动脉旁路移植术出血危险性较高的患者使用磺达肝素。磺达肝素对接触性血栓无效，所以在介入治疗时必须同肝素合用以避免导管所致接触性血栓形成。利伐沙班是第一个口服的直接FXa抑制剂，用于成年患者择期髋关节或膝关节置换手术，以预防静脉血栓形成。利伐沙班有高效抗凝特性，对于游离FXa和与血块结合的FXa均有抑制作用；利伐沙班与FXa的结合是可逆的，出血发生率低；利伐沙班与食物和药物几乎不发生相互作用，药动学参数并不随体质和性别而变化，治疗窗较宽，可固定剂量，无需监测。阿哌沙班常用于接受过髋部或膝部关节置换手术患者的血栓预防。

第四节　促凝血药

一、概述

促凝血药（coagulants）也称止血药，能加速血液凝固或降低毛细血管通透性，使凝血功能恢复正常以及促进凝血。

二、常用促凝血药

维生素K（Vitamin K）

维生素K是具有叶绿醌生物活性的一类物质。包括维生素K_1、K_2、K_3、K_4等几种形式，其中维生素K_1、K_2是从绿色植物中提取的脂溶性维生素，维生素K_3、K_4是人工合成的水溶性维生素。

【药动学】本品的吸收率为10%～70%，6～12h后开始在血液中分布，8～24h可改善凝血酶原时间，$t_{1/2}$为17h。在肝缓慢代谢成氧化型衍生物，也可与葡糖醛酸、硫酸结合。维生素K_1、K_3、K_4主要经肾排泄，维生素K_2主要经粪便排泄。

【药效学】本品参与肝合成凝血因子Ⅱ、Ⅲ、Ⅳ、Ⅹ，抗凝蛋白C与抗凝蛋白S。维生素K缺乏导致上述凝血因子合成受阻，凝血功能不全。依赖维生素K的羧化酶系统除对凝血有重要作用外，也与钙结合蛋白的形成有关，钙结合蛋白可能在骨钙化中起作用。

【临床应用】主要用于治疗维生素K缺乏症、低凝血酶原血症所致的出血，纠正过量香豆素类抗凝血药和水杨酸引起的出血，也可用于术前预防出血。维生素K_2可用于治疗和预防骨质疏松，并可预防肝硬化发展为肝癌。维生素 K_3 有解痉镇痛作用，可用于治疗胆绞痛、胆结石或蛔虫引起的疼痛、慢性肝炎、肌营养不良等。

【不良反应】

1．消化系统反应　偶有恶心、呕吐等。

2．过敏反应　静脉注射过快时可见面部潮红、出汗、血压下降甚至虚脱等，故一般宜肌内注射。

3．其他　肌内注射可引起局部红肿和疼痛。较大剂量可致新生儿溶血性贫血、高胆红素血症及黄疸。对特异性缺乏 RBC 葡萄糖 -6- 磷酸脱氢酶者，维生素 K_1 可诱发急性溶血性贫血。

【药物相互作用】

1．与双香豆素类、水杨酸类、磺胺类、奎宁、奎尼丁有拮抗作用。

2．庆大霉素、克林霉素可使维生素 K 无效。

3．与苯妥英钠混合 2h 后可出现颗粒沉淀，与维生素 C、维生素 B、右旋糖酐混合易出现混浊。

【用法与注意事项】维生素 K_1，分娩前 12 ~ 24h 给药 2 ~ 5mg，肌内注射；或新生儿 0.5 ~ 1mg，肌内注射，一日 3 次，预防新生儿出血；成人每次 10mg，肌内注射，一日 2 次，治疗低凝血酶原血症（24h 内总量不超过 40mg）。维生素 K_3，成人每次 2 ~ 4mg，肌内注射，一日 2 次，用于止血。维生素 K_3，分娩前 1 周给药 2 ~ 4mg，肌内注射，一日 1 次。维生素 K_4，成人每次 2 ~ 4mg，口服，一日 3 次，用于止血。

凝血因子（blood coagulation factors）

凝血因子是一组参与血液凝固过程的各种蛋白质组分，其中大多是含糖的丝氨酸蛋白酶。常用的凝血因子制剂有新鲜冰冻血浆（fresh frozen plasma）、冷沉淀（cryoprecipitation）、凝血因子Ⅷ浓缩剂（concentrated factor Ⅷ）、人凝血酶原复合物（human prothrombin complex）、重组活化人凝血因子Ⅶ（recombinant factor Ⅶ）等。凝血因子的临床应用及注意事项见表 17-4。

表17-4　凝血因子的临床应用及注意事项

药物	临床应用	用法	注意事项
新鲜冰冻血浆	防治血友病患者出血	200 ~ 400ml/d	与受血者血型相同
冷沉淀	轻型甲型血友病、血管性血友病、纤维蛋白原缺乏症	10 ~ 20IU/d	与受血者血型相同
凝血因子Ⅷ浓缩剂	甲型血友病、乙型血友病	5 ~ 10μg/（kg·d）	大剂量输注时可出现肺水肿
人凝血酶原复合物	凝血因子Ⅱ、Ⅶ、Ⅸ、Ⅹ缺乏症	200IU/d	发热、潮红、头痛
重组活化人凝血因子Ⅶ	防治凝血因子Ⅷ或Ⅸ缺乏的严重血友病患者出血、肝移植	90IU/（kg·d）	寒战、恶心、头晕、变态反应

凝血酶（Thrombin）

凝血酶是一种由凝血酶前体形成的丝氨酸蛋白水解酶，催化纤维蛋白原变成纤维蛋白而促使血液凝固。

【药效学】凝血酶使可溶性的纤维蛋白原转变为不溶性的纤维蛋白，同时诱发血小板聚集及继发释放反应等。

【临床应用】用于结扎止血困难的小血管、毛细血管以及实质性脏器出血的止血。也可用于外伤、手术、口腔、耳鼻喉、烧伤、骨科等出血的止血。

【不良反应】偶见过敏反应，外科止血中曾有致低热反应的报道。

【药物相互作用】

1. 可与酸、碱、重金属发生反应而失效。

2. 与阿拉伯胶、明胶、果糖胶、蜂蜜等配制成乳胶状溶液，可提高凝血酶的止血效果。

【用法与注意事项】用氯化钠注射液配制成 50 ～ 200IU/ml 的溶液喷雾，用于局部止血。用氯化钠注射液配制成 10 ～ 100IU/ml 的溶液口服或局部灌注，用于消化道止血。

第五节　纤维蛋白溶解药与纤维蛋白溶解抑制药

一、概述

纤维蛋白溶解药（fibrinolytic drugs）能激活体内纤溶系统，生成纤溶酶，降解血栓中的纤维蛋白原，使之成为可溶的降解产物。此类药物是预防或治疗血栓栓塞性疾病的常用药物。代表药物有链激酶、尿激酶、阿替普酶等。

纤维蛋白溶解抑制药（antifibrinolytic drugs）能直接或间接抑制纤溶酶的激活，保护凝血因子及血小板的功能，减少出血风险。代表药物有氨甲环酸、氨基己酸、氨甲苯酸等纤溶酶抑制剂以及抑肽酶等。

二、常用药物

链激酶（Streptokinase）

链激酶是从 β- 溶血性链球菌培养液中提取的一种蛋白质，具有抗原性。

【药动学】链激酶口服无效，静脉注射。$t_{1/2}$ 为 82 ～ 104min。主要在肝代谢，代谢产物经肾排泄。

【药效学】链激酶与内源性纤溶酶原结合成复合物，使纤溶酶原变为纤溶酶，纤溶酶水解血栓中的纤维蛋白而使血栓溶解。

【临床应用】用于治疗血栓栓塞性疾病如急性心肌梗死、中央视网膜动静脉栓塞、弥散性血管内凝血等。

【不良反应】

1. 出血反应　可致大量出血或致命性的中枢神经系统出血，需立即停药；如注射部位出现血肿，则不需停药。

2. 过敏反应　链激酶具有抗原性，易引起过敏反应。

【药物相互作用】

1. 与阿司匹林、依替巴肽、华法林合用，可致出血时间延长，发生出血性并发症的危险性增加。

2. 本品可改变血小板的功能，增强抗凝血作用，与吲哚美辛、双嘧达莫、保泰松合用，发生出血性并发症的危险性增加。

【用法与注意事项】

1. 用法　初始剂量，成人每次 50 万 IU，静脉注射；维持剂量，成人每次 60 万 IU，静脉注射，一日 4 次，持续 24 ～ 72h 或直至血栓溶解或病情不再发展。

2. 注意事项　溶解链激酶时应避免剧烈振摇，防止效价降低。使用过程中，应尽量避免肌内注射及动脉穿刺，可能引起血肿。链激酶具抗原性，1 年内不可重复使用。

尿激酶（Urokinase，UK）

尿激酶是存在于尿中的一种蛋白水解酶，无抗原性。目前临床上应用的尿激酶主要是从男性尿液中提取纯化的。

【药动学】静脉注射 t_{max} 为 15min；在肝中代谢，$t_{1/2}$ 为 20min。代谢产物经肾排泄。

【药效学】本品的主要作用是激活血纤维蛋白溶酶原（纤溶酶原）成为有活性的血纤维蛋白溶酶（纤溶酶），从而使血纤维蛋白凝块（血栓）溶解。

【临床应用】用于急性心肌梗死、急性脑栓塞、肢体周围动静脉血栓、中央视网膜动静脉血栓。也可用于眼部炎症、外伤性组织水肿、血肿等。

【不良反应】

1．出血反应　使用较大剂量时可见出血现象。

2．过敏反应　偶见过敏反应，如支气管痉挛、皮疹等，症状相对较轻。

3．其他　溶栓后由于最初触发血栓的内皮暴露，未完全溶解的血栓残块可再致栓塞。

【药物相互作用】与肝素合用本品活性受抑制，可采取每隔 2 ~ 3h 交替给药的方法予以避免。

【用法与注意事项】

1．用法　100 万 ~ 150 万 IU，静脉滴注，用于急性心肌梗死。初始剂量，25 万 IU，静脉滴注；维持剂量，4000IU/kg，静脉滴注，用于肺栓塞。初始剂量，10 ~ 20 万 IU，静脉滴注；维持剂量，10 万 ~ 20 万 IU/h，用于深静脉血栓。

2．注意事项　活动性出血、近期手术、外伤、活动性溃疡病、脑卒中史、重度高血压未控制者及哺乳期妇女应慎用。有出血倾向时停药，必要时输新鲜全血或血浆。

阿替普酶（Alteplase，t-PA，组织型纤溶酶原激活剂）

组织型纤溶酶原激活剂存在于哺乳动物组织，特别是内皮细胞中，是能将纤溶酶原转变为纤溶酶的丝氨酸蛋白酶。

【药动学】静脉滴注 $t_{1/2}$ 为 5min。t-PA 也可被血液中的纤溶酶原激活剂抑制物 - I（plasminogen activator inhibitor，PAI- I）所灭活。由于不同个体的肝血流量不同，PAI- I 也不同，所以本品的血浆浓度个体差异较大。

【药效学】特异地切割精氨酸 - 缬氨酸之间的肽键，其三环 II 结构域能识别并结合血纤蛋白并提高其活性，更易活化与血栓结合的纤溶酶原，起到特异的溶栓作用。本品无抗原性，可重复给药。

【临床应用】用于发病 6h 以内的严重心肌梗死患者。

【不良反应】

1．出血反应　偶见凝血障碍和出血、Hct 及 Hb 降低、注射部位出血。

2．其他　偶见心律失常、体温升高。罕见血压下降、颅内出血、腹膜后出血、血便、血尿等。

【药物相互作用】

1．本品治疗前、治疗时或治疗后 24h 内使用香豆素类衍生物、血小板聚集抑制剂、肝素可增加出血危险性。

2．同时使用血管紧张素转化酶抑制剂可能增加过敏反应的危险性。

【用法与注意事项】

1．用法　成人每次 100mg，静脉滴注，第 1h 静脉滴注 60mg，第 2h 和第 3h 再分别静脉滴注 20mg。

2．注意事项　用 t-PA 治疗的患者早期使用肝素并不能使阻塞的血管通畅，因此肝素的使用应推迟到 t-PA 治疗后 90 ~ 120min。

纤溶酶抑制剂（plasmin inhibitor）

纤溶酶抑制剂是血液中主要的纤溶酶失活剂，可迅速地与纤溶酶形成很稳定的复合物，抑制纤溶酶原激活剂诱导的血纤蛋白凝块的溶解。代表药物有氨甲环酸（Tranexamic Acid）、氨基己酸（Aminocaproic Acid）、氨甲苯酸（Aminomethylbenzoic Acid）。

【药动学】氨甲环酸，口服吸收较慢且不完全，t_{max} 为 2～5h，$t_{1/2}$ 为 1h。氨基己酸，口服吸收较完全，t_{max} 为 2h，$t_{1/2}$ 为 2～12h。氨甲苯酸，t_{max} 为 2～3h，$t_{1/2}$ 为 1h。此类药物主要在肝代谢，代谢产物经肾排泄。

【药效学】竞争性地阻抑纤溶酶原在纤维蛋白上的吸附，抑制其激活而不能发挥纤溶作用。其中氨甲环酸作用最强，氨基己酸作用最弱。

【临床应用】用于不同原因引起的纤溶活性过高所致的出血。对慢性渗血效果较好，还可用于链激酶和尿激酶过量引起的出血，也可作为术前用药以减少术中出血，但对癌症出血以及创伤出血无明显作用。

【不良反应】

1. 消化系统　可见恶心、呕吐、腹部不适等消化系统不良反应，氨基己酸最为明显。

2. 过敏反应　偶见皮疹、瘙痒等过敏反应。

3. 其他　偶见头痛、头晕、嗜睡。大剂量可产生全身乏力、肌痛、肌红蛋白尿、肾衰竭，停药后可逐渐消失。

【药物相互作用】

1. 服用避孕药或雌激素的妇女，应用本类药物有增加血栓形成的危险。

2. 同时给予高度激活的凝血酶原复合物和纤维蛋白溶解抑制剂，有增加血栓形成的危险。

【用法与注意事项】

1. 用法　氨甲苯酸，成人每次 0.25～0.5g，口服，一日 3 次；或 0.1～0.3g，静脉注射，一日 2 次。氨甲环酸，成人每次 0.25g，口服，一日 3 次；或 0.25g，静脉注射，一日 2 次。氨基己酸，成人每次 2g，口服，一日 3 次。

2. 注意事项　有血栓形成倾向及有心肌梗死倾向者慎用。慢性肾功能不全者减量使用。

抑肽酶（Aprotinin）

抑肽酶通过酶上的丝氨酸活性部分，形成抑肽酶 - 蛋白酶复合物而抑制人体的胰蛋白酶、纤溶酶、血浆及组织中的血管舒缓素。

【药动学】口服无效，静脉注射。$t_{1/2}$ 为 37～50min。

【药效学】抑肽酶与被抑制的酶形成可逆的抑制物 - 酶（纤溶酶、链激酶等）复合物，其抗纤溶作用基于对过分激活的纤溶酶活性的直接抑制作用，因此能保护凝血因子 V、Ⅷ及血浆中的 α_2 球蛋白。此外，抑肽酶能阻断参与纤维蛋白溶解过程中的激肽的产生，保护血小板功能。

【临床应用】用于防治各型胰腺炎引起的急性出血。还用于预防腹腔手术中的肠粘连。

【不良反应】

1. 过敏反应　偶有恶心、荨麻疹、发热、瘙痒及血管痛等。

2. 其他　多次注射可能产生静脉炎及脉搏加快、皮肤发青、多汗、呼吸困难等。

【药物相互作用】禁止与皮质激素、肝素、氨基酸的营养液及四环素等药物配伍。

【用法与注意事项】

1. 用法　成人每次 11.2IU，静脉注射，一日 1 次，于手术前日使用可预防出血。成人每次 11.2～28IU，腹膜内注射，防止术后肠粘连。

2. 注意事项　抑肽酶溶于 5% 葡萄糖注射液 10ml 中，抽出 1ml，再用 5% 葡萄糖注射液稀释至 5ml，经静脉缓慢注射 1ml，严密观察 15min，如果发生过敏反应，则不能使用。

第六节 抗血小板药

一、概述

当血管壁损伤时，血小板与损伤的血管内皮接触，可导致血小板黏附、聚集和释放，进一步形成血栓。抗血小板药多为降低血小板数目或抑制血小板聚集的药物，可防止血栓形成。代表药物有阿司匹林（Aspirin）、双嘧达莫（Dipyridamole）、前列腺素 E（Prostaglandin E）、拉米非班（Lamifiban）、利多格雷（Ridogrel）、氯吡格雷等（Clopidogrel）。抗血小板药物的种类及作用机制见表 17-5。

表17-5 抗血小板药物的种类及作用机制

药物	类别	药效学
阿司匹林	环氧化酶抑制药	使前列腺素合成酶失活，抑制血小板环氧化酶，阻止血小板聚集以及抗血栓形成
双嘧达莫	磷酸二酯酶抑制药	增加血小板前列环素含量，改变血小板形态，抑制血小板黏附、聚集、释放
前列腺素E	前列腺素类	扩张血管，增加毛细血管通透性，阻止血小板黏附、聚集、释放
拉米非班	血小板膜糖蛋白 II b/IIIa 受体阻断药	阻断血小板膜糖蛋白 II b/IIIa 受体，抑制血小板黏附、聚集、释放
利多格雷	血栓素 A_2 受体阻断药与血栓素 A_2 合成酶抑制药	干扰血栓素 A_2 的合成与作用，促进前列环素生成，阻止血管收缩和血小板聚集
氯吡格雷	阻碍腺苷二磷酸介导的血小板活化	干扰腺苷二磷酸介导的血小板活化，抑制血小板聚集和黏附

二、常用抗血小板药

阿司匹林（Aspirin）

阿司匹林为环氧化酶抑制药，能使前列腺素合成酶失活，抑制血小板环氧化酶，阻止血小板聚集以及抗血栓形成。

【药动学】口服后在胃肠道、肝及血液很快水解为水杨酸，水杨酸的血浆蛋白结合率为 80% ～ 90%。水杨酸在肝代谢，$t_{1/2}$ 取决于剂量：小剂量时 $t_{1/2}$ 为 2 ～ 3h，大剂量时 $t_{1/2}$ 为 15 ～ 20h。

【药效学】小剂量阿司匹林能使前列腺素合成酶失活，抑制环氧化酶活性，减少血栓素 A_2 合成，抑制血小板的黏附、聚集和释放。

【临床应用】用于预防心血管疾病发作、手术后血栓形成，如预防心肌梗死、心房颤动、人工心脏瓣膜术后、动静脉瘘或其他手术后的血栓形成。也可用于治疗不稳定型心绞痛。心绞痛和慢性稳定型心绞痛患者应用阿司匹林，能减少第一次发生心肌梗死的危险性，但有可能增加卒中发作频率。

【不良反应】

1. 消化系统 常见恶心、呕吐、上腹部不适或疼痛等胃肠道反应，停药后多可消失。长期或大剂量服用可有胃肠道出血或溃疡。

2. 过敏反应 偶见哮喘、荨麻疹、血管神经性水肿或休克。严重者服药后迅速出现呼吸困难甚至死亡，称为阿司匹林哮喘。部分患者具有阿司匹林过敏、哮喘和鼻息肉三联征。

3．其他　可见可逆性耳鸣、听力下降、肝肾功能损害、肾乳头坏死。

【药物相互作用】

1．本品能增强双香豆素类、巴比妥类、苯妥英钠、甲氨蝶呤的作用。降低布洛芬等非甾体类抗炎药的药效。

2．合用碳酸氢钠能降低阿司匹林的疗效。

【用法与注意事项】

1．用法　成人每次 0.15 ～ 0.5g，口服，一日 3 次，用于抑制血小板聚集。成人每次 40mg ～ 100mg，口服，一日 1 次；或 80mg，口服，隔日 1 次，用于防治缺血性脑血管疾病及脑血栓形成。

2．注意事项　消化性溃疡、肝功能损伤、维生素 K 缺乏者慎用。

双嘧达莫（Dipyridamole）

双嘧达莫是磷酸二酯酶抑制药，增加血小板前列环素含量，改变血小板形态，抑制血小板黏附、聚集、释放。

【药动学】口服后在胃肠道迅速吸收，t_{max} 为 2h。主要在肝代谢，$t_{1/2}$ 为 2 ～ 3h。代谢产物主要经胆汁从粪便排出，少量自尿排出。

【药效学】抑制血小板中磷酸二酯酶的活性，抑制血小板的黏附、聚集，高浓度时抑制血小板的释放反应，降低血液黏度，防止血栓形成，对出血时间无影响。

【临床应用】用于防治血栓栓塞性疾病及缺血性心脏病。

【不良反应】

1．消化系统　偶见恶心、腹泻等。

2．过敏反应　偶见皮疹和瘙痒等。

3．其他　过量或快速静脉注射可致血压下降，对极少数不稳定型心绞痛患者可能由于冠脉扩张，产生"窃流"现象而引起心绞痛，可用氨茶碱对抗。

【药物相互作用】

1．与阿司匹林有协同作用。

2．与肝素合用可引起出血倾向。

【用法与注意事项】

1．用法　成人每次 25 ～ 50mg，口服，一日 3 次；或 10 ～ 20mg，肌内注射，一日 3 次。

2．注意事项　除葡萄糖溶液外，不得与其他药物混合注射。

第七节　血容量扩充药

一、概述

血容量扩充药（plasma volume expander）是指能扩充血液容量、增加循环血量、改善微循环的药物。本类药物是由高分子化合物构成的胶体溶液或乳剂，具有近似或高于生理值的胶体渗透压，主要包括血液制品、晶体液、胶体液三大类。全血、血浆、清蛋白等血液制品容易引起输血反应；葡萄糖、氯化钠等晶体液容易引起组织水肿；胶体液是目前应用较多的血容量扩充药，主要有羟乙基淀粉（Hetastarch）、右旋糖酐（Dextran）、明胶（Gelatin）、氟碳化合物（fluorocarbons）四类。

二、常用血容量扩充药

羟乙基淀粉（Hetastarch）

【药动学】静脉滴注 $t_{1/2}$ 为 12h。在肝代谢，经肾排泄。

【药效学】提高血浆胶体渗透压，使组织液回流增多，血容量迅速增加，改善微循环障碍。

【不良反应】

1．过敏反应　偶见荨麻疹、瘙痒等。

2．其他　发热、寒战、呕吐、流感样症状、颌下腺与腮腺肿大及下肢水肿等。

【药物相互作用】

1．与双嘧达莫、维生素 B_{12} 合用，会降低药效。

2．与卡那霉素、庆大霉素、巴龙霉素等合用，会增加肾毒性。

【用法与注意事项】

1．用法　成人每次 500～1000ml，静脉滴注，用于低血容量性休克。

2．注意事项　心功能不全、出血性疾患患者慎用。

右旋糖酐（Dextran）

【药动学】静脉滴注 $t_{1/2}$ 为 4h。在肝代谢，经肾排泄。

【药效学】提高血浆胶体渗透压，使组织液回流增多，血容量迅速增加，改善微循环障碍。还可使某些凝血因子及血小板的活性降低。

【不良反应】

1．过敏反应　可见皮肤瘙痒、荨麻疹、哮喘、支气管痉挛等，个别患者甚至出现过敏性休克，直至死亡。

2．其他　可见凝血障碍，使出血时间延长。

【药物相互作用】与维生素 C、维生素 B_{12}、维生素 K、双嘧达莫合用，会降低药效。

【用法与注意事项】

1．用法　成人每次 500ml，静脉滴注，一日 1 次。

2．注意事项　首次使用，开始几毫升应缓慢静脉滴注，并在注射开始后严密观察 5～10min，出现寒战、皮疹等应立即停药。

思考题

1．简述铁剂的临床应用及不良反应。

2．简述叶酸、维生素 B_{12} 在治疗 MA 中的作用。

3．简述 rhEPO 的临床应用及不良反应。

4．常见的促白细胞增生药物有哪些？

5．简述肝素的作用原理、临床应用、不良反应与防治。

6．简述香豆素类抗凝血药物的药动学特点及常用剂量。

7．简述凝血酶直接抑制剂的药动学特点及常用剂量。

8．简述凝血因子的临床应用及注意事项。

9．尿激酶与链激酶的药效学、临床应用有哪些差别？

10．简述抗血小板药物种类及作用机制。

11．简述血容量扩充药的作用机制及常用药物分类。

（李　鹏）

第十八章　呼吸系统疾病的临床用药

第一节　平喘药

一、概述

支气管哮喘是一种常见病、多发病。支气管哮喘的原因是多方面的，归纳起来有两大方面，即过敏性和非过敏性因素。病理变化有气道平滑肌痉挛、气道腺体分泌亢进、黏膜水肿导致小气道阻塞等。平喘药是缓解或消除呼吸系统疾患所致的喘息症状的重要药物。凡能扩张气道、减轻支气管痉挛、抑制或者减轻气道局部炎症的药物均可用于治疗哮喘；凡能抑制气道局部炎症或减轻气道敏感性的药物则可用于预防和减轻喘息的发作。治疗哮喘药物有以下几类：肾上腺素受体激动药、茶碱类、M 受体阻断药、糖皮质激素类、过敏介质释放抑制药。

二、常用平喘药

（一）肾上腺素受体激动药

该类药物主要包括非选择性 β 受体激动剂，如肾上腺素、麻黄碱和异丙肾上腺素；以及选择性 β_2 受体激动剂，如沙丁胺醇、特布他林等。在人体呼吸道的不同效应细胞上广泛分布着 β_2 受体，当 β_2 受体激动药兴奋气道平滑肌和肥大细胞表面 β_2 受体时，气道平滑肌舒张，肥大细胞与嗜碱性粒细胞脱颗粒和炎症因子的释放等则减少，微血管通透性降低，呼吸道上皮纤毛的摆动则增强，喘息症状迅速缓解。β_2 受体激动药和平滑肌细胞膜上的 β_2 受体结合后，导致受体构型改变，使腺苷酸环化酶活化，催化呼吸道组织细胞内 ATP 变成 cAMP，引起细胞内 cAMP 含量增加，进一步激活 cAMP 依赖性蛋白激酶，最终引起平滑肌松弛。

沙丁胺醇（Salbutamol）

【药动学】本药以水杨醇环取代了儿茶酚环，因而不易被消化道的硫酸酯酶和组织中的儿茶酚氧位甲基转移酶灭活，故本品口服有效，作用持久。口服生物利用度为 65% ~ 84%，服后 15 ~ 30min 起效，2 ~ 4h 作用达高峰，持续 6h 以上。气雾吸入的生物利用度为 10%，吸入后 1 ~ 5min 生效，1h 作用达高峰，效应可维持 4 ~ 6h。V_d 为 1L/kg。由于大部分在肠壁和肝代谢，进入血液循环的原型药物少于 20%，主要经肾排泄。

【药效学】沙丁胺醇为选择性 β_2 受体激动剂，能选择性激动支气管平滑肌的 β_2 受体，有较强的支气管扩张作用。对于哮喘患者，其支气管扩张作用较异丙肾上腺素至少强 10 倍。抑制肥大细胞等致敏细胞释放过敏介质亦与其支气管平滑肌解痉作用有关。本品对心脏的 β_1 受体的激动作用较弱，故其增加心率作用仅为异丙肾上腺素的 1/10。

【临床应用】本药用于防治支气管哮喘、哮喘型支气管炎和肺气肿患者的支气管痉挛。治疗急性发作多用气雾吸入，可迅速缓解哮喘急性症状；口服给药起效慢且有一定的心脏毒性，故一般用于频发性或慢性哮喘的症状控制和预防发作。

【不良反应】由于对 β_2 受体的选择性和局部给药方式，治疗量的吸入性 β_2 受体激动药产生的不良反应相对较少，部分药物吸收进入循环系统或者大剂量使用时，可以产生以下不良反应：

1．心脏反应　可引起心率加速，特别是原有心律失常的患者易发生心脏反应。

2．肌肉震颤　本类药物可激活骨骼肌慢收缩纤维的 β_2 受体，引起骨骼肌震颤，好发于四肢与面颈部位，气雾吸入时发生率较全身给药为低。

3．代谢紊乱　β_2 受体激动剂增加肌糖原分解，能引起血乳酸、丙酮酸升高，并出现酮体。糖尿病患者应用时尤应注意。由于 β_2 受体激动剂兴奋骨骼肌细胞膜上的 Na^+-K^+-ATP 酶，使 K^+ 进入细胞内而引起低血钾；过量应用时或与糖皮质激素合用时可能引起低钾血症，可补钾治疗。

4．长期或反复使用时，可产生快速耐受性或引起气道反应性增高、哮喘发作加重。

【药物相互作用】

1．同时应用其他肾上腺素受体激动剂者，可增加其作用，也可能加重不良反应。

2．并用茶碱类药时，在增加松弛支气管平滑肌的作用时，也可能增加不良反应。

3．β 受体阻断药如普萘洛尔能拮抗本品的支气管扩张作用，故不宜合用。

4．硫酸沙丁胺醇片不宜与抗抑郁药同用。

5．与糖皮质激素合用时，有可能引起低钾血症，从而导致心律失常。

【用法与注意事项】用法：气雾吸入每次 0.1 ~ 0.2mg，必要时每 4h 重复一次，但 24h 内不宜超过 8 次。口服每次 2 ~ 4mg，一日 3 次。静脉滴注：0.4mg，用 100ml 5% 葡萄糖注射液稀释后使用。注意事项：妊娠期妇女禁用，哺乳期妇女慎用，高血压、冠状动脉供血不足、心血管功能不全、糖尿病、甲状腺功能亢进等患者慎用。

特布他林（Terbutaline）

【药动学】本药皮下注射或气雾吸入后 5 ~ 15min 起效，0.5 ~ 1h 作用达高峰，生物利用度达 95%，作用持续 1.5 ~ 4h。口服生物利用度为 9% ~ 21%，约 30min 出现平喘作用，$t_{1/2}$ 为 3 ~ 4h，V_d 约 0.5L/kg，有效血浆浓度为 3μg/ml，血浆蛋白结合率为 25%。因不易被儿茶酚氧位甲基转移酶、单胺氧化酶或硫酸酯酶代谢，故作用持久；2 ~ 4h 作用达高峰，可持续 4 ~ 7h；65% 以原型经肾排泄。

【药效学】本品为选择性 β_2 受体激动剂，其支气管扩张作用比沙丁胺醇弱。

【临床应用】本药适用于支气管哮喘、哮喘型支气管炎和慢性阻塞性肺疾病时的支气管痉挛；连续静脉滴注本药可激动子宫平滑肌 β_2 受体，抑制自发性子宫收缩和催产素引起的子宫收缩，预防早产，亦可用于胎儿窒息。

【不良反应】少数患者有轻微的不良反应，主要表现为口干、鼻塞、轻度胸闷、嗜睡、心悸、手指震颤及胃肠功能障碍等。

【药物相互作用】

1．本药与其他肾上腺素受体激动药合用可使疗效增加，但不良反应也可能加重。

2．单胺氧化酶抑制剂、三环类抗抑郁药、抗组胺药、左甲状腺素等可加重本药的不良反应。

3．本药与琥珀胆碱合用，可增强后者的肌肉松弛作用。

4．本药能减弱胍乙啶的降血压作用。

5．本药可能会引起低钾血症，同时使用黄嘌呤衍生物、类固醇和利尿剂会增强该作用。

6．β 受体阻断药如普萘洛尔等，能拮抗本药的作用，使疗效降低。

7．本药与胰岛素或口服降糖药合用时，须调整后者的剂量。

【用法与注意事项】用法：气雾吸入，每次 0.25 ~ 0.5mg，一日 3 ~ 4 次；成人口服，每次 2.5 ~ 5mg，一日 3 次，一日总量不超过 15mg；缓释片，5 ~ 7.5mg，早晚各 1 次。注意事项：①大剂量及注射给药时由于舒张血管反射性引起心脏兴奋而引起心悸等不良反应。本品对拟交感胺药敏感性增高者及未有效控制的甲状腺功能亢进患者应慎用。而与其他拟交感胺药合用可加重副作用。②β_2 受体激动剂有增高血糖的作用，因此糖尿病患者用本品时，应特别注意控制血糖。③虽然 β_2 受体激动剂已成功用于严重缺血性心力衰竭的急性治疗，但这类药物可能导致心律失常，仍需慎用。④高血压患者、癫痫患者、妊娠期妇女及哺乳期妇女慎用。

异丙肾上腺素（Isoprenaline）

【药动学】本药口服在肠黏膜与硫酸基结合而失效，临床多采用气雾吸入给药，舌下含服亦可，经舌下静脉丛吸收，2～5min 内迅速起效；其生物利用度为 80%～100%。V_d 约为 0.5L/kg，$t_{1/2}$ 约为 2.5h，有效血药浓度为 0.5～2.5mg/ml。在肝与硫酸结合，在其他组织被儿茶酚氧位甲基转移酶甲基化代谢灭活。静脉给药后，50%～66% 以原型药物、其余以甲基化代谢产物从尿中排泄；气雾吸入后，尿中排泄物全部为甲基化代谢产物。

【药效学】主要激动 β 受体，对 β_1 和 β_2 受体选择性很低，对 α 受体几乎无作用。

1．扩张支气管　作用于支气管 β_2 受体，使支气管平滑肌松弛，抑制组胺等介质的释放。

2．兴奋 β_1 受体　增快心率，增强心肌收缩力，增加心脏传导系统的传导速度，缩短窦房结的不应期。

3．扩张外周血管　减轻心脏（左心为主）负荷，以纠正低心排血量和血管严重收缩的休克状态。

【临床应用】

1．支气管哮喘　适用于哮喘急性发作的控制，常气雾吸入给药，起效快且作用强，但持续时间短。

2．心搏骤停　治疗各种原因如电击、淹溺、药物中毒和手术意外等引起的心搏骤停。必要时可与肾上腺素和去甲肾上腺素配伍应用。

3．房室传导阻滞。

4．休克　用于心源性和感染性休克，对中心静脉压、低心排血量者，需补足血容量后再用本药。

【不良反应】常见不良反应有心悸、头晕、头痛、喉干、恶心、软弱无力及出汗等。用量过大易导致心肌耗氧量增加、心律失常，甚至可致室性心动过速及心室颤动，有明显缺氧的哮喘患者尤易出现。冠心病、心绞痛、心肌梗死、嗜铬细胞瘤及甲状腺功能亢进患者禁用本药。长期、反复使用易产生耐受性。由于本品不良反应较多，已逐步被高选择性 β_2 受体激动剂取代。

【药物相互作用】

1．与其他拟肾上腺素药物合用可增效，但不良反应也增多，且有交叉过敏反应。

2．与全身麻醉药合用或者与氯化钾及各种可导致血钾过高或过低的药物合用时，可增加发生心律失常的可能性。

3．β 受体阻断药可拮抗本药对 β 受体的作用，而使 α 受体作用占优势，外周血管总阻力加大。

4．与硝普钠同用，可使心排血量微增，肺动脉楔压略降。

5．不能与 pH 值在 6.0 以上的药物配伍，如钙制剂、氨茶碱、利多卡因、磺胺嘧啶钠等。

6．与口服抗凝血药合用，可增加抗凝作用。

【用法与注意事项】用法：舌下含服，成人常用量，每次 10～15mg，一日 3 次；限量，一次 20mg，一日 60mg；气雾剂吸入，一次 0.1～0.4mg，重复使用时应间隔 2h 以上。注意事项：①气雾剂长期反复使用，可产生耐受性，疗效下降甚至增加死亡率，因而应限制吸入次数和剂量。②宜将药片嚼碎含于舌下，否则达不到速效。③本品遇酸、碱被破坏，故不宜与碱性药物配伍，遇光及与空气接触，可分解变红，应避光密封贮存。

其他常用的 β_2 受体激动剂见表 18-1。

表18-1　其他常用的β₂受体激动剂

药物	药动学	药理作用与应用	不良反应	药物相互作用	注意事项
克仑特罗 (Clenbuterol)	口服易吸收，15min起效，作用维持6～8h。气雾吸入5min起效，可维持4h。栓剂直肠给药，作用可达24h	选择性激动β₂受体，平喘作用较强，有增强纤毛运动、溶解黏液的作用。用于治疗支气管哮喘	少数患者口干、心悸，手颤、头晕	与单胺氧化酶抑制剂合用，导致心动过速，头躁狂等不良反应发生率增加	高血压、心律失常、嗜铬细胞瘤和甲状腺功能亢进患者慎用
福莫特罗 (Formoterol)	吸入后2～5min起效，作用维持12h。口服作用可持续20h	长效β₂受体激动药，兼具扩张支气管平滑肌和抗炎作用。用于哮喘持续期、夜间发作性哮喘和运动诱发性哮喘及其他急性哮喘发作的治疗	肌肉震颤、头痛、心悸、心动过速等	①本品与肾上腺素及异丙肾上腺素等儿茶酚胺类药物合用时，可能引起心律失常，甚至导致心搏停止；②皮质类固醇、利尿药、茶碱类药物合用可致血钾浓度降低；③本品可增强洋溴铵、维库溴铵的神经肌肉阻滞作用；④本品与单胺氧化酶抑制药合用可出现室性心律失常，并加重高血压	高血压、甲状腺功能亢进、心脏病、糖尿病患者、妊娠期及哺乳期妇女慎用
班布特罗 (Bambuterol)	是特布他林的前药。口服生物利用度约20%，吸收后，缓慢代谢成活性的特布他林，约30min起效，2～4h作用达高峰，$t_{1/2}$为17h左右。代谢物主要由肾排出	β₂受体激动药，松弛支气管平滑肌，并抑制内源性致痉挛物质释放，减轻水肿及增加黏膜纤毛清除能力。适用于支气管哮喘、慢性阻塞性肺疾病	肌肉震颤、头痛、心悸、心动过速等	①与其他拟交感胺类药合用作用加强，毒性增加；②不宜与肾上腺素受体阻断药（如普萘洛尔）合用	①高血压、糖尿病、甲状腺功能亢进患者慎用，伴有糖尿病的哮喘患者使用本药时应加强血糖控制；②肝硬化或某些肝功能不全患者不宜使用本药；③肾功能不全患者使用本药初始剂量应减少

续表

药物	药动学	药理作用与应用	不良反应	药物相互作用	注意事项
丙卡特罗 （Procaterol）	口服5min内开始起效，1.5h左右作用最强，可持续6~8h，消除$t_{1/2}$为8.4h。尿中总排泄量为10.3%±2.4%	本品为选择性较高的β₂受体激动剂，支气管扩张作用较强，微小剂量即可产生明显的支气管扩张作用，还有较强的抗过敏致肥大细胞膜、抑制组胺等过敏物质的释放，对于过敏原诱发的支气管哮喘有较好的疗效	常见心悸、震颤，正常剂量用药时，发生率可达10%~20%；也可见面部潮红、发热、头痛、眩晕、耳鸣、恶心、周身疲倦、鼻塞等，停药后即可恢复正常	①本药与肾上腺素及异丙肾上腺素等儿茶酚胺类并用时会引起心律失常、心率增加；②并用茶碱类药时，可增加舒张支气管平滑肌作用，但不良反应也增加；③避免与单胺抑制剂及三环类抗抑郁药同时应用	①有可能引起心律失常，服用时应予注意；②以下患者慎服：甲状腺功能亢进、高血压、心脏病、糖尿病患者与妊娠期妇女及哺乳期妇女、老年人、儿童、早产儿、新生儿
沙美特罗 （Salmeterol）	单次吸入50μg或者400μg后，约10min达到血药浓度峰值，10~20min出现支气管扩张作用，持续12h	用于哮喘，包括夜间哮喘和运动性哮喘、喘息型支气管炎和可逆性气道阻塞	最常见不良反应为头痛、恶心、呕吐、倦怠、不适、肌痉挛、颤抖和心悸	不宜同时使用非选择性β受体阻断药，单胺氧化酶抑制剂和三环类抗抑郁药	吸入本品可产生支气管痉挛，加重哮喘，应停药并使用短效β₂受体激动剂；本品不适用于急性哮喘
妥洛特罗 （Tulobuterol）	一般口服5~10min起效，作用可维持4~6h	为选择性β₂受体激动剂，对支气管平滑肌具有较强而持久的扩张作用，对心脏的兴奋作用较弱。主要用于防治支气管哮喘、哮喘型支气管炎和慢性支气管炎等	偶有心悸、手指震颤、心动过速、头晕、恶心、胃部不适等不良反应，一般停药后即消失	与肾上腺素、异丙肾上腺素合用易致心律失常。与单胺氧化酶抑制剂合用可出现心动过速、躁狂等	冠心病、心功能不全、高血压、甲状腺功能亢进、糖尿病患者及妊娠期妇女慎用

（二）茶碱类

茶碱被认为是一种支气管扩张剂，对气道平滑肌具有较强的直接松弛作用，但其作用强度不及 β 受体激动药，其有效血浆浓度为 10 ～ 20mg/L。近年通过对茶碱类药物进一步的药理研究发现，茶碱类药物在支气管扩张、抗炎、免疫调节等方面具有确切的效果，甚至在低血浆浓度时就可抑制过敏原引起的迟发性哮喘反应。茶碱对抗与哮喘有关的炎症作用，包括抑制细胞因子的合成与释放、抑制炎症细胞活化及降低微血管渗漏，防止因气道炎症所引起的气道高反应性，在较低血浆浓度时，茶碱即具有免疫调节作用。随着缓释茶碱类药物的应用，茶碱类药物的临床应用逐渐广泛。目前临床已知的茶碱类药物及其衍生物已经有 300 多种，最为常用的茶碱类药物有氨茶碱、胆茶碱、二羟丙茶碱、茶碱乙醇胺等。

氨茶碱（Aminophylline）

【药动学】口服迅速被吸收，生物利用度为 96%。用药后 1 ～ 3h 血浆浓度达峰值。在体内氨茶碱释放出茶碱，后者的蛋白结合率为 60%，分布容积约为 0.5L/kg。$t_{1/2}$ 为 3 ～ 9h。0.5h 内静脉注射 6mg/kg 氨茶碱，其血药浓度可达 10mg/L。80% ～ 90% 的药物在体内被肝的混合功能氧化酶代谢，清除率、生物转化率个体差异较大，并且易受多种因素如肝药酶诱导剂或抑制剂的影响。大部分以代谢产物形式通过肾排出，约 10% 以原型排出。

【药效学】为茶碱与乙二胺的复盐，其药理作用主要来自茶碱，乙二胺使其水溶性增强。

1. 能松弛支气管平滑肌，也能松弛肠道、胆道等多种平滑肌，还能抑制过敏介质释放，在解痉的同时对支气管黏膜的充血、水肿也有缓解作用。

2. 抗炎和免疫调节作用　能稳定肥大细胞、嗜碱性粒细胞细胞膜。小剂量氨茶碱可抑制支气管黏膜的嗜酸性粒细胞浸润；抑制肥大细胞释放炎症介质，减少气道平滑肌收缩；可使外周血 T 淋巴细胞增多，抑制 IgE 的释放。

3. 增强呼吸肌如膈肌、肋间肌的收缩力，有助于改善呼吸功能，防治膈肌疲劳和呼吸衰竭。

4. 强心作用　增强心肌收缩力，增加心排血量，低剂量一般不加快心率。

5. 利尿作用　氨茶碱扩张肾出球和入球小动脉，增加肾小球滤过率和肾血流量，抑制远端肾小管钠、氯离子和水的重吸收。

6. 中枢神经兴奋作用　氨茶碱具有兴奋呼吸的作用，可增加呼吸深度，但不增加呼吸频率。

【临床应用】主要用于支气管哮喘和喘息型支气管炎、阻塞性肺气肿以缓解喘息症状，与 β 受体激动药合用可提高疗效；在哮喘持续状态，常用本药与糖皮质激素配伍。也可用于急性心功能不全和心源性肺水肿引起的哮喘。新用途很多，在明确疾病发病原因并作相应治疗后，仅作为辅助治疗或在常规治疗无效时酌情应用。

【不良反应】茶碱血药浓度低于 10μg/ml 时几乎无不良反应发生；浓度高于 20μg/ml 时易发生不良反应，特别是在治疗开始时。早期多见的有恶心、呕吐、易激动、失眠等，静脉注射过快或浓度过高时或者血清浓度超过 20μg/ml 时可出现头晕、心悸、心律失常、血压剧降，血清中茶碱超过 40μg/ml，可发生发热、脱水、谵妄、惊厥等症状，严重的甚至引起呼吸、心搏停止致死。

【药物相互作用】

1. 西咪替丁、美西律可降低本品肝清除率，合用时可增加茶碱的血清浓度和毒性。地尔硫䓬、维拉帕米可干扰茶碱在肝内的代谢，合用时亦增加本品血药浓度和毒性。均需调整剂量。

2. 某些抗菌药物，如大环内酯类的红霉素、罗红霉素、克拉霉素，氟喹诺酮类的依诺沙星、环丙沙星、氧氟沙星、左氧氟沙星，克林霉素、林可霉素等可降低茶碱清除率，增高其血药浓度。其中尤以红霉素、依诺沙星为主，当与上述药物伍用时，应适当减量或监测茶碱血药浓度。

3．苯巴比妥、苯妥英钠、利福平等肝药酶诱导剂加快茶碱的肝清除，使茶碱血清浓度降低；茶碱也干扰苯妥英钠的吸收，两者血浆浓度均下降，合用时应调整剂量，并监测血药浓度。

4．与锂盐合用，可使锂的肾排泄率增加，降低锂盐的疗效。

5．与咖啡因或其他黄嘌呤类药并用，可增加其作用和毒性。

6．普萘洛尔可抑制氨茶碱的支气管扩张作用。

【用法与注意事项】用法：口服，每次 0.1～0.2g，每天 0.3～0.6g；肌内注射或静脉注射，每次 0.25～0.5g，每天 0.5～1g。注意事项：①强碱性，口服对胃刺激性大，应餐后服或服用肠溶片。肌内注射可致局部红肿、疼痛，现已很少用。②静脉注射或静脉滴注如浓度过高、速度过快可强烈兴奋心脏和中枢神经系统，引起心悸、心律失常、血压剧降、激动不安、失眠、头痛等，严重时可致惊厥，故应稀释后缓慢注射。如剂量过大引起谵妄、惊厥，可用镇静药对抗。③治疗浓度范围较窄，体内清除率个体差异很大，临床确定治疗量时，应参照血药浓度检测结果和临床效应进行调整。④酸性药物可增加其排泄，碱性药物可减少其排泄。与西咪替丁、四环素、红霉素等配合，可延长本品的半衰期，故两药浓度可高于正常，易致中毒；静脉注射时不宜与维生素 C、去甲肾上腺素、促皮质素、四环素类抗生素配伍。⑤肝肾功能低下者、老年人、新生儿、酒精中毒者、有溃疡病史者及严重心脏病、充血性心力衰竭、甲状腺功能亢进、急性心脏损害者慎用。⑥可通过胎盘屏障，亦可随乳汁排出，妊娠期妇女、哺乳期妇女慎用。⑦使血清尿酸及尿儿茶酚胺的测定值增高，干扰诊断。

（三）M 受体阻断药

哮喘患者往往存在胆碱能神经功能亢进现象，副交感神经兴奋在引起夜间哮喘发作中起了重要作用，应用胆碱受体阻断剂可阻断节后迷走神经传出支，通过降低迷走神经张力扩张支气管。支气管上的 M 受体以 M_3 亚型为主，选择性 M_3 受体阻断药的支气管扩张作用会更强。但抗胆碱能药舒张支气管的作用比 β_2 受体激动剂弱，起效也较慢，因此被用作二线药物，适用于对 β_2 受体激动药耐药的哮喘患者。长期应用抗胆碱能药不易产生耐药性，对老年人的疗效不低于年轻人。目前主要应用阿托品的异丙基衍生物异丙托溴铵。

异丙托溴铵（Ipratropium Bromide）

【药动学】本药为季铵盐，口服难吸收，多采用气雾吸入法，吸入后 5min 左右有效，30～60min 作用达峰值，维持 4～6h。以大于 500μg 剂量气雾吸入 3h 后，其血药浓度仅 0.06ng/ml。$t_{1/2}$ 为 3.2～3.8h。

【药效学】本药对支气管平滑肌 M 受体有较强选择性，对支气管平滑肌有较强的直接松弛作用，对呼吸道腺体和心血管系统的作用较弱，其扩张支气管的剂量仅为抑制腺体分泌和加快心率剂量的 1/20～1/10，用药后不影响痰量和痰液的黏性。

【临床应用】用于防治哮喘、慢性支气管炎和肺气肿，尤适用于因肌肉震颤、心动过速而不能耐受 β 受体激动药的患者。对慢性阻塞性肺疾病患者的疗效比 β_2 受体激动药及茶碱类好，与后两药合用可产生相加作用；对非过敏性哮喘、老年性哮喘或者精神性哮喘的效果较为满意；对运动性哮喘的效果不如 β 受体激动药。

【不良反应】少数患者可出现暂时性口干或口苦、鼻干、眼干。对患有干性鼻炎、干性角膜结膜炎的患者，用后症状可能暂时加重。

【药物相互作用】与 β 受体激动药或茶碱类药物合用可增强其支气管扩张作用。

【用法与注意事项】气雾吸入：一次 40～80μg，每日 3～4 次。前房角狭窄的青光眼患者、前列腺肥大引起的尿道梗阻者、妊娠期及哺乳期妇女慎用。

（四）糖皮质激素类

糖皮质激素类是目前治疗支气管哮喘最为有效的药物，也是哮喘持续状态及危重发作的重要治疗药物。糖皮质激素的作用机制包括多环节抗炎作用、降低血管通透性和减轻黏膜水肿、

增强 β_2 受体激动剂对气道平滑肌的松弛作用、稳定溶酶体膜及抗变态反应等。对于各个年龄组的慢性持续期哮喘患者，无论其病情严重程度分级如何，吸入性糖皮质激素都是长期使用最有效的控制药物。目前除了重症哮喘或其他药物不能控制的严重哮喘患者需要糖皮质激素全身给药外，吸入性糖皮质激素已成为治疗哮喘的一线药物，常用药物有倍氯米松、氟替卡松、布地奈德等。

倍氯米松（Beclometasone）

【药动学】本品为地塞米松的衍生物，脂溶性较强，气雾进入下呼吸道可引起局部的抗非特异性炎症反应，被吸收进入血液循环的少量药物自尿和粪便排出。

【药效学】有强效的抗非特异性炎症作用，能抑制支气管渗出物，消除支气管黏膜肿胀，解除支气管痉挛。不引起糖皮质激素的全身典型反应。

【临床应用】主要用于支气管扩张药不能有效控制的慢性哮喘，连续用药可减少或终止发作，对严重哮喘患者需要与支气管扩张药配合使用。亦可用于过敏性鼻炎及过敏反应所致皮肤病如湿疹等。

【不良反应】本品局部用于支气管，少有全身不良反应。吸入后应漱口和咽部，将黏附于口腔黏膜和咽部的药液漱洗除净，否则容易诱导白念珠菌感染。

【药物相互作用】

1．本品可能对人甲状腺对碘的摄取、清除和转化率有影响。

2．胰岛素能与本品产生拮抗作用，糖尿病患者应注意调整用药剂量。其余可参考氢化可的松。

【用法与注意事项】用法：成人每次吸用 2 揿，每日吸 3 ~ 4 次，严重者可增加剂量，但每日吸入量不宜超过 20 揿；儿童每次 1 ~ 2 揿，每日吸 2 ~ 4 次。注意事项：①由于本品起效慢，对于原依赖口服激素而后改为吸入本药的哮喘患者，仍需要继续口服激素数日，再逐步减少口服激素的剂量；②活动性肺结核者慎用；③长期大剂量吸入本品可抑制下丘脑 - 垂体 - 肾上腺皮质轴而导致肾上腺皮质功能不全；④哮喘持续状态患者不能吸入足够的药物会导致疗效不佳。

其他常用的糖皮质激素见表 18-2。

表18-2　其他常用的糖皮质激素

药物	药动学	药理作用与应用	不良反应	药物相互作用	注意事项
布地奈德（Budesonide）	吸入后，10%~15%在肺部吸收，生物利用度约为26%，约90%经首过代谢，成人 $t_{1/2}$ 约2h，儿童 $t_{1/2}$ 约1.5h，其代谢物经肾排泄，几乎没有全身作用	用于糖皮质激素依赖性或非依赖性的支气管哮喘及喘息型支气管炎、慢性阻塞性肺疾病	可能发生轻度喉部刺激、咳嗽、声嘶；口咽部白念珠菌感染；变态反应，如皮疹、接触性皮炎、荨麻疹、血管神经性水肿和支气管痉挛；精神症状，如紧张、不安、抑郁和行为障碍等	酮康唑及西咪替丁可影响本品的体内代谢	活动性肺结核及呼吸道真菌、病毒感染者慎用

药物	药动学	药理作用与应用	不良反应	药物相互作用	注意事项
氟替卡松（Fluticasone）	本品口服生物利用度低，吸入本品后0.5～1.5h血药浓度达峰值，消除半衰期达7.8h，是一种长效糖皮质激素	雾化吸入用于慢性持续性哮喘的长期治疗，也用于治疗过敏性鼻炎	同其他吸入性糖皮质激素	同其他吸入性糖皮质激素	同其他吸入性糖皮质激素
曲安奈德（Triamcinolone Acetonide）		作用强而持久，比氢化可的松强20～40倍，用于支气管哮喘	主要是声音嘶哑	同其他吸入性糖皮质激素	同其他吸入性糖皮质激素

（五）过敏介质释放抑制药

1. 抗过敏平喘药　主要作用是抑制与哮喘有关的活性物质的释放、拮抗炎症介质的作用，如稳定肺组织肥大细胞膜，抑制过敏介质释放；对多种炎症细胞如巨噬细胞、嗜酸性粒细胞及单核细胞活性有抑制作用；阻断引起支气管痉挛的神经反射，降低哮喘患者气道高反应性。由于起效缓慢，主要用于哮喘发作的预防，代表药物有色甘酸钠、酮替芬等。

色甘酸钠（Sodium Cromoglicate）

【药动学】吸入后有 8%～10% 进入肺内，经支气管和肺泡吸收入血，t_{max} 为 10～20min。血浆蛋白结合率为 60%～75%，迅速分布到肝、肾等组织中，血浆 $t_{1/2}$ 为 60～90min，以原型排出，50% 通过肾排泄，50% 通过胆汁排泄。体内无蓄积。口服本品仅能吸收 0.5%。

【药效学】能稳定肥大细胞的细胞膜，阻止肥大细胞脱颗粒，从而抑制组胺、5-羟色胺、慢反应物质等过敏介质的释放，进而阻抑过敏介质对组织的不良作用。

【临床应用】可用于预防各型哮喘发作、过敏性哮喘、过敏性鼻炎。

【不良反应】偶有排尿困难；喷雾吸入可致刺激性咳嗽。

【药物相互作用】原来使用糖皮质激素或其他平喘药物治疗者，使用该药后需继续应用原药至少 1 周或者症状明显改善后，才能逐步减量或停用原用药物。用药过程中遇哮喘急性发作，应立即改用其他常规治疗如吸入性 β 受体激动剂等，并停用本药。

【用法与注意事项】用法：吸入前先摇匀液体。①用于支气管哮喘，气雾吸入，每次 3.5～7mg，一日 3～4 次，一日最大剂量 32mg。粉雾吸入，每次 20mg，一日 4 次；症状改善后，一日 40～60mg；维持剂量，一日 20mg。②用于过敏性鼻炎，干粉吸入，每次 10mg，一日 4 次。注意事项：①获得明显疗效后，可减少给药次数，若需停药，亦应该逐步减量后再停药，不要中途突然停药，以免引起哮喘复发。②肝、肾功能不全者慎用。

其他常用的抗过敏平喘药见表 18-3。

表18-3 其他常用的抗过敏平喘药

药物	药理作用与应用	用法	不良反应	注意事项
酮替芬 (Ketotifen)	为强效抗组胺和抗过敏介质释放剂，适用于支气管哮喘、喘息型支气管炎、过敏性咳嗽、过敏性鼻炎、过敏性结膜炎及皮炎	口服，成人及12岁以上儿童，每日2次，每次1mg，一般于晨、晚各服1次	可出现镇静、困倦、乏力、头晕、口干等，少数可出现过敏反应，表现为皮肤瘙痒、皮疹、局部水肿等	①服药期间不能从事驾驶、高空机械操作、精密仪器操作等作业。②妊娠期妇女及婴幼儿慎用。③使用滴眼剂期间不宜佩戴接触镜（隐形眼镜）。④避免与含醇物或中枢抑制药合用。⑤与口服降血糖药物合用时，可见血小板应减少。⑥避免与齐多夫定合用
曲尼司特 (Tranilast)	具有稳定肥大细胞和嗜碱性粒细胞的细胞膜作用，阻止其脱颗粒而抑制组胺、白三烯、5-羟色胺过敏介质的释放。用于支气管哮喘、防治过敏性皮炎及其他过敏性疾病	成人口服每次100mg，每日3次；儿童每日5mg/kg，分3次服用	可见食欲缺乏、恶心、呕吐、腹痛、腹胀、便秘；偶见头痛、头昏、嗜睡、头重、失眠、全身疲倦感。少数患者有尿频、尿痛、血尿等膀胱刺激症状，应停止用药；偶尔出现肝功能异常，可采取减量、停药等措施	①本品能阻断过敏反应发生的环节，对季节性过敏患者，应在好发季节前开始服用，直到好发季节结束。②本品与支气管扩张剂、糖皮质激素、抗组胺药等不同，不能迅速减轻急性发作及其症状。③激素依赖性患者使用该药时，激素用量应缓慢减少，不可突然停用。④肝、肾功能异常者应慎用
氮䓬斯汀 (Azelastine)	抑制脂氧酶活性，升高细胞内环腺苷酸水平，增加细胞膜稳定性，阻止钙离子进入肥大细胞和嗜碱性粒细胞，从而抑制白三烯、组胺等过敏介质的产生和释放	支气管哮喘：口服，每日2次，每次2~4mg，鼻变态反应：口服，每日2次，在早餐后及睡前各服一次。随年龄及症状适当增减剂量	常见嗜睡、倦怠感、手足麻木，偶见口渴、口内皲裂、食欲缺乏、恶心、呕吐、腹痛、便秘、腹泻、氨基转移酶活性上升、皮疹等过敏症状，出现时应停药	①服药期间不能从事驾驶、高空作业等危险性的机械操作。②妊娠期妇女及婴幼儿慎用。③使用滴眼剂期间不宜佩戴接触镜。④避免与含醇物或中枢抑制剂同时使用
奈多罗米 (Nedocromil)	可抑制呼吸道的各种炎症介质的释放，具有特异的抗炎作用。可拮抗冷空气等所致的支气管痉挛，降低阻塞性肺病患者的气道高反应性。用于各种原因引起的哮喘和哮喘型慢性支气管炎	吸入，成人及12岁以上儿童每日用量为每次2揿，每日2次，必要时每日4次	主要为刺激性咳嗽、头痛、恶心、均较轻，可自行消失。吸入时口腔有异味感	妊娠期妇女、哺乳期妇女、婴幼儿慎用；无体内蓄积，可长期应用
托普司特 (Zaprinast)	其药理作用与作用机制似色甘酸钠，但作用较之强。用于支气管哮喘、对过敏性支气管炎、鼻炎和皮炎也有效	口服，每次20mg，一日3次	少数患者有口干、恶心、胸闷等反应	

2. 抗白三烯类药物　有白三烯受体阻断药与白三烯合成抑制剂两类，前者竞争性抑制半胱氨酰白三烯与受体的结合而阻断气道对白三烯的反应；后者则抑制花生四烯酸经 5- 脂氧酶途径合成半胱氨酰白三烯。抗白三烯类药物可减轻气道炎症和高反应性、减少激素用量。

扎鲁司特（Zafirlukast）

【药动学】口服吸收良好，服后约 3h 血浆浓度达峰值。服药 2h 内有明显的首剂效应。血浆蛋白结合率为 99%，尿排泄量为口服剂量的 10%，粪便排泄 89%，$t_{1/2}$ 约为 10h。药动学在正常人群和肾损害患者无显著差异。与食物同服时大部分患者 (75%) 的生物利用度降低，其降低幅度可达 40%。

【药效学】该药为口服长效的高选择性白三烯受体阻断药，能与 LTC4、LTD4、LTE4 受体选择性结合而拮抗其作用，可拮抗白三烯的促炎症活性及其引起的支气管平滑肌痉挛，从而减轻哮喘症状和改善肺功能。

【临床应用】用于慢性轻至中度支气管哮喘的预防和治疗；也用于激素抵抗型哮喘或者不使用激素的哮喘患者；严重哮喘患者加用该药以维持控制哮喘发作及减少激素用量。

【不良反应】耐受性良好，可能引起头痛、咽炎、鼻炎或胃肠道反应，这些症状通常较轻微。偶见肝衰竭、转氨酶升高、高胆红素血症、皮疹、麻疹、血管神经性水肿、挫伤后出血障碍、粒细胞缺乏症。

【药物相互作用】

（1）扎鲁司特经肝 CYP2C9 酶代谢并抑制该酶活性，可升高其他经该酶代谢的药物的血药浓度，增强药物作用。如氟康唑、氟伐他汀等；又如与华法林合用能导致最大凝血酶原时间延长约 35%，因此在与华法林合用时，应密切监测凝血酶原时间。

（2）本品可抑制 CYP2D6 酶活性，致经该酶代谢的 β 受体阻断药、抗抑郁药和抗精神失常药的血药浓度升高。

（3）与阿司匹林合用，可使扎鲁司特的血浆浓度升高约 45%，但其不至于引起相应临床效应。相反，与特非那定、茶碱、红霉素合用则导致扎鲁司特血药浓度下降。

【用法与注意事项】用法：成人和 12 岁以上（包括 12 岁）儿童一次 20mg，每天 2 次，餐前 1h 或餐后 2h 服用。注意事项：①哮喘的缓解期，仍应按时服用本药以保证疗效。在急性发作期，通常仍应维持治疗。②本药不适用于解除哮喘急性发作时的支气管痉挛。③不宜用本药突然替代吸入性或口服的糖皮质激素。④在重度哮喘患者的治疗中，在考虑减少激素用量时应谨慎。极少数情况下，这类患者会出现系统性嗜酸性粒细胞增多、心肌病、肺浸润以及以全身血管炎为特征的 Churg-Strauss 综合征。⑤妊娠期及哺乳期妇女及肝功能不全者慎用。

其他常用的抗白三烯类药物见表 18-4。

表18-4　其他常用的抗白三烯类药物

药物	药动学	用法	不良反应	注意事项
孟鲁司特 (Montelukast)	本药口服吸收迅速而完全，约2h达到C_{max}，99%以上与血浆蛋白结合，主要在肝脏被完全代谢，血浆清除率为45ml/min，$t_{1/2}$为2.7~5.5h，代谢物几乎全部经胆汁排泄	15岁及以上患有哮喘和（或）过敏性鼻炎的成人患者每日1次，每次10mg；2~6岁患者每次4mg；6~14岁患者每次5mg，睡前服用	轻度头痛和腹痛、眩晕、嗜睡、兴奋、焦虑、抑郁、夜梦异常、幻觉、失眠、易激惹、烦躁、不安、感觉异常、触觉减退、消化不良、恶心、呕吐、腹泻、谷丙转氨酶和谷草转氨酶升高等	①该药对哮喘急性发作无效，不应突然替代吸入性或口服糖皮质激素。②本品可减少合并使用的吸入糖皮质激素及支气管扩张剂的剂量。③妊娠期及哺乳期妇女慎用
普仑司特 (Pranlukast)	单次和多次口服均在2h和6h后出现两次血药峰浓度	成人每日2次，每次225mg，餐后服用。根据年龄可适当增减用量	主要反应是皮疹、瘙痒、腹痛、胃部不适、腹泻、呕吐、谷丙转氨酶及谷草转氨酶上升等肝功能异常	①本品不能缓解已经发作的哮喘；②合用华法林可增加本品的血药浓度；③合用茶碱可降低本品的血药浓度；④妊娠期妇女慎用，老年人减量
吡嘧司特 (Pemirolast)	C_{max}在1~1.7h出现，$t_{1/2}$为4~5h。83.5%~89.7%随尿排泄，大部分以葡萄糖醛酸结合物排出	成人一次10mg，一日2次，早饭和晚饭后口服	可见嗜睡、困倦、头痛、恶心、呕吐、腹痛、便秘、腹泻、胃痛、消化不良、软便等。有时出现瘙痒、皮疹、荨麻疹、血红蛋白减少、谷丙转氨酶和谷草转氨酶升高	①主要用于预防或缓解轻度支气管哮喘发作，不能迅速缓解哮喘急性发作。②妊娠期及哺乳期妇女禁用
异丁司特 (Ibudilast)	健康成人口服本品10mg后，t_{max}约5.4h，C_{max}约为47.0μg/ml，$t_{1/2}$约为7.4h。72h后，约60%以代谢物随尿液排出	口服，一次10mg，一日2次，禁止嚼碎	主要有食欲缺乏、嗳气、上腹不适、恶心、呕吐、眩晕、皮疹、皮肤瘙痒等。偶见心悸、肝功能减退、总胆红素升高、直立性低血压	①对本品过敏者、颅内出血尚未完全控制的患者禁用。②小儿、妊娠期和哺乳期妇女禁用。③本品与支气管扩张药和糖皮质激素等不同，不能迅速缓解及肝功能障碍发作的症状。④急性脑梗死及肝功能障碍患者慎用。⑤若出现皮疹、瘙痒等过敏症状，应停药
齐留通 (Zileuton)	本品口服迅速吸收，30min起效，t_{max}为1~3h，持续5~8h，血浆蛋白结合率为93%，经肝代谢，$t_{1/2}$为2.1~2.5h	口服，成人每次0.4~0.6g，每日4次，餐时或睡前服用。儿童酌减	本品耐受性好，无严重不良反应，主要有头痛、疼痛（非特异的）、腰痛、无力和意外损伤。偶见肝酶升高，停药可自行恢复	①本品作用与白三烯受体阻断药相似，但长期使用可能致肝功能改变或转氨酶升高；②对本品过敏者禁用；③妊娠期、哺乳期妇女慎用

第二节　镇 咳 药

　　咳嗽是呼吸系统疾病的常见症状之一，是一种突发性、爆发性的呼气运动，往往伴有气道分泌物的排出。反复剧烈咳嗽会引起系列并发症，如腹直肌痉挛、上腹部疼痛等。

　　咳嗽的发生是一种机体神经反射的过程，该过程包括外周感受器接受刺激→传入神经通路→延髓咳嗽中枢接受信号→传出神经传达指令→咳嗽。镇咳药物可选择性作用于该过程的任何环节，起到终止或减轻咳嗽的目的。目前常用的镇咳药根据作用部位不同包括中枢性镇咳药和外周性镇咳药两类。

一、中枢性镇咳药

　　本类药物主要通过抑制延髓咳嗽中枢而起到镇咳作用，镇咳作用较强、疗效可靠。由于这些药物多为阿片类衍生物，根据它们是否可引起机体成瘾性，又可分为依赖性中枢性镇咳药，如吗啡、可待因；非依赖性中枢性镇咳药，如右美沙芬、喷托维林。前者镇咳作用较强，主要用于支气管肿瘤、急性心力衰竭伴有剧烈咳嗽的患者；后者镇咳作用较弱，成瘾性小，多用于干咳患者。

　　可待因（Codeine）

　　【药动学】口服后胃肠吸收快而完全，其生物利用度为 40% ～ 70%，主要分布于肺、肝、肾和胰。本品易于透过血脑屏障，又能透过胎盘。血浆蛋白结合率一般在 25% 左右。t_{max} 约 1h，$t_{1/2}$ 为 2.5 ～ 4h。镇痛起效时间为 30 ～ 45min，60 ～ 120min 作用最强。作用持续时间镇痛为 4h，镇咳为 4 ～ 6h。在体内经肝代谢，经肾排泄，主要为葡糖醛酸结合物，约有 10% 的可待因在体内脱甲基而成吗啡。

　　【药效学】作用与吗啡类似但较弱，兼有中枢镇咳、镇痛和镇静作用，能快速减轻咳嗽、减弱疼痛，并能使患者迅速安静。

　　【临床应用】各种原因引起的剧烈干咳，对胸膜炎胸痛伴有干咳患者尤为适用。由于此药能抑制呼吸道腺体分泌和纤毛运动，故对有少量痰液的剧烈咳嗽，应与祛痰药并用。可用于中等程度疼痛的镇痛。本药可为局部麻醉或全身麻醉时的辅助用药，具有镇静作用。

　　【不良反应】偶有恶心、呕吐、便秘及眩晕；亦可使患者烦躁不安。长期应用本药亦可产生耐受性、成瘾性。

　　【药物相互作用】与抗胆碱能药合用时，使便秘或尿潴留的不良反应加重；与美沙酮或其他吗啡类中枢抑制药合用时，可加重中枢性呼吸抑制作用；与肌肉松弛药合用时，呼吸抑制更为显著。

　　【用法与注意事项】用法：口服或皮下注射，一次 15 ～ 30mg，一日 30 ～ 90mg；缓释片剂，一次 1 片，一日 2 次。注意事项：对本品过敏及支气管哮喘性咳嗽、换气量差的肺气肿等阻塞性肺疾病患者禁用。妊娠期应用本药可透过胎盘使胎儿成瘾，引起新生儿戒断症状，如腹泻、呕吐、打哈欠、过度啼哭等；分娩期应用可致新生儿呼吸抑制。本药的缓释片必须整片吞服，不可嚼碎或截开。

　　右美沙芬（Dextromethorphan）

　　本品作用与可待因相似，主要通过抑制延髓咳嗽中枢产生中枢性镇咳作用，但无镇痛和镇静作用。口服后 20min 左右起效，没有成瘾性，是目前常用的取代可待因用于镇咳的药物之一。主要用于各种原因引起的干咳，如感冒、急慢性支气管炎、喉炎、肺炎、胸膜炎等引起的咳嗽。不良反应少见，偶有头晕、口干、便秘等。

　　喷托维林（Pentoxyverine）

　　本品为人工合成的非依赖性中枢性镇咳药，具有轻度镇咳作用（强度约为可待因的 1/3），能直接抑制延髓咳嗽中枢，兼能轻度抑制支气管内感受器和传入神经末梢而发挥外周镇咳作用。此外，又具有阿托品样作用和局部麻醉样作用，可松弛支气管平滑肌、减轻气管压力。适用于上呼吸道炎症引起的干咳，尤其适用于小儿百日咳。不良反应少见，偶有头晕、口干、恶心等，禁用于浓痰患者和青光眼患者。

二、外周性镇咳药

本类药物通过抑制咳嗽发生过程中的外周传入神经、传出神经或感受器的任一环节而产生镇咳作用。部分药物兼具中枢和外周镇咳作用。

苯丙哌林（Benproperine）

【药动学】本药口服易吸收，服后 15 ～ 20min 即起效，镇咳作用可持续 4 ～ 7h。

【药效学】本药化学结构与丁卡因相似，为非成瘾性镇咳药，能抑制咳嗽中枢、阻断肺 - 胸膜牵张感受器接受的刺激而产生镇咳作用，兼具舒张平滑肌作用。镇咳作用较可待因强 2 ～ 4 倍，口服后 15min 左右起效，作用维持 4 ～ 7h，本品不抑制呼吸，无成瘾性，不引起胆道及十二指肠痉挛或收缩，不引起便秘。

【临床应用】用于治疗急慢性支气管炎及临床上各种原因引起的干咳、阵咳等，也可用于过敏性等因素引起的刺激性咳嗽及支气管镜、喉镜或支气管造影检查前预防咳嗽。

【不良反应】偶见轻度口干、嗜睡、乏力、头昏、胃部烧灼感、恶心、食欲缺乏、眩晕、胸部紧迫感和麻木感及药疹等。

【药物相互作用】尚未发现。

【用法与注意事项】口服，成人一次 20 ～ 40mg，一日 3 次。儿童酌情减量。服用时勿嚼碎，以免引起口腔麻木。多痰者禁用。

苯佐那酯（Benzonatate）

本品为丁卡因的合成衍生物，具有较强的局部麻醉作用，可抑制肺部牵张感受器感受外界刺激和神经末梢传导冲动而产生镇咳作用。镇咳作用较可待因稍弱，对干咳、阵咳有良效，也可用于支气管镜检查和支气管造影术前预防咳嗽。口服后 20min 起效，维持 3 ～ 7h。不良反应包括轻度嗜睡、眩晕、胸闷、鼻塞等，偶见过敏性皮炎。服药时不宜咬碎药品糖衣，以免引起口腔麻痹。

那可丁（Noscapine）

本品为阿片所含的异喹啉类生物碱，可抑制肺牵张反射、解除支气管平滑肌痉挛引起的咳嗽。无成瘾性，无呼吸抑制作用。适用于阵发性咳嗽。偶见嗜睡、头痛、恶心等副作用，不宜用于咳嗽痰多患者。

第三节　祛　痰　药

祛痰药（expectorants）是能够使痰液变稀而易于咳出，或使口腔黏痰溶解而改善转运的一类药物。咳痰是慢性呼吸系统疾病的主要症状之一，有效祛痰可间接平喘和镇咳，还能减少痰液中细菌的多重感染，在临床具有重要意义。祛痰药主要分为痰液稀释药，如氯化铵；黏痰溶解药，如溴己新、氨溴索、乙酰半胱氨酸等。

氯化铵（Ammonium Chloride）

【药动学】部分铵离子迅速由肝代谢形成尿素，由尿排出。氯离子被吸收入血后可酸化体液和尿液，从而纠正碱中毒。

【药效学】本品口服后刺激胃黏膜引起恶心，反射性促进支气管腺体分泌增加，使痰液稀释，易于咳出，故氯化铵又称为刺激性祛痰药。此外，少量的氯化铵盐不被吸收，在呼吸道沉积，因渗透作用而带出更多水分，起到进一步稀释痰液的目的。

【临床应用】适用于干咳以及痰液黏稠不易咳出等；也用于泌尿系感染需酸化尿液及纠正代谢性碱中毒者。

【不良反应】大剂量口服后可引起恶心、呕吐，过量或长期使用可造成酸中毒和低血钾。消化性溃疡和肝、肾功能不良患者慎用。

【药物相互作用】本品与四环素、青霉素合用可增强抗菌作用；与乌洛托品等需在酸性尿液中显效的药物合用，可促使后者发挥作用；与哌替啶、苯丙胺、丙米嗪、阿米替林或多塞平等合用，可加快后者排泄，降低疗效。

【用法与注意事项】口服，一次 0.3 ~ 0.6g，一日 3 次。应用过量可导致高氯性酸血症；溃疡病患者慎用；凡右心衰竭和肝硬化伴有代谢性碱血症者、肾功能不全者禁用；代谢性酸中毒患者忌用。

溴己新（Bromhexine）

溴己新能裂解黏痰中的黏多糖，并能抑制其合成，使黏痰变稀，易于咳出。同时还能激动呼吸道的胆碱受体，使呼吸道腺体分泌增多，痰液变稀。适用于痰液黏稠而伴有呼吸急促、咳痰困难的患者。由于对胃黏膜有局部刺激作用，口服后少数患者可出现上腹部不适、恶心等症状，胃溃疡、肝功能不良患者慎用。

氨溴索（Ambroxol）

本品为溴己新的活性代谢产物，可显著增加痰液量，降低黏痰黏度，降低痰液和呼吸道纤毛的附着力，促进痰液排出，此外，还具有一定的镇咳和改善呼吸道通气功能。适用于黏痰不易咳出的急慢性呼吸道疾病，长期使用能明显减少慢性呼吸性疾病如支气管炎的急性发作次数。有消化道反应，如胃部灼痛、消化不良、呕吐等，有报道极少数病例出现严重急性过敏反应。

乙酰半胱氨酸（Acetylcysteine）

本品为黏痰溶解药。其结构中的的巯基与黏蛋白的二硫键互换而使黏蛋白分子裂解，从而降低痰液黏稠度。能溶解脓性痰液，适用于肺炎、肺结核、肺气肿等引起痰液黏稠、呼吸咳痰困难的患者。对气管插管引起的痰栓塞特别有效。乙酰半胱氨酸有恶臭味，可引起恶心、呕吐、呛咳等，支气管哮喘患者禁用。在药液中加入异丙肾上腺素可减轻本品对呼吸道的刺激。本品能使青霉素、头孢菌素、四环素等抗生素破坏而失效，不宜合用。

第四节　呼吸兴奋药

呼吸兴奋药（respiratory stimulants）是一类能够直接或间接地兴奋延脑呼吸中枢而兴奋呼吸的药物，可以使呼吸加深，改善通气质量，用以治疗呼吸衰竭。

尼可刹米（Nikethamide）

【药动学】口服或注射均易吸收，但临床上主要为静脉给药，也有肌内注射给药。药物进入体内后迅速分布至全身各部位，因而作用时间短暂，一次静脉注射仅维持 5 ~ 10min。药物在体内部分转变为烟酰胺，然后再被甲基化，成为 N- 甲基烟酰胺，经尿排出。

【药效学】本品选择性兴奋延髓呼吸中枢，也可作用于颈动脉体和主动脉体化学感受器，反射性地兴奋呼吸中枢，并提高呼吸中枢对二氧化碳的敏感性，使呼吸加深、加快，对血管运动中枢有微弱的兴奋作用，剂量过大可引起惊厥。作用较温和，安全范围较宽。

【临床应用】常用于中枢性呼吸抑制及各种原因引起的呼吸抑制。

【不良反应】治疗量尼可刹米不良反应较少，可有出汗和皮肤瘙痒等；大剂量时可出现高血压、心悸、心律失常、咳嗽、呕吐、震颤、肌强直和高热等。尼可刹米过量中毒时可引起惊厥，随后中枢抑制。本品增加耗氧量，抢救不宜久用。

【药物相互作用】与其他中枢兴奋药合用有协同作用，可引起惊厥。

【用法与注意事项】皮下、肌内或静脉注射，成人常用量一次 0.25 ~ 0.5g，必要时 1 ~ 2h 重复用药，极量一次 1.25g。小儿常用量 6 个月以下一次 75mg，1 岁一次 0.125g，4 ~ 7 岁一次 0.175g。抽搐及惊厥患者禁用。作用时间短暂，应视病情间隔给药。

多沙普仑（Doxapram）

【药动学】一般注射本品 1min 内即可产生呼吸兴奋作用，1 ~ 2min 出现作用高峰，作用可持续 2 ~ 10min。

【药效学】本品为非特异性呼吸兴奋药，直接兴奋延髓呼吸中枢和作用于颈动脉体的化学感受器。

【临床应用】能纠正吗啡、芬太尼、巴比妥类、地西泮和氟烷等引起的呼吸抑制，特点是安全范围大，不良反应少，不影响麻醉性镇痛药的镇痛效果，适用于处理麻醉后和中枢性抑制药中毒引起的呼吸抑制和用于全身麻醉术后催醒。

【不良反应】头痛、无力、恶心、呕吐、出汗、感觉奇热、腹泻及尿潴留。

【药物相互作用】不能与碱性药物配伍；与单胺氧化酶抑制药丙卡巴肼以及升压药合用时，可使血压明显升高；能促进儿茶酚胺的释放，在全身麻醉药如氟烷、异氟烷等停用 10 ~ 20min 后，才能使用；与咖啡因、哌甲酯、匹莫林、肾上腺素受体激动药等合用，可能出现紧张、激动、失眠甚至惊厥或心律失常。

【用法与注意事项】成人单次静脉注射 1 ~ 2mg/kg，必要时每隔 10 ~ 15min 注射一次，或见效后以静脉滴注维持（用 5% 葡萄糖注射液稀释为 1mg/ml，滴注速度按临床需要酌定），每小时总量不宜超过 0.3g。禁用于癫痫患者；慎用于颅内高压、重度高血压、冠状动脉疾病患者和妊娠期妇女。

洛贝林（Lobeline）

本品又名山梗菜碱，为哌啶衍生物，现已人工合成。

【药效学】洛贝林对呼吸中枢无直接兴奋作用，但有烟碱样作用，主要通过刺激颈动脉体和主动脉体化学感受器，反射性地兴奋呼吸中枢。本品作用迅速但呼吸兴奋时间很短暂，一次给药其作用仅维持数分钟，常需持续给药才能取得疗效。

【临床应用】主要用于各种原因引起的呼吸抑制或呼吸停止。临床上常用于新生儿窒息、小儿感染所致的呼吸衰竭和一氧化碳中毒。静脉注射疗效显著，成人静脉注射每次 3mg，必要时每 30min 重复使用。新生儿窒息可注入脐静脉，每次 3mg。也可以肌内或皮下注射，剂量与静脉注射相同。但也有报道认为其疗效可疑。

【不良反应】本品安全范围大，常用剂量不易致惊厥，可有恶心、呕吐、呛咳、头痛、心悸等，剂量较大时能引起心动过缓、传导阻滞，有时可以出现明显的心动过速。特大剂量可致惊厥和呼吸抑制。

二甲弗林（Dimefline，回苏灵）

【药效学】本品对呼吸中枢有直接兴奋作用，其作用比尼可刹米强 100 倍，能增加肺换气量，一次静脉注射 12 ~ 15mg 可明显提高血氧饱和度，降低动脉血 CO_2 分压。亦有报道用二甲弗林治疗支气管炎、肺气肿等引起的呼吸衰竭，能改善这些患者血中 CO_2 滞留程度。本品安全范围宽，较尼可刹米和普西酰胺大，但剂量过大亦可引起肌肉抽搐或惊厥。

【临床应用】可用于各种原因引起的中枢性呼吸抑制。临床上常用于中枢抑制药过量所致的中枢性呼吸衰竭。

【用法】口服，一次 8 ~ 16mg，一日 2 ~ 3 次；肌内注射，一次 8mg；静脉注射，一次

8 ～ 16mg；亦可将 16 ～ 32mg 的二甲弗林用 500ml 生理盐水稀释后缓慢静脉滴注。

【不良反应】有恶心、呕吐、皮肤烧灼感等。过量较易引起肌肉抽搐或惊厥，小儿尤其易发生，有惊厥史者慎用，妊娠期妇女禁用。

思考题

1．平喘药常用药物有几类？其代表药及各自药理作用分别是什么？
2．简述氯化铵的药理作用及临床应用。
3．简述可待因的临床应用及不良反应。
4．简述尼可刹米的临床应用、不良反应及注意事项。

（李勇文）

第十九章 消化系统疾病的临床用药

第一节 胃肠疾病药物

一、抗消化性溃疡药

消化性溃疡为消化系统常见病和多发病，主要包括胃溃疡和十二指肠溃疡。其中十二指肠溃疡较多见，好发于青壮年，发病率约为胃溃疡的 3 倍，而胃溃疡发病期一般较十二指肠溃疡晚 10 年，男性比女性多见，主要发病于秋冬或冬春之交。

目前认为溃疡病的发病原因主要包括：幽门螺杆菌感染、长期使用非甾体类抗炎药物、胃酸和（或）胃蛋白酶分泌过多、不良饮食习惯、长期精神紧张焦虑、吸烟，甚至遗传因素等。抗消化性溃疡药主要通过削弱消化性溃疡的致病因素如胃酸、胃蛋白酶、幽门螺杆菌等，增强消化道的保护因素如胃黏液层、前列腺素、胃肠保护膜等，起到减少胃黏膜损伤、保护溃疡面、促进伤口愈合、减少复发和并发症的作用。临床主要应用的抗消化性溃疡药包括抗酸药、H_2 受体阻断药、质子泵抑制药、M 受体阻断药、促胃液素受体阻断药、胃黏膜保护药、抗幽门螺杆菌药等。

（一）抗酸药

抗酸药（antacids）又称中和胃酸药，为无机弱碱性物质，口服后能直接中和胃酸，减少胃酸和胃蛋白酶对受损组织面的侵蚀与刺激，缓解消化性溃疡的疼痛症状。

现在常用的是含有难吸收阳离子的抗酸药，口服后能直接中和胃酸而不易被胃肠道吸收。有些胶体制剂（如氢氧化铝凝胶、三硅酸镁）尚能在溃疡面上形成一层保护性薄膜。抗酸药目前很少单独用于溃疡的治疗，而是作为溃疡镇痛的辅助治疗，并通常与其他药物制成复方制剂。常用抗酸药见表 19-1。

表19-1 常用的抗酸药

药物	药理作用	用法	不良反应	注意事项
氢氧化铝（Aluminium Hydroxide）	中和胃酸，形成凝胶保护膜，收敛止血，促进溃疡愈合。是常用的经典抗酸药，具有起效慢、作用强而持久等特点	片剂：每次 0.6~0.9g，每日 3次；凝胶：每次4~8ml，每日 3次，病情严重时剂量加倍	引起便秘，影响磷的吸收而导致食欲缺乏、乏力等	长期便秘者慎用，可与三硅酸镁或氧化镁交替服用预防之。本品妨碍磷的吸收，不宜长期大剂量使用
碳酸钙（Calcium Carbonate）	与胃酸反应生成氯化钙和 CO_2，起到中和胃酸的目的，具有起效快、作用强而持久的特点	口服，每次 0.5~2g，每日3次	常见嗳气、腹胀等	因释放 CO_2 可引起胃酸分泌而致嗳气、便秘；同时服用大量牛乳则致代谢性碱中毒

续表

药物	药理作用	用法	不良反应	注意事项
氧化镁（Magnesium Oxide）	难溶于水，在胃内缓慢与胃酸反应生成氯化镁，起到降低胃酸的作用；氯化镁可引起腹泻。具有起效慢、作用强而持久的特点	口服，一次0.2~1g，每日3次	常见腹泻，偶可出现皮疹、瘙痒等过敏反应	少数患者镁吸收入血，肾功能不全者可出现高镁血症或镁中毒，严重者有低血压或者呼吸停止；有轻泻作用，可服碳酸钙纠正；干扰四环素类的吸收，避免同用
碳酸氢钠（Sodium Bicarbonate）	与胃酸反应生成氯化钠、水和CO_2，可引起胃酸反跳性分泌。具有起效快、作用强而短暂的特点	口服，一次0.3~2g，每日3次；小儿一次0.1~1.0g，每日3次	与碳酸钙相似，口服可被吸收入血，碱化尿液和导致碱血症	可能产生穿孔的溃疡病患者忌用；忌与酸性药物配伍；用量过大可致碱中毒
三硅酸镁（Magnesium Trisilicate）	与胃酸反应生成氧化镁和二氧化硅，后者为凝胶状，可保护溃疡面免受腐蚀侵害。具有起效慢、作用弱而持久的特点	口服，1次0.5~1g，每日3~4次	与氧化镁相似，可引起肾结石，肾功能不良者慎用	二氧化硅部分被吸收从尿排出，长期大剂量服用可形成肾结石

（二）胃酸分泌抑制药

1. **H_2 受体阻断药**　能阻断胃壁细胞膜的 H_2 受体，起到减少基础胃酸和夜间胃酸分泌的作用，对于消化性溃疡面的保护具有极其重要的作用。本类药物的不良反应较少，目前是临床上最常用的抑酸药。主要药物包括西咪替丁（Cimetidine）、雷尼替丁（Ranitidine）、法莫替丁（Famotidine）、尼扎替丁（Nizatidine）、罗沙替丁（Roxatidine）等。

【药动学】H_2 受体阻断药口服吸收良好，多数药物的生物利用度为 30%~80%，尼扎替丁的生物利用度较高，为 90%，罗沙替丁为 85%；达峰时间在 1~3h，故抑酸作用起效较快；$t_{1/2}$ 较短，多数为 2~3h，罗沙替丁为 4h，因此，停药后可使偶见的不良反应较快消失；大部分药物以原型经肾排出，但肝功能不良时雷尼替丁 $t_{1/2}$ 明显延长。

【药效学】本类药物竞争性阻断 H_2 受体及阻断组胺、五肽促胃液素、M 受体激动剂与壁细胞表面 H_2 受体结合，有效地抑制胃酸分泌；能明显抑制基础胃酸及食物和其他因素所引起的夜间胃酸分泌。用药后胃液量及氢离子浓度明显下降。

【临床应用】虽然各种 H_2 受体阻断药的相对抑酸强度及其药动学参数不同，但是以临床标准剂量治疗时，各种药物的疗效基本相同。临床主要用于十二指肠溃疡和胃溃疡，还可用于卓 - 艾综合征及其他胃酸分泌过多的疾病，如反流性食管炎、胃肠吻合溃疡以及上消化道出血等。

【不良反应】不良反应较轻，发生率较低，主要以西咪替丁的不良反应较多见，可有口干、腹胀、腹泻、肌痛、头昏、疲乏、轻度男性乳房发育、溢乳、转氨酶轻度增高及间质性肾炎等，老年人和危重患者可出现可逆性精神错乱和吸入性肺炎、中毒性肝炎等。本品具有抗雄激素及增加血液雌二醇浓度的作用，长期大量服用西咪替丁的男性青年可出现男性乳房发育、阳萎、精子数量减少等不良反应。

【药物相互作用】西咪替丁是典型的肝药酶抑制剂，并且减少肝血流量，降低许多药物在体内的分解代谢，与华法林、苯妥英钠、卡马西平、茶碱、普萘洛尔、维拉帕米等合用时可抑制后者的代谢，使血药浓度升高，作用时间延长，并可能增加药物的不良反应，故应减少剂量；西咪替丁与抗酸药氢氧化铝、氧化镁合用时，可使自身血药浓度降低，服用至少应间隔1h；本药与甲氧氯普胺合用时，需适当增加本药的剂量。雷尼替丁对肝药酶的抑制作用不及西咪替丁的 1/10~1/5，但是可以减少肝血流量，当与利多卡因、普萘洛尔等代谢受肝血流量影响较大的药物合用时，可延长这些药物的作用。法莫替丁及尼扎替丁则无以上作用。另外，H_2受体阻断药可以通过改变胃内 pH、胃排空而影响其他药物的吸收。

【用法与注意事项】见表 19-2。

表19-2　常用 H_2 受体阻断药的用法与注意事项

药物	药动学	用法与注意事项
西咪替丁	F 为 60%～70%，t_{max} 为 0.75～1.5h，$t_{1/2}$ 约 2 h，有效血药浓度维持 4～6h，大部分药物以原型从尿排泄。抑酸相对活力为 1.0，有较强的肝药酶抑制作用	口服，一次 200～400mg，每日 800～1600mg，一般于餐后及睡前各服 1 次，疗程为 4～6 周；胃泌素瘤时可加倍；防治溃疡发作，睡前顿服 400mg；急性上消化道出血时，可静脉滴注 200～300mg/6h，每次 15～20min，好转后改口服。每日剂量不宜超过 2g
雷尼替丁	F 为 50%～60%，t_{max} 为 1～2h，$t_{1/2}$ 为 2～3h，有效血药浓度维持 8～12h，大部分药物以原型从尿排泄。抑酸相对活力为 5.0，对肝药酶的抑制作用约为西咪替丁的 1/10	口服标准剂量为每次 150mg，每日 2 次，早晚餐时服用，或者睡前 1 次服用，疗程约 4 周；胃泌素瘤，口服每次 150mg，每日 3 次；防治溃疡发作，睡前顿服 150mg；静脉注射 50mg，每日 2 次，缓慢注入（10min）；或稀释后静脉滴注，12h 滴入
法莫替丁	F 约为 43%，t_{max} 为 13h，$t_{1/2}$ 约 24h，有效血药浓度维持 10～12h，主要从肾排泄。抑酸相对活力为 40，对肝药酶无抑制作用	口服每次 20mg，每日 2 次，疗程 4～6 周。胃泌素瘤时可加倍。维持治疗或防治溃疡发作，睡前顿服 20mg；静脉滴注或缓慢静脉注射，20mg，每日 2 次，好转后改为口服
尼扎替丁	F 约为 90%，t_{max} 为 13h，$t_{1/2}$ 约 2h，有效血药浓度维持 8h，60% 药物以原型从尿排泄。抑酸相对活力为 5.0，对肝药酶无抑制作用	活动性十二指肠溃疡：口服每日 1 次，睡前顿服 300mg 或者每日 2 次，每次 150mg；良性胃溃疡：睡前顿服 300mg；防治十二指肠溃疡发作：睡前顿服 150mg
罗沙替丁	F 约为 85%，t_{max} 为 3h，$t_{1/2}$ 约 4h，有效血药浓度维持 8～12h，70% 药物从尿排泄。抑酸相对活力为 6.0，对肝药酶无抑制作用	口服，通常成人每次 75mg，每日 2 次（早餐后及临睡前）。可按年龄、症状适当增减。防止吸入性肺炎，麻醉前给药，通常成人于手术前 1 日临睡前及手术诱导麻醉前 2h 各服 75mg

2．质子泵抑制剂（proton pump inhibitors，PPIs）　目前已上市的质子泵抑制剂都具有化学结构、作用、机制及临床适应证相似的特点。主要品种有奥美拉唑（Omeprazole）、兰索拉唑（Lansoprazole）、泮托拉唑（Pantoprazole）、雷贝拉唑（Rabeprazole）、埃索美拉唑（Esomeprazole），其中奥美拉唑应用最为广泛。

【药动学】质子泵抑制剂显弱碱性，在酸性液体环境中不稳定，在胃液中易降解，通常制成肠溶制剂，使之在小肠溶解吸收，提高生物利用度。几种常用的质子泵抑制剂的药动学特点见表 19-3。

表19-3　几种常用的质子泵抑制剂的药动学特点

药动学参数	奥美拉唑	兰索拉唑	泮托拉唑	雷贝拉唑	埃索美拉唑
F（%）	30～60	85	77	52	64～90
t_{max}（h）	13	1.5～2.2	1.9～2.5	23	12
血浆蛋白结合率（%）	95	97	98	96.3	97
V_d（L/kg）	0.34	0.39～0.45	0.16	0.504	0.22
代谢	肝CYP450	肝CYP450	肝CYP450	肝CYP450	肝CYP450
排泄（肾/粪便）（%）	80/20	20/80	80/20	90/10	80/20
$t_{1/2}$（h）	0.52	1.3～1.7	0.9～1.9	12	11.3

　　【药效学】质子泵是胃黏膜细胞的 H^+-K^+-ATP 酶，是各种原因导致的胃酸分泌过程中的最终和最重要的环节，体内的各种刺激最后均作用于质子泵，使之活化、分泌胃酸。PPIs 与质子泵特异性结合，显著抑制胃酸分泌。目前使用的 PPIs 均属不可逆性质子泵抑制剂，结合后难以分离，H^+-K^+-ATP 酶的功能不能恢复，要等待新的 H^+-K^+-ATP 酶生成后胃壁细胞才能恢复泌酸功能，因此 PPIs 对胃酸的分泌有强大的抑制作用，远较 H_2 受体阻断药强。本类药物的特点为夜间的抑酸作用好、起效快、作用强且持久、服用方便，能抑制基础胃酸的分泌及组胺、促胃液素、乙酰胆碱和食物等各种刺激引起的胃酸分泌。此外，PPIs 具有直接抗幽门螺杆菌作用，还有与抗生素协同抗幽门螺杆菌作用和保护胃黏膜的作用。

　　【临床应用】主要用于消化性溃疡、反流性食管炎、慢性胃炎、胃泌素瘤、卓 - 艾综合征、难治性急性胃黏膜出血和幽门螺杆菌感染。

　　【不良反应】质子泵抑制剂是安全性高、临床耐受性好的强效抑酸剂，不良反应极少。常见胃肠道反应有腹痛、腹胀、食欲缺乏、恶心、腹泻；神经内分泌系统多出现头痛、头晕、口干、失眠、疲倦、嗜睡、乏力等；其他不良反应还有皮疹、皮肤瘙痒、转氨酶一过性增高、白细胞计数暂时性降低等；偶有周围神经炎、阳萎、男性乳房女性化等。长期用药抑制胃酸分泌，可导致胃内细菌过度生长，亚硝酸类物质升高，应注意癌变的可能性。

　　【药物相互作用】质子泵抑制剂是肝药酶抑制剂，可延缓经肝药酶代谢的药物在体内的消除，如地西泮、苯妥英钠、华法林、硝苯地平等，合用时应减少后者的用量。雷贝拉唑能产生持续的抑制胃酸分泌的作用，使胃内酸度下降。与吸收受 pH 影响的药物有相互作用，如使酮康唑的生物利用度减少约 30%，而使地高辛的生物利用度和血药浓度分别增加 19% 和 29%；埃索美拉唑也有此现象。因此当患者同时应用上述药物时应进行监测。

　　【用法与注意事项】见表 19-4。

表19-4　几种常用的质子泵抑制剂的用法及其注意事项

药物	用法	注意事项
奥美拉唑	消化性溃疡：口服，每次20mg，餐前服，疗程4～6周；消化性溃疡出血：静脉注射，每次40mg，每12h 1次，连用3天，或以8mg/h持续静脉滴注；胃泌素瘤：每日60～20mg，分2次服；反流性食管炎：每次20mg，每日2次，餐前服，疗程4～6周，维持量每日20mg	严重肝功能不全者慎用，肾功能不全者及婴幼儿禁用；长期使用可引起高胃泌素血症及维生素 B_6 缺乏，甚者胃部类癌
兰索拉唑	消化性溃疡：口服，每天15～30mg，疗程6周；反流性食管炎：每天30mg，疗程8周，维持量每天15～30mg	有药物过敏史、肝功能障碍及老年患者慎用；妊娠期妇女需权衡利弊使用，哺乳期妇女需停止哺乳
泮托拉唑	消化性溃疡：口服，每次40mg，每天1次，疗程4～6周；消化性溃疡出血、胃泌素瘤、反流性食管炎用法同奥美拉唑	妊娠期妇女、哺乳期妇女禁用；肝功能不全者慎用，本品尚无儿童用药经验
雷贝拉唑	消化性溃疡：每天10～20mg，疗程4～6周；幽门螺杆菌阳性溃疡：每次20mg，每天2次，与2～3种抗菌药合用，疗程5～7天；反流性食管炎：每天20mg，疗程4周，维持量每天10mg	妊娠期妇女、哺乳期妇女禁用；儿童不推荐使用；肝炎患者慎用
埃索美拉唑	消化性溃疡：每天20～40mg，疗程4～8周；幽门螺杆菌阳性溃疡：每次20mg，每天2次，与2～3种抗菌药合用，疗程7～10天；反流性食管炎：每天40mg，疗程4～6周，维持量每天20mg	肝功能异常者、肾功能不全者、妊娠期妇女慎用；哺乳期妇女使用本品时应停止哺乳；因减轻胃癌症状，可延误诊断；长期使用者可出现类癌，偶见铁、维生素 B_{12}、血红蛋白或白细胞减少

（三）胃黏膜保护剂

具有保护和增强胃黏膜防御功能的一类药物统称为胃黏膜保护剂。胃黏膜保护剂的作用不仅在于保护胃肠道黏膜屏障，还具有细胞保护作用，并能促进黏液分泌，增强黏液的屏障作用。这类药物进入胃肠道后可迅速与黏膜结合，尤其是与受损黏膜相结合形成薄膜覆盖在黏膜表面，使之不再受到各种有害物质（消化液、药物等）的侵袭，起隔离作用。胃黏膜保护剂还可促使消化道黏膜细胞分泌黏液等保护性物质，有促进黏膜修复的作用。

米索前列醇（Misoprostol）

【药动学】口服吸收迅速，1.5h 后即可完全吸收。口服 15min 后，血浆活性代谢物米索前列醇酸可达血药峰浓度。血浆蛋白结合率为 80% ～ 90%。药物在肝、肾、肠、胃等组织中的浓度高于血药浓度。消除 $t_{1/2}$ 为 20 ～ 40min，每 12h 口服 400μg 体内不产生蓄积。约 75% 随尿排出，约 15% 自粪便排出；8h 内尿中排出量为 56%。

【药效学】是一种合成的前列腺素 E_1 衍生物，可抑制基础胃酸分泌及食物、组胺等引起的胃酸分泌；也减少胃蛋白酶的分泌；还可提高黏液和 HCO_3^- 分泌，促进胃黏膜受损的上皮细胞的重建和增殖，增加胃黏膜的血流量，提高胃黏膜的屏障功能。

【临床应用】主要用于胃及十二指肠溃疡，还可用于预防药物所致（尤其是非甾体类抗炎药）的胃肠道溃疡。

【不良反应】最常见的不良反应有腹泻，发生率约 8%；可见消化不良、肠胀气、恶心、呕吐，极个别妇女可出现月经过多、阴道出血、皮肤瘙痒、眩晕、宫颈软化及扩张、宫缩、发热和发冷等。

【药物相互作用】

1. 抗酸药（特别是含镁抗酸药）与本品合用时可加重该药所致的腹泻、腹痛等不良反应。

2. 本品联用保泰松后有发生神经系统不良反应的报道，症状包括头痛、眩晕、潮热、兴奋、一过性复视和共济失调。

【用法与注意事项】用法：每片 200μg，口服 1 次 1 片，于餐前及睡前服用，每日 4 次，疗程 4 ～ 8 周。注意事项：青光眼患者、哮喘患者、妊娠期妇女及前列腺素过敏者禁用；心、肝、肾或者肾上腺皮质功能不全患者禁用；本药在治疗剂量下并不导致低血压，但有脑血管或冠状动脉病变的患者仍应慎用；低血压、癫痫患者慎用。服用本品 1 周内，避免服用阿司匹林和其他非甾体类抗炎药。

硫糖铝（Sucralfate）

【药动学】胃肠道吸收约 5%，作用持续时间约 5h。主要随粪便排出，少量以双糖硫酸盐自尿排出。在肾功能正常时，长期服用本药可使血浆铝水平增加，但不致蓄积中毒。

【药效学】在酸性环境下，聚合成不溶性胶体，保护胃黏膜。能与胃蛋白酶络合，抑制该酶分解蛋白质；能与溃疡或炎症处的带正电荷的渗出蛋白质（主要为白蛋白及纤维蛋白）络合，在溃疡面或炎症处形成保护膜覆盖溃疡面，阻止胃酸、胃蛋白酶和胆汁酸的渗透、侵蚀溃疡或炎症黏膜，从而利于黏膜再生和溃疡愈合。近年研究表明，硫糖铝还具有抗幽门螺杆菌的作用。

【临床应用】用于治疗胃及十二指肠溃疡、胆汁反流性胃炎，可减轻幽门螺杆菌对胃黏膜的损害作用。

【不良反应】硫糖铝大多数不被吸收，所以不良反应较少，较常见的是便秘；少见或偶见的有腰痛、腹泻、眩晕、昏睡、口干、消化不良、恶心、皮疹、瘙痒以及胃痉挛等。

【药物相互作用】

1. 抗酸药可干扰硫糖铝的药理作用，硫糖铝也可减少西咪替丁的吸收。

2. 硫糖铝可干扰脂溶性维生素 A、D、E 和 K 的吸收。

3. 不宜与多酶片合用，因可与多酶片中的胃蛋白酶络合而降低疗效。

4. 硫糖铝对共服的其他药物有明显的相互作用，可以减少华法林、地高辛、喹诺酮类、苯妥英钠、布洛芬、氨茶碱等的吸收，当同服时上述药物疗效降低。

【用法与注意事项】用法：口服，1 次 1g，每日 3 ～ 4 次，于两餐间空腹服用，一般 3 个月为 1 个疗程。注意事项：甲状腺功能亢进、抗维生素营养不良性佝偻病及血磷酸盐过少的患者不宜长期服用本药；不宜与 H_2 受体阻断药合用；连续用药不宜超过 8 周；肝、肾功能不良者慎用。

枸橼酸铋钾（Bismuth Potassium Citrate）

【药动学】在胃中形成不溶性胶体沉淀，仅有少量铋被消化道吸收，与分子量 50000 以上的蛋白质结合而转运，铋主要分布在肝、肾组织中，主要通过肾从尿中排泄。$t_{1/2}$ 为 5 ～ 11 天。

【药效学】本品主要成分是三钾二枸橼酸铋。在胃的酸性环境中形成弥散性的保护层覆盖于溃疡面，阻止胃酸、酶及食物对溃疡面的侵袭。本品还可降低胃蛋白酶活性，增加黏蛋白分泌，促进黏膜释放前列腺素，从而保护胃黏膜。另外，本品对幽门螺杆菌具有杀灭作用，因而可促进胃炎的愈合。

【临床应用】用于胃和十二指肠溃疡，也用于复合溃疡、多发性溃疡、糜烂性溃疡等的治疗。本品与抗生素联合使用可根除幽门螺杆菌。

【不良反应】在常规剂量下和服用周期内本药比较安全，但也可能出现一般不良反应：口中可能带有氨味，并可使舌苔及粪便呈灰黑色，易与黑便症状混淆；个别患者可出现恶心、呕吐、食欲缺乏、腹泻、便秘等症状，停药后可自行消失。

【药物相互作用】本药和四环素同时服用会影响四环素的吸收；牛奶和抗酸药可干扰本品的药效，不可同时服用；另外，服用本药前、后 0.5h 应禁食，不得服用其他药物。

【用法与注意事项】用法：口服每次 240mg，每日早餐前半小时或睡前服用；或 1 次 120mg，每日 4 次，分别于三餐前 0.5h 及睡前 0.5h 服用。注意事项：可用温开水送服，但忌用碳酸饮料或啤酒、牛奶送服；服用本药期间不得服用其他铋制剂，且不宜大剂量长期服用；肾功能不全者及妊娠期妇女禁用本药。

L-谷氨酰胺呱仑酸钠颗粒（L-Glutamine and Sodium Gualenate Granules，麦滋林 S）

麦滋林 S 能增加胃黏膜葡萄糖胺的合成，促进溃疡组织再生，抑制胃蛋白酶活性，抑制组胺释放，具有增强胃黏膜屏障作用；后者可抑制多种致炎物质引起的炎症反应，减弱胃蛋白酶的活性等。麦滋林 S 可用于胃溃疡、十二指肠溃疡、慢性胃炎等的治疗，还具有较好的预防溃疡复发的作用。不良反应少见，可有恶心、呕吐、腹胀、便秘或腹泻、胃部不适、面部潮红等。本品为颗粒剂，每袋 0.67g，1 日 3 ～ 4 次，餐后服药。

二、胃肠动力药

胃肠功能紊乱主要是胃肠道动力、进食或排泄等方面的异常，是一类以腹痛、腹胀、恶心、早饱、呕吐、腹泻及排便困难等症状为临床主要表现的胃肠疾病综合征。调整胃肠功能紊乱的药物可分为：①促胃肠道动力的药物——促动力药、泻药；②抑制胃肠道动力的药物——止泻药、解痉药；③止吐药。

（一）促动力药

甲氧氯普胺（Metoclopramide）

【药动学】口服后主要在小肠吸收，有首过效应；口服后 30 ～ 60min 起效，肌内注射 10 ～ 15min 起效。口服生物利用度约为 70%，直肠给药为 50% ～ 100%，鼻腔给药约为 50%。本药血浆蛋白结合率为 13% ～ 22%，可通过血脑屏障，并集合于催吐化学感受区，血药峰浓度表现出明显的个体差异，作用维持 12h。本药主要由肝代谢，$t_{1/2}$ 为 4 ～ 6h，肾衰竭及肝功

能不全时 $t_{1/2}$ 延长，口服剂量的 85% 以游离型、结合型或代谢产物经肾排泄。

【药效学】本药主要阻断延脑催吐化学感受区的 D_2 受体，剂量较高时可阻断 $5\text{-}HT_3$ 受体，发挥止吐作用；另外还可作用于胃肠道的多巴胺受体，促进食管至近端小肠平滑肌的运动；还可加强贲门括约肌张力，松弛幽门，加速胃排空。本品尚能刺激催乳素的分泌，有一定的催乳作用。

【临床应用】用于化疗、放疗、手术、颅脑损伤、脑外伤后遗症、海空作业以及药物引起的呕吐；用于各种疾病引起的恶心、呕吐症状的对症治疗；用于诊断性十二指肠插管前，有助于顺利插管；用于胃肠钡剂 X 线检查，可减轻恶心、呕吐反应，促进钡剂通过。

【不良反应】较常见的为：昏睡、烦躁不安、疲怠无力；少见的有：乳腺肿痛、恶心、便秘、皮疹、腹泻、睡眠障碍、眩晕、口渴、头痛、激动等。大剂量或长期应用可出现锥体外系症状，应密切注意，一旦出现应立即停药。

【药物相互作用】

1．与对乙酰氨基酚、左旋多巴、四环素、氨苄西林、乙醇、地西泮和锂盐等同用时，胃排空加快，在小肠内吸收增加。

2．与中枢抑制药合用，镇静作用均增强。

3．与抗胆碱能药和麻醉性镇痛药合用有拮抗作用。

4．与抗毒蕈碱麻醉性镇静药并用，甲氧氯普胺对胃肠道的效能可被抵消。

5．由于可释放儿茶酚胺，正在使用单胺氧化酶抑制剂的高血压患者应注意监控。

6．与阿扑吗啡并用，后者的中枢性与周围性效应均可被抑制。

7．与西咪替丁、慢溶型地高辛制剂同用，后者的胃肠道吸收减少，但间隔 2h 服用，这种影响可以减小；本品可增加地高辛从胆汁排出，而改变其血药浓度。

8．与能导致锥体外系反应的药物合用，锥体外系反应发生率与严重程度均有所增加。

【用法与注意事项】用法：口服，一次 5 ~ 10mg，每日 3 次，餐前 0.5h 服，止吐时短期应用；肌内或静脉注射应缓慢，成人每次 10 ~ 20mg。注意事项：遇光变成黄色或黄棕色后，毒性增高；注射给药可能引起直立性低血压；本品大剂量或长期应用，可能因阻断多巴胺受体，使胆碱受体相对亢进而导致锥体外系反应（特别是小儿及老年人）。本品对胎儿及幼儿的影响尚待研究，故妊娠期妇女及哺乳期妇女一般不宜使用。

其他常用促动力药见表 19-5。

（二）止泻药

临床上对腹泻患者以对因治疗为主，但当患者腹泻时间较长或程度较剧烈时，常常容易导致水和电解质平衡紊乱，此时可考虑对症治疗，适当给予止泻药缓解病症。

阿片酊、复方樟脑酊

二者属于阿片制剂，具有较强的止泻作用，临床用于严重的非细菌感染性腹泻。

地芬诺酯（Diphenoxylate）

本品为哌替啶的衍生物，临床常用其盐酸盐。对肠道的作用类似于阿片类药，可减弱肠蠕动，延迟肠内容物通过，具有较强的止泻作用。临床主要用于急、慢性腹泻的治疗，还可用于慢性肠炎等。不良反应偶有恶心、嗜睡、头晕、头痛、抑郁、失眠等，大剂量可产生成瘾性。

洛哌丁胺（Loperamide）

作用机制与地芬诺酯类似，主要针对肠道产生强大而迅速的止泻作用，维持时间更长。适用于急性腹泻以及各种原因引起的慢性腹泻、临床上应用其他止泻药效果不显著的慢性功能性腹泻等。不良反应轻微，可有口干、腹胀、恶心等，2 岁以下儿童禁用。

表19-5　其他常用的促动力药物

药物	药动学	药效学	用法	不良反应
多潘立酮（Domperidone）	口服吸收好，首过效应明显，F为17%～24%；$t_{1/2}$为7h；在肝代谢，约70%由肠道排泄，30%经肾排泄	与甲氧氯普胺相似	肌内注射1次10mg，可重复；口服1次10～20mg，每日3～4次，餐前服；直肠给药1次60mg，每日3次	本药不良反应少，耐受性好；不通过血脑屏障，无锥体体系不良反应
西沙必利（Cisapride）	口服吸收迅速，12h内达血药峰浓度，$t_{1/2}$为10h，F约40%，血浆蛋白结合率为97.5%，经氧化脱烃基和芳香族的羟基化作用被广泛地代谢，代谢产物近似均等地经粪便、尿排泄，乳汁排泄很少	本药可激动5-HT_4受体，选择性作用于消化道平滑肌的肠肌神经丛的中间和末端神经元受体，促进胆碱能神经末梢释放乙酰胆碱，促进对全消化道平滑肌的动力	口服1次5～10mg，每日3次，餐前15～30min服	可致稀便、腹泻，偶有腹痛、头晕、头痛，大多在治疗早期短暂出现。偶见室性心律失常和QT间期延长
莫沙必利（Mosapride）	口服吸收迅速，胃肠、肝、肾浓度较高，血浆次之，脑内极少，约1h达血药峰浓度，$t_{1/2}$为2h，血浆蛋白结合率物99%，主要在肝代谢，经尿、粪排泄	本品为选择性5-HT_4受体激动剂，通过兴奋胃肠道胆碱能中间神经元及肌间神经丛的5-HT_4受体，促进乙酰胆碱释放，从而增强胃肠道运动，改善功能性消化不良患者的胃肠道症状	1次5mg，每日3次，餐前服	主要表现为腹泻、腹痛、口干、皮疹及倦怠、头晕等。偶见嗜酸性粒细胞增多、三酰甘油升高及谷草转氨酶、谷丙转氨酶、碱性磷酸酶、谷氨酰转肽酶升高
伊托必利（Itopride）	口服吸收迅速，主要分布在肾和消化系统，中枢神经系统分布极少，约0.5h达血药峰浓度，$t_{1/2}$为6h，主要在肝代谢，75%代谢物经尿排泄	本品具D_2受体阻断和乙酰胆碱酯酶抑制的双重作用，通过刺激内源性乙酰胆碱释放并抑制其水解而增强胃与十二指肠运动，促进胃排空，有中度镇吐作用	1次50mg，每日3次，餐前服。可根据年龄、症状适当增减	可出现腹泻、腹痛、唾液分泌增加、头痛、睡眠障碍、白细胞减少、皮疹、发热、瘙痒等。偶可出现血尿素氮、血肌酐升高。也可见背部疼痛、疲乏、手指发麻、手抖等

鞣酸蛋白（Tannalbin）

本品口服后在胃内不分解，在小肠碱性环境内可分解出鞣酸，鞣酸能使肠黏膜表面蛋白质凝固，形成一层保护膜，减少肠道刺激和肠蠕动，产生止泻作用；鞣酸还能减少炎性水肿渗出，产生收敛作用。临床适用于急性肠炎、非细菌性腹泻、小儿消化不良等症。用量过大可致便秘。

（三）缓泻剂

缓泻剂是能够增加肠道水分、增加肠蠕动同时还能起到软化粪便和润滑肠道以促进机体排便反射的一类药物。常将其分为容积性泻药、接触性泻药、润滑性泻药三类。

1．容积性泻药　口服后很少被肠道吸收，能够增加肠道渗透压，吸引水分保留在肠道内，从而刺激肠道推进性蠕动，最终促进机体排便，又称渗透性泻药。

硫酸镁（Magnesium Sulfate）

【药效学】

（1）导泻作用：硫酸镁口服后在肠腔内不被吸收，分解出的镁离子和硫酸根离子能调高肠腔内的渗透压，保留肠道原有水分，并能吸引体液向肠道内流动，增加了肠道的容积，水分和内容物刺激引起肠道蠕动，导致排便增加。

（2）其他：口服硫酸镁还具有利胆作用，能刺激十二指肠黏膜，反射性引起胆囊收缩和胆管松弛，促进胆汁排泄。静脉注射硫酸镁还可降低血压和抗惊厥。

【临床应用】主要用于外科手术和结肠检查手术前排空肠道内容物；还与驱虫药一起应用，促进虫体排出；辅助排泄机体肠内毒物；用于阻塞性黄疸、胆结石的辅助治疗等。

【不良反应】静脉注射可引起颜面潮红、出汗、口干等症状，快速静脉注射可引起恶心、呕吐、头晕、心慌等。妊娠期、月经期妇女及老年人等慎用。

乳果糖（Lactulose）

乳果糖口服不吸收，在结肠部位被消化道细菌转化为小分子有机酸，如乳酸和乙酸等，通过提高肠道渗透压而产生导泻作用；还可降低肠道酸碱度，使肠道内的氨转化成为游离的铵离子而不被肠道表皮细胞吸收，降低机体的血氨浓度；还可以刺激结肠细菌利用氨进行蛋白合成，改善氮代谢。临床上乳果糖可用于治疗便秘；由于能降低血氨浓度，乳果糖还是治疗肝性脑病等的常用药物。本品剂量过大可导致腹痛和腹泻。对乳果糖过敏、肠梗阻、急腹痛和糖尿病中毒等患者禁用。

山梨醇（Sorbitol）除静脉注射渗透利尿外，直肠给药可轻度刺激引起导泻作用，适用于老年人和小儿的便秘。

2．接触性泻药　又称刺激性泻药，口服后能刺激结肠推进性蠕动增加，产生导泻作用。

酚酞（Phenolphthalein）

口服后在肠道内与碱性肠液形成可溶性盐，刺激肠道蠕动加强，引起排便；还可抑制肠道内水分的吸收，使水和电解质在肠道蓄积，引起缓泻。服药后 6～8h 可排出软便，作用缓慢、温和，且很少引起肠道痉挛，适用于慢性便秘。本品口服后约有 15% 经肾自尿液排泄，可使碱性尿液呈红色；并由于该药存在肝肠循环，在体内潴留时间延长，1 次服药可维持 3～4 天，应注意提醒患者，以免引起不必要的恐慌。使用本品可能发生过敏反应，引起皮炎、药疹等，偶见肠炎、出血倾向、心肺肾损害等。阑尾炎患者禁用。

蒽醌类

大黄、番泻叶、芦荟等植物提取物中的蒽醌类化学成分具有促进粪便排泄的作用。这类物质经口服后在肠内被大肠细菌分解成蒽醌，蒽醌直接接触大肠能刺激结肠推进性蠕动，促进软便和排便，从而起到治疗急、慢性便秘的作用。

3．润滑性泻药　润滑性泻药以其润滑肠道、局部刺激等作用导泻。常用的药物有液状石蜡、甘油等。

液状石蜡（Liquid Paraffin）

液状石蜡是从原油中提取得到的无色无味油状液体，口服后不被肠道吸收，在肠内可阻止水分的吸收、润滑肠壁、软化粪便，产生导泻作用。适用于老年人、痔疮或肛门手术后的患者等。

甘油（Glycerol）

一般以其 50% 浓度液体直肠给药，进入肠道后能刺激肠壁引起便意，并能起到润滑作用，促进粪便排出。适用于老年人和小儿便秘，直肠溃疡者禁用。

三、治疗炎性肠病的药物

炎性肠病（inflammatory bowel disease，IBD）是一种病因尚不明确的慢性非特异性肠道炎症性疾病，包括溃疡性结肠炎（ulcerative colitis，UC）和克罗恩病（Crohn disease，CD）。氨基水杨酸类药物和糖皮质激素仍是目前药物治疗的基础，免疫抑制剂和细胞因子调节剂的应用日益增多。

美沙拉秦（Mesalazine）

【药动学】美沙拉秦口服后在结肠释放并转化成乙酰水杨酸，一部分被肠道细菌分解而从粪便排泄，另一部分由肠黏膜吸收，43% 的美沙拉秦和 78% 的 N-乙酰-5-氨基水杨酸代谢物与蛋白结合。消除 $t_{1/2}$ 为 5～10h，美沙拉秦及其代谢物 N-乙酰-5-氨基水杨酸大部分经肾、少部分经胆汁排泄，极少透过胎盘和分泌入乳汁。

【药效学】能直接作用于肠道炎症黏膜，抑制前列腺素及炎症介质白三烯的生成而发挥对肠壁的抗炎作用，对肠壁结缔组织炎症效果尤佳。

【临床应用】用于溃疡性结肠炎，包括急性发作和复发、克罗恩病急性发作。栓剂用于治疗溃疡性直肠炎。

【不良反应】可发生口干、腹部不适、恶心、呕吐、腹泻、便秘、胃肠胀气、头痛、头晕；可见过敏性红肿、药物热、支气管痉挛、红斑狼疮综合征等；偶见肌肉痛和关节痛；个别病例出现贫血、粒细胞缺乏症、全血细胞减少、中性粒细胞减少、白细胞减少和血小板减少等；罕见转氨酶升高、心膜和心肌炎等。

【药物相互作用】

1．可能抑制香豆素类抗凝血药如华法林和维生素 B_{12} 的吸收。

2．可增强糖皮质激素、阿司匹林等对胃肠道的不良反应。

3．可能增加磺酰脲类药的降糖作用。

4．与肝素合用能减弱血小板的功能，增加出血的风险。

【用法与注意事项】用法：口服。①常规剂量 1 日 1.5g，分 3 次服用；溃疡性结肠炎急性发作期 1 日 1.5～4g，缓解期 / 长期治疗 1 日 1.5g。②克罗恩病急性发作期 1 日 1.5～4.5g，分 3 次服用，应在早、中、晚餐前 1h，肠溶片整片用足量水送服。注意事项：①妊娠期妇女只有在严格的指征下，妊娠前 3 个月才能使用本品；哺乳期妇女如确需服用，在用药期间应停止哺乳。②水杨酸过敏者、严重肝肾功能不全者、胃及十二指肠溃疡者、出血体质者、幽门梗阻者禁用。

其他治疗炎性肠病的常用药物见表 19-6。

表19-6　其他治疗炎性肠病的常用药物

药物	药动学	药效学	用法	不良反应
柳氮磺吡啶（Sulfasalazine）	口服后部分在胃肠道吸收，有肝肠循环现象。未被吸收的部分被回肠末段和结肠的细菌分解为5-氨基水杨酸与磺胺吡啶，残留部分自粪便排出。5-氨基水杨酸几乎不被吸收，大部以原型自粪便排出，但其N-乙酰衍生物可见于尿中。磺胺吡啶及其代谢产物也见于母乳中	5-氨基水杨酸与肠壁结缔组织络合后较长时间停留在肠壁组织中，起到抗菌抗炎的细菌抑制作用，并抑制前列腺素的合成以及其他炎症介质如白三烯的合成	用于炎性肠病，成人1日3~4g，分3~4次口服，维持剂量每日1.5~2g，儿童酌减	常见过敏反应，表现为药疹、渗出性多形红斑、剥脱性皮炎及血清病等；可出现再生障碍性贫血和血小板减少、粒细胞减少等。其他反应可有肝肾损害，恶心、呕吐、食欲缺乏、头痛、乏力、精神不振等
巴柳氮（Balsalazide）	口服吸收很少，峰时间为12h，个体差异大，血浆蛋白结合率在99%以上，45% 5-氨基水杨酸由粪便排泄，35%由尿排泄	为前药。口服后以原药到达结肠，在结肠细菌的作用下释放出有效成分5-氨基水杨酸，其可能是通过阻断结肠中花生四烯酸代谢产物的生成而发挥其减轻炎症作用的	1次1.5g（3片），1日4次，饭后及睡前服用，疗程8周	常见不良反应包括：腹痛、腹泻、腹胀，口干、黄疸；咳嗽、咽炎、鼻炎；关节病、肌痛、疲乏、失眠、感染等
奥沙拉秦（Olsalazine）	原型药物吸收很少，99%到达结肠，分布容积小，蛋白结合率高。其分解产物5-氨基水杨酸在结肠部位的浓度大于血清药物浓度1000倍	本品在胃及小肠中不被吸收也不分解，到达结肠部位后其偶氮键在细菌作用下断裂，分解为2分子5-氨基水杨酸并作用于结肠炎症病灶黏膜，抑制前列腺素合成，抑制炎症介质白三烯的形成，降低肠壁细胞膜的通透性，减轻肠黏膜水肿	口服，治疗开始时1日1g，分次服用，酌情可提高至1日3g，分3~4次服用。儿童为1日20~40mg/kg。长期维持治疗，成人1日1g，分2次服用；儿童1日15~30mg/kg。本品随食物同服	常见不良反应有腹泻、软便、头痛、失眠、恶心、消化不良、关节痛、皮疹、头晕等

第二节　胆道疾病的临床用药

　　胆道疾病多数需外科手术治疗，但对胆系结石、慢性胆囊炎等疾病可试以药物溶石或利胆消炎治疗。这类药物主要是促进胆汁分泌增多、降低胆汁中胆固醇的饱和度，或是增强胆囊收缩、舒张 Oddi 括约肌等。

一、治疗胆囊炎的药物

　　慢性胆囊炎是由急性胆囊炎演变而来或胆固醇代谢紊乱等引起的。95%患者伴有胆囊结石、上腹部不适和消化不良等常见表现。非手术治疗主张低脂饮食，进行消炎利胆，必要时行溶石治疗。胆汁的产生主要依靠肝动脉血流，健康人每天能分泌 500 ~ 1200ml 胆汁，胆汁分泌量可随肝血流量增加而成比例地增加。肝细胞分泌胆汁是一种耗能的主动转运过程。利胆药系指对肝细胞有直接作用，促进胆汁生成与分泌、增加胆汁排出量，并能刺激十二指肠黏膜，反射性引起胆囊收缩，松弛胆总管括约肌，促进胆囊排空，消除胆汁淤积和胆道炎症的药物。

苯丙醇（Phenylpropanol）

　　【药动学】口服本药后迅速自胃吸收，主要分布在肠、肝、胆囊、肾等部位。健康人口服 0.2g 后 30min，胆汁中胆红素增加 2.5 倍，2h 后胆酸增加 3 倍。另外，健康人口服 0.1 ~ 0.3g 11.5h 后血药浓度达到峰值，$t_{1/2}$ 为 4 ~ 6h。主要在肝代谢，以代谢物及部分原型自胆汁及尿中排泄。

　　【药效学】本品为作用较强的胆汁分泌促进剂，能增加肝血流量，使胆汁中的水分及胆酸、胆固醇、胆色素等固体成分均增加。并有轻微的解痉作用，可松弛胆道括约肌，促进胆汁排出。服后可减轻腹胀、腹痛、恶心、厌油等症状，并有促进消化、增加食欲、排除结石以及降低血胆固醇等作用。

　　【临床应用】胆囊炎、胆道感染、胆石症、胆道手术后综合征、高胆固醇血症、消化不良、慢性肝炎等。

　　【不良反应】偶有胃部不适，减量或停药后消失。长期大剂量服用可能对肝有不良作用。

　　【药物相互作用】未明。

　　【用法与注意事项】口服，1 次 0.1 ~ 0.2g，1 日 0.3 ~ 0.6g。严重肝损害、高胆红素血症、肝性脑病及胆道阻塞性黄疸患者禁用。哺乳期妇女慎用。

　　其他治疗胆囊炎的常用药物见表 19-7。

表19-7　其他治疗胆囊炎的常用药物

药物	药效学及临床应用	用法	不良反应及注意事项
亮菌甲素 (Armillarisin A)	促进胆汁分泌，对Oddi括约肌有解痉作用，促进免疫功能及增强吞噬细胞的吞噬作用。用于急性胆囊炎、慢性胆囊炎急性发作、胆道感染	肌内注射，每次12mg，每日2~4次，疗程为10天左右。口服，每次10~40mg，每日3次，2~3个月为1个疗程	上腹不适或腹泻，停药即退；严重胆道梗阻者禁用
去氢胆酸 (Dehydrocholic Acid)	胆酸衍生物，作用与胆汁和胆盐相似，可刺激肝细胞分泌大量低比重、低黏度胆汁，促进脂肪消化及吸收，不增加口服维生素K的吸收。用于胆囊及胆道功能失调、胆囊切除后综合征、胆石症等	口服，每次0.25~0.5g，每日3次；静脉注射，0.5g/d，以后可根据病情逐渐增加至2g/d。与阿托品或颠茄酸镁合用于胆道小结石的排出	主要有缓泻、苦味感、嗳气、皮肤瘙痒、可出现呼吸困难、心律失常等；久用造成肝疲劳现象，反使胆汁分泌减少或水及电解质紊乱、胆道完全阻塞及严重肝、肾功能减退者忌用
羟甲烟胺 (Nicotinylmethylamide)	具有保护肝细胞，解除胆道口Oddi括约肌痉挛，刺激胆汁分泌，增加胆汁水分、加强胆囊收缩的作用。对胆道、肠道菌均有抑制作用。用于胆囊炎和胆管炎，肝及十二指肠炎等	口服，每次1g，每日3次，连服2~4天后，改为每日服2g，分2~3次服	少数患者可出现胃部不适、头晕、腹胀、胸闷，皮疹等，不影响治疗，停药可消失。静脉给药时应稀释后缓慢推注。肝功能严重缺陷，胆道梗阻，胆囊积脓，肝性脑病者禁用
羟甲香豆素 (Hymecromone)	利胆作用明显，舒张Oddi括约肌，增加胆汁分泌，加强胆囊收缩和菌等，并有较强的解痉、镇痛作用。用于胆囊炎、胆排出、对胆总管结石有一定的排石效果。胆石症、胆道感染、胆囊术后综合征等	口服，每次0.4g，每日3次，或每次0.8~1.2g，餐前服	个别患者有头晕、腹胀、胸闷、皮疹、腹泻等，停药自行消失；大剂量可引起胆汁过度分泌和腹泻。肝功能不全及胆道梗阻者慎用
茴三硫 (AnetholiTrithionum)	促进胆汁、胆酸和胆固醇分泌，升高还原型谷胱甘肽，增强胆解毒功能。用于治疗胆囊炎、胆结石、急慢性肝炎等	口服，每次12.5~25mg，每日3次	长期服用可致甲状腺功能亢进，胆道阻塞患者忌用。出现荨麻疹样红斑应立即停药，可消失
非布丙醇 (Febuprol)	本品可促进胆汁分泌、松弛胆道平滑肌和胆道口括约肌，排出泥沙型胆结石和降低血胆固醇作用。用于胆囊炎、胆石症及其末后高脂血症、脂肪性消化不良、肝炎等	成人每次100~200mg，1日3次，饭后服	个别患者有一过性胃部不适
曲匹布通 (Trepibutone)	选择性松弛胆道平滑肌并直接抑制Oddi括约肌收缩，能降低胆总管与十二指肠汇合部位的通过阻力，促进胆汁和胰液的排出而改善食欲，消除腹胀。本品还具有利胆镇痛及利胆的作用	口服，1次1片，1日3次，饭后服用。疗程2~4周	可见恶心、呕吐、食欲缺乏、唾液分泌过多、胃部不适、腹泻和便秘、皮疹、瘙痒、眩晕等。对本品过敏者，严重肝功能不全者，哺乳期妇女禁用。妊娠期妇女、完全性胆道梗阻便者、急性胰腺炎者慎用

二、治疗胆石症的药物

熊去氧胆酸（Ursodeoxycholic Acid，UDCA）

【药动学】系弱酸，口服后通过被动扩散而迅速吸收，经肝时被摄取50%～60%，仅少量药物进入体循环，血药浓度很低。口服后1h和3h出现两个血药浓度峰值，$t_{1/2}$为3.5～5.8h。UDCA的作用并不取决于血药浓度，而与胆汁中的药物浓度有关，当给药剂量超过10～12mg/（kg·d）时，UDCA在胆汁中达稳态浓度。UDCA在肝内与甘氨酸或牛磺酸迅速结合，从胆汁中排入小肠，一部分水解为游离型参加肝肠循环，另一部分转化为石胆酸被硫酸化，从而降低其潜在的肝毒性。

【药效学】UDCA可促进胆汁分泌，胆汁酸分泌均值可由每小时1.8mmol增至2.24mmol，长期服用可使胆汁中UDCA含量增加，并提高磷脂含量，增加胆固醇在胆汁中的溶解度，防止胆固醇结石的形成；此外，UDCA还具有拮抗疏水性胆酸的细胞毒作用以及免疫调节作用等。

【临床应用】UDCA适用于不宜手术治疗的胆固醇性胆结石，而且结石位于胆囊内，直径在1cm以下，未发生钙化，呈浮动性，胆囊收缩功能良好者。本品在体内溶解胆固醇结石的效果优于鹅去氧胆酸，溶石率一般为每月1mm直径，不但起效快、治疗时间短，而且耐受性和安全性较好。故UDCA为溶解胆石的首选。另外，UDCA是目前治疗原发性胆汁性肝硬化的首选药物，并在慢性肝病的治疗中有广阔的应用前景。

【不良反应】发生率较低，一般不引起腹泻，偶见便秘、过敏、瘙痒、头痛、头晕、胃痛、胰腺炎及心动过缓等。

【药物相互作用】UDCA不宜与考来烯胺、硫糖铝和抗酸剂等药物同时服用，因为这些药物可以在肠中与UDCA结合，从而阻碍吸收，影响疗效；UDCA可增加环孢素在小肠的吸收，同时服用需调整环孢素的用量。口服避孕药可增加UDCA的胆汁浓度。

【用法与注意事项】UDCA口服，每日8～16mg/kg或250～500mg/d，于晚餐时顿服或分2次服用，疗程至少2～3个月，一般需1～2年。若治疗中反复发作胆绞痛，症状无改善甚至加重，或出现明显结石钙化现象则应中止治疗，并进行外科手术。UDCA禁用于急性胆囊炎、胆管炎、胆道完全梗阻和严重肝功能减退患者，妊娠期妇女及哺乳期妇女不宜服用。

鹅去氧胆酸（Chenodeoxycholic Acid）

鹅去氧胆酸为UDCA的异构体，溶石机制及功效与UDCA基本相同。由于其服药量大，耐受性差，腹泻发生率高，并且对肝有一定毒性，目前已较少使用。

思考题

1. 简述抑制胃酸分泌的药物分哪几类及其代表药有哪些。
2. 目前常用的胃肠动力药有哪些？其疗效如何？
3. 目前用于炎性肠病治疗的药物有哪些？如何合理选择使用这些药物？
4. 治疗胆囊炎和胆石症的常用药物有哪些？

（李勇文）

第二十章　内分泌及代谢性疾病的临床用药

第一节　抗糖尿病药

一、概述

糖尿病（diabetes mellitus）是由遗传和环境因素相互作用而引起的以慢性高血糖为特征的代谢异常综合征。高血糖是由于胰岛素分泌、胰岛素作用或二者同时存在缺陷所引起的。长期糖尿病可引起多系统功能障碍和衰竭，严重时可导致糖尿病性酮症酸中毒或糖尿病性非酮症性高渗性昏迷，成为致死、致残的主要病因。1997 年美国糖尿病学会对糖尿病分型和诊断标准提出了新建议，将糖尿病分为四大类型：1 型糖尿病、2 型糖尿病、特异型糖尿病和妊娠糖尿病。

1. 1 型糖尿病　是指由于胰岛 B 细胞破坏或功能缺失引起胰岛素绝对缺乏所导致的糖尿病。多在 30 岁以前的青少年期发病，起病急，症状明显，如不给予胰岛素治疗，有酮症倾向，甚至出现酮症酸中毒。

2. 2 型糖尿病　是指由于胰岛素抵抗为主伴胰岛素分泌不足，或者胰岛素分泌不足为主伴或不伴胰岛素抵抗所致的糖尿病。多发生在 40 岁以上的成年人和老年人，患者多肥胖，起病缓慢，病情较轻，无应激情况下极少出现酮症酸中毒，治疗可不依赖外源性胰岛素。但在口服降血糖药无效以及急性应激诱发酮症酸中毒或高渗性昏迷时需要应用胰岛素治疗。

3. 特异型糖尿病　这一类型按病因及发病机制可分为胰岛 B 细胞功能基因异常所致的糖尿病、胰岛素作用基因异常所致的糖尿病、胰腺外分泌疾病所引起的糖尿病、胰腺内分泌疾病所引起的糖尿病、药物或化学制剂所致的糖尿病、感染引起的糖尿病、免疫介导的罕见类型的糖尿病、遗传综合征伴有的糖尿病 8 个亚型，这其中包括继发性糖尿病以及病因明确的糖尿病。

4. 妊娠糖尿病　是指妊娠期间发现的糖尿病或糖耐量减低，已有糖尿病又合并妊娠者不包括在内。对这类患者的治疗忌用口服降血糖药，应选用短效和中效胰岛素。

糖尿病的治疗是终生性的，治疗的目的是使血糖达到或接近正常水平，纠正代谢紊乱，消除糖尿病症状，防止或延缓并发症的发生，降低病死率。目前用于糖尿病治疗的药物主要有胰岛素和口服降血糖药。

二、常用抗糖尿病药

（一）胰岛素

胰岛素是由胰腺的胰岛 B 细胞分泌的一种由两条多肽链组成的酸性蛋白质，A、B 两链通过两个二硫键以共键价相连。人胰岛素分子量约 6000，药用胰岛素多从猪、牛胰腺提取。胰岛素结构有种属差异，虽不直接妨碍在人体发挥作用，但可成为抗原，引起过敏反应，猪胰岛素与人胰岛素差 1 个氨基酸，牛胰岛素与人胰岛素差 3 个氨基酸，因此牛胰岛素比猪胰岛素有更强的免疫原性。1965 年我国科学家首先合成了结晶牛胰岛素，目前可通过重组 DNA 技术合成人胰岛素，还可用猪胰岛素获得人胰岛素。

【药动学】胰岛素口服无效，必须注射给药，可采用皮下注射、肌内注射或静脉注射。皮下注射吸收快，尤以前臂外侧和腹壁明显，$t_{1/2}$ 为 9min，但作用可维持数小时。主要在肝和肾代谢，经谷胱甘肽转氨酶还原二硫键，再由蛋白水解酶水解成短肽或氨基酸，也可被肾胰岛素酶直接水解，10% 以原型自尿液排出。因此，严重肝、肾功能不良影响其灭活。

按起效快慢和作用维持时间，可将胰岛素制剂分为速效胰岛素类似物、短效胰岛素、中效胰岛素、长效胰岛素（包括长效胰岛素类似物）、预混胰岛素（包括预混胰岛素类似物）五类。为了延长胰岛素的作用时间，可用碱性蛋白质与之结合，使等电点提高到接近体液 pH 值，再加入微量锌使之稳定，制成中效及长效制剂，经皮下及肌内注射后，在注射部位发生沉淀，再缓慢释放、吸收，作用维持时间延长（表 20-1）。

表20-1　胰岛素制剂的分类

分类	药物	起效时间	给药时间	峰时间	作用持续时间
速效胰岛素类似物	门冬胰岛素（Insulin Aspart）	10～15min	餐前或餐后立即	1～2h	4～6h
	赖脯胰岛素（Insulin Lispro）	10～15min	餐前或餐后立即	1～1.5h	4～5h
短效胰岛素	普通胰岛素（Regular Insulin，RI）	15～60min	餐前20～30min	2～4h	5～8h
中效胰岛素	低精蛋白锌胰岛素（Neutral Protamine Hagedorn's Insulin，NPH）	2.5～3h	睡前和（或）早餐前	5～7h	13～16h
长效胰岛素	精蛋白锌胰岛素（Protamine Zinc Insulin，PZI）	3～4h	早餐前或睡前	8～10h	长达20h
长效胰岛素类似物	甘精胰岛素（Insulin Glargine）	2～3h	早餐前或睡前	无峰浓度	长达30h
	地特胰岛素（Insulin Detemir）	3～4h	早餐前或睡前	3～14h	长达24h
预混胰岛素	预混胰岛素（HI 30R，HI 70/30）	0.5h	早餐前、晚餐前20～30min	2～12h	14～24h
	预混胰岛素（50R）	0.5h	早餐前、晚餐前20～30min	2～3h	10～24h
预混胰岛素类似物	预混门冬胰岛素30	10～20min	早餐、晚餐前立即	1～4h	14～24h
	预混赖脯胰岛素25	15min	早餐、晚餐前立即	30～70min	16～24h
	预混赖脯胰岛素50	15min	早餐、晚餐前立即	30～70min	16～24h

【药效学】胰岛素通过与肝、脂肪、肌肉等靶组织细胞膜上的胰岛素受体相结合，对代谢过程有广泛的影响，总的效应是促进合成及抑制分解。

1．对代谢的影响

（1）糖代谢：促进糖原的合成和贮存，加速葡萄糖的氧化和酵解，并抑制糖原分解和异生而降低血糖。

（2）脂肪代谢：促进脂肪合成，减少游离脂肪酸和酮体的生成，增加脂肪酸和葡萄糖的转运，使其利用增加。

（3）蛋白质代谢：增加氨基酸的转运和核酸、蛋白质的合成，抑制蛋白质的分解。

2．促细胞生长作用 胰岛素的结构与胰岛素样生长因子（insulin like growth factor，IGF）相似，人血浆中已分离出 IGF-1 和 IGF-2，IGF-1 与机体组织生长过程有关。各组织中均有 IGF-1 受体，胰岛素可与 IGF-1 受体结合，促进细胞生长。

【临床应用】

1．1 型糖尿病 由于这类患者的胰岛素绝对缺乏，因此在发病时就需要胰岛素治疗，而且需终生胰岛素替代治疗。

2．2 型糖尿病 伴有下列情况时也需要应用胰岛素治疗：在生活方式和口服降血糖药联合治疗的基础上，血糖仍然未达到控制目标；出现高渗性昏迷、乳酸性酸中毒、酮症酸中毒或反复出现酮症；各种严重的糖尿病急性或慢性并发症；合并严重感染、创伤、手术、急性心肌梗死及脑血管意外等应激状态；肝、肾功能不全；胰岛 B 细胞功能明显减退者；新发病且与 1 型糖尿病鉴别困难的消瘦的糖尿病患者；同时患有需要糖皮质激素治疗的疾病，如系统性红斑狼疮等。

3．某些特异型糖尿病。

4．糖尿病合并妊娠或妊娠糖尿病。

【不良反应】

1．低血糖反应 是最常见也是最严重的不良反应，为胰岛素过量所致，可出现饥饿感、出汗、心搏加快、焦虑、震颤等症状，严重者可引起昏迷、休克甚至死亡。为防止低血糖的严重后果，应教会患者了解低血糖的有关知识，以便及早发现并采取有效措施。轻者可饮用糖水或摄食，严重者应立即静脉注射 50% 葡萄糖。应注意鉴别低血糖昏迷、酮症酸中毒性昏迷及高渗性昏迷。

2．过敏反应 发生率低，局部过敏者在注射胰岛素后几小时到几天内，在注射部位出现红斑、丘疹、硬结等；有全身性过敏反应，在注射后立即出现全身荨麻疹，伴或不伴有血管神经性水肿，可出现哮喘、呼吸困难，严重者血压降低、休克甚至死亡。其产生与动物和人的胰岛素结构差异及制剂纯度较低有关。可用猪胰岛素或人胰岛素代替。

3．胰岛素抵抗 糖尿病患者应用胰岛素超过常用量，没有出现明显的低血糖反应，即发生胰岛素抵抗，通常将患者每日用量超过 200U 时称为胰岛素抵抗。急性抵抗常因并发感染、创伤、手术、情绪激动等应激状态所致。出现急性抵抗时，需短时间内增加胰岛素剂量达数百乃至数千单位。只要正确处理诱因，调整酸碱、水和电解质平衡，加大胰岛素剂量，常可取得良好疗效。慢性抵抗时，换用其他动物胰岛素或改用高纯度胰岛素，并适当调整剂量常可有效。

4．脂肪萎缩 可出现注射部位皮下脂肪萎缩，女性多于男性。应经常更换注射部位，应用高纯度或人胰岛素制剂可减少此症状的出现。

【药物相互作用】

1．胰岛素的降糖作用可被口服降血糖药、单胺氧化酶抑制剂、磺胺类药、抗凝血药、甲氨蝶呤、水杨酸盐等增强；被肾上腺素、生长激素、糖皮质激素、二氮嗪、噻嗪类、呋塞米、雌激素、甲状腺激素、口服避孕药等减弱。与这些药物合用时应注意调整胰岛素的剂量。

2．β受体阻断药能阻断低血糖时的代偿性升血糖反应，且可掩盖心率加快等早期低血糖症状，也应避免合用。乙醇能抑制糖异生，减少肝的葡萄糖输出，应用胰岛素的糖尿病患者大量饮酒可致严重低血糖，甚至死亡，应告诫患者戒酒。

【用法与注意事项】胰岛素的需要量直接受糖尿病病情、患者的运动量和饮食的热量及成分等因素的影响，并且糖尿病患者对胰岛素制剂的反应有很大差异，因此在使用胰岛素治疗的过程中应坚持个体化用药。应在一般治疗和饮食治疗的基础上使用胰岛素，由小剂量开始，根据血糖和尿糖测定结果，每隔 2 ~ 3 天调整剂量 1 次，直到血糖得到良好控制。

1 型糖尿病患者需终生胰岛素强化治疗。对病情相对稳定的 1 型糖尿病，初始剂量为 0.5 ~ 1.0U/（kg·d）。维持昼夜基础胰岛素水平需全天剂量的 40% ~ 50%，剩余部分按需要分别用于每餐前。注射方式：可以三餐前短效加睡前中效胰岛素注射或三餐前速效加长效胰岛素类似物或早、午餐前短效和晚餐前短效加长效胰岛素注射。短效胰岛素用量早餐前最多，晚餐前次之，午餐前最少；短效与长效胰岛素混合比例为（2 ~ 4）：1。

2 型糖尿病患者空腹血糖在 7.8 ~ 11.1mmol/L，可于睡前注射中效胰岛素；空腹血糖 > 11.1mmol/L，可每天注射 2 次中效或预混胰岛素；空腹血糖 > 13.9 ~ 16.7mmol/L，采用预混胰岛素或预混胰岛素类似物每日 2 ~ 3 次皮下注射，或采用与 1 型糖尿病类似的治疗方案。

对于需要从静脉补充葡萄糖的糖尿病患者，可按 2 ~ 4g 葡萄糖加 1U 短效胰岛素，但必须监测血糖，随时调整剂量。

（二）口服降血糖药

人工合成的口服降血糖药口服有效，使用方便。应用口服降血糖药是治疗 2 型糖尿病的主要手段，目前临床常用的口服降血糖药有磺酰脲类、双胍类、胰岛素增敏剂、α- 葡糖苷酶抑制剂及餐时血糖调节剂。

1．磺酰脲类　磺酰脲类是治疗 2 型糖尿病最常用的一类药物，目前已经研发出了三代。第一代是在磺胺类药物的基础上发展而来的，包括甲苯磺丁脲（Tolbutamide）和氯磺丙脲（Chlorpropamide）。第二代是在苯环上接一个带芳香环的碳酰胺基，包括格列本脲（Glibenclamide）、格列吡嗪（Glipizide）、格列喹酮（Gliquidone）和格列波脲（Glibornuride）。第三代的代表药有格列美脲（Glimepiride）、格列齐特（Gliclazide）。

第二代的降糖活性比第一代增加数十至上百倍，口服吸收快，作用强。第三代不仅可以降血糖，而且能改变血小板功能，对糖尿病患者容易凝血和有血管栓塞倾向的问题可能有益。

【药动学】磺酰脲类药物口服吸收迅速而完全，与血浆蛋白结合率高。其中多数药物在肝内氧化成羟基化合物，并迅速从尿中排出。磺酰脲类药物的药动学特点见表 20-2。

表20-2　磺酰脲类药物的药动学特点

药物	峰时间（h）	维持时间（h）	$t_{1/2}$（h）	蛋白结合率（%）	剂量范围（mg/d）	每日服药次数
甲苯磺丁脲	4~6	6~10	4~6	88	500~3000	2~3
氯磺丙脲	10	30~60	25~40	>90	100~500	1
格列本脲	2~6	16~24	10~16	90~95	2.5~15	1~2
格列吡嗪	1~2	12	3~7	>90	2.5~20	1~2
格列喹酮	2~3	8~24	1.5	>90	30~180	1~3
格列波脲	2~4	12~24	6~10	95	25~100	1~2
格列美脲	2~3	24	2.7~7	99.5	1~6	1
格列齐特	2~6	24	10~12	95	40~320	1~2

【药效学】磺酰脲类药物对正常人及胰岛功能尚存的糖尿病患者均有降血糖作用，但对 1 型或严重的 2 型糖尿病患者以及完全切除胰腺的糖尿病患者无效。其作用机制主要是通过刺激胰岛 B 细胞释放胰岛素而实现的，用药后可见血中胰岛素增多。当磺酰脲类药物与胰岛 B 细胞膜上的磺酰脲受体结合后，可阻滞与受体相偶联的 ATP 敏感性钾通道，使钾外流减少，导致细胞膜去极化，使电压依赖性钙通道开放，促进胞外钙内流，促使细胞内含胰岛素的囊泡向细胞表面运动，并向细胞外释放胰岛素。磺酰脲类还可抑制磷酸二酯酶的活性，使细胞内环腺苷酸增加，使胰岛 B 细胞内钙浓度进一步升高。长期服用且胰岛素已恢复至给药前水平的情况下，其降血糖作用仍然存在，说明其降血糖作用还有其他机制。

【临床应用】

（1）用于胰岛功能尚未完全丧失且经饮食治疗和体育锻炼不能很好控制血糖的轻、中度 2 型糖尿病患者。如已应用胰岛素治疗，每日用量在 40U 以上的病例多无效。

（2）用于肥胖的 2 型糖尿病患者应用双胍类药物治疗后血糖控制仍不满意或因胃肠道反应不能耐受者。

（3）胰岛素不敏感者可试加用磺酰脲类药物。

【不良反应】

（1）胃肠道反应：表现为恶心、呕吐、腹痛、食欲缺乏和腹泻等，症状程度和剂量有关。大剂量应用 1 ~ 2 个月内可出现肝损害和胆汁淤积性黄疸，应注意肝功能。

（2）低血糖反应：多由进餐延迟、剧烈体力活动、药物剂量过大或错误的联合用药所引起。氯磺丙脲和格列本脲易发生持久性低血糖，老年患者和肝肾功能不良者也易发生。由于低血糖往往持续较久，需反复注射葡萄糖解救。

（3）过敏反应：少数患者可出现皮疹、红斑等。

（4）其他：嗜睡、眩晕、共济失调等中枢神经系统反应；白细胞和血小板减少、溶血性贫血等血液系统反应。

【药物相互作用】磺酰脲类药物血浆蛋白结合率高，可与保泰松、水杨酸钠、吲哚美辛、青霉素、双香豆素等竞争，使游离型药物浓度升高而诱发低血糖反应；氯丙嗪、糖皮质激素、噻嗪类利尿药、口服避孕药等可降低磺酰脲类药物的降血糖作用。

【用法与注意事项】临床上主要应用的是第二代和第三代磺酰脲类药物。应从小剂量开始，必要时每周增加剂量 1 次，不同个体所需药物剂量不同，但最大不应超过剂量范围上限（表 20-2），应在餐前 0.5h 服用。应根据患者及药物特点选择磺酰脲类药物：一般中年的轻、中度糖尿病患者宜选用甲苯磺丁脲或格列本脲；老年轻、中度糖尿病患者宜选用主要经胆汁排泄的格列吡嗪或格列喹酮；格列齐特还具有降低血小板黏附性及改善微循环的作用，最适用于糖尿病伴有心、脑血管并发症的老年人。对继发性失效者可加用双胍类或 α- 葡糖苷酶抑制剂等联合治疗，但大多数患者最终需用胰岛素治疗。

1 型及 2 型糖尿病有酮症倾向者、2 型糖尿病合并严重慢性并发症或伴肝肾功能不全者、哺乳期糖尿病患者不适合应用磺酰脲类药物；2 型糖尿病合并严重感染、酮症酸中毒、高渗性昏迷、大手术或合并妊娠时应暂停磺酰脲类，改为胰岛素治疗。

2. 双胍类　临床常用的双胍类有二甲双胍（Metformin）和苯乙双胍（Phenformin）。

【药动学】二甲双胍口服吸收快，不与血浆蛋白结合，几乎全部以原型经肾排泄，$t_{1/2}$ 为 2 ~ 3h，肾功能损害者及老年人慎用。苯乙双胍口服可吸收 50% ~ 70%，蛋白结合率为 20%，1/3 在肝代谢，其余以原型经肾排出，$t_{1/2}$ 为 3h，作用可维持 4 ~ 6h。

【药效学】双胍类能明显降低糖尿病患者的血糖，对正常人血糖没有明显影响。其作用机制是促进外周组织对葡萄糖的摄取，抑制胃肠道对葡萄糖的吸收，增加肌肉组织中的糖酵解，抑制肝糖原异生，增加胰岛素与受体的结合能力，抑制胰高血糖素的释放等。此外，双胍类还能降低高血脂患者的低密度脂蛋白、极低密度脂蛋白、三酰甘油和胆固醇，可能会延缓糖尿病患者血管并发症的发生。

【临床应用】主要用于单用饮食控制无效的轻、中度 2 型糖尿病患者，尤其是有胰岛素抵抗的肥胖患者。磺酰脲类治疗效果不理想时，可加用双胍类。胰岛素治疗 1 型糖尿病时加用双胍类有助于稳定血糖，减少胰岛素用量。

【不良反应】常见的不良反应有食欲缺乏、恶心、呕吐、腹泻、口中有金属味等。还可抑制肠道吸收维生素 B_{12}，引起巨幼细胞贫血。苯乙双胍易引起乳酸性酸中毒，应用时应严格掌握适应证并限制剂量，对有肝肾功能不良、慢性心功能不全和尿酮体阳性者禁用。美国已禁止使用双胍类。

【药物相互作用】与胰岛素、磺酰脲类合用会增强二甲双胍的降血糖作用；乙醇可抑制肝糖原异生，也会增强二甲双胍的降血糖作用；与华法林等抗凝血药合用，二甲双胍可增强抗凝血药的作用。

【用法与注意事项】临床常用二甲双胍，口服给药，成人开始一次 250mg，每日 2～3 次，餐前或餐后服，以后根据尿糖或血糖情况逐渐调整，一般每日 1000～1500mg，最大剂量每日不超过 2000mg。有酮症酸中毒、高渗性昏迷、乳酸性酸中毒、严重缺氧、心力衰竭、严重肝病和肾病、妊娠期和哺乳期者禁用。

3. 胰岛素增敏剂　引起 2 型糖尿病的主要原因是胰岛素抵抗和胰岛 B 细胞功能受损，因此能够增强靶组织对胰岛素的敏感性，改善患者的胰岛素抵抗状态，对 2 型糖尿病的治疗具有重要意义。噻唑烷二酮类化合物（thiazolidinediones）为一类具有 2,4- 二酮噻唑烷结构的化合物，是一类新型的胰岛素增敏剂，包括罗格列酮（Rosiglitazone）、吡格列酮（Pioglitazone）、曲格列酮（Troglitazone）、环格列酮（Ciglitazone）和恩格列酮（Englitazone）等，其中罗格列酮和吡格列酮在临床中使用较多。

【药动学】罗格列酮口服生物利用度为 99%，血浆达峰时间为 1h，血浆消除 $t_{1/2}$ 为 3～4h；吡格列酮空腹口服，血浆达峰时间为 2h，血浆消除 $t_{1/2}$ 为 3～7h，经肝代谢，中、重度肝损害者 $t_{1/2}$ 明显延长。罗格列酮约 64% 从尿中排出，约 23% 从粪便中排出；吡格列酮的代谢产物有药理活性，大部分以原型或代谢产物排入胆汁，从粪便排出。

【药效学】

（1）改善胰岛素抵抗，降低血糖：本类药物可降低骨骼肌、脂肪组织和肝的胰岛素抵抗，提高骨骼肌、脂肪组织的胰岛素敏感性，对肝胰岛素敏感性的提高作用较弱。可使患者空腹血糖、餐后血糖及血浆胰岛素水平明显降低。

（2）纠正脂质代谢紊乱：能显著降低 2 型糖尿病患者血浆中游离脂肪酸、三酰甘油水平，增加高密度脂蛋白水平，增强低密度脂蛋白对氧化修饰的抵抗能力。

（3）防治 2 型糖尿病血管并发症：通过抑制血小板聚集、炎症反应和内皮细胞的增生，发挥抗动脉粥样硬化的作用。

（4）改善胰岛 B 细胞功能：可增加胰腺胰岛的面积、密度和胰岛中胰岛素含量，还可通过减少细胞死亡来阻止胰岛 B 细胞的衰退。

【临床应用】本类药物仅在胰岛素存在的条件下才可发挥作用，故不宜用于 1 型糖尿病或糖尿病酮症酸中毒的患者，主要用于治疗其他降血糖药疗效不佳的 2 型糖尿病，尤其适用于有胰岛素抵抗者。可单独应用，也可与磺酰脲类、二甲双胍或胰岛素合用。

（1）磺酰脲类单独应用降糖效果不佳时，与罗格列酮联合应用可显著降低胰岛素抵抗，使糖化血红蛋白进一步降低，增强降血糖疗效。

（2）对使用最大剂量二甲双胍后血糖控制仍不理想的患者，加用罗格列酮或吡格列酮可使血糖得到很好的控制。

（3）口服降血糖药失效后改用胰岛素治疗的患者中，血糖控制仍不理想者，加用罗格列酮可控制血糖，也可明显减少每日所需的胰岛素用量。

（4）对于伴有血脂异常的 2 型糖尿病患者，效果较好。

【不良反应】本类药物具有较好的安全性，低血糖发生率低。不良反应主要有嗜睡、贫血、水肿、肌肉和骨骼痛、头痛、消化道症状等。曲格列酮有明显的肝毒性，可引起肝衰竭甚至死亡，已被限制使用。罗格列酮可增加心血管疾病的发生风险，包括心肌梗死、脑卒中、心力衰竭等，故在美国和欧盟已撤市。

【药物相互作用】与胰岛素或者其他口服降血糖药联合应用时，会有发生低血糖的风险，可减少合用药物的剂量；与口服避孕药合用，可降低避孕药的疗效。

【用法与注意事项】罗格列酮可于空腹或进餐时服用，起始用量为 4mg/d，每日 1 次，经 1～2 周的治疗后，若空腹血糖控制仍不理想，可加量至 8mg/d，每日 1 次或分 2 次服用。吡格列酮服药与进食无关，用量为 15～30mg/d，每日 1 次，病情严重的可增加至 45mg/d，但最大不宜超过 45mg/d。单用吡格列酮疗效不满意时，可用该品 15～30mg 与磺酰脲类、二甲双胍或胰岛素合用，根据血糖变化，调节各药剂量。妊娠期及哺乳期妇女、心力衰竭或有心力衰竭病史的患者、严重酮症患者、1 型糖尿病患者、严重肝肾功能障碍的患者、严重感染患者禁用该类药物。治疗过程中应定期检查肝功能，如患者出现活动性肝病的临床表现或血清转氨酶水平升高，应停止用药。

4.α-葡糖苷酶抑制剂　α-葡糖苷酶抑制剂是一类以延缓肠道糖类吸收来治疗糖尿病的口服降血糖药物。临床常用的有阿卡波糖、伏格列波糖（Voglibose）及米格列醇（Miglitol）等，其中阿卡波糖临床应用时间比较长。

阿卡波糖（Acarbose）

【药动学】口服后仅 1%～2% 被吸收入血，约 50% 由肠道排出，35% 在肠道内代谢，代谢物可被吸收并从肾排泄，$t_{1/2}$ 为 2.8h。

【药效学】阿卡波糖化学结构与糖类类似，主要作用是竞争性抑制位于小肠的各种 α-葡糖苷酶，使淀粉类、麦芽糖、蔗糖分解为葡萄糖的速度减慢，从而减缓肠道内葡萄糖的吸收，降低餐后高血糖。不刺激胰岛素分泌，但可降低餐后胰岛素水平。

【临床应用】主要用于通过饮食和运动治疗控制不佳、单用二甲双胍或磺酰脲类药物控制不佳、单用胰岛素控制不佳的轻中度 2 型糖尿病患者，加用本类药物可明显降低餐后血糖，使血糖波动减小，并可减少二甲双胍、磺酰脲类或胰岛素用量。

【不良反应】吸收很少，几乎无全身不良反应。由于未被吸收的糖类在肠道滞留和酵解产气，临床主要表现有胃肠道症状，如腹胀、嗳气、腹泻、胃肠痉挛性疼痛、便秘等。多不影响治疗，长期应用或减少剂量可缓解，但溃疡病患者、肠道炎症患者不宜应用。偶见乏力、头痛、眩晕、皮肤瘙痒或皮疹等。本类药物不引起低血糖，但与胰岛素、磺酰脲类或二甲双胍类药物合用时有发生低血糖的可能，一旦发生，应静脉注射或口服葡萄糖治疗，服用蔗糖或一般甜食无效。

【药物相互作用】不宜与抗酸药、考来烯胺、肠道吸附剂和助消化的酶制剂（如淀粉酶、胰酶等）合用，否则会降低本品的降血糖作用。

【用法与注意事项】阿卡波糖口服给药，每日 3 次，每次 50～100mg，需在饭前或进食时服用。有肠道炎症、慢性肠道疾病伴吸收或消化不良者，部分肠梗阻或有肠梗阻倾向者，结肠溃疡者，可因肠道充气而加重病情者（如疝气等）禁用本药。有肝功能异常者、严重造血系统功能障碍者、感染发热者、妊娠期妇女、哺乳期妇女、18 岁以下儿童、恶性肿瘤患者均不宜应用本药。肾功能损害者，血肌酐超过 176.8μmol/L 时不用本药。

5.餐时血糖调节剂　格列奈类是近年开发的非磺酰脲类促胰岛素分泌剂，可以有效地控制餐后高血糖，包括瑞格列奈（Repaglinide）和那格列奈（Nateglinide）。

【药动学】口服吸收良好，15min 起效，30 ～ 60min 后达血药峰浓度，$t_{1/2}$ 为 1h，在肝内代谢为非活性物质，其中 92% 随胆汁进入消化道经粪便排出，其余 8% 经肾排泄。

【药效学】本类药物可刺激胰岛分泌胰岛素，促进糖尿病患者胰岛素生理性分泌曲线的恢复，有效地降低餐后高血糖。其作用机制与磺酰脲类相似，其促胰岛素分泌的作用比磺酰脲类要快，降低餐后血糖的作用也较快。

【临床应用】主要用于饮食控制、降低体重及运动锻炼不能有效控制的轻、中度 2 型糖尿病患者，尤其适用于以餐后血糖升高为主的 2 型糖尿病患者。本类药物可与二甲双胍合用，对控制血糖有协同作用。因结构中不含硫，对磺酰脲类过敏者仍可使用。

【不良反应】主要有低血糖反应，腹痛、腹泻、恶心、呕吐和便秘等胃肠道反应，皮肤瘙痒、发红、荨麻疹等过敏反应。个别患者出现轻度或暂时性的肝酶指标升高。

【药物相互作用】单胺氧化酶抑制剂、非选择性 β 受体阻断药、血管紧张素转化酶抑制剂、非甾体类抗炎药、水杨酸盐、乙醇以及促合成代谢的激素等与格列奈类合用，可增强其降血糖作用。口服避孕药、噻嗪类药物、糖皮质激素、甲状腺激素和拟交感胺类药等与格列奈类合用，可减弱其降血糖作用。

【用法与注意事项】瑞格列奈应在餐前服用，通常在餐前 15min 内服用本药，剂量根据血糖因人而异，推荐起始剂量为每次 0.5mg，每日 3 次，以后可根据血糖每周或每 2 周作调整。最大的单次剂量为 4mg，最大日剂量不应超过 16mg。妊娠期或哺乳期妇女、12 岁以下儿童、严重肝肾功能不全的患者禁用本药。

那格列奈在餐前 10min 内服用，每次 90mg，每日 3 次，以后根据病情需要逐渐增加至每次 120mg。对本品过敏者、妊娠期妇女、重症感染者、手术前后和严重外伤者、糖尿病性昏迷和 1 型糖尿病患者禁用。严重肝肾功能不全者、缺血性心脏病患者、老年人和儿童慎用。

第二节　抗骨质疏松药

一、概述

（一）定义及分类

骨质疏松症（osteoporosis，OP）是一种以骨量减少，骨组织微结构损坏，导致骨脆性增加，易发生骨折为特征的全身性疾病。2001 年美国国立卫生研究院提出骨质疏松症是以骨强度下降、骨折风险性增加为特征的骨骼系统疾病，骨强度反映骨骼的两个主要方面，即骨密度和骨量。

骨质疏松症分为原发性和继发性两大类。原发性骨质疏松症又分为绝经后骨质疏松症（Ⅰ型）、老年性骨质疏松症（Ⅱ型）和特发性骨质疏松症（包括青少年型）三类。绝经后骨质疏松症一般发生在妇女绝经后 5 ～ 10 年内，其特征是高骨转换和多海绵状骨骼骨折，特别是脊椎骨；老年性骨质疏松症一般指 70 岁后发生的骨质疏松，男女发生率相近，属于低骨转换型；特发性骨质疏松症主要发生在青少年，病因尚不明确。继发性骨质疏松症是指由任何影响骨代谢的疾病和（或）药物导致的骨质疏松。

（二）病因及机制

正常成熟骨处于不断的代谢过程中，主要分为骨吸收、骨形成两个动态平衡过程。凡是导致骨的净吸收增加和（或）骨的净形成减少的因素都是骨质疏松发病的原因。

1. 性激素分泌减少　绝经后雌激素水平下降，破骨细胞数量及活性增加，而成骨细胞和骨细胞寿命缩短，因而骨代谢速度加快，其中骨吸收较骨形成增加更快，导致绝对骨量的丢失。雄激素可促进骨基质蛋白的合成，缺乏也将导致骨量减少。

2. 代谢改变　主要指由于钙调节激素的分泌失调导致的骨代谢紊乱，包括甲状旁腺激素分泌增多、维生素 D 代谢的改变、甲状腺功能亢进症、皮质类固醇激素增多和胰岛素依赖性糖尿病等。

3. 营养因素　包括低钙、低维生素 D 和低氟；维生素及锌和硼等微量元素缺乏；各种疾病引起的营养不良；蛋白质摄入不足或过量；高磷、高钠饮食；咖啡因、酒精及酸摄入过多等。

4. 运动减少　运动所产生的压力刺激对促进骨形成、增加骨矿化和提高骨密度起重要作用。无论是生活习惯导致的运动减少，还是外伤、疾病等引起的运动减少都可以产生继发性骨质疏松症，增加骨折风险。

5. 遗传因素　近年大量的研究资料表明，骨质疏松症是一种多基因疾病，有些基因可以作为诊断骨质疏松症的标志物。峰值骨量主要受基因调控，相关率达 75% ～ 80%。主要相关基因包括维生素 D 受体等位基因、载脂蛋白 E 基因、胶原基因等。

6. 骨微环境中的细胞因子　细胞因子通过调节骨组织各种细胞的生物学活性来影响骨量的变化。包括胰岛素样生长因子、转化生长因子 β、白细胞介素 -6、白细胞介素 -1、前列腺素、成纤维细胞生长因子和破骨细胞生长抑制因子 / 骨保护素等。

（三）临床表现

疼痛、脊柱变形和发生脆性骨折是骨质疏松症最典型的临床表现。疼痛是骨质疏松症患者最常见的症状，其中以腰痛最为突出。骨质疏松症引起的疼痛其实质是骨组织的微骨折，所以其程度可以非常剧烈，有时表现为全身性疼痛。骨质疏松严重者可有身高缩短和驼背、脊柱畸形和伸展受限。继发性骨折时可出现骨折的相关症状。需要注意的是部分患者可以出现无明显外伤的自发性椎体压缩。

（四）治疗措施

骨质疏松症的治疗方法包括药物治疗、营养治疗、运动治疗、物理治疗和手术治疗等，其中以药物治疗为主。

二、常用抗骨质疏松药物

抗骨质疏松药物按其作用方式分为三类：①骨吸收抑制剂——通过抑制破骨细胞活性等机制减少骨吸收，从而达到骨量绝对值的增加，如双膦酸盐、降钙素、雌激素及其替代药物等；②骨形成促进剂——通过增强成骨细胞活性或数量来提高骨量，如氟化物、合成类固醇激素、甲状旁腺激素等；③骨矿化物——如钙剂、维生素 D 等。

（一）骨吸收抑制剂

1. 双膦酸盐类（biphosphonates）　双膦酸盐类药物是一类与钙有高度亲和力的人工合成化合物，能抑制骨吸收，降低骨转换，使骨矿物质含量增加，从而降低骨折发生率。已有 3 代产品。

第 1 代为依替膦酸二钠（Etidronate Disodium）和氯屈膦酸二钠（Clodronate Disodium）等，作用特点为既可以抑制骨吸收也影响正常骨矿化。其抑制骨吸收的能力同后续开发药物相比明显偏低，长期使用有导致软骨症和诱发骨折的危险。

第 2 代药物有替鲁膦酸钠（Tiludronate Disodium）和帕米膦酸二钠（Pamidronate Disodium），治疗剂量不影响骨矿化。用于治疗 Paget 骨病和恶性骨疾病。

第 3 代双膦酸盐不但消除了抑制正常骨矿化的作用，而且抗骨吸收作用显著增强，可达到依替膦酸二钠的 100 ～ 1000 倍。代表药物有阿仑膦酸钠和利塞膦酸钠（Risedronate Sodium），目前注射用唑来膦酸也获得批准使用。其中阿仑膦酸钠是第一个被 FDA 批准用来预防和治疗绝经后骨质疏松症的双膦酸盐，也是目前临床应用最广泛的抗骨质疏松药物之一。

阿仑膦酸钠（Alendronate Sodium）

【药动学】口服后在肠道吸收很少，生物利用度仅为0.7%，且食物和矿物质等可显著减少其吸收。本品血浆蛋白结合率约为80%，在体内无代谢转化，吸收后的药物20%～60%被骨组织迅速摄取，服药后2h出现骨浓度峰值，其余部分能迅速以原型经肾排泄，服药后24h内99%以上的体内存留药物集中于骨，本品在骨内的$t_{1/2}$较长，约为10年以上。

【药效学】本品是骨代谢调节剂，为氨基二膦酸盐，与骨内羟磷灰石有强亲和力。能抑制破骨细胞介导的骨吸收作用，降低骨转换。其特点是有较强的抑制骨吸收及增加骨量的作用，降低骨折发生率。其中，腰椎和髋部的骨密度增加明显，可降低椎体及髋部等部位骨折发生的风险，也能减少骨痛症状。

【临床应用】用于治疗绝经后骨质疏松症以及糖皮质激素诱发的骨质疏松症、Paget骨病和恶性高钙血症。

【不良反应】主要有腹痛、腹泻、恶心、便秘、消化不良等胃肠道刺激症状；如不按规定方法服用可有食管溃疡；偶有血钙降低、短暂白细胞升高、尿红细胞、白细胞升高等。

【药物相互作用】本药与非甾体类抗炎镇痛药合用，可增加上消化道不良反应；抗酸药和泻药因常含钙或其他金属离子如镁、铁等而会影响本药吸收；与橘汁和咖啡同时服用会显著影响本品的吸收；与氨基糖苷类合用会诱发低钙血症。

【用法与注意事项】①骨质疏松症：口服10mg/d。②Paget骨病：口服40～80mg/d，3～6个月。③恶性高钙血症：单剂量静脉注射本药（≥5mg）能有效地将高血Ca^{2+}浓度恢复到正常值。

每日早餐前至少30min用200ml温开水送服，用药后至少30min方可进食及再服用其他药物。服药后即卧床有可能引起食管刺激或溃疡性食管炎。胃肠道功能紊乱、胃炎、食道不适、十二指肠炎、溃疡病、婴幼儿、青少年及轻中度肾功能异常者慎用。

2. 降钙素（Calcitonin）　降钙素能适度抑制破骨细胞的生物活性和减少破骨细胞的数量，抑制骨吸收，提高腰椎和髋部骨密度，降低椎体骨折的风险，且具有较好的中枢镇痛作用。临床常用的有鲑鱼降钙素（Calcitonin Salmon）和鳗鱼降钙素（Elcatonin）。

【药动学】口服后立即被灭活。故临床多用注射剂和鼻腔喷雾剂，可皮下、肌内和鼻腔给药。注射给药后，主要在肝代谢，也有部分在血液和外周组织中进行生物转化，最后经肾排泄。肌内注射和皮下注射后，生物利用度为70%，1h后血药浓度达峰值，$t_{1/2}$为70～90min。鼻腔给药后生物利用度为相同肌内注射量的40%，3～4h后血药浓度达峰值。

【药效学】降钙素是一种破骨细胞的强烈抑制剂，不仅作用于破骨细胞，还可作用于脑组织。降钙素治疗的短期作用主要表现在可迅速抑制破骨细胞的活性，减少破骨细胞的增殖及其数量，从而抑制骨吸收，阻止骨量丢失并增加骨量；长期作用为可降低骨转换。降钙素可抑制骨盐溶解，阻止钙由骨释出，由于骨骼对钙的摄取仍在进行，因而可降低血钙。降钙素还可激活阿片受体，抑制疼痛介质及增加β-内啡肽的释放，阻断疼痛感觉的传导和对下丘脑的直接作用，降钙素具有的这种周围和中枢的双重镇痛作用使其对各种类型的代谢性骨病疼痛有特殊的治疗效果。

【临床应用】主要用于治疗绝经后骨质疏松症，特别是对于不愿意或不能接受雌激素治疗、骨痛明显的患者，常选用此类药物。还可用于治疗Paget骨病、高钙血症以及痛性骨病。

【不良反应】常见的不良反应有恶心、呕吐、面部潮红、手部麻刺感。其他还包括口中异味、腹痛、尿频、发抖、头痛、胸部压迫感、虚弱、鼻塞、气短、眼痛和下肢水肿等。偶见过敏反应，包括注射部位的局部反应或全身性过敏反应。对怀疑过敏或有过敏史的患者在用药前应先做皮试。

【用法与注意事项】

（1）骨质疏松症：鲑鱼降钙素，皮下或肌内注射，每日 1 次，根据疾病的严重程度，每次 50 ～ 100IU 或隔日 100IU。鳗鱼降钙素，肌内注射，每次 10IU，每周 2 次。为防止骨质进行性丢失，应根据个体需要，适量摄入钙和维生素 D。

（2）高钙血症：鲑鱼降钙素，皮下或肌内注射，每日 5 ～ 10IU/kg，1 次或分 2 次皮下或肌内注射，治疗应根据患者的临床和生物化学反应进行调整，如果注射的剂量超过 2ml，应采取多个部位注射。

（3）Paget 骨病：鲑鱼降钙素，皮下或肌内注射，每日或隔日 100IU。鳗鱼降钙素，肌内注射，每次 40IU，每日 1 次。

本类药物临床使用前必须进行皮肤试验；长期卧床治疗的患者，每日需检查血液生化指标和肾功能；治疗过程中如出现耳鸣、眩晕、哮喘等应停药；Paget 骨病及有骨折史的慢性疾病患者，应根据血清碱性磷酸酶及尿羟脯氨酸排出量决定停药或继续治疗。长期使用降钙素会引起低钙血症和继发性甲状旁腺功能亢进症，用药时应每日摄入 Ca^{2+} 1000 ～ 1500mg 和维生素 D 400 ～ 800IU。

3．雌、孕激素及其替代药物

（1）雌、孕激素制剂：雌激素能抑制骨转换，防止骨丢失，降低骨质疏松性椎体、非椎体骨折的发生风险，是防止绝经后骨质疏松症的有效药物，但雌激素长期应用的潜在危险是易患子宫内膜癌和乳腺癌，故在雌激素基础上可加用孕激素，以减小癌症的发生率。目前常用的雌激素或雌孕激素联合制剂有尼尔雌醇、替勃龙及复合雌醇等。

尼尔雌醇（Nilestriol）

尼尔雌醇为雌三醇的衍生物，是合成的长效雌激素。

【药动学】口服易吸收，在体内多功能氧化酶作用下形成炔雌三醇，进一步在酶作用下形成雌三醇，活性即减低。雌三醇的 $t_{1/2}$ 为 20h。药物最终以原型、炔雌三醇和雌三醇三种形式经肾排泄。

【药效学】雌激素能促进降钙素的分泌，抑制骨细胞对甲状旁腺激素的反应性；刺激成骨细胞产生骨基质，从而促进骨形成而抑制骨吸收；促进钙在肠道的吸收和肾小管上皮细胞的重吸收，起到恢复骨代谢平衡、防止骨量丢失、减少骨折危险性的作用。尼尔雌醇的药理作用与雌二醇相似，但生物活性低，故对子宫内膜的增生作用也较弱。因其结构上含有环戊醚而增加了亲脂性，有利于肠道吸收并储存在脂肪组织中，以后缓慢释放而起长效作用；又因其结构中含有乙炔基而增强了雌激素的活性。

【临床应用】雌激素替代疗法是防治绝经后骨质疏松症的首选疗法，应用适量雌激素，能有效预防绝经后的骨丢失，保持骨量，减小骨折发生率，缓解骨质疏松造成的疼痛。还可以改善由于雌激素缺乏引起的绝经期综合征，如潮热、出汗、头痛、目眩、疲劳、烦躁易怒、神经过敏、外阴干燥、老年性阴道炎等。

【不良反应】主要表现有恶心、呕吐、腹胀、头痛、头晕、突破性出血、乳房胀痛、白带增多、高血压等，偶有肝功能损害。若长期使用雌激素还有增加乳腺癌、子宫内膜癌、深静脉血栓和肺栓塞的危险性。

【药物相互作用】与抗凝药或三环类抗抑郁药合用可降低抗凝或抗抑郁作用；与卡马西平、苯妥英钠、苯巴比妥、扑米酮等合用，可降低雌激素的作用。与抗高血压药合用可减低降压效果。

【用法与注意事项】口服，1 次 5mg，每月 1 次。症状改善后维持量为每次 1 ～ 2mg，每个月 2 次，3 个月为 1 个疗程。本品的雌激素活性虽较低，但仍有使子宫内膜增生的危险，故应每 2 个月给予孕激素 10 日以抑制雌激素的内膜增生作用，一般孕激素停用后可产生撤药性子宫出血。如使用者已切除子宫，则不需加用孕激素。

雌激素替代疗法禁用于：①雌、孕激素依赖性肿瘤，如乳腺癌、子宫内膜癌、宫颈癌、较大子宫肌瘤等；②严重肝肾疾病；③红斑狼疮、卟啉症；④原因不明的阴道出血；⑤近期内或正患血栓栓塞性疾病。以下患者应慎用：①子宫内膜异位症、子宫肌瘤；②严重高血压、糖尿病；③癫痫；④严重乳腺纤维腺瘤史、乳腺癌家族史、血栓形成倾向者。

（2）选择性雌激素受体调节剂（selective estrogen receptor modulators，SERMs）：这类药物不是雌激素，是类似雌激素的化合物，其特点是选择性地作用于雌激素的靶器官，与不同形式的雌激素受体结合后，发生不同的生物效应。代表药物有雷洛昔芬、他莫昔芬（Tamoxifen）和屈洛昔芬（Droloxifene）。

雷洛昔芬（Raloxifene）

【药动学】口服后吸收迅速，大约 60% 被吸收，进入循环前被大量葡糖醛酸化，绝对生物利用度为 2%。全身分布广泛，分布容积不依赖于剂量，血浆蛋白结合率为 98% ~ 99%。血浆 $t_{1/2}$ 为 27.7h。雷洛昔芬及其葡糖醛酸代谢物的绝大部分在 5 日内通过粪便排泄，经尿排出的部分少于 6%。

【药效学】在不同组织中，具有不同程度的雌激素受体激动或拮抗作用，对骨骼和心血管系统显示出雌激素的激动作用，对乳房和子宫则呈现雌激素拮抗作用。因此，本品可抑制破骨细胞的活性，使骨矿物质增加，有助于预防绝经后骨质疏松症。

【临床应用】用于预防和治疗绝经后骨质疏松症，能显著降低椎体骨折发生率。

【不良反应】可出现面部潮红、小腿痉挛、外周水肿和静脉血栓栓塞等，偶有致畸作用。

【药物相互作用】雷洛昔芬与华法林或其他香豆素类衍生物合用时，能轻度减少凝血酶原时间；考来烯胺可减少本品吸收 60%，两者并用须间隔 2h 以上。

【用法与注意事项】口服，每次 60mg，每日 1 次，可以在一天中的任何时候服用且不受进餐的限制。通常建议饮食钙摄入量不足的妇女服用钙剂和维生素 D。

绝经前妇女、儿童、有静脉血栓史的妇女、肝肾严重损伤者、原因不明的子宫出血者、子宫内膜增生者禁用。

4. 依普黄酮（Ipriflavone）　是人工合成的异黄酮类衍生物，结构与雌激素相似，但无雌激素活性，进入人体内可增加雌激素的活性。是目前最有前途的治疗骨质疏松症的非激素类药。

【药动学】口服在小肠形成 7 种代谢物，与原型药一起吸收，约 1.3h 后原型药的血药浓度达到峰值。主要分布在胃、肠、肝和骨中，经门静脉入肝代谢。单剂量 200mg 口服，$t_{1/2}$ 为 9.8h，48h 内尿总排泄率为 42.9%，均为代谢产物。

【药效学】本品具有抑制骨吸收和促进骨形成的双重作用。其作用包括促进成骨细胞的增殖，促进骨胶原合成和骨基质的矿化，增加骨量；减少破骨细胞前体细胞的增殖和分化，抑制成熟破骨细胞的活性，降低骨吸收；通过雌激素样作用增加降钙素的分泌，间接产生抗骨吸收作用。本品能直接作用于骨，具有雌激素样的抗骨质疏松特性，但无雌激素对生殖系统的影响。

【临床应用】主要用于绝经后和老年性骨质疏松症患者，对青年人长期使用糖皮质激素引起的骨质疏松症也有一定疗效。此外，还可用于治疗原发性甲状旁腺功能亢进症、Paget 骨病。

【不良反应】本药耐受性好，不良反应少，主要表现为消化系统的症状，如恶心、呕吐、食欲缺乏、胃部不适、腹痛、腹部胀满、腹泻等。

【药物相互作用】与雌激素合用时可增强雌激素的作用；与茶碱合用时，可使茶碱的血药浓度上升；与香豆素类抗凝药合用时，可增强香豆素类抗凝药的作用。

【用法与注意事项】饭后口服，1 次 200mg，1 日 3 次。重度食管炎、胃炎、十二指肠炎、溃疡病、胃肠功能紊乱、中重度肝肾功能不全患者慎用。儿童、青少年不宜服用。服药期间需补钙。

（二）骨形成促进剂

1. 氟化物（fluoride）　氟化物治疗骨质疏松症已有 30 多年历史，已被证实是骨形成的有效刺激剂，可增加椎体和髋部骨密度。其代表药物有特乐定，特乐定成分有单氟磷酸谷酰胺、葡萄糖酸钙和枸橼酸钙。每片特乐定含有氟 5mg 和钙 150mg。

特乐定（Tridin）

【药动学】口服经肠道吸收，在小肠缓慢释放，作用可持续 12h，一部分进入骨骼，其余经肾排泄。

【药效学】主要作用于成骨细胞，可刺激成骨细胞分裂和运动，促进骨形成；提供骨骼矿化作用所需的钙盐，增加骨量，能有效地提高骨密度，降低骨折发生率。

【临床应用】主要用于骨质疏松症的预防和治疗，尤其适用于低骨量的骨质疏松症患者。

【不良反应】长期应用后偶尔出现关节疼痛，特别是下肢关节。一旦出现这种情况，应减量或暂时停药。

【用法与注意事项】口服，1 次 1 片，每日 3 次，于进餐时服用，疗程可持续 1 年以上。儿童、发育期、妊娠期、哺乳期、骨软化、严重肾衰竭、高血钙及高尿钙患者禁用。

2. 甲状旁腺激素（parathyroid hormone，PTH）　PTH 是体内主要的钙调节激素之一，血中浓度持续升高会导致骨质疏松，在血中短暂升高会促进骨形成。代表药物有重组人甲状旁腺激素（recombinant human parathyroid hormone，rhPTH）（1-34），小剂量 rhPTH（1-34）有促进骨形成的作用。

重组人甲状旁腺激素（Recombinant Human Parathyroid Hormone，rhPTH）

【药动学】重组人甲状旁腺激素（1-34）皮下注射后广泛吸收，绝对生物利用度接近 95%。20μg 皮下注射 30min 后血药浓度达到峰值。皮下注射给药时，$t_{1/2}$ 约为 1h。外周代谢是通过肝中非特异性酶进行的，主要经肾排泄。

【药效学】内源性的 PTH 是肾和骨骼中钙、磷代谢的主要调节剂，其生理作用包括骨代谢的调控、肾小管对钙磷的重吸收以及肠钙的吸收。PTH 和 rhPTH（1-34）对骨骼和肾有相同的生理作用。rhPTH（1-34）能促进体内成骨细胞增殖和分化，抑制成骨细胞凋亡，对成骨细胞的刺激活性高于破骨细胞，可以刺激骨小梁和骨皮质表面新骨的形成，还可以增加骨量，增加骨形成和重吸收的标志物，使骨的力学强度增强。

【临床应用】国外已批准用于治疗男性和女性严重骨质疏松症，可以提高骨密度，降低椎体和非椎体骨折发生的危险。国内即将上市。

【不良反应】总体耐受性较好，部分患者可能有腿部痉挛、恶心、头痛、直立性低血压、血清和尿钙的短暂升高、血清尿酸升高等不良反应。

【用法与注意事项】皮下注射，注射部位为大腿或腹壁，20μg/d。用药期间应监测血钙水平，防止高钙血症的发生，治疗时间不宜超过 2 年。

动物研究显示，rhPTH（1-34）可能增加成骨肉瘤的风险，因此对于合并 Paget 骨病、骨骼疾病放射治疗史、肿瘤骨转移及合并高钙血症的患者，应避免使用 rhPTH（1-34）。

3. 类固醇激素　类固醇激素为雄激素或蛋白同化激素，包括苯丙酸诺龙（Nandrolone Phenylpropionate）、司坦唑醇（Stanozolol）、甲睾酮（Methyltestosterone）和丙酸睾酮（Testosterone Propionate）等。临床常用的有丙酸睾酮和苯丙酸诺龙。

【药效学】此类药物通过蛋白同化作用促进骨形成，增加骨松质骨量，也能增加骨基质和蛋白质的合成，减少钙、磷排泄，促进骨矿化。也可以提高性欲，改善更年期情绪抑郁、头痛、乏力等症状。

【临床应用】适用于由于衰老、运动减少、服用糖皮质激素导致的骨质疏松症，尤其对老年男性骨质疏松症具有较好的疗效。对于雄激素缺乏性骨质疏松症，用雄激素治疗效果较好；对于原发性骨质疏松症，选择同化激素治疗效果更佳。

【不良反应】主要有女性男性化、肝损害、恶心、呕吐、消化不良、腹泻、水钠潴留、皮疹、颜面潮红等。

【药物相互作用】同钙剂和维生素 D 合用可提高治疗效果；也可与降钙素和双膦酸盐合用。苯丙酸诺龙可增强抗凝血药香豆素、华法林等的抗凝作用；苯丙酸诺龙与糖皮质激素合用，可使血糖升高。

【用法与注意事项】长期应用此类药物，可产生垂体抑制、睾丸激素分泌抑制、前列腺癌发生的危险性增加、高血压及糖尿病等病情恶化的副作用。故建议在治疗的过程中，采用短期用药或间歇性用药，短期用药的疗程为 2.5 ~ 4 个月，长期用药可达 9 ~ 15 个月。

4．锶盐（strontium）　锶是人体必需的微量元素之一，参与人体许多生理功能和生化效应。锶的化学结构与钙和镁相似，在正常人体软组织、血液、骨骼和牙齿中存在少量的锶。人工合成的雷奈酸锶（Strontium Ranelate）是新一代抗骨质疏松药。

雷奈酸锶可同时作用于成骨细胞和破骨细胞，具有抑制骨吸收和促进骨形成的双重作用，能显著提高骨密度，改善骨的微观结构，降低椎体骨折及非椎体骨折发生的风险。临床上主要用于治疗绝经后骨质疏松症。

睡前口服，最好在进食 2h 之后，每日 1 次，1 次 2g。不宜与钙和食物同时服用，以免影响药物吸收。肌酐清除率 <30ml/min 的重度肾功能损害的患者禁用。

常见的不良反应有恶心、腹泻、头痛、皮炎和湿疹等，程度较轻，多为暂时性的。偶有过敏反应的发生。有静脉血栓史及血栓倾向的患者慎用。

5．四烯甲萘醌（Menatetrenone）　四烯甲萘醌是维生素 K_2 的一种同型物，是 γ- 羧化酶的辅酶，在 γ- 羧基谷氨酸的形成过程中起重要作用，γ- 羧基谷氨酸是骨钙素发挥正常生理功能所必需的成分。

四烯甲萘醌不仅能活化成骨细胞，促进骨形成，而且能抑制破骨细胞的分化，进而抑制破骨细胞的骨质吸收能力，从而抑制骨质疏松。临床上主要用于治疗绝经后骨质疏松症，能缓解骨痛，增加骨量，降低骨折的发生率。少数患者用药后有胃部不适、恶心、呕吐、腹泻、腹痛、皮肤瘙痒、头痛、水肿和转氨酶暂时性轻度升高等副作用。

口服给药，每次 15mg，每日 3 次，空腹服用吸收较差，必须饭后服用。

（三）骨矿化药物

1．钙剂　钙是构成骨骼的重要成分，骨骼形成后，骨组织中的钙并不是固定不变的，在多种细胞作用下，旧骨中的钙不断进入血液循环和细胞外液，肠道吸收的钙又不断通过血液循环沉积在骨中，如此循环，旧骨不断破坏，新骨不断形成。当体内的钙丢失量多于摄入量时，骨骼就会脱钙，从而产生骨质疏松症。单纯补充钙剂并不能替代其他抗骨质疏松药物的治疗作用，因此在用于治疗骨质疏松症时，应与其他药物联合使用。目前临床上常用的钙剂分为无机钙和有机钙两大类。无机钙有碳酸钙（Calcium Carbonate）和氯化钙（Calcium Chloride）；有机钙有葡萄糖酸钙（Calcium Gluconate）、乳酸钙（Calcium Lactate）、门冬氨酸钙（Calcium Aspartate）等。

中国营养学会制定成人每日钙摄入推荐量为 800mg，这是获得理想骨峰值、维护骨骼健康的适宜剂量；绝经后妇女和老年人每日钙摄入推荐量为 1000mg。钙吸收主要在肠道，故钙剂补充以口服疗效最佳。

（1）氯化钙：口服，每日 400 ~ 800mg，饭后服用。

（2）碳酸钙：口服，每次 500 ~ 1000mg，每日 2 ~ 3 次，饭后服用。

（3）葡萄糖酸钙：口服，每次 500 ～ 2000mg，每日 3 次。

（4）乳酸钙：口服，每次 500 ～ 1000mg，每日 2 ～ 3 次。

（5）门冬氨酸钙：口服，每次 200 ～ 400mg，每日 3 次。

钙剂不宜与洋地黄类药物合用；饮用含酒精和咖啡因的饮料、吸烟、进食富含纤维素的食物，均会抑制钙剂的吸收；与苯妥英钠及四环素类合用，会使二者吸收减少；维生素 D、避孕药、雌激素能增加钙剂的吸收；含铝的抗酸药与钙剂同服时，铝的吸收增多；与噻嗪类利尿药合用时，易发生高钙血症；与含钾药物合用时，易发生心律失常。

高钙血症、高钙尿症、含钙肾结石或有肾结石病史患者应避免使用钙剂。

2．维生素 D　维生素 D 为类固醇衍生物，可以促进肠道对钙的吸收，对骨骼健康、保持肌力、改善身体稳定性、降低骨折发生率有重要作用。维生素 D 缺乏可导致继发性甲状旁腺功能亢进，增加骨吸收，从而引起或加重骨质疏松症。目前临床上常用的活性维生素 D 有骨化三醇和阿法骨化醇。

骨化三醇（Calcitriol）

骨化三醇化学成分是 1,25-$(OH)_2$-D_3，是活性最高的维生素 D。

【药动学】口服后在小肠内很快被吸收，在体内无需肝肾羟化激活，就能被机体直接利用。血药浓度不受肝肾功能影响，服药后 2 ～ 4h 达到血药浓度峰值，7h 后尿钙浓度增加，$t_{1/2}$ 为 3 ～ 6h，药物不易在体内蓄积。生物利用度约为 70%，代谢产物无活性，经肝、肾排泄。

【药效学】主要通过与靶细胞维生素 D 受体结合而发挥作用。作用于肠黏膜细胞，促进肠钙的主动吸收，增加血钙浓度，促进骨矿化，加速骨形成；作用于成骨细胞，促进成骨细胞的增殖和分化，促进骨基质形成，增加骨矿化，从而促进骨形成；还可以作用于肌细胞，提高神经肌肉协调性，增强肌力，降低老年人跌倒的倾向，降低髋部等部位骨折的发生率。

【临床应用】适用于绝经后及老年性骨质疏松症；慢性肾衰竭患者的肾性骨营养不良，特别是需要长期血液透析的患者；用于手术后、自发性及假性甲状旁腺功能减退、维生素 D 依赖性佝偻病、血磷酸盐缺乏、抗维生素 D 佝偻病。

【不良反应】较少发生，如用药不当，可引起高血钙、食欲缺乏、呕吐、腹泻，继之软组织异常、多尿、蛋白尿或钙中毒等。

【药物相互作用】与噻嗪类利尿药合用，可增加高钙血症的危险性；与洋地黄类药物合用，易诱发心律失常；与巴比妥类药物合用，能加速骨化三醇在肝的代谢，需增加剂量以保证疗效；同时服用含镁的制剂（例如抗酸剂），可引起高镁血症。

【用法与注意事项】口服，每次 0.25μg，每日 1 ～ 2 次，治疗的同时注意钙的适量摄入。最适剂量应根据血钙浓度而定。禁用于高血钙的患者或维生素 D 中毒者。

阿法骨化醇（Alfacalcidol）

【药动学】在小肠被吸收，由肝迅速代谢成为具有活性的 1,25-$(OH)_2$-D_3，血中 1,25-$(OH)_2$-D_3 浓度在 4 ～ 24h 达到峰值，48 ～ 72h 几乎恢复为服药前水平。主要分布于肠道及骨骼等靶组织。$t_{1/2}$ 为 17.6h。大部分由尿和粪便排出。

【药效学】本品口服后，由肠道迅速吸收入血，受肝微粒体的 25- 羟化酶的作用，成为有活性的 1,25-$(OH)_2$-D_3，促进肠道吸收钙，使血钙升高，促进骨形成；还能增加老年人肌肉力量和平衡能力，降低跌倒的危险，进而降低骨折发生率。

【临床应用】主要用于治疗骨质疏松症。还能够改善慢性肾衰竭、甲状旁腺功能减退症、抗维生素 D 佝偻病、软骨病等所致的维生素 D 代谢异常的各种症状（如低血钙、手足搐搦、骨痛、骨病变等）。

【不良反应】主要为消化系统症状，如食欲缺乏、恶心、嗳气、腹泻、便秘、消化不良等。尚有头痛、失眠、精神恍惚等精神神经症状，以及肝功能障碍和肾功能减退等。

【药物相互作用】与含镁制剂合用时，可引起高镁血症；与洋地黄类药物合用，可能出现心律失常；与钙制剂（乳酸钙、碳酸钙等）合用，可能出现高钙血症；与维生素 D 及其衍生物（骨化三醇等）合用，有相加作用，可能出现高钙血症。

【用法与注意事项】在充分控制患者正常血钙的基础上，调整本品的服用量。口服，每次 0.5 ~ 1.0μg，每日 1 次。为了预防过量给药，在服用本品期间，应定期测定血钙，调整服药量以避免导致高钙血症。在发生高钙血症时，应立即停止服用。在血钙恢复正常后，再开始减量服药。

第三节　甲状腺激素和抗甲状腺药

一、甲状腺激素

甲状腺激素是由甲状腺腺泡上皮细胞所分泌的，是维持机体正常代谢、促进生长发育所必需的激素。包括甲状腺素（thyroxine，T_4）和三碘甲腺原氨酸（triiodothyronine，T_3）。

1. 合成与贮存　甲状腺腺泡细胞通过碘泵主动摄取血液循环中的碘，并在过氧化物酶的作用下将其氧化成活性碘。活性碘与甲状腺球蛋白上的酪氨酸残基结合，生成一碘酪氨酸（monoiodotyrosine，MIT）和二碘酪氨酸（diiodotyrosine，DIT）。一分子 MIT 和一分子 DIT 偶联生成 T_3，二分子 DIT 偶联成 T_4。合成的 T_3、T_4 贮存于甲状腺腺泡腔内的胶质中。

2. 分泌与调节　在蛋白水解酶作用下，甲状腺球蛋白分解并释放出 T_3、T_4 进入血液循环，与组织和细胞上的甲状腺素受体结合，发挥作用。正常人每日释放 T_4 与 T_3 量分别为 75μg 及 25μg。T_3、T_4 的合成与分泌受垂体分泌的促甲状腺激素（thyroid-stimulating hormone，TSH）的调节，而 TSH 又受下丘脑分泌的促甲状腺激素释放激素（thyrotropin-releasing hormone，TRH）的调节；T_3、T_4 浓度增高时，又可对 TSH 和 TRH 产生负反馈调节作用。

【药动学】口服吸收良好，T_4 及 T_3 的生物利用度分别为 50% ~ 70% 及 90% ~ 95%，两者的血浆蛋白结合率均高达 99% 以上，主要是与甲状腺结合球蛋白结合。T_3 与血浆蛋白的亲和力低于 T_4，其游离量可为 T_4 的 10 倍。约 35% 的 T_4 在效应器组织内脱碘成 T_3 后才产生效应，故 T_3 作用快而强，维持时间短，T_4 则作用慢而弱，维持时间长。T_3 的 $t_{1/2}$ 为 2 天，用药后 6h 内起效，24h 左右作用达高峰。T_4 的 $t_{1/2}$ 为 5 天，用药后 24h 内无明显作用，7 ~ 10 天作用达高峰。因两者 $t_{1/2}$ 均超过 1 天，故每天只需用药 1 次。T_4 及 T_3 主要在肝、肾线粒体内脱碘，并与葡糖醛酸或硫酸结合而经肾排泄。可通过胎盘，也可进入乳汁，故妊娠期和哺乳期妇女慎用。

【药效学】

1. 维持正常生长发育　甲状腺激素为人体正常生长发育所必需，能促进蛋白质合成及骨骼、中枢神经系统的生长发育。在脑发育期间，甲状腺功能不足时，可使神经元轴突和树突形成发生障碍，神经髓鞘形成延缓，引起呆小病（克汀病），表现为智力低下、身材矮小。成人甲状腺功能不全时，则可引起黏液性水肿，表现为中枢神经系统兴奋性降低、记忆力减退等。T_3 和 T_4 还可加速胎儿肺发育，新生儿呼吸窘迫综合征常与 T_3、T_4 不足有关。

2. 促进代谢　甲状腺激素能维持蛋白质、糖类、脂肪正常代谢，促进物质氧化，增加氧耗，提高基础代谢率，使产热增多。甲状腺功能亢进时，常有怕热、多汗、疲乏无力、消瘦等症状。甲状腺功能低下时，基础代谢率降低，产热减少，患者畏寒。

3. 提高交感神经系统的敏感性　甲状腺激素可增强机体对儿茶酚胺的敏感性。甲状腺功能亢进时可出现神经过敏、急躁易怒、失眠、震颤、紧张忧虑、多言好动等症状，严重者可发生甲亢性心脏病，表现为心律失常、心脏增大、心力衰竭、血压升高等症状。

【临床应用】

1．呆小病　甲状腺功能减退始于胎儿或新生儿，若尽早诊治，则发育仍可正常。若治疗过晚，虽躯体发育正常，但智力仍然低下。甲状腺激素治疗应从小剂量开始并逐渐增加剂量，有效者应终生用药，并随时调整剂量。

2．黏液性水肿　一般服用甲状腺片，从小量开始，逐渐增加剂量，剂量不宜过大，以免增加心脏负担而诱发或加重心脏疾患。黏液性水肿昏迷者必须立即静脉注射大量 T_3，直至清醒后改为口服。

3．单纯性甲状腺肿　其治疗取决于病因。由于缺碘所致者应补碘。无明显原因者可给予适量甲状腺激素，以补充内源性激素的不足，并可抑制 TSH 过多分泌，以缓解甲状腺组织代偿性增生肥大。

4．T_3 抑制试验　对摄碘率高的患者，可进行鉴别诊断。服用 T_3 后，摄碘率较用药前对照值下降 50% 以上为单纯性甲状腺肿，摄碘率下降小于 50% 者为甲状腺功能亢进。

5．其他　甲状腺功能亢进患者服用抗甲状腺药时，加服 T_4 有利于减轻突眼、甲状腺肿大以及防止甲状腺功能低下。甲状腺癌术后应用 T_4，可抑制残余甲状腺癌变组织，减少复发。

【不良反应】甲状腺激素若用量适当，无任何不良反应，如过量应用可引起心悸、手震颤、失眠、多汗、体重减轻等甲状腺功能亢进的症状，重者可出现腹泻、呕吐、发热、心律失常等。对老年人和心脏病患者，可发生心绞痛和心肌梗死，一旦出现上述现象，应立即停用甲状腺激素，并用 β 受体阻断药对抗。

【药物相互作用】口服避孕药或雌激素类药物可升高血浆甲状腺结合球蛋白浓度，使血浆总 T_3、T_4 水平升高；雄激素可降低血浆甲状腺结合球蛋白浓度，使血浆总 T_3、T_4 水平下降。苯妥英钠、阿司匹林、香豆素类及口服降血糖药等可与 T_3、T_4 竞争性结合甲状腺结合球蛋白。丙硫氧嘧啶、糖皮质激素等能抑制 T_4 脱碘生成 T_3。

【用法与注意事项】

1．黏液性水肿　开始时口服不超过 15～30mg/d，以后逐渐增加至 90～180mg/d，分 3 次服。基础代谢率恢复到正常（成人在 −5% 左右，儿童应在 +5% 左右）后，改用维持量（成人一般为 60～120mg/d）。

2．呆小病　剂量随年龄而异，1 岁以内 8～15mg/d；1～2 岁为 20～45mg/d；2 岁以上为 30～120mg/d，均分 3 次服用。

3．单纯性甲状腺肿　开始每天 60mg，渐增至 120～180mg/d，疗程一般为 3～6 个月。

动脉硬化、心功能不全、糖尿病、高血压患者慎用本类药；对病程长、病情重的甲状腺功能低下或黏液性水肿患者使用本类药应谨慎小心，开始用小剂量，以后缓慢增加至生理替代剂量；伴有腺垂体功能减退症或肾上腺皮质功能不全的患者，应先服用糖皮质激素，待肾上腺皮质功能恢复正常后再用本类药。

二、抗甲状腺药

抗甲状腺药主要用于治疗甲状腺功能亢进症（甲亢），后者是由多种原因引起的甲状腺激素分泌过多所致的临床综合征。临床主要表现为多食、消瘦、畏热、多汗、心悸、激动等高代谢症候群，弥漫性甲状腺肿，突眼以及神经、心血管、胃肠等系统受累，严重的可出现甲亢危象，昏迷甚至危及生命。抗甲状腺药通过干扰甲状腺激素的合成和释放等环节，减少甲状腺激素的分泌，从而消除甲状腺功能亢进的症状。临床常用的抗甲状腺药有硫脲类、碘和碘化物、放射性碘和 β 受体阻断药。

（一）硫脲类

硫脲类是最常用的抗甲状腺药，可分为两类：①硫氧嘧啶类，包括甲硫氧嘧啶（Methylthiouracil）、丙硫氧嘧啶（Propylthiouracil）；②咪唑类，包括甲巯咪唑（Thiamazole）、卡比马唑（Carbimazole）。

【药动学】硫氧嘧啶类药物口服吸收迅速，20～30min 起效，2h 血药浓度达峰值，生物利用度约为 80%。血浆蛋白结合率约为 75%，在体内分布广泛而以甲状腺浓集较多，能通过胎盘，易进入乳汁，妊娠期和哺乳期妇女慎用或不用。约 60% 在肝被代谢，部分结合葡糖醛酸后排出，$t_{1/2}$ 为 2h。

甲巯咪唑口服吸收迅速，血浆 $t_{1/2}$ 为 6～13h，在甲状腺组织中药物浓度可维持 16～24h；卡比马唑为甲巯咪唑的衍生物，在体内转化成甲巯咪唑后才可发挥作用，故起效时间较慢，不宜用于甲亢危象。

【药效学】

1. 抑制甲状腺激素的生物合成　硫脲类药物可抑制甲状腺激素的合成，但对已合成的甲状腺激素无影响。主要通过抑制过氧化物酶，阻止碘离子氧化、酪氨酸的碘化及偶联，从而抑制甲状腺激素的合成。本类药物对碘的摄取、甲状腺激素的释放无影响，也不能直接对抗甲状腺激素的作用。因此，只有体内已合成的激素被消耗到一定程度后才能生效，一般用药后 2～3 周甲亢症状开始减轻，1～3 个月基础代谢率恢复正常。

2. 抑制外周组织的 T_4 转化为 T_3　丙硫氧嘧啶在外周组织可抑制 T_4 转化为 T_3，能迅速降低血清中生物活性较强的 T_3 水平，在重症甲亢、甲亢危象、妊娠甲亢时可列为首选药。

3. 免疫抑制作用　硫脲类药物能轻度抑制免疫球蛋白的生成，使血循环中甲状腺刺激性免疫球蛋白水平下降。因甲亢的发病与自身免疫功能异常有关，因此，本类药物对因自身免疫机制异常引发的甲亢还有一定的对因治疗作用。

【临床应用】

1. 甲亢的内科治疗　适用于轻症、不宜手术或不宜用放射性碘治疗的甲亢患者，如儿童、青少年、术后复发者、中重度患者而年老体弱者或兼有心肝肾及出血性疾病等患者。开始治疗时可给予较大剂量，以对甲状腺激素合成产生最大抑制作用。经 1～3 个月症状可明显改善，当基础代谢率接近正常时，药量可递减至维持量，疗程 1～2 年。遇有感染或其他应激时可酌情增加剂量。停药后复发率较高，为 60%～70%。为了降低复发率，可用 T_3 抑制试验来监测疗效，若摄碘率能被 T_3 明显抑制，则表示垂体和甲状腺功能已恢复，可以停药。

2. 甲状腺手术前准备　为减少甲状腺次全切除术患者在麻醉和手术后的并发症，防止术后发生甲状腺危象，在手术前应先服用硫脲类药物，使甲状腺大小恢复正常，功能恢复或接近正常。因硫脲类药物可导致 TSH 分泌增多，使腺体增生、组织充血，因此应于术前 2 周加服大剂量碘剂，使甲状腺缩小、变硬，减少出血，以利于手术进行。

3. 甲状腺危象的辅助治疗　甲亢患者由于精神刺激、感染、外伤、手术等，可使甲状腺激素突然大量释放入血，使患者发生高热、虚脱、心力衰竭、肺水肿、水和电解质紊乱等而危及生命，称为甲状腺危象。对甲状腺危象的治疗，除消除诱因、对症治疗外，首先给予大剂量硫脲类药物（一般首选丙硫氧嘧啶）抑制甲状腺激素的合成，1～2h 后给予大剂量碘剂以阻止甲状腺激素的释放。若与 β 受体阻断药合用则疗效更好。

【不良反应】

1. 过敏反应　皮疹、发热、荨麻疹等轻度过敏反应较常见，停药后可自行消退；少数可发生剥脱性皮炎等严重过敏反应，需用糖皮质激素处理。

2. 消化道反应　有食欲缺乏、呕吐、腹痛、腹泻等。

3. 粒细胞缺乏症　为最严重的不良反应，老年人较易发生，一般发生在治疗后的 2～3

个月内。应定期检查血象，当白细胞低于 $3 \times 10^9/mm^3$ 时，应立即停药。若用药期间出现咽痛、发热、肌痛、乏力等前驱症状，应立即就诊检查，停药及时往往可以恢复，有时需用糖皮质激素治疗。特别要注意与甲亢本身所引起的白细胞总数偏低相区别。

4．甲状腺肿及甲状腺功能减退　长期应用本类药物可使血清甲状腺激素水平显著下降，反馈性增加 TSH 分泌而引起腺体代偿性增生，腺体增大、充血，甲状腺功能减退，一般不严重，及时停药可自愈。

【药物相互作用】该类药物与口服抗凝药合用可使后者疗效增加。锂盐、磺胺类、对氨水杨酸、保泰松、巴比妥类、酚妥拉明、磺酰脲类、维生素 B_{12} 等药物都能不同程度地抑制甲状腺功能，如与硫脲类合用，可能增加抗甲状腺效应。此外，高碘食物或药物的摄入可使甲亢病情加重，使抗甲状腺药需要量增加或起效时间延长，故在服用该类药物时应避免服用碘剂。

【用法与注意事项】

1．甲亢的内科治疗　丙硫氧嘧啶或甲硫氧嘧啶 300～600mg/d，甲巯咪唑或卡比马唑 30mg/d，分 3～4 次服用。1～3 个月后，症状明显缓解，基础代谢率下降即可减量，每 2～4 周减量 1 次，丙硫氧嘧啶或甲硫氧嘧啶每次减 50～100mg，甲巯咪唑或卡比马唑每次减 5～10mg。待症状完全消除，基础代谢率恢复正常时改为维持量，丙硫氧嘧啶或甲硫氧嘧啶 50～100mg/d，甲巯咪唑或卡比马唑 5～10mg/d，疗程 1～2 年。

2．甲状腺手术前准备　丙硫氧嘧啶或甲硫氧嘧啶 300～600mg/d，连续服用至甲状腺功能恢复正常，术前 2 周加服大剂量碘剂。

3．甲状腺危象的辅助治疗　丙硫氧嘧啶或甲硫氧嘧啶首次剂量 600mg，甲巯咪唑或卡比马唑首次剂量 60mg，口服或胃管内注入。继而用丙硫氧嘧啶或甲硫氧嘧啶 200mg，甲巯咪唑或卡比马唑 20mg，每日 3 次，口服，待症状减轻后改用一般治疗量。

因该类药物易进入乳汁和通过胎盘，妊娠期妇女慎用或不用，哺乳期妇女禁用；结节性甲状腺肿合并甲亢及甲状腺癌患者禁用。

（二）碘和碘化物

碘（Iodine）和碘化物（iodide）是治疗甲状腺疾病最古老的药物。临床上常用的制剂有复方碘溶液（Compound Iodine Solution，卢戈液，Lugol's solution）、碘化钾（Potassium Iodide）、碘化钠（Sodium Iodide）等。

【药动学】食物碘和碘制剂都以碘化物形式从胃肠道吸收，以无机碘离子形式存在于血中，除为甲状腺摄取外也可见于胆汁、唾液、汗、泪及乳汁中。

【药效学】不同剂量的碘剂对甲状腺功能可产生不同的作用。

1．小剂量碘剂促进甲状腺激素的合成　碘是合成甲状腺激素的原料，甲状腺具有浓集碘的能力，甲状腺内含碘量约为人体总碘量的 80%。正常人每日需求量为 100～150μg，若摄入不足可导致甲状腺激素合成减少，使 TSH 反馈性分泌增加，刺激甲状腺组织代偿性增生肿大，产生单纯性甲状腺肿。小剂量的碘用于治疗单纯性甲状腺肿。

2．大剂量碘剂产生抗甲状腺作用　大剂量的碘剂对甲亢患者和正常人都能产生抗甲状腺作用，主要是抑制了甲状腺激素释放中所需的谷胱甘肽还原酶，从而抑制甲状腺激素的释放；此外大剂量的碘还能抑制过氧化物酶，影响酪氨酸碘化及碘化酪氨酸的缩合，而减少甲状腺激素的合成。

【临床应用】

1．防治单纯性甲状腺肿　补充碘剂后，可抑制 TSH 的分泌，使肿大的腺体逐渐恢复正常。对早期患者疗效好，晚期病例疗效差。如腺体太大或已有压迫症状者应考虑手术治疗。

2．甲亢的手术前准备　一般在术前先给予硫脲类药物，使甲状腺功能恢复正常，甲亢症状消失，然后在术前 2 周给予复方碘溶液，抑制 TSH 的分泌，使腺体缩小变韧，血管减少，防止术中出血过多。

3. 甲状腺危象的治疗　大剂量碘的抗甲状腺作用快而强，用药 1 ~ 2 天起效，10 ~ 15 天达最大效应。此时若继续用药，会使碘的摄取受抑制，导致胞内碘离子浓度下降，因此失去抑制激素合成的效应，甲亢的症状又可复发。故碘化物不能单独用于甲状腺危象的内科治疗，需同时配合服用硫脲类药物，并在 2 周内逐渐停药。

【不良反应】

1. 急性过敏反应　用药后立即或几小时后发生，表现为发热、皮疹、皮炎，也可有血管神经性水肿、上呼吸道水肿，严重者有喉头水肿。一般停药后可消退，加服食盐和增加饮水量可促进碘排泄，必要时采取抗过敏措施。

2. 慢性碘中毒　表现为口腔及咽喉烧灼感、口内金属味、鼻窦炎和眼结膜炎症状及唾液分泌增多等，停药后可消退。

3. 诱发甲状腺功能紊乱　长期或过量服用碘化物可诱发甲亢。碘还可以进入乳汁并通过胎盘引起新生儿甲状腺肿，故妊娠期妇女及哺乳期妇女应慎用。

【用法与注意事项】

1. 防治单纯性甲状腺肿　缺碘地区在食盐中按 $1/10^5$ ~ $1/10^4$ 的质量比例加入碘化钾或碘化钠，可有效预防单纯性甲状腺肿的发生。预防剂量应视缺碘情况决定，一般每日用 100μg 即可。早期患者用碘化钾（10mg/d）或复方碘溶液（0.1 ~ 0.5ml/d）疗效好，晚期病例疗效差。

2. 甲亢的手术前准备　复方碘溶液，3 ~ 10 滴 / 次，每天 3 次，用水稀释后口服，约服 2 周。

3. 甲状腺危象的治疗　可将碘化物加到 10% 葡萄糖溶液中静脉滴注；也可服用复方碘溶液，首次服 2 ~ 4ml，以后每 4h 服用 1 ~ 2ml，可迅速改善症状，在 2 周内逐渐停药。

在不缺碘地区给甲状腺功能正常的人和非毒性结节性甲状腺肿患者应用碘化物后可能诱发甲亢；在缺碘地区用碘化物治疗单纯性甲状腺肿患者，也可能诱发甲亢；应用抗甲状腺药治疗的甲亢患者在甲状腺功能恢复正常后数月；投用少量碘化物有时也可引起甲亢复发。此外，碘化物也可诱发甲状腺功能减退和甲状腺肿。慢性阻塞性肺疾病患者应用大剂量碘剂治疗时可发生伴有或不伴有甲状腺功能减退的甲状腺肿，以女性更多见，原有慢性淋巴细胞性甲状腺炎或其他甲状腺炎患者更易发生。

（三）放射性碘

碘的放射性同位素有 ^{131}I、^{125}I、^{123}I 等几种，临床常用的放射性碘（radioiodine）是 ^{131}I。

【药动学】^{131}I 的 $t_{1/2}$ 为 8 天，用药后 30 天放射性衰减 90%，用药后 56 天放射性衰减 99% 以上。如果在 4h 内，甲状腺摄碘率小于 20% 则不能应用 ^{131}I 治疗。

【药效学】甲状腺有很强的摄取碘的能力，^{131}I 被甲状腺摄取后可产生 β 射线（占 99%），β 射线在组织内射程仅约 2mm，又因增生细胞对辐射作用较敏感，故 β 射线主要破坏甲状腺实质，很少损伤周围其他组织，能使腺泡上皮破坏，减少促甲状腺激素分泌，可起到类似手术切除部分甲状腺的作用。^{131}I 也可使甲状腺内淋巴细胞产生抗体减少，从而发挥治疗甲亢的作用。

【临床应用】

1. 甲亢的治疗　^{131}I 适用于中度甲亢、年龄在 30 岁以上的患者；不宜手术、手术后复发、硫脲类抗甲状腺药无效或过敏的患者；某些结节性高功能性甲亢患者。

2. 甲状腺功能的检查　甲状腺功能亢进时，摄碘率高，摄碘高峰时间前移。甲状腺功能低下时，摄碘率低，摄碘高峰时间后延。

【不良反应】

1. 甲状腺功能低下　是 ^{131}I 治疗后较为突出的不良反应，剂量过大易发生。故应严格掌握剂量，密切观察，一旦发生甲状腺功能低下可补充甲状腺激素。

2. 放射性甲状腺炎　见于治疗后 7 ～ 10 天，个别可诱发危象。因此，在 ^{131}I 治疗前需用抗甲状腺药物治疗，以免发生危象。

3. 影响遗传　由于儿童甲状腺组织处于生长期，对辐射效应较敏感；卵巢也可浓集放射性碘，可能影响遗传。用 ^{131}I 治疗后可能产生异常染色体。虽有报道认为，应用 ^{131}I 后甲状腺癌变和白血病的发生率与自然发生率相比无明显升高，但仍宜慎重对待。

【用法与注意事项】

1. 甲亢的治疗　^{131}I 的剂量主要根据最高摄碘率、有效 $t_{1/2}$ 和甲状腺质量三个参数来计算。但个体对辐射作用的敏感性有差异，故剂量不易准确掌握，相当数量的患者需作第二或第三次治疗，但每次治疗后至少观察半年才可以考虑下一次治疗。一般用药后 1 个月见效，3 ～ 4 个月后甲状腺功能恢复正常。

2. 甲状腺功能的检查　检查前 2 周停用一切可能影响碘摄取和利用的药物和食物，检查当日空腹服小剂量 ^{131}I，服药后 1h、3h 及 24h（或 2h、4h、24h）分别测定甲状腺的放射性，计算摄碘率。甲状腺功能亢进时，3h 摄碘率超过 30% ～ 50%，24h 超过 45% ～ 50%，摄碘高峰前移。甲状腺功能低下时，摄碘率最高不超过 15%，高峰在 24h 以后。

年龄小于 20 岁的患者、妊娠期或哺乳期妇女、严重肝肾功能不全者、白细胞减少及重度甲亢患者不宜用 ^{131}I 治疗。此外，甲状腺危象、重症浸润性突眼症及甲状腺不能摄碘者禁用 ^{131}I。

（四）β 受体阻断药

β 受体阻断药是甲亢及甲状腺危象的辅助治疗药，适用于不宜用抗甲状腺药、不宜手术及 ^{131}I 治疗的甲亢患者。虽然不能抑制人体内甲状腺素的合成，但却可以通过阻断 β 受体，改善甲亢引起的焦虑、震颤及心率加快等交感神经激活症状。此外还能抑制外周 T_4 脱碘成为 T_3，也有助于控制甲亢。但单用时其控制症状的作用有限，若与硫脲类药物合用则疗效迅速而显著。临床常用的药物有普萘洛尔、美托洛尔和阿替洛尔等。

β 受体阻断药主要用于：①甲亢的辅助治疗。普萘洛尔每次 10mg，口服，每日 3 次，待甲亢症状消失后，可逐渐减量，直至停药，此药不需长期服用。②甲状腺危象的辅助治疗。普萘洛尔 30 ～ 50mg，每 6 ～ 8h 口服 1 次，或 1mg 稀释后缓慢静脉注射，视需要可间歇给 3 ～ 5 次，同时监测心率及血压。③甲亢术前准备。普萘洛尔每次 40 ～ 60mg，每 6h 口服 1 次，一般在 4 ～ 6 天后心率即可接近正常，甲亢症状得到控制后，可以进行手术。术前 1 ～ 2h 再服 1 次，手术后仍需继续用药数天，以后根据病情逐渐减量，如病情稳定，可在 1 周后停药。

β 受体阻断药较少影响常用甲状腺功能测定试验以及硫脲类对甲状腺的作用。不良反应主要是由于用量不当导致心脏抑制、哮喘和慢性阻塞性肺疾病加重，故对于这些患者应禁用。

思考题

1. 简述胰岛素的临床应用及主要不良反应。
2. 简述胰岛素抵抗及其产生原因。
3. 简述口服降血糖药的分类及临床应用。
4. 简述治疗骨质疏松症药物的分类及临床应用。
5. 甲亢术前准备可用何药？其药理依据是什么？

（孙宏丽　李　磊）

第二十一章　泌尿生殖系统疾病的临床用药

第一节　利　尿　药

一、概述

临床上主要使用利尿药来治疗各种原因引起的水肿，如心、肝、肾疾病引起的水肿和腹水，对高血压、尿崩症等非水肿性疾病也有疗效。利尿药在利尿消肿的同时，也对机体产生不良反应，严重的如水及电解质紊乱、酸碱平衡失调、耳毒性和肾损害等，因此，医师对利尿药物的选用，既要根据不同疾病的病理生理特点，也要参考各种利尿药的作用机制、特点，有针对性地选用药物和联合使用药物，才能及时有效地减轻患者的临床症状，取得较好的治疗效果。反之则不仅难以奏效，而且还可带来严重的水、电解质紊乱和酸碱平衡失调，甚至发生危及生命的不良反应。

利尿药有多种分类方法，有的根据利尿药的效能；有的根据其作用部位，如袢利尿药；有的根据其化学结构，如噻嗪类利尿药；有的根据其对尿钾的影响，如留钾利尿药等进行分类，各有优缺点。传统的分类方法主要根据利尿药的作用效能分为强效、中效、弱效三类。强效利尿药包括呋塞米、依他尼酸、布美他尼、托拉塞米等；中效利尿药包括噻嗪类及其类似物，如氢氯噻嗪、氯噻酮、吲达帕胺、美托拉宗等；弱效利尿药包括螺内酯、氨苯蝶啶、阿米洛利、乙酰唑胺等。不同种类的利尿药，其本质上都是作用于肾小管离子转运不同节段的特异性阻断药，它们直接或间接地影响肾小管上皮细胞的离子转运而发挥作用。强效利尿药作用于肾小管髓袢升支粗段髓质部和皮质部，又称其为袢利尿药；中效利尿药的作用部位在髓袢升支粗段皮质部和远曲小管；弱效利尿药包括作用于近曲小管的碳酸酐酶抑制药和作用于远曲小管及集合管的留钾利尿药。

二、常用利尿药

（一）强效利尿药

强效利尿药通过抑制肾小管髓袢升支粗段 NaCl 的重吸收，既可干扰肾的稀释功能，也可干扰肾的浓缩功能，故产生强大的利尿作用。本类药物包括呋塞米、布美他尼、依他尼酸、托拉塞米等。

呋塞米（Furosemide）

【药动学】口服后易从胃肠道吸收，但不完全。口服 30～60min 后出现药效，1～2h 达峰浓度，作用维持 6～8h。静脉注射后 2～5min 起效，1～1.5h 达峰浓度，维持 2～3h。生物利用度为 53%，在慢性肾疾病晚期、严重充血性心力衰竭及肾病综合征患者可下降到 43%～46%。血浆蛋白结合率为 95% 以上。$t_{1/2}$ 在 30～70 min，药物在肝内与葡糖醛酸结合后从尿中排泄。在肾功能不全或肝硬化患者中，其 $t_{1/2}$ 延长，无尿患者可延长达 8～15h。

【药效学】

1. 利尿作用　呋塞米的利尿作用强大、迅速而短暂。发挥最高效能时，可抑制肾小球滤过滤中 25% 的 NaCl 的重吸收。尿量可达 30～40ml/min。其作用机制是通过抑制髓袢升支粗段髓质部和皮质部 Na^+-K^+-2Cl^- 同向转运体，而抑制 Na^+ 和 Cl^- 的重吸收。呋塞米不仅抑制 Na^+ 和 Cl^- 的重吸收，也抑制 Ca^{2+}、Mg^{2+}、K^+ 的重吸收，这种抑制作用具有可逆性，因为呋塞米含有氨磺酰基，大剂量时也可抑制碳酸酐酶，使尿中 HCO_3^- 的排泄量也增加，因排 Cl^- 多于排 Na^+，从而可能引起低氯性碱中毒。

2．血流动力学作用 本品能抑制前列腺素分解酶的活性，使前列腺素 E_2 的含量升高，而扩张血管。呋塞米能引起全身和肾血管的血流动力学的改变。扩张肾血管，降低肾血管阻力，增加肾血流量，增加髓质部的血液供应，但对肾小球滤过率无影响。由于呋塞米可扩张其他部位的血管，并在利尿之前，这对于减轻心力衰竭患者的肺充血及降低左心室充盈压大有益处，因此，该药也常用于充血性心力衰竭的治疗。

【临床应用】

1．治疗水肿性疾病 这类疾病包括心源性水肿、肝硬化所致腹水、急性肺水肿、脑水肿及肾性水肿等。呋塞米可口服或静脉注射，利尿作用快而强烈，对于急性水肿能迅速减轻症状。急性心力衰竭或全身水肿者，静脉注射大剂量呋塞米，连续给药的效果优于间歇给药。其优点是对糖代谢无影响，对于噻嗪类利尿药效果不佳者也有效。

2．治疗非水肿性疾病 对高血压，特别是伴有肾功能减退的患者；预防急性肾衰竭；对高钙血症等的治疗都有辅助作用。

【不良反应】

1．电解质紊乱 常为过度利尿所引起，表现为低血容量、低血钾、低血钠、低氯性碱中毒等。由于低钾血症可增强强心苷对心脏的毒性，而且肝性脑病也认为与低钾血症有关，故应注意及时补充钾盐或加服留钾利尿药。长期应用还可引起低血镁，由于 Na^+-K^+-ATP 酶的激活需要 Mg^{2+}，当低血钾和低血镁同时存在时，如不纠正低血镁，即使补充钾也不易纠正低钾血症。

2．耳毒性 呈剂量依赖性，表现为眩晕、耳鸣、听力减退或暂时性耳聋，可能与药物引起内耳淋巴液电解质成分改变而损伤耳蜗管基膜毛细胞有关。肾功能不全或同时使用其他耳毒性药物，如氨基糖苷类抗生素时较易发生耳毒性。

3．胃肠道反应 口服或注射时有时可致恶心、呕吐、腹泻。大剂量时尚可出现消化道出血。

4．其他 少见的不良反应还有胰炎、光敏性皮炎、骨髓抑制和过敏反应，表现为皮疹、嗜酸性粒细胞增多、间质性肾炎等。少数患者还可发生白细胞及血小板减少、代谢改变、高尿酸血症、高血糖等。

【药物相互作用】呋塞米能抑制氨基糖苷类、头孢菌素类和地高辛等药物的肾排泄，当与这些药物合用时，肾毒性增加。呋塞米产生的低血钾也增加洋地黄中毒的发生率和危险性。非甾体类抗炎药，如吲哚美辛可降低呋塞米的利尿和扩张血管作用。华法林、氯贝丁酯等能与该药竞争血浆蛋白结合部位，从而相互增加药物毒性，合用时应减量。

【用法与注意事项】

1．治疗水肿 口服，起始剂量 20～40mg，以后可改为 20mg/d 或隔日 40mg，对有些患者可 80mg/d，1 次或分 2 次给予，必要时可增至 120mg/d。急症或不能口服时，可肌内注射或缓慢静脉注射 20～40mg，可根据患者反应补加，但至少应间隔 1～1.5h。儿童用量为口服 1～2mg/kg，必要时加量。老年人注意适当减量，以防脱水。

2．治疗急性或慢性肾衰竭 可用大剂量治疗，以 250mg 呋塞米加入 200ml 生理盐水静脉滴注，如无效，1h 后可加大剂量至 1000mg/d。应用呋塞米 7～10 天以上，其利尿作用减弱者宜采用间歇疗法，即每给药 1～3 天，停药 2～4 天。

3．对磺胺类药有过敏反应的患者可对该药有交叉过敏反应；对严重肾功能障碍、糖尿病、有痛风史、胰腺炎患者及妊娠初 3 个月及哺乳期妇女慎用；用药期应注意检查水、电解质平衡和肝功能；肝硬化患者应用本品可因体液容量和水、电解质平衡突然改变引起肝性脑病，应在严密观察下用药；本品能加重系统性红斑狼疮症状，应用时注意有无自身免疫性疾病。

布美他尼（Bumetanide）

【药动学】口服 30min 后出现利尿作用，1 ~ 2h 达峰浓度，持续 4 ~ 6h。静脉注射后数分钟内显效，峰时间为 0.5 ~ 1h，持续 2 ~ 4h。

【药效学】布美他尼为呋塞米的衍生物，故其作用机制与呋塞米相似，但与呋塞米无交叉过敏反应。主要抑制髓袢升支粗段 Cl^- 和 Na^+ 的重吸收。其作用特点是效能高、起效快、作用强、持续时间短，且对碳酸酐酶抑制作用弱，钾丢失程度较轻，还可直接扩张血管，增加肾血流量。

【临床应用】临床上主要作为呋塞米的代用品，对某些使用呋塞米无效的患者应用本药仍能有效。适用于治疗各种顽固性水肿和急性肺水肿，尤其适用于急慢性肾衰竭患者。

【不良反应】不良反应同呋塞米。布美他尼的耳毒性最小，为呋塞米的 1/6。长期用药应防止水的过分丢失和电解质紊乱，经常检测血中 Na^+、K^+ 和 Cl^- 等离子的变化，并及时纠正。

【药物相互作用】布美他尼与降压药合用可增强后者的作用，故两者合用降压或治疗水肿时，应减少降压药的用量。吲哚美辛能抑制布美他尼扩张肾血管的作用而减弱其利尿作用，两者合用时应适当调整剂量

【用法与注意事项】成人口服：0.5 ~ 1mg，每天 1 ~ 3 次。静脉注射：0.5 ~ 1mg。

依他尼酸（Etacrynic Acid）

【药动学】口服给药后 30min、静脉注射后 5min 起效，口服给药维持时间 6 ~ 8h，静脉注射维持时间 2h。依他尼酸大部分经肝代谢后从尿液和胆汁排出体外，少部分以原型从尿中排出，在体内无蓄积作用。

【药效学】依他尼酸为苯氧乙酸的衍生物，其作用机制、电解质丢失情况、作用特点等均类似于呋塞米。其特点为：作用迅速，利尿作用强度与剂量有关，个体差异明显。

【临床应用】

1．水肿性疾病　如心源性水肿、肾性水肿、急性肺水肿等，对其他利尿药反应差的患者，本品也有效。

2．急慢性肾衰竭。

3．高血压　特别是合并有肾功能损害的高血压患者。

【不良反应】

1．耳毒性　以耳鸣最为常见。

2．血管损伤　可出现柏油样便、血尿，发生率为 12%，并与用药时间成正比；可引发过敏性紫癜、粒细胞缺乏症伴或不伴血小板减少性紫癜。

3．其他　可诱发痛风发作、黄疸、肝性脑病。

【用法与注意事项】

1．用法　口服给药：每次 25mg，每日 1 ~ 3 次，3 ~ 5 天为 1 个疗程。静脉注射或静脉滴注：25 ~ 50mg，以 50ml 葡萄糖溶液或生理盐水稀释后缓慢静脉注射或静脉滴注，每日 2 次，3 ~ 5 天为 1 个疗程。

2．下列情况应慎用　①无尿或有严重肾功能损害者。②有痛风史或血尿酸水平过高者；有听力障碍史者；严重肝功能损害；急性心肌梗死；胰腺炎或有胰腺炎病史者。③哺乳期、妊娠初 3 个月禁用。④老年人用药应适当减量。

（二）中效利尿药

此类药物主要是噻嗪类和类噻嗪利尿药，主要作用靶点为肾小管髓袢升支粗段皮质部和远曲小管，通过直接抑制此段 Na^+ 和 Cl^- 的重吸收，而产生利尿作用，由于其排 Na^+ 量约为滤过 Na^+ 量的23%，故称之为中效利尿药。此外，本类药物还能增加镁的排泄，导致低血镁；在远曲小管增加钙的重吸收，甚至出现高血钙。

目前应用于临床的中效利尿剂有十几种，其中最为常用的是氢氯噻嗪。其他药物多与氢氯噻嗪相似，利尿效能相等，不良反应也相同，当一种药无效时，不应改用另一种同类药物。它们相互间的主要差别，是产生最大利尿效应的剂量和利尿作用时间不同。

氢氯噻嗪（Hydrochlorothiazide）

【药动学】口服易吸收，利尿作用2h内起效。3～6h达峰浓度，持续6～12h。降压作用在3～4天起效，停药后药效持续1周以内。分布以肾较多，肝次之，血浆蛋白结合率为40%～64%，95%以上以原型从尿中排出。$t_{1/2}$ 可达12h，并可通过胎盘屏障进入胎儿体内，也可从乳汁排泄。

【药效学】

1. 利尿作用　其机制为直接抑制肾小管髓袢升支粗段皮质部和远曲小管 Na^+-Cl^- 同向转运体而抑制 Na^+ 和 Cl^- 的重吸收，从而增加 Na^+ 和 Cl^- 排泄而产生利尿作用。与此同时增加 K^+ 的排泄量，常可导致低血钾。此外，对镁、钙的重吸收及尿酸排泄也有影响。

2. 降血压作用　有中等强度降压作用，其机制不完全清楚。

3. 减少尿崩症患者的尿量　其作用机制是抑制远曲小管和集合管细胞内的磷酸二酯酶，使细胞内环腺苷酸含量增加，从而提高此段肾小管对水的通透性；另外，也可能因 Na^+ 的过量排出造成负盐平衡，导致血浆渗透压降低，减轻口渴感和饮水量，从而使尿量减少。

【临床应用】

1. 水肿性疾病　氢氯噻嗪利尿作用温和，治疗各种原因引起的水肿，包括心力衰竭，肝硬化所致腹水，肾疾病，如肾病综合征、肾上腺皮质激素和雌激素治疗所致的水钠潴留。对心源性水肿效果好，对肾性水肿与肾功能的损害程度有关，损害轻者效果好，反之效果差。

2. 高血压　在原发性高血压的阶梯疗法中，第一阶段即可应用，并在各阶段中与其他降压药合用，为降压的基础药物。

3. 中枢性或肾性尿崩症　尿崩症患者服用后，尿量不仅不会增加，反而会减少，口渴症状也减轻。

【不良反应】

1. 电解质紊乱　表现为低血钾、低血镁、低氯性碱中毒等。由于低血钾，可诱发强心苷引起的心律失常，故应合用留钾利尿药或适当补钾来防治。

2. 高尿酸血症　由于药物减少细胞外液容量，增加近曲小管对尿酸的重吸收所致，有痛风史者慎用。

3. 高钙血症　与药物促进 Ca^{2+} 的重吸收有关。

4. 其他　少数患者有高血糖、高血脂、胃肠道反应、过敏反应、溶血性贫血、血小板减少、急性胰腺炎等。

【药物相互作用】

1. 肾上腺皮质激素及促肾上腺皮质激素、雌激素、两性霉素B、吲哚美辛、拟交感胺类药物与氢氯噻嗪合用能降低其利尿作用。

2. 合用多巴胺、降压药可增强氢氯噻嗪的利尿作用。

3. 氢氯噻嗪合用降糖药物可使后者的降糖作用减弱。

【用法与注意事项】

1. 治疗水肿　25 ～ 100mg/d，分 2 次服，隔日或每周服用 1 ～ 2 次。对充血性心力衰竭所致的水肿有明显疗效，可首选，开始用小剂量 12.5 ～ 25mg/d，每天 1 ～ 2 次。

2. 治疗肝硬化所致腹水　常用剂量 25 ～ 75mg/d，分 1 ～ 3 次服。可从小剂量 12.5 ～ 25mg/d 开始，根据尿量逐步增加剂量。可采用间歇疗法，以减轻不良反应。

3. 治疗高血压　多与其他降压药合用，可减少降压药的用量及不良反应。剂量开始为 50 ～ 75mg/d，早晚 2 次分服，1 周后减为 25 ～ 50mg/d 的维持量。

4. 小儿用量　每日 1 ～ 2mg/kg 或 30 ～ 60mg/m^2，分 1 ～ 2 次服用，并按疗效调整剂量。小于 6 个月的婴儿单日剂量可达 3mg/kg。

氯噻酮（Chlortalidone）

【药动学】口服后吸收和排泄均较缓慢，服药后 2h 出现利尿作用，8 ～ 12h 达峰值，利尿作用持久，可达 48 ～ 60h。本品主要以原型从尿中排泄，部分在体内被代谢，由肾外途径排泄，胆道也是重要的排泄途径。

【药效学】为非噻嗪类衍生物，利尿作用与噻嗪类相似。作用机制可能是增加肾对氯化钠的排泄而利尿。主要作用在髓袢升支的皮质部，但由于运输至远曲小管的 Na^+ 增加，促进了 Na^+-K^+ 交换，致使排钾增多，长期服用会引起低血钾。氯噻酮除有利尿作用外，尚有降压作用，能增强其他降压药的降压作用。

【临床应用】临床用于治疗各种水肿和高血压。

【不良反应】一般反应为恶心、呕吐、乏力、头痛等；有时还会引起高尿酸血症，加重急性痛风发作；出现高血糖和高尿糖，加重糖尿病；可致低钾血症；还可导致畸胎或死胎，故妊娠期妇女禁用。

【用法与注意事项】

1. 利尿　成人口服，开始尽可能选择小剂量，每次 25 ～ 50mg，每日 1 次，或每次 100mg，隔日 1 次。严重者隔日一次，每次 150 ～ 200mg。每日用药量超过 200mg 并不增加利尿效果。

2. 降压　每次 12.5 ～ 25mg，每日 1 次，根据降压反应调整剂量。小儿剂量 2mg/kg，每周 2 次。

（三）弱效利尿药

本类药物对 Na^+ 的排出量影响较小，仅占原尿排 Na^+ 量的 5% 以下，利尿作用弱，故称为弱效利尿药。本类药物起效缓慢，作用持久，较少单用，一般不作为首选药，主要与其他利尿药合用。该类药包括醛固酮拮抗药、远曲小管和集合管 Na^+ 通道阻滞药及碳酸酐酶抑制药（乙酰唑胺）。其中前两者因有排钠保钾作用，又称为留钾利尿药。

螺内酯（Spironolactone）

【药动学】口服后吸收迅速，但起效较慢。在体内 80% 迅速代谢为孕烯内酯，发挥药理活性。口服后，1 天左右开始起效，2 ～ 3 天达峰浓度，停药后仍可持续 2 ～ 3 天。血浆蛋白结合率为 90% 以上。80% 药物在肝内代谢，代谢为有活性的坎利酮（canrenone），部分尚进行肝肠循环，并可通过胎盘屏障。无活性的代谢产物主要从尿和胆汁中排泄，也可从乳汁中排泄。

【药效学】螺内酯是人工合成的醛固酮拮抗药，其化学结构与醛固酮相似。螺内酯在远曲小管和集合管的皮质部与醛固酮竞争醛固酮受体，抑制 Na^+-K^+ 交换，减少 Na^+ 的重吸收和 K^+ 的分泌，表现出排 Na^+ 保 K^+ 作用。螺内酯的利尿作用弱，起效慢而持久，其利尿作用与体内醛固酮的浓度有关。仅当体内有醛固酮存在时，它才发挥作用。对肾上腺切除者无利尿作用。

【临床应用】螺内酯较少单用，常与其他利尿药合用。

1. 治疗与醛固酮升高有关的顽固性水肿　如对肝硬化所致腹水、肾病综合征的患者较有效，而对充血性心力衰竭效果较差（除非因缺钠而引起继发性醛固酮增多者），也可用于特发性水肿的治疗。

2．诊断及治疗原发性醛固酮增多症。

3．防治利尿药所致的低血钾及长期使用肾上腺皮质激素引起的水钠潴留。

【不良反应】不良反应轻，少数患者可引起恶心、呕吐、头痛、困倦与精神障碍等。久用可引起高血钾，尤其当肾功能不良时，故肾功能不全者禁用。本品还有性激素样不良反应，可引起男子乳房女性化和性功能障碍、女性多毛症及月经不调等。以上不良反应均可在停药后消失。

【用法与注意事项】

1．治疗伴有醛固酮增多的水肿　常与噻嗪类合用，每次 20～40mg，每日 3 次。小儿口服，2～3mg/（kg·d），分 3～4 次服用。

2．诊断和治疗原发性醛固酮增多症　每次 40～60mg，每日 3～4 次。待血钾、血压恢复正常后。可以维持量长期应用，40～60mg/d，分 1～2 次口服。

氨苯蝶啶（Triamterene）及阿米洛利（Amiloride）

【药动学】氨苯蝶啶及阿米洛利均口服吸收迅速，但不完全，1～2h 起效，4～8h 达峰浓度，药效持续 12～16h，阿米洛利相对较长，在肝中代谢，以原型或代谢产物从尿中排泄。氨苯蝶啶的 $t_{1/2}$ 为 2h，阿米洛利约 6h。肾功能不全可影响它们在体内的清除速度。

【药效学】氨苯蝶啶及阿米洛利并非竞争性拮抗醛固酮，而是通过阻滞远曲小管末端和集合管管壁的 Na^+ 通道而减少 Na^+ 的重吸收，同时由于 Na^+ 的重吸收减少降低了管腔的负电位幅度，驱动 K^+ 分泌的动力减弱，从而减少了 K^+ 的分泌。另外，它们对 Ca^{2+} 的排泄也有一定的抑制作用，这可能与抑制 Na^+ 重吸收相偶联有关。

【临床应用】氨苯蝶啶及阿米洛利利尿作用较轻，但有保钾作用，适用于充血性心力衰竭、肝硬化、慢性肾炎或肾病综合征引起的水肿或腹水等，也可与噻嗪类利尿药合用治疗高血压。

【不良反应】两药的不良反应较少，偶见嗜睡、恶心、呕吐、腹泻等。长期服用可致高钾血症，有高血钾及肾功能不全者禁用。

【用法与注意事项】

1．氨苯蝶啶　每日 3 次，每次 50～100mg，饭后服用，最大剂量每日不宜超过 300mg。

2．阿米洛利　每日 2 次，每次 5mg。

第二节　前列腺疾病的治疗药物

一、前列腺炎的药物治疗

前列腺炎综合征是临床常见的令人困扰的疾病，是成年男性的常见病症，据统计，其发病率占泌尿科门诊疾病的 25%～30%。

1995 年美国国立卫生研究院根据对前列腺炎的基础和临床研究情况，制定了前列腺炎新的分类标准：Ⅰ型——急性细菌性前列腺炎（acute bacterial prostatitis，ABP）；Ⅱ型——慢性细菌性前列腺炎（chronic bacterial prostatitis，CBP）；Ⅲ型——慢性前列腺炎 / 慢性骨盆疼痛综合征（chronic prostatitis/chronic pelvic pain syndrome，CP/CPPS），约占慢性前列腺炎的 90% 以上，又可再分为ⅢA（炎症性）和ⅢB（非炎症性）2 种亚型；Ⅳ型——无症状炎症性前列腺炎（asymptomatic inflammatory prostatitis，AIP）。

（一）急性、慢性细菌性前列腺炎的药物治疗

1. 急性细菌性前列腺炎的药物治疗　可根据尿液或前列腺液细菌培养结果选择敏感抗菌药。但在治疗初期由于细菌培养结果未及时回报或无条件做细菌培养时，应及时选用足量、高效的广谱抗菌药物，以控制病情的发展。目前多用头孢菌素类抗生素，可选用头孢呋辛钠，每次 1.5g，溶于 100ml 液体中静脉滴注，每天 2 次。也可以选用头孢唑林，每次 2.0g，每天 2 次，静脉滴注。不宜应用头孢菌素类抗生素的患者，可用磺胺甲噁唑（SMZ）和磺胺增效剂甲氧苄啶（TMP）的复合片剂，如复方新诺明。因复方新诺明能在前列腺中达到较高的浓度，可作为口服的首选药物。用法：每天 2 次，每次 2 片（每片含 TMP 80mg、SMZ 400mg），口服。经治疗后若细菌对该药物敏感而症状好转，可继续用药 30 天，以防转为慢性。对不能用复方新诺明者，可用庆大霉素 [3 ～ 5mg/（kg·d）]；或妥布霉素 [3mg/（kg·d）]，分 3 次肌内注射，再加氨苄西林 1g，静脉滴注，每 6h 1 次，共 1 周，以后根据细菌培养和药敏试验结果来选药，病情好转后可用口服药物如诺氟沙星，继续治疗 30 天。

2. 慢性细菌性前列腺炎的药物治疗　其致病原因常为经尿道的逆行感染。此外，某些人为射精后的尿道感染，也是前列腺炎不易根治的原因之一。慢性细菌性前列腺炎的药物治疗以口服抗菌药为主，选择敏感药物，疗程为 4 ～ 6 周，其间应对患者进行阶段性的疗效评价。疗效不满意者，可改用其他敏感抗菌药。可选用 α_1 受体阻断药改善排尿症状和疼痛。植物制剂、非甾体类抗炎镇痛药和 M 受体阻断药等也能改善相关的症状。

（二）慢性非细菌性前列腺炎的药物治疗

慢性非细菌性前列腺炎的治疗比较复杂。如存在支原体、衣原体等致病因素，可采用米诺环素、多西环素及碱性药物治疗，如前列腺疼痛可用 α_1 受体阻断药特拉唑嗪、哌唑嗪等药。特拉唑嗪可口服，每次 2mg，每天 2 次；哌唑嗪每次 0.5 ～ 1mg，每天 3 次。并可辅以镇静剂及心理治疗。

由于前列腺脂质包膜的屏障作用，大多数抗菌药物难以进入前列腺内而达到有效的抗菌浓度。只有脂溶性高的碱性药物、血浆蛋白结合少的药物、解离度低的药物或对前列腺脂膜弥散性好的药物才有可能发挥较好的疗效。

二、良性前列腺增生的药物治疗

良性前列腺增生（benign prostatic hyperplasia，BPH）又称前列腺肥大，属于中老年病，也是一种多发病和慢性病。人类的平均寿命越长，其前列腺增生的发病率就越高。其主要症状是膀胱刺激症状和尿路出口的梗阻症状，前者包括尿频、尿急、夜尿及急迫性尿失禁等；后者则可见排尿费力、排尿时间延长、尿潴留和充盈性尿失禁等。其排尿紊乱症状主要与下列两个因素有关：①静力性因素，即前列腺本身体积增大；②动力性因素，即前列腺、前列腺包膜、膀胱颈部平滑肌张力增加所致流出道梗阻。

（一）前列腺增生的病因和发病机制

在前列腺的生长发育和增长过程中，睾丸分泌的雄激素（androgen）发挥了极为重要的作用。尽管雄激素与 BPH 的密切关系早已被公认，但其作用机制并未完全清楚。细胞凋亡和细胞增殖在 BPH 发生过程中也起着同样重要的作用。近年的研究证实雄激素可抑制前列腺细胞的凋亡。研究表明，睾酮（testosterone）需在 5α- 还原酶的作用下转化为双氢睾酮（dihydrotestosterone，DHT）才能发挥雄激素对前列腺的作用，以刺激前列腺增生，双氢睾酮也必须与雄激素受体结合才能发挥其效应，而 5α- 还原酶缺乏及雄激素受体突变均可抑制 BPH 的发生。因此临床上应用雄激素受体阻断剂（如氟他胺）或 5α- 还原酶抑制剂（如非那雄胺），可以明显抑制前列腺增生，并可使增生的前列腺体积缩小。

在 BPH 发生过程中，某些生长因子可对前列腺增生起促进作用，如表皮生长因子、转化生长因子 α、转化生长因子 β、成纤维细胞生长因子、胰岛素样生长因子、血小板源性生长因子和神经生长因子等。此外多种激素如雌激素、催乳素、胰岛素等均可通过多种途径，作用于前列腺组织的间质细胞和上皮细胞，导致前列腺增生、肥大。

（二）良性前列腺增生药物治疗的药理学基础

近年来治疗前列腺增生的药物有了较大的进展，对多数患者具有缓解梗阻、控制病情进展以及避免手术风险的功效。药物治疗的目的为：①通过消除雄激素对前列腺的作用，减少膀胱出口梗阻的静力性因素；②通过缓解交感神经递质对前列腺平滑肌的兴奋作用，使之松弛，减轻膀胱出口的动力性梗阻。

目前治疗前列腺增生的主要药物为：① α_1 受体阻断药；②激素类，包括雌激素、孕酮类、5α- 还原酶抑制剂和芳香化酶抑制剂等；③植物制剂；④降低胆固醇的药物；⑤氨基酸复合物。

临床上最先应用的 α 受体阻断药为酚苄明，但因其低血压反应较重，现已被选择性 α_1 受体阻断药所取代。α_1 受体阻断药包括哌唑嗪、阿夫唑嗪等；长效 α_1 受体阻断药有特拉唑嗪、多沙唑嗪等。

α_1 受体阻断药的最大优点是能迅速解除前列腺增生的动力性梗阻，使最大尿流速率提高 20% ～ 35%，对缓解排尿困难常有快速的疗效。最大缺点是难以缩小前列腺体积，不能去除前列腺增生的静力性梗阻。最大的不良反应是低血压，故对合并心、脑血管疾病的患者应慎用。α_1 受体阻断药和 5α- 还原酶抑制剂联合应用时，由于前者作用于肌肉基质区，后者作用于上皮，故两者合用具有速效、疗效互补，动力、静力性梗阻兼治，安全性高和副作用小等特点，长期应用有可能大大减小前列腺增生患者的手术率。

（三）常用药物

特拉唑嗪（Terazosin）

【药动学】口服极易吸收，服用后 1 ～ 2h 即可完全吸收，生物利用度为 90%，血浆药物浓度达峰时间为 1 ～ 3h，血浆药物浓度峰值为 60ng/ml。口服后主要分布在消化道、肝、肾、膀胱等部位，易通过胎盘屏障，血浆半衰期为 12h。静脉给药 $t_{1/2\alpha}$ 为 1.5h，$t_{1/2\beta}$ 为 11h，血浆蛋白结合率为 90% ～ 94%。本品主要在肝代谢。5 种主要代谢产物可经粪便和尿液排泄。

【药效学】作为长效选择性 α_1 受体阻断药，对 α_2 受体作用甚微，其对 α_1 受体的亲和力约为 α_2 受体的 100 倍，对心率几无影响。其作用为阻断 α_1 受体，扩张容量血管和阻力血管，降低外周血管阻力，可明显改善良性前列腺增生的前列腺及膀胱出口平滑肌痉挛，改善患者的尿流动力学和临床症状。

【临床应用】适用于轻、中度原发性高血压及良性前列腺增生。

【不良反应】常见头晕、头痛、嗜睡、乏力、鼻塞、面红、恶心、口麻、胃肠道反应和外周组织水肿。罕见阳萎、疲倦和抑郁。

【药物相互作用】与噻嗪类和其他抗高血压药合用，可能导致低血压。

【用法与注意事项】因为本品首剂现象较明显，所以开始治疗时必须先予以小剂量。所有患者从每晚睡前 1mg 开始，然后逐步增加剂量至 2 ～ 5mg，每天 1 次，每天最多不超过 10mg。如果停药数天，再用药时应该由小剂量重新开始。妊娠期妇女及哺乳期妇女慎用，用药期间应停止哺乳。严重肝、肾功能不全者慎用。对本品过敏者及 12 岁以下的儿童禁用。

阿夫唑嗪（Alfuzosin）

【药动学】生物利用度为 64%，通常在 0.5 ～ 3h 内达到血药峰浓度。在治疗浓度范围内，药物的消除呈线性动力学，$t_{1/2}$ 为 5 ～ 7h，血浆蛋白结合率为 90%。其大部分经肝代谢，代谢产物无活性，主要通过胆汁和粪便排泄。

【药效学】阿夫唑嗪是神经突触后膜的 α_1 受体的选择性阻断药，具有类似哌唑嗪的作用。

对心率和心排血量几无影响，其作用为阻断 α_1 受体，扩张容量血管和阻力血管，降低外周阻力，同时降低心脏后负荷，也保证正常的心排血量。体外的药理研究已证明本品对膀胱三角、尿道及前列腺的 α 受体具有特异性，可减轻下尿道平滑肌的张力，减轻尿道的压力，因而减少尿液流动的阻力。与特拉唑嗪相比，阿夫唑嗪对血压的影响较小。本品仅能减轻前列腺增生引起的症状，而对腺体的大小没有任何影响。

【临床应用】适用于轻、中度高血压，良性前列腺增生，尤其是梗阻症状较为明显者。

【不良反应】

1. 用药剂量过大或高血压患者用药数小时后容易出现直立性低血压。

2. 其他　可出现头晕、眩晕、恶心、腹泻，偶尔可见口干、胸痛、乏力、皮疹、面部潮红等症状。

【药物相互作用】阿夫唑嗪与钙通道阻滞药或其他降压药物合用时，可增加其降压效果及血管扩张作用，引起严重的低血压。

【用法与注意事项】口服，每次 2.5mg，每天 3 次。老年人（> 65 岁）和肾功能不全患者，起始量为每天 2 次，每次 2.5mg，然后根据临床疗效调整剂量。肝功能轻、中度不全患者，建议从每天 1 次、每次 2.5mg 开始，然后再增至每天 2 次。应避免大剂量用药，高血压患者也应慎用。对于正在服用降压药物的患者应该慎用本品，并尽量避免与钙通道阻滞药合用。容易诱发心绞痛，冠心病患者不得单独应用，如出现心绞痛发作应及时停药。

坦索罗辛（Tamsulosin）

【药动学】口服吸收缓慢，食物可影响其吸收。口服后 6 ～ 8h 血药浓度达到峰值。$t_{1/2}$ 为 10h，连续口服，10 天后可达到稳态血药浓度。本品在肝代谢，主要随尿液排泄。

【药效学】坦索罗辛可选择性阻断 α_1 受体，并选择性地作用于前列腺包膜与膀胱颈部平滑肌，从而缓解梗阻症状，很少影响血管平滑肌的张力。本品并不影响前列腺的大小，但可迅速松弛膀胱颈、前列腺包膜和前列腺尿道平滑肌，改善前列腺梗阻患者的排尿困难及尿潴留。

【临床应用】用于前列腺增生引起的排尿障碍。

【不良反应】偶有血压下降、心率加快、头晕、恶心和胃部不适等症状。

【用法与注意事项】口服，成人每次 0.2mg，每天 1 次，饭后服用。可根据年龄、症状适当调整剂量。合用降压药时，应密切注意血压变化。肾功能不全患者慎用。

非那雄胺（Finasteride）

【药动学】口服吸收迅速，生物利用度为 63% ～ 80%，其吸收不受食物的影响，血浆浓度达峰时间为 1.6 ～ 1.8h。大部分在肝代谢，血浆半衰期为 6 ～ 8h。本品口服剂量的 56% ～ 60% 由粪便排出，38% ～ 42% 由尿液排出。

【药效学】非那雄胺是强效的 5α- 还原酶抑制剂，阻止外周组织中的睾酮转化为双氢睾酮。同时可抑制血浆中的双氢睾酮，降低双氢睾酮的活性及其有关的生物效应（良性前列腺增生和脱发），尤其对前列腺内的双氢睾酮活性的抑制率可达 80% ～ 90%，使前列腺组织内的双氢睾酮达到睾丸去势水平，导致前列腺体积显著缩小，并提高最高尿流率，改善梗阻症状。

【临床应用】适用于治疗良性前列腺增生及控制其相关的症状。

【不良反应】少数患者可能出现阳萎、性欲降低、射精障碍、睾丸疼痛、乳腺增生、乳房触痛、皮疹及过敏反应等表现。

【药物相互作用】与特拉唑嗪合用，可使本品的血浆药物浓度峰值和药 - 时曲线下面积明显增加。

【用法与注意事项】

1. 治疗良性前列腺增生　口服，5mg/d，饭前或饭后服用均可。服用时间至少持续 6 个月以上。老年人及肾功能不全者服用本品的清除率有所下降，但不需调整剂量。

2．治疗男性脱发　口服，每次 1mg，每天 1 次。建议持续用药，疗程在 3 个月以上。

3．停用本品 2 周，DTH 可恢复到基础水平，停药 3 个月后前列腺可恢复到治疗前的体积，导致症状复发，故必须长期服药维持疗效。

4．非那雄胺有导致男性胎儿外生殖器畸形的可能性，所以妊娠期妇女或可能受孕时应避免接触本药。

依立雄胺（Epristeride）

【药动学】依立雄胺的药动学呈二室模型。口服吸收迅速，并不受食物的影响，给药后 0.25h 即能测出血药浓度，3 ～ 4h 血药浓度达到峰值，消除相 $t_{1/2}$ 为 7.5h。连续给药（5mg，每天 2 次）6 天，血药浓度可达到稳态，平均蛋白结合率达 97%。本品主要经胃肠道排泄，经肾排泄很少。

【药效学】依立雄胺是一种新型竞争性 5α- 还原酶抑制剂，它可与 5α- 还原酶、NADP⁺ 形成三元复合物，从而抑制睾酮转化为双氢睾酮而降低前列腺内双氢睾酮的含量，导致增生的前列腺体萎缩，达到治疗前列腺增生的目的。

【临床应用】治疗良性前列腺增生，改善良性前列腺增生引起的相关症状。

【不良反应】可见恶心、食欲缺乏、头晕、失眠、性欲下降、射精量下降等。

【用法与注意事项】口服，每天 2 次，每次 5mg。因药物起效缓慢，一般需连续服用 4 个月以上。

舍尼通（Cernilton）

【药效学】舍尼通为天然裸麦花粉经 100% 破壳后提取的脂溶性成分植物生长素（EA10）和水溶性成分阿魏酰 γ- 丁二胺（P5）组成的制剂。本品可特异性阻断二氢睾酮与前列腺雄激素受体的结合，进而抑制前列腺增生。体外试验显示阿魏酰 γ- 丁二胺还可减轻炎症反应，植物生长素抑制环氧化酶的活性，阻断白三烯、前列腺素的合成。

【临床应用】治疗前列腺增生和慢性、非细菌性前列腺炎。

【不良反应】极少数人有轻微的胃胀、胃灼热和恶心，停药后症状会消失。

【用法与注意事项】常用剂量为每天 2 次，每次 1 片（每片含 EA10 4mg、P5 70mg），早晚服用。

通尿灵

通尿灵为非洲臀果木提取物的脂甾类复合物，其有效成分包括 β- 谷甾醇、β- 谷甾醇苷、齐墩果酸、雄果酸等。可作用于前列腺和膀胱，具有抗炎及抗水肿功能；促进前列腺表皮细胞及分泌活性，使前列腺恢复功能，可抑制成纤维细胞生长因子过多释放和表皮生长因子所导致的成纤维细胞增生，防止前列腺肿大。可用于治疗前列腺增生和膀胱功能紊乱引起的排尿困难、尿频等各种症状。口服每天 2 次，每次 50mg，早晚饭后服用，连续用药不少于 30 天。

第三节　勃起功能障碍的治疗药物

一、概述

勃起功能障碍（erectile dysfunction，ED）为阴茎持续 3 个月以上不能勃起和（或）不能维持勃起，以完成满意的性生活，是男性的常见病。

勃起功能障碍按病因分类，分为器质性与功能性（非器质性、精神心理性）两种。器质性勃起功能障碍，是指机体某个器官或系统发生病理性改变而导致的性功能障碍，如脑瘤、脊柱骨折、截瘫、动脉硬化等。功能性勃起功能障碍，是指在机体上找不到器质性病变，多是由于性知识不足、精神创伤等造成；或由于医源性的原因，如由于偶然性交失败，被医生误诊为阳萎而加重了精神负担造成的勃起功能障碍等。

目前用于治疗勃起功能障碍的药物根据其作用机制可分为4类：①中枢启动型，如阿扑吗啡作用于下丘脑性活动中枢，激动 D_2 受体，启动勃起功能；②周围启动型，如前列腺素，它作用于周围神经系统，启动阴茎的勃起；③中枢促动型，如睾酮和十一酸睾酮，通过改善神经内环境，激动雄激素受体，促进勃起功能；④周围触动型，如酚妥拉明通过抑制肾上腺素受体，改善局部或周围神经系统的内环境，促进阴茎的勃起，西地那非释放一氧化氮活化鸟苷酸环化酶，增加海绵体动脉的最大血流量。

二、常用药物

阿扑吗啡（Apomorphine）

【药动学】用于治疗ED多采用舌下给药。给药后25～30min起效，平均达峰时间为61.1min，作用可持续61～128min，生物利用度为6%～18%。本药体内总蛋白结合率大于99.9%，稳态表观分布容积为1.6L/kg，半衰期为41～45min。在肝代谢，其代谢产物为无活性的葡糖醛酸结合物和无活性的硫酸盐，主要以代谢物形式随尿液排泄。

【药效学】阿扑吗啡为多巴胺受体激动剂，注射剂临床用作催吐药，后来发现该药可以使性功能正常者产生勃起。阿扑吗啡激动下丘脑中控制性欲的室旁核 D_2 受体，促进阴茎血液增加；另外，阿扑吗啡亦可能通过激活一氧化氮合酶，增加一氧化氮合成，促使阴茎勃起。

【临床应用】治疗勃起功能障碍。

【不良反应】恶心，头痛，头晕，加重咽喉炎、咳嗽、关节炎，面部潮红，味觉异常，出汗等。偶见昏厥。

【药物相互作用】与硝酸酯类药物可能有相互作用。尽量避免与治疗高血压药物同时使用。本品不可与其他中枢性多巴胺受体激动剂或阻断剂同时使用。用药后饮酒可增加低血压的发生率和程度，同时降低本品的使用效果。

【用法与注意事项】在性生活前20min舌下含服，常规剂量为2～6mg，可引起完全勃起，有效率达60%。本品吞服无效。严重变异型心绞痛、新发性心肌梗死、严重心力衰竭、低血压及身体状态不宜性活动者禁用。

前列地尔（Alprostadil）

前列地尔又名前列腺素 E_1，是广泛存在于体内的生物活性物质。

【药动学】局部使用药物后，PGE_1 通过黏膜被快速吸收而被转运至阴茎海绵体，5～10min即可达到有效血药浓度，10～15min起效，作用维持30～60min。前列地尔是人体及精液具有生物活性的自然物质，其进入血液后80%在肺代谢，其余的在肝、肾代谢。前列地尔的半衰期极短，在血液中平均为4min，并可在阴茎局部代谢，因而不会引起阴茎异常勃起，安全性较好。

【药效学】PGE_1 是一种强有力的平滑肌松弛药，通过以下两种途径起作用：PGE_1 与阴茎海绵体的 PGE_1 受体结合，激活腺苷酸环化酶，使ATP转化为cAMP，使细胞内的cAMP增加而使 Ca^{2+} 减少，导致平滑肌松弛；PGE_1 直接与血管上皮受体结合，抑制交感神经末梢释放的去甲肾上腺素的活性而扩张血管，减低海绵体的阻力及增加动脉血流量而使阴茎勃起。

【临床应用】PGE_1 具有广泛的药理学作用。除用于治疗勃起功能障碍外，临床还用于脑血管疾病、糖尿病并发症、重症肝炎等疾病的治疗。早期 PGE_1 用于治疗勃起功能障碍主要采用阴茎海绵体直接注射的方法，但由于局部注射药物可引起阴茎疼痛、局部血肿、形成硬结，甚至海绵体纤维化的后果而限制了它的应用。现在主要通过勃起的尿道给药系统（medicated urethral system for erection，MUSE）经尿道给予前列地尔乳膏，经尿道黏膜吸收后可由阴茎表浅静脉进入阴茎海绵体或通过阴茎背深静脉逆行进入阴茎海绵体而发挥作用。

【不良反应】

1．注射剂主要为注射部位疼痛、纤维化等。

2．MUSE 的副作用较轻微，主要是阴茎、尿道的疼痛，发生率为 35%。

3．其他　出血、低血压、头晕，但大多轻微。

【用法与注意事项】性生活前 5 ～ 20min 通过 MUSE 给药，每次将 250 ～ 500μg PGE_1 滴入尿道即可。阴茎异常勃起、镰状细胞贫血、血小板增多症、红细胞增多症、多发性骨髓瘤及低血压患者不宜使用。

酚妥拉明（Phentolamine）

【药动学】生物利用度低，口服效果仅为注射给药的 20%。血浆药物浓度达峰时间为 0.6 ～ 0.8h，在体内代谢迅速，作用维持 3 ～ 6h。肌内注射作用维持 30 ～ 50min。其代谢产物大多无活性，并从尿中排泄。

【药效学】酚妥拉明通过阻断 α_1 受体和 α_2 受体，抑制肾上腺素和去甲肾上腺素的作用，促使血管扩张，降低外周阻力，使心脏和阴茎海绵体平滑肌舒张，促使阴茎勃起。

【临床应用】除用于勃起功能障碍外，酚妥拉明还可用于：

1．周围血管疾病　如雷诺病（肢端动脉痉挛症）、手足发绀、感染中毒性休克等。

2．缓解去甲肾上腺素注射外漏引起的组织局部坏死。

3．肾上腺嗜铬细胞瘤的诊断试验。

【不良反应】常见有低血压、心动过速、虚弱、心悸、恶心、呕吐、腹泻、食欲缺乏、嗜睡、鼻塞和疲乏等。

【药物相互作用】与胍乙啶合用，可出现直立性低血压或心动过缓。与降压药、阿片类镇痛药、镇静药合用，可导致酚妥拉明试验假阳性。

【用法与注意事项】

1．口服，每次 40mg，每天 1 次。于性交前 30min 服用。海绵体注射，一般用量为 5 ～ 10mg，常与 PGE_1 合用。应用期间应监测患者的血压、心率。发现心动过速或收缩压低于 80mmHg 时应及时停药。

2．对本品过敏、低血压、严重动脉硬化、心绞痛、心肌梗死、胃十二指肠溃疡及肾功能不全者禁用。儿童、高龄老年人不宜使用。本品也禁与铁剂合用。

西地那非（Sildenafil）

【药动学】口服吸收良好，绝对生物利用度约为 40%。空腹状态下口服 30 ～ 120min 后可达血浆药物峰浓度。在与高脂饮食同服时，吸收速率降低，达峰时间可平均延迟 60min，峰浓度平均下降 29%。其稳态分布容积为 105L，说明其可在组织中分布。本品及其在循环中的主要代谢产物（N- 去甲基物）的血浆蛋白结合率约为 96%，其与血浆蛋白的结合并不受药物总浓度的影响。药物过量时肾透析不会增加清除率。服药后 90min ED 患者精液中的西地那非浓度为给药量的 0.001%。本品主要通过肝微粒体酶 CYP3A4（主要途径）和 CYP2C9（次要途径）清除。N- 去甲基代谢物的作用强度约为原型药的 50%，而其次级代谢物的血浆浓度为本品的 40%，故本品的药理作用大约有 20% 来自于其代谢产物。西地那非及其代谢产物的 $t_{1/2}$ 约为 4h。本品主要以代谢产物的形式从粪便中排出（约为口服剂量的 80%），小部分从尿中排出（约为口服剂量的 13%）。

【药效学】NO 是阴茎中重要的神经递质，受睾酮和雄激素的影响，性冲动时神经细胞分泌 NO，经扩散作用透过阴茎海绵体血管平滑肌细胞，活化鸟苷酸环化酶，催化生成环鸟苷酸，后者是细胞信息传递的第二信使，也是一种强效血管扩张剂，可使阴茎海绵体的血管扩张，平滑肌松弛，阴茎勃起。西地那非可选择性抑制磷酸二酯酶-5 的活性，从而提高环鸟苷酸的浓度，有利于海绵体小动脉平滑肌松弛及血液灌注量增加，在伴有性刺激基础上，能提高阴茎海绵体勃起效应，达到治疗 ED 的目的。但因其对离体阴茎海绵体无直接舒张作用，故对无性刺激者无效。

【临床应用】用于多种原因引起的勃起功能障碍。①对老年勃起功能障碍患者均有效；②对服用抗高血压药物或有高血压的勃起功能障碍患者有效；③脊髓损伤的勃起功能障碍患者服用西地那非能显著改善勃起能力；④可改善前列腺切除术后的勃起功能障碍患者的勃起功能。

【不良反应】主要表现在中枢神经、循环和视觉系统，常见的反应有头痛、面颊部潮红、焦虑、消化不良、腹部不适、肌肉疼痛、骨骼疼痛、血尿。循环系统表现为心律失常、心肌梗死、心脏性猝死、脑血管出血、高血压。视觉系统表现为对光敏感、视物模糊、复视、眼部肿胀、眼内压升高、视觉蓝绿模糊。但不良反应一般轻微且为一过性。

【药物相互作用】本品能增加硝酸酯类药物的降压作用，正在使用硝酸甘油、硝酸异山梨酯、硝普钠或其他硝酸酯类药、降压药者禁用。

【用法与注意事项】口服，每天最多 1 次。对大多数患者，推荐剂量为 50mg，在性活动前约 1h 按需口服，但在性活动前 0.5 ～ 4h 内的任何时候服用均有效。根据药效和耐受性调整剂量，最大推荐剂量为 100mg。年龄 65 岁以上、肝受损（如肝硬化）、重度肾损害（肌酐清除率 < 30ml/min）、同时服用强效 CYP3A4 抑制剂（酮康唑、红霉素）者，起始剂量以 25mg 为宜；同时服用抗 HIV 药利托那韦的患者，每 48h 内用药剂量最多不超过 25mg。

妇女、儿童、婴儿和对本品过敏者禁用。有心血管病预兆者慎用；6 个月内发生过心肌梗死、脑卒中、致死性心律失常、低血压或高血压、不稳定型心绞痛、冠状动脉病和视网膜色素沉着者慎用。不宜进行性生活的人群（急性冠状动脉综合征、冠心病明显缺血、心力衰竭、急性心肌梗死、脑卒中、心律失常者）不宜使用。阴茎解剖异常、有发生异常勃起倾向者（如镰状细胞贫血、多发性骨髓瘤、白血病）、凝血障碍、活动性溃疡等，应慎用西地那非。

本品不得用于性功能正常者，因其不会使勃起时间更长或更频繁。

十一酸睾酮（Testosterone Undecanoate）

【药动学】可肌内注射给药，其药效约为口服给药的 6 倍，且作用时间显著延长，但缺点是血中激素水平升高过快。口服易从胃肠道吸收，在吸收的过程中一部分在肠壁内水解为睾酮，经肝迅速代谢失活。另一部分可以通过淋巴液吸收，故本品与类脂质合用时，可经淋巴系统吸收，一部分可避开肝的首过消除，而使外周循环睾酮水平升高。经肠道淋巴系统吸收的口服药物十一酸睾酮软胶囊（安特尔）不经过肝门脉系统，毒性较小，$t_{1/2}$ 为 1.39h，2.5h 达血药浓度峰值，C_{max} 为 9 ～ 12nmol/L。

【药效学】十一酸睾酮为睾酮衍生物，其口服、注射治疗睾酮缺乏症均有效，主要用于治疗内分泌性勃起功能障碍。虽然阴茎勃起并不完全依赖激素的作用，但对由于性腺功能低下所引起的性欲低下、射精障碍、性兴趣减低者用激素治疗 2 周后可明显改善症状。

【临床应用】用于男子性功能低下、勃起功能障碍、男性更年期综合征（如性欲减退、精神和体力活动减退）、精子生成异常而引起的不育、雄激素缺乏引起的骨质疏松等。

【不良反应】本品可刺激前列腺增生、改变性欲，还可引起水钠潴留、血红蛋白升高、低氯血症等。

【用法与注意事项】口服剂量因人而调整。初始剂量为每天 12 ～ 160mg，早、晚餐后服，连续服 2 ～ 3 周，然后用维持剂量，每天 40 ～ 100mg，早、晚餐后服用。

思考题

1．简述强效、中效、弱效利尿药各自的作用靶点。
2．简述呋塞米、氢氯噻嗪、螺内酯的临床应用及主要不良反应。
3．简述治疗良性前列腺增生症药物的分类。
4．简述特拉唑嗪、非那雄胺的临床应用及主要不良反应。
5．简述西地那非的临床应用。

（王　麟）

第二十二章　抗炎与免疫调节药的临床应用

第一节　抗　炎　药

一、概述

炎症（inflammation）是临床常见的病理过程，可发生于机体的各组织和器官。炎症细胞受到物理、化学、病原菌、免疫等因素刺激后活化，释放一系列炎性因子，引起炎症反应。炎症反应的临床表现主要为红、肿、热、痛、功能障碍等。炎症可以是感染性的，也可以是非感染性的。通常情况下炎症是有益的，是人体的防御性反应，但有时炎症对人体有害。

抗炎药用于治疗组织或器官受到损伤后所发生的反应，可分为甾体抗炎药、非甾体抗炎药（nonsteroidal antiinflammatory drugs，NSAIDs）和其他抗炎药三类。

1. 甾体抗炎药　本类药物包括天然的和合成的糖皮质激素，常用的药物有氢化可的松、地塞米松、泼尼松等。本类药物临床应用广泛，抗炎作用强。其主要药理作用为抗炎作用、免疫抑制作用、对生长和细胞分裂的影响等。甾体抗炎药对各种原因引起的炎症及炎症的各阶段均有抑制作用。在炎症早期能使炎症局部的血管收缩，毛细血管通透性下降，减轻炎症引起的渗出、充血、肿胀等。在炎症后期能抑制成纤维细胞增生和肉芽肿形成，减轻炎症部位的粘连和瘢痕形成，减少后遗症。甾体抗炎药作为免疫抑制剂在临床应用较广泛，主要抑制细胞免疫，轻度降低血清抗体水平，大剂量可抑制体液免疫。甾体抗炎药还可能干扰或延缓儿童生长，阻止肝、胸腺、脑、肺等组织的细胞分裂、DNA合成等。除此之外，本类药物还有抗病毒、抗休克、提高中枢神经系统兴奋性等药理作用。临床主要用于：①严重感染或炎症；②自身免疫性疾病、变态反应及器官移植排斥反应；③急慢性肾上腺皮质功能减退；④休克、血液病、皮肤病等。长期应用会出现肾上腺皮质功能亢进症、诱发或加重感染、诱发或加重消化性溃疡、骨质疏松、肌肉萎缩等不良反应。长期应用突然停药会出现停药综合征、反跳现象、肾上腺皮质功能不全等，应缓慢停药。

2. 非甾体抗炎药　是一类抑制前列腺素（prostaglandin，PG）合成的药物。按化学结构可分为：①水杨酸类，代表药为阿司匹林；②苯胺类，代表药为对乙酰氨基酚；③吲哚类，代表药为吲哚美辛；④芳基乙酸类，代表药为双氯芬酸；⑤芳基丙酸类，代表药为布洛芬；⑥烯醇酸类，代表药为吡罗昔康；⑦吡唑酮类，代表药为保泰松；⑧烷酮类，代表药为萘丁美酮；⑨异丁芬酸类，代表药为舒林酸。

目前，国际上将非甾体抗炎药分为两类：①非选择性环氧合酶（cyclooxygenase，COX）抑制剂，代表药为阿司匹林；②选择性COX-2抑制剂，代表药为尼美舒利。虽然本类药物的化学结构差异大，但它们有相同的作用机制和药理作用。主要药理作用为解热、镇痛、抗炎、抗风湿，有些药物可抑制血小板聚集等。其解热效果好，可使发热患者体温下降至正常，对正常人体温无影响。对中度疼痛有效，对头痛、牙痛、关节痛、肌肉痛及痛经效果好，对轻度癌性疼痛疗效较好，对外伤性剧痛及内脏平滑肌绞痛无效。除对乙酰氨基酚外，都具有不同程度的抗炎、抗风湿作用，炎症组织药物的浓度高，有利于发挥抗炎作用。阿司匹林等具有较强的抑制血小板聚集作用，能抑制血栓的形成。非选择性 COX 抑制剂可引起胃肠道溃疡、出血、肝肾功能障碍等不良反应。选择性 COX-2 抑制剂不良反应少而轻，大剂量下可能引起与选择性 COX 抑制剂相似的不良反应。

3．其他抗炎药　本类药物可减轻类风湿关节炎等炎性关节病的症状和体征，并能延缓关节病的发病进程。不同的药物通过不同的机制发挥抗炎作用，药物不同，不良反应的表现和严重程度也不同。代表药物有金诺芬、青霉胺、柳氮磺吡啶等。

二、常用抗炎药

（一）甾体抗炎药

氢化可的松（Hydrocortisone）

氢化可的松又称皮质醇，为天然的糖皮质激素，临床应用的是人工合成品。其注射液为乙醇溶液，不适于中枢抑制及肝功能障碍患者使用。

【药动学】本药经口服、皮肤等途径给药均可吸收。皮肤破损时吸收快而多。口服吸收快而完全，口服后 1 ~ 2h 血药浓度达峰值。单次给药药效维持时间为 8 ~ 12h。吸收后肝分布较多。血浆蛋白结合率在 90% 以上，77% 与皮质激素转运蛋白结合，15% 与白蛋白结合。主要经肝代谢，转化为四氢可的松和四氢氢化可的松等代谢产物。$t_{1/2}$ 为 1 ~ 2h，剂量大或肝、肾功能不全者 $t_{1/2}$ 延长。甲状腺功能亢进时，肝灭活皮质激素加速，$t_{1/2}$ 缩短。多数代谢产物与葡糖醛酸结合后经尿排出体外，极少量以原型经尿排泄。

【药效学】本药可通过扩散作用进入靶细胞与受体相结合，形成类固醇 - 受体复合物，调控相关蛋白质的合成，发挥皮质激素的生理和药理效应。

1．抗炎作用　有较强的抗炎作用，能抑制物理性、化学性、免疫性、感染性及无菌性炎症，缓解红、肿、热、痛等症状。

2．免疫抑制作用　能抑制细胞介导的免疫反应。减少 T 淋巴细胞、单核细胞、嗜酸性粒细胞的计数。降低免疫球蛋白与细胞表面受体的结合能力。抑制白介素的合成与释放。还可抑制组织器官移植排斥反应，对自身免疫性疾病也能发挥一定疗效。

3．抗毒素作用　能提高机体对有害刺激的应激能力，减轻细菌内毒素对机体的损害，缓解毒血症症状，对毒血症引起的高热有解热作用。

4．抗休克作用　对中毒性休克、低血容量性休克、心源性休克等均有对抗作用。

5．对代谢的影响

（1）糖代谢：促进糖原异生，减慢葡萄糖分解，减少机体组织对葡萄糖的利用等，升高血糖。

（2）蛋白质代谢：提高蛋白质的分解代谢，增加血清氨基酸和尿中氮的排泄量，造成负氮平衡。大剂量能抑制蛋白质合成。

（3）脂肪代谢：可增高血浆胆固醇含量，激活四肢皮下的酯酶，促使皮下脂肪分解而重新分布在面部、上胸部、颈背部、腹部和臀部，形成向心性肥胖。

（4）水、电解质代谢：有盐皮质激素样作用，可增强水、钠重吸收，加快钾、钙、磷的排泄。

6．其他作用　能刺激骨髓造血功能，使红细胞和血红蛋白增加。大剂量可能使血小板增多，提高纤维蛋白原水平，缩短凝血时间。还有减轻结缔组织病理性增生、提高中枢神经系统兴奋性、促进胃酸及胃蛋白酶分泌等作用。

【临床应用】

1．替代治疗　急慢性肾上腺皮质功能减退、腺垂体功能减退、肾上腺次全切除术后等进行替代治疗。

2．炎症或严重感染的治疗

（1）抗炎：早期应用治疗结核性脑膜炎、脑炎、心包炎等机体重要器官的炎症。

（2）防止炎症后遗症：早期应用可减少结核性脑膜炎、胸膜炎、心包炎、风湿性心瓣膜炎、虹膜炎、角膜炎、视网膜炎、视神经炎、烧伤等的炎性渗出，减轻愈合过程中纤维组织增生和粘连，防止后遗症的发生。

（3）眼科炎症的治疗：用于虹膜炎、角膜炎、视网膜炎、视神经炎等非特异性眼科炎症的治疗，用药后可迅速消炎镇痛，还可防止瘢痕粘连和角膜混浊的发生。角膜溃疡患者禁用。

（4）严重感染的治疗：应用抗生素有效控制中毒性肺炎、中毒性痢疾、暴发型流行性脑膜炎、急性重型肝炎、重症伤寒、猩红热、败血症等严重感染的同时，应用本品作辅助治疗。病毒性感染不用本品作辅助治疗。

结核性脑膜炎、胸膜炎、腹膜炎等多种结核病的急性期，特别是以渗出为主的结核病，在早期应用抗结核药的同时，应用本品作辅助治疗。宜小剂量应用，一般为常规剂量的 1/2 ~ 2/3。

3．自身免疫性疾病、器官移植排斥反应及过敏性疾病的治疗

（1）自身免疫性疾病：用于严重风湿病、风湿性或类风湿关节炎、风湿性心肌炎、系统性红斑狼疮、肾病综合征等自身免疫性疾病的治疗。对于多发性皮肌炎，本类药物为首选。一般采用综合疗法，不单独使用。

（2）器官移植排斥反应：用于异体肾、肝、心脏等器官移植手术后产生的排斥反应。与环孢素合用疗效增强，并可减少两药的使用剂量。如果术后出现排斥反应可大剂量静脉滴注本品，排斥反应得到控制后可逐渐减少给药剂量至最小维持量，并改为口服给药。

（3）过敏性疾病：用于荨麻疹、支气管哮喘、哮喘持续状态、血清病、血管神经性水肿等过敏性疾病的治疗，本品可缓解过敏症状。过敏性疾病一般发作快，消失快，主要用肾上腺素受体激动剂和抗组胺药治疗。对其他药物治疗无效或严重患者可用本类药物作辅助治疗。

4．抗休克治疗　对感染中毒性休克，在应用抗生素的同时，可早期、短时间、大剂量突击使用，待微循环改善、脱离休克状态后即可停用本品。应在使用抗生素之后使用，在停用抗生素前停用本品。

对过敏性休克，首选肾上腺素，次选本类药物，可与肾上腺素合用。低血容量性休克时，首先应补液、电解质或输血，疗效不佳时可合用本品。

5．血液病的治疗　用于儿童急性淋巴细胞白血病、再生障碍性贫血、多发性骨髓瘤、粒细胞和血小板减少症、过敏性紫癜等的治疗，停药后易复发。可采用与抗肿瘤药联合的多药合用方案治疗儿童急性淋巴细胞白血病。

6．局部用药　氢化可的松软膏、霜剂等外用制剂可用于接触性皮炎、银屑病、湿疹、肛门瘙痒等疾病的治疗。对天疱疮、剥脱性皮炎等严重患者需配合全身用药治疗。

【不良反应】

1．长期大剂量应用

（1）皮质醇增多症：长期大量使用本品可致类肾上腺皮质功能亢进综合征，是由脂质代谢和水、电解质代谢紊乱引起的。表现为向心性肥胖、皮肤紫纹和痤疮、水肿、高血压、高血糖、低血钾等。停用后症状可消退。必要时可适当减量，给降压药、降糖药，补充氯化钾，并采用低盐、低糖、高蛋白饮食等措施。

（2）类固醇性糖尿病：长期大量使用本品可致糖原异生，组织对糖的利用降低，肾小管对糖的重吸收减少。使尿糖阳性，血糖升高。停用本品后可逐渐缓解，如不能停药，应给予胰岛素治疗。

（3）骨质疏松和肌萎缩：长期大量使用本品可致蛋白质分解，形成负氮平衡，出现肌肉萎缩。也可致骨质形成障碍、骨质脱钙等骨质疏松，严重者可发生骨缺血性坏死或病理性骨折。儿童、老年人和绝经期妇女使用本品易致骨质疏松。

（4）并发或加重感染：长期使用本品可致机体防御功能降低，可诱发感染或使机体潜在病灶扩散。还可致静止的结核病灶扩散、恶化。在使用本品前应详细询问病史、明确诊断，感染患者需合用抗生素，活动性结核病患者需合用抗结核药物。

（5）诱发和加重溃疡病：长期使用本品可致胃酸、胃蛋白酶分泌增加，胃黏液的分泌减少，黏液层的保护作用减弱，胃黏膜更易受氢离子的损害，并抑制胃黏膜细胞的更新，可诱发和加重溃疡病，甚至可致消化道出血或穿孔。在使用本品过程中如出现胃酸过多，应加用抗酸药治疗。少数患者使用本品可诱发脂肪肝或胰腺炎。

（6）诱发精神症状：本品有中枢神经系统兴奋作用，长期使用可致失眠、欣快、激动、幻觉、精神失常等，可诱发精神病。有精神病史患者使用本品易复发。如果出现上述症状，可给地西泮治疗，停药后症状可消失。儿童大剂量使用本品可出现惊厥，可用苯巴比妥钠等治疗。

（7）眼并发症：长期使用本品可致房水流出受阻，眼压升高。有遗传倾向、高度近视或糖尿病患者可发生不可逆的青光眼或失明。也可致白内障。单纯性疱疹患者使用本品可使病情加重，出现角膜溃疡。眼局部使用本品易致真菌性角膜炎。

（8）其他：长期大面积外用本品可能导致皮肤萎缩、毛细血管扩张、皮肤条纹、痤疮等，甚至可致全身不良反应。

妊娠期妇女使用本品偶致胎儿先天性畸形，可出现心脏、中枢神经系统等异常。长期使用本品可致水钠潴留、血脂升高，引起动脉粥样硬化和高血压。

2．停药反应

（1）医源性肾上腺皮质功能不全：长期大剂量使用本品可反馈性抑制下丘脑促肾上腺皮质激素释放激素和腺垂体促肾上腺皮质激素的分泌，减量过快或突然停药可引起肾上腺皮质功能不全，表现为恶心、呕吐、肌无力、低血糖、低血压、休克、昏迷等，需补充糖皮质激素治疗。停用本品后的 1 年内，少数患者如遇到感染、创伤、手术、分娩等严重应激情况可发生肾上腺危象，需及时抢救。

（2）激素停用后综合征：短期大量使用本品突然停药后 24 ～ 48h，可出现情绪消沉、发热、恶心、呕吐、乏力、肌肉关节酸痛等症状，是由于体内糖皮质激素水平突然下降所引起的。一旦发生可再用本品治疗，症状缓解后逐渐减量至停药。

（3）反跳现象：某些疾病经本类药物治疗临床症状得到缓解后，减量太快或突然停药而使原病复发或恶化。是由于患者对本类药物产生依赖性，或病情尚未得到完全控制。可加大本品的使用剂量再行治疗或合用非甾体抗炎药物，待症状缓解后缓慢减量至停药。

【药物相互作用】

1．与苯巴比妥、保泰松、利福平、抗组胺药等肝药酶诱导剂合用，可减低本类药物的疗效。

2．与氯霉素、西咪替丁、雌激素等肝药酶抑制剂合用，可增强本类药物的疗效，不良反应发生率增高。

3．与阿托品、新斯的明、吡斯的明等拟胆碱药合用，可增强后者的疗效，也可使患者的眼压升高。

4．与维生素 E 或维生素 K 合用，可增强本类药物的抗炎作用，减轻撤药后的反跳现象；与维生素 C 合用，可防止本类药物引起的皮下出血；与维生素 A 合用，可消除本类药物所致创面愈合延迟，但也影响前者的抗炎作用，本类药物还可拮抗维生素 A 中毒时出现的恶心、呕吐、嗜睡等全身不良反应。

5．与氨茶碱合用，可能使后者的血药浓度升高。

6．与阿司匹林、吲哚美辛、对乙酰氨基酚等非甾体抗炎药合用，可增加抗炎效应，也可能增加致溃疡作用。

7．与地高辛、洋地黄等强心苷类药物合用，可增加强心作用，也增加强心苷类药物的毒性，两者合用应适当补钾。

8．与两性霉素 B、碳酸酐酶抑制剂等排钾利尿药合用，可致严重低血钾，应注意监测血钾和心脏功能的变化。长期与碳酸酐酶抑制剂合用，易发生低血钙和骨质疏松。

9．与异烟肼、美西律合用，可促进后者的体内代谢，降低后者的血药浓度和疗效。

10．与疫苗或菌苗合用，可降低后者的免疫效价。

11．与胰岛素等合用，可使糖尿病患者血糖升高，应适当加大降糖药剂量。

12．与甲状腺激素合用，可使本类药物的清除率增加，疗效降低。

【用法与注意事项】

1．大剂量突击疗法　适用于严重中毒性感染、休克、哮喘持续状态、肾上腺危象、急性排斥反应、严重皮肤病等，首剂可静脉滴注本品 200 ～ 300mg，根据病情调整用量，可给至每天 1g，其后逐渐减量，疗程为 3 ～ 5 天。为防止大剂量给本品后出现的消化道出血，可合用氢氧化铝凝胶等药物。

2．治疗过敏性及免疫性疾病　适用于支气管哮喘、痛风、类风湿关节炎等，每次口服 20mg，每天 1 ～ 2 次。

3．小剂量替代疗法　适用于慢性肾上腺皮质功能减退症、腺垂体功能减退、肾上腺次全切除术后等，口服本品每天 10 ～ 20mg。

4．局部用药

（1）1% 醋酸氢化可的松软膏：取适量涂于患处，并轻揉片刻。每日 2 ～ 4 次。用于过敏性皮炎、脂溢性皮炎、瘙痒症等。

（2）醋酸氢化可的松滴眼液：滴眼，每日 3 ～ 4 次，用前摇匀。用于虹膜睫状体炎、角膜炎、结膜炎等。

（3）氢化可的松气雾剂：喷射于皮损表面。用于治疗神经性皮炎，可隔绝外界对皮损的刺激，使皮损处保持较长时间稳定。

5．注意事项

（1）对本类药物过敏、有严重的精神病史、癫痫、角膜溃疡、活动性胃及十二指肠溃疡、胃肠吻合术后、肾上腺皮质功能亢进、较严重的骨质疏松、严重糖尿病、严重高血压、未能用抗菌药物控制的感染、青光眼等患者禁用。

（2）心脏病或急性心力衰竭、糖尿病、有精神病倾向、肝功能不全、眼单纯性疱疹、高脂蛋白血症、高血压、甲状腺功能减退症、重症肌无力、骨质疏松、胃炎或食管炎、肾损害或结石等患者慎用，儿童、妊娠期及哺乳期妇女慎用。

（3）用药前后及用药时应监测血糖、尿糖或进行糖耐量试验；儿童应定期监测生长和发育情况；检查是否发生白内障、青光眼、眼部感染等；还应进行血电解质、粪便隐血、血压、骨密度等检查。

（4）机体糖皮质激素分泌有昼夜节律性，每天 7：00 ～ 8：00 为分泌高峰。长期维持治疗某些慢性病可利用这个规律，于每天早晨使用本品 1 次。

（5）长期使用本品如出现治疗效果差、严重不良反应、已用至基础需要量且病情稳定等情况时，应逐渐撤药或改用他药。

其他甾体抗炎药

根据作用时间的长短将甾体抗炎药分为短效、中效和长效三类。其药理作用、作用机制、不良反应、临床应用等均相似。临床应用时要遵循起始量足够、维持治疗时间长和减药缓慢的原则。常用药物的主要特点见表22-1。

表22-1　常用甾体抗炎药物的主要特点

分类	药物	等效剂量（mg）	半效期（h）	半衰期（h）	药理活性（比值）			
					受体亲和力	抗炎	糖代谢	水、电解质代谢
短效	氢化可的松（Hydrocortisone）	20	8~12	1.5	1.0	1.0	1.0	1.0
	可的松（Cortisone）	25	8~12	1.5	0.01	0.8	0.8	0.8
中效	泼尼松（Prednisone）	5	12~36	3.4~3.8	0.05	3.5	3.5	0.6
	泼尼松龙（Prednisolone）	5	12~36	2~3	2.2	4.0	4.0	0.6
	甲泼尼龙（Methylprednisolone）	4	12~36	0.5	11.9	5.0	5.0	0.5
	曲安西龙（Triamcinolone）	4	12~36	5	1.9	5.0	5.0	0
长效	地塞米松（Dexamethasone）	0.75	36~54	3.2	1.1	30	30	0
	倍他米松（Betamethasone）	0.6	36~54	3~3	5.4	25~35	30~35	0

（二）非甾体抗炎药

阿司匹林（Aspirin）

阿司匹林属水杨酸类非甾体抗炎药，又称乙酰水杨酸。

【药动学】口服后小部分在胃，大部分在小肠上部吸收，血药浓度低，达峰时间约为2h，$t_{1/2}$约为0.25h，胃肠道的酸碱性影响其吸收。在吸收过程中和吸收后迅速被体内的酯酶水解成乙酸和水杨酸盐，后者仍具有药理活性。水杨酸盐可分布到机体各组织和体液中，血浆蛋白结合率为80%～90%，大部分在药物代谢酶的作用下生成甘氨酸或葡糖醛酸结合物和水杨尿酸，经肾排泄。尿液的pH影响水杨酸盐的排泄，尿液呈酸性时排泄85%，尿液呈碱性时排泄5%。小剂量服用本品（小于1g），体内代谢产物水杨酸盐的量少，呈一级动力学消除过程，$t_{1/2}$为3～5h。大剂量服用本品（高于1g），体内代谢产物水杨酸盐的量增多，呈零级动力学消除过程，半衰期增至15～30h，如果服用剂量过高，血浆中游离的水杨酸盐浓度急剧增高引起中毒。机体的昼夜节律可影响本品的药动学过程，早晨7：00服药药物吸收迅速而完全，血药浓度增高，半衰期延长，疗效好。

【药效学】阿司匹林和其代谢产物水杨酸盐均可非选择性抑制COX，而且抑制程度相近。具有相似的抗炎、解热、镇痛作用。

1. 抗炎作用　本品有较强的抗炎、抗风湿作用，随着给药剂量的增加，药理作用增强，是抗炎、抗风湿治疗的首选药。

2. 解热作用　本品能降低发热患者的体温，对正常体温者无影响。是对症治疗，不是对因治疗。

3．镇痛作用　本品能抑制炎症部位的前列腺素的生成，有较强的镇痛作用。对慢性疼痛疗效好，对一过性刺痛无效。

4．影响血栓形成　本品能抑制血小板聚集和血栓形成。过高浓度时作用相反，能促进血栓形成。

【临床应用】

1．类风湿关节炎　本品是类风湿关节炎治疗的首选药，可迅速镇痛、消肿、缓解症状。能减轻或延缓关节损伤的发展。

2．急性风湿热　急性风湿热患者使用足量本品可在 24 ~ 48h 内解热，能将体温降至正常范围。明显减轻受损关节的红、肿、热、痛等症状，能加大受损关节的活动范围。治疗急性风湿热的疗效迅速、可靠，可用作风湿病的鉴别诊断。

3．镇痛　适用于关节痛、牙痛、神经痛、痛经、肌肉痛、头痛等，也可用于癌症患者的轻度疼痛，对平滑肌痉挛引起的绞痛和创伤性剧痛无效。

4．解热　适用于温度过高、持续发热、小儿高热患者，可缓解症状。解热作用是非特异的，不影响疾病的发展。

5．防止血栓形成　本品小剂量可用于预防脑血栓、心肌梗死、术后血栓形成等。能降低心绞痛和进展性心肌梗死的再梗死率和死亡率，也能降低脑卒中的发生率和死亡率。

6．其他　适用于儿科川崎病（皮肤黏膜淋巴结综合征）的治疗。也可用于胆道蛔虫病的治疗。

【不良反应】

1．胃肠道反应　常见的有食欲缺乏、恶心、呕吐、上腹不适等，一般情况下停药后症状消失。长期大量服用可致消化性溃疡，甚至出血。

2．凝血障碍　一般剂量即可致凝血时间延长。大剂量或长期使用可抑制凝血酶原生成，使凝血酶原时间延长，引起出血，可合用维生素 K 预防。

3．水杨酸样反应　为慢性水杨酸盐中毒，常见于风湿病的治疗过程中。当使用量过大时，可引起头痛、眩晕、恶心、呕吐、耳鸣、视力减退、精神错乱、酸碱失衡、出血等症状。如果出现上述中毒症状应立即停药，并对症治疗，同时采取输氧、给维生素 K 及碳酸氢钠溶液静脉滴注等措施。

4．过敏反应　本品可引起荨麻疹、过敏性休克、血管神经性水肿等过敏反应，严重者可致死。有过敏史者禁用。

5．对肝、肾功能的影响　本品引起转氨酶升高、肝大、黄疸、肝细胞坏死等肝不良反应，呈剂量依赖性。长期应用可影响肾功能，造成肾损害。老年人及伴有心、肝、肾损害的少数患者使用本品可引起水肿、多尿等肾小球损害。偶见间质性肾炎、肾病综合征、肾衰竭等。肝、肾损害是可逆的，停药后可逐渐恢复。

6．瑞夷综合征　也称为急性肝脂肪变性 - 脑病综合征。儿童患有流感、麻疹、水痘、流行性腮腺炎等病毒感染性疾病，使用本品解热时，偶可引起瑞夷综合征，突出表现为肝衰竭合并脑病。儿童病毒性感染不宜使用本品，可使用对乙酰氨基酚。

7．诱发支气管哮喘　本品或其他非甾体抗炎药偶致支气管哮喘，也称为阿司匹林哮喘。

【药物相互作用】

1．本品能和其他非甾体抗炎药、香豆素类抗凝血药、糖皮质激素、口服降糖药、甲氨蝶呤、苯巴比妥类、苯妥英钠等竞争血浆蛋白结合位点，使后者血浆游离型药物浓度增高，作用增强，毒性增加。

2．长期大剂量与糖皮质激素合用，可增加胃肠溃疡和出血的危险性。二者不宜合用。

3．与氨茶碱、碳酸氢钠等碱性药物合用，可增加本品的排泄，使血药浓度下降，疗效降低。

4．与青霉素、甲氨蝶呤、呋塞米等药合用，可竞争肾小管主动分泌载体，使各自血药浓度增加。

【用法与注意事项】

1．解热镇痛　口服给药，每次 0.3 ～ 0.6g，每日 3 次，或需要时服用；直肠给药，每次 0.3 ～ 0.6g，每日 3 次，儿童需根据年龄减量给药。

2．抗风湿　为减轻胃肠道不良刺激，可与碳酸钙、氢氧化铝等合用。每次 0.6 ～ 1g，每日 3 ～ 4g，1 个疗程为 3 个月。

3．抑制血小板聚集　每次 75 ～ 150mg，每日 1 次。

4．预防旁路移植术后再狭窄　每次 50mg，每日 1 次。

5．治疗儿科川崎病　开始每日每千克体重 80 ～ 100mg，分 3 ～ 4 次服用，退热后 2 ～ 3 天，每日每千克体重 30mg，分 3 ～ 4 次服用，连续服用 2 个月以上。如患者血小板增多、血液呈高凝状态，每日每千克体重 5 ～ 10mg，顿服。

6．治疗胆道蛔虫病　每次 1g，每日 2 ～ 3 次，连续用 2 ～ 3 天，阵发性绞痛症状停止 24h 后停止使用本药，再进行驱虫治疗。

7．注意事项

（1）使用前询问药物过敏史，对本品或其他非甾体抗炎药有过敏史患者禁用；妊娠期、活动性溃疡、消化道出血、血小板减少症、血友病等患者禁用。

（2）哮喘、有其他过敏反应、葡萄糖 -6- 磷酸脱氢酶缺陷、痛风、肝功能减退、心功能不全、高血压、肾功能不全、慢性或复发性消化性溃疡、哺乳期妇女等慎用。

（3）长期大量服用应定期监测肝功能、血细胞比容、血中水杨酸含量等，防止急性中毒的发生。

（4）尽量饭后服用，合用碳酸钙以减少刺激。饮酒前后避免使用本品。

（5）老年人发热或发热体温在 40℃以上患者，宜用小剂量，多饮水，避免出汗过多而虚脱。

（6）本品较大剂量使用可干扰尿糖、尿酮体、血尿酸、血清 T_4 和 T_3 等试验。

（7）外科手术患者应在手术前 5 天停用本品，避免引起术中出血不止。

对乙酰氨基酚（Paracetamol）

对乙酰氨基酚属苯胺类非甾体抗炎药，又称扑热息痛，是非那西丁的体内代谢产物。

【药动学】口服后经胃肠道吸收，且吸收迅速而完全，高糖类饮食可降低其吸收，血药浓度达峰时间为 0.5 ～ 1h。吸收后在体液分布均匀，血浆蛋白结合率约为 25%，大剂量或中毒剂量时蛋白结合率可增高至 43%。肝代谢率为 90% ～ 95%，与硫酸、半胱氨酸及葡糖醛酸结合后，从尿中排出体外，$t_{1/2}$ 为 2 ～ 4h。本品较高剂量用药时，结合反应的代谢酶处于饱和状态后，部分药物由肝微粒体混合功能氧化酶代谢，产生中间代谢产物对乙酰苯醌亚胺，该中间代谢产物对肝有毒性作用。对乙酰苯醌亚胺可与体内的谷胱甘肽发生结合反应而解毒。长期或过量使用本品可使体内的谷胱甘肽缺乏至耗竭。当谷胱甘肽耗竭时，对乙酰苯醌亚胺可以共价键的形式不可逆地与肝、肾中的酶和蛋白质结合，引起肝细胞、肾小管细胞坏死。

【药效学】解热镇痛作用强度与阿司匹林相似。抗炎作用弱，几乎无抗炎作用。

【临床应用】

1．解热镇痛　适用于头痛、关节痛、神经痛、偏头痛、肌肉痛、牙痛、痛经、产后痛、手术后疼痛等。也适用于感冒引起的发热。对阿司匹林过敏或不能耐受的患者可使用本品。

2．尿崩症　有类似神经垂体加压素样作用，可增强肾小管对水的重吸收，适用于尿崩症的治疗。

【不良反应】

1．短期应用不良反应少而轻，不引起胃肠道出血。

2．常见的不良反应有恶心、呕吐、出汗、腹痛等。偶见的不良反应有过敏性皮炎、粒细胞和血小板减少、高铁血红蛋白血症、贫血、肝肾功能损害等。

3．长期大剂量使用，尤其是肾功能低下的患者，可引起肾绞痛、急慢性肾衰竭等肾疾病。

【药物相互作用】

1．与齐夫多定、其他非甾体抗炎药合用，可明显增加肾毒性。

2．长期与巴比妥类、解痉药合用，可引起肝损害。

3．与氯霉素合用，可增强后者的毒性。

4．与抗凝血药合用，可使凝血酶原时间延长，适当调整给药剂量。

5．与考来烯胺合用，可使前者的吸收减少，疗效减弱。

【用法与注意事项】

1．解热镇痛　6～12岁儿童，每次0.25g。12岁以上每次0.3～0.6g。若持续发热或疼痛，可每4～6h重复给药1次，24h内给药不得超过4次。

2．注意事项

（1）对本品过敏的患者、严重肝肾功能不全的患者禁用。

（2）乙醇中毒、肝病或病毒性肝炎、肾功能不全、严重心或肺疾病等患者慎用。

（3）可干扰血糖、血清尿酸、尿5-羟吲哚乙酸、肝功能、凝血酶原时间、血清胆红素、血清乳酸脱氢酶、血清氨基转移酶等的测定。

（4）用量过大可致肝损害，严重者可致肝性脑病甚至死亡。用药前应检查肝、肾功能，长期较大剂量用药者应定期检查血象、肝肾功能等。

吲哚美辛（Indometacin）

吲哚美辛属吲哚类非甾体抗炎药，又称消炎痛。

【药动学】本品口服后吸收迅速而完全，生物利用度为98%，血药浓度达峰时间为1～3h，饭后服用可致血药浓度达峰时间延长，直肠给药较口服给药更易吸收。吸收后广泛分布于体液中，脑脊液中分布较少，分布容积为0.26L/kg，蛋白结合率约为90%。大部分在肝代谢为去甲基物和去氯苯甲酰物，$t_{1/2}$为2～3h。代谢产物从尿、胆汁、粪便排出体外，肾原型药物排出率为10%～20%，肾清除率为2.0ml/（min·kg）。

本品存在明显的肝肠循环。也存在着昼夜节律性，早晨7：00相对吸收快、血药浓度高、疗效好、作用维持时间长。

【药效学】本品具有明显的抗炎、解热、镇痛作用。抗炎作用是阿司匹林的10～20倍，是氢化可的松的2倍。在非甾体抗炎药中其镇痛作用最强。

【临床应用】

1．适用于急慢性风湿性关节炎、强直性脊椎炎、痛风性关节炎、癌性疼痛等。也可用于腱鞘炎、滑囊炎、关节囊炎等疾病的治疗。还可用于恶性肿瘤引起的或其他难控制的发热。由于不良反应多且严重，一般不作为解热镇痛药使用，也不作为关节炎治疗的首选药，仅用于其他非甾体抗炎药无效或不能耐受的患者。

2．可抑制血小板聚集，防止血栓的形成，疗效不如阿司匹林。

3．适用于白塞病的治疗，解热效果好，疗效显著。

4．适用于胆囊绞痛、输尿管结石引起的绞痛、偏头痛、痛经等。

5．本品滴眼液可用于眼非感染性炎症的治疗。

【不良反应】本品不良反应较布洛芬、萘普生、双氯芬酸等药物多，约占服用者的1/3。

1．常见的不良反应是胃肠道反应，如恶心、呕吐、腹痛、腹泻等，发生率为12.5%～44%。有的患者可能出现胃、十二指肠、空肠等消化性溃疡，甚至引起出血，发生率为2%～5%。饭后服用可减轻胃肠道反应。

2．中枢神经系统不良反应也较为常见，如额痛、头晕、忧虑、失眠、幻觉、抑郁等，发生率为 10% ～ 25%。如上述症状持续不退应停药。

3．可引起黄疸、氨基转移酶升高等肝功能损害。

4．可引起血小板减少、粒细胞减少、再生障碍性贫血等血液系统障碍。

5．可引起血尿、高钾血症，老年患者可出现一过性肾功能不全。

6．可出现视物模糊、畏光、瞳孔散大、复视、弱视、视觉丧失等。

7．可引起高血压、血管炎、轻度水肿等。

8．可引起皮疹、哮喘、血管神经性水肿、休克等过敏反应。

【药物相互作用】

1．与其他非甾体抗炎药、肾上腺皮质激素等合用，使消化性溃疡的发生率增高，有导致出血的危险。

2．本品可增强强心苷、抗凝血药、降糖药、硝苯地平、维拉帕米、碳酸锂、甲氨蝶呤、齐夫多定等药物的药理作用或毒性反应。

3．与氨苯蝶啶合用，可引起肾功能损害。

4．本品可减弱呋塞米、吲达帕胺、布美他尼等药物的利尿降压作用。

【用法与注意事项】

1．口服　开始给药时每次 25mg，每日 2 ～ 3 次，餐时或餐后立即服用，如未见明显不良反应可逐渐增加至 100 ～ 150mg，分 3 ～ 4 次服用。控释胶囊每次 75mg，每日 1 次，或每次 25mg，每日 2 次，必要时每次 75mg，每日 2 次。儿童每日 1.5 ～ 2.5mg/kg，分 3 ～ 4 次服用，症状缓解后减至最低量。

2．直肠给药　每次 50mg，每日 50 ～ 100mg，10 天为 1 个疗程。

3．乳膏剂　涂擦按摩患处，每日 2 ～ 3 次。

4．眼科给药　于眼科手术前 3h、2h、1h、0.5h 各给药 1 次，每次 1 滴。眼科手术后每次 1 滴，每日 1 ～ 4 次。眼科感染性炎症每次 1 滴，每日 4 ～ 6 次。

5．注意事项

（1）溃疡病、帕金森病、癫痫、精神病、支气管哮喘、血管神经性水肿、肝肾功能不全、妊娠期妇女、哺乳期妇女、对其他非甾体抗炎药过敏等患者禁用。

（2）心功能不全、高血压、血友病及其他出血性疾病、再生障碍性贫血、粒细胞减少患者及儿童、老年人等慎用。

（3）使用本品期间应定期检查血象、肝肾功能。视物模糊时应立即进行眼科检查。

双氯芬酸（Diclofenac）

双氯芬酸属芳基乙酸类非甾体抗炎药，又称双氯灭痛、扶他林等。

【药动学】口服吸收快而完全，生物利用度约为 50%，存在明显的首过效应，空腹服用血药浓度达峰时间为 1 ～ 2h，与食物同服约为 6h。吸收后分布于关节液、肝、肾等中，脂肪、肌肉、乳汁等中分布较少，可在关节滑液中蓄积，血浆蛋白结合率约为 99.7%，表观分布容积为 0.12 ～ 0.17L/kg。在肝代谢后与硫酸或葡糖醛酸结合，半衰期为 1.1 ～ 1.8h。代谢产物约 60% 经肾排泄，约 40% 经粪便排泄。总清除率约为 263ml/min。长期应用无药物蓄积作用。

【药效学】本品为强效抗炎镇痛药。比吲哚美辛、萘普生、阿司匹林等药物解热、镇痛、抗炎作用强。

【临床应用】适用于风湿性关节炎、粘连性脊柱炎、非关节性风湿病、非炎性关节痛、各种神经痛、癌症疼痛、手术后疼痛、创伤后疼痛及各种炎症所致发热等。

【不良反应】与阿司匹林不良反应相似，且相对少而轻，偶见白细胞减少。

【药物相互作用】

1. 与地高辛合用，可使后者血浆浓度升高，合用时应调整地高辛的给药剂量，并应对其血药浓度进行监测。

2. 与阿司匹林等非甾体抗炎药合用，可明显降低本品的血浆蛋白结合率，使不良反应增加。

3. 与抗凝血药合用，可增加出血的危险。

4. 本品可影响利尿药的作用，合用时应监测肾功能和电解质。

【用法与注意事项】

1. 口服　每次 25 ~ 50mg，每天 3 次，疗程根据病情而定。儿童每日 2 ~ 3mg/kg，分次服用。

2. 外用剂　乳膏剂，涂于成人局部皮肤，每日 3 ~ 4 次，每次用量根据疼痛面积而定，疗程为 7 ~ 14 天。栓剂，成人每次 50mg，每日 2 次。

3. 注意事项

(1) 对本品过敏、对其他非甾体抗炎药过敏、妊娠 3 个月内的妇女、胃肠道溃疡等患者禁用。

(2) 严重肝肾功能损害、有胃肠道溃疡史、克罗恩病等患者慎用。用药期间出现消化性溃疡或胃肠道出血，应立即停药。定期检查肝、肾功能。

(3) 乳膏剂只适用于无破损的皮肤表面，禁用于皮肤损伤或开放性创口处。肛门炎患者禁止直肠给药。

布洛芬（Ibuprofen）

布洛芬属芳基丙酸类非甾体抗炎药，又称异丁苯丙酸、异丁洛芬等。

【药动学】口服后吸收迅速，生物利用度约为 80%，血药浓度达峰时间为 1 ~ 2h，吸收的量受食物和药物的影响较小。吸收后药物可缓慢进入滑膜腔，并达到较高药物浓度，血浆蛋白结合率约为 99%，表观分布容积约为 0.15L/kg。主要经肝代谢为无活性的代谢产物，$t_{1/2}$ 约为 2h。代谢产物经肾排出体外，肾清除率为 0.75ml/（min·kg）。无体内蓄积作用。

【药效学】本品有明显的抗炎、解热、镇痛作用。

【临床应用】适用于类风湿关节炎、骨关节炎、强直性脊柱炎、痛风性关节炎、滑囊炎、急性肌腱炎、软组织风湿等。也可用于关节痛、肌肉痛、偏头痛、头痛、牙痛、痛经、神经痛等轻中度疼痛。还可减轻普通感冒或流行性感冒引起的发热。

【不良反应】

1. 常见的不良反应是胃肠道反应，如恶心、呕吐、胃灼热感、胃痛等，多出现于长期服用患者，停药后症状消失，不停药大部分患者可耐受。

2. 可出现头痛、嗜睡、眩晕、耳鸣、视物模糊等神经系统不良反应，发生率为 1% ~ 3%。

3. 少数患者可出现肾功能不全、下肢水肿、胃溃疡、消化道出血、皮疹、支气管哮喘发作、肝功能异常、白细胞减少等不良反应。

【药物相互作用】

1. 与抗凝血药合用，可增加出血的危险。

2. 与地高辛、甲氨蝶呤、降糖药等合用，可使后者的药理作用增强或毒性增强。

3. 与丙磺舒、硝苯地平、维拉帕米等合用，本品的血药浓度升高。

4. 饮酒或与其他非甾体抗炎药合用，会增加胃肠道不良反应。

【用法与注意事项】

1. 抗风湿　每次 0.4 ~ 0.6g，每日 3 ~ 4 次，类风湿关节炎比关节炎剂量略大。

2. 镇痛　每次 0.2 ~ 0.4g，每 4 ~ 6h 一次。成人每日最大量为 2.4g。

3．注意事项

（1）妊娠期妇女、哺乳期妇女，对本品及其他非甾体抗炎药过敏、活动性消化性溃疡、溃疡合并出血等患者禁用。

（2）支气管哮喘、心功能不全、高血压、血友病及其他出血性疾病、有消化性溃疡病史、肾功能不全等患者慎用。

（3）长期应用需定期检查血象、肝肾功能。

（4）不可与含有解热镇痛成分的药物同时服用。服用本品期间不得饮酒或含有酒精的饮料。

其他非甾体抗炎药

其他各类非甾体抗炎药的特点见表 22-2。

表22-2　其他非甾体抗炎药物的特点

分类	药物	半衰期（h）	主要特点
烯醇酸类	吡罗昔康（Piroxicam）	36～45	长效，疗效与阿司匹林、吲哚美辛、萘普生相似。不良反应与阿司匹林相似
	美洛昔康（Meloxicam）	20	对COX-2的抑制作用比COX-1高10倍，用于风湿性关节炎、骨关节炎的治疗。不良反应少而轻
	氯诺昔康（Lornoxicam）	3～5	对COX-2的抑制作用和美洛昔康相似，镇痛、抗炎作用强，解热作用弱。镇痛作用与吗啡、曲马多相当。不良反应少而轻
吡唑酮类	保泰松（Phenylbutazone）	50～65	长效，代谢产物可在体内蓄积中毒，抗炎作用强，镇痛作用弱，仅用于强直性脊柱炎。不良反应多，可致肝、肾损害和骨髓发育不良，临床已少用
烷酮类	萘丁美酮（Nabumetone）	24*	是前药，主要用于类风湿关节炎。不良反应少而轻
异丁芬酸类	舒林酸（Sulindac）	18*	是前药，磺基代谢产物有解热、镇痛、抗炎作用，效应强度较阿司匹林强，较吲哚美辛弱。适应证与吲哚美辛相似。肾毒性等较吲哚美辛低
二芳基吡唑类	塞来昔布（Celecoxib）	11	选择性COX-2抑制剂，用于类风湿关节炎、骨关节炎，也可用于牙痛、痛经、术后痛。胃肠道反应轻，有血栓形成倾向的患者慎用，磺胺类过敏患者禁用
二芳基呋喃酮类	罗非昔布（Rofecoxib）	17	选择性COX-2抑制剂，主要用于骨关节炎。胃肠道不良反应较轻
	尼美舒利（Nimesulide）	2～3	选择性COX-2抑制剂，抗炎作用强，用于风湿性关节炎、骨关节炎，也用于腰腿痛、牙痛、痛经。胃肠道不良反应少而轻

注：* 为活性代谢产物的半衰期

（三）其他抗炎药

金诺芬（Auranofin）

金诺芬口服后约25%经胃肠道吸收，40%与红细胞结合，60%与血浆蛋白结合，与血浆蛋白结合后进入关节液。血浆半衰期为 11 ～ 31 天，约60%由尿排出，其余由胃肠道排出。主要用于风湿性关节炎，也可用于非甾体抗炎药疗效不佳或不能耐受的患者。不良反应发生率为 30% ～ 50%，常见的不良反应有恶心、腹泻、腹痛、胃肠不适等。妊娠期妇女、哺乳期妇女、金过敏、坏死性小肠结肠炎、肺纤维化、剥脱性皮炎、骨髓再生障碍、进行性肾病、严重肝病、血凝系统疾病等患者不宜使用。

青霉胺（Penicillamine）

青霉胺口服吸收好，血药浓度达峰时间约为 1h。组织分布广，与蛋白结合后可进入关节滑膜液，其浓度为血浆浓度的 50% ~ 80%，在富含胶原和弹性蛋白组织中的半衰期约为 90h。经肝代谢，由肾排泄。适用于类风湿关节炎、重金属中毒、肝豆状核变性等。常见的不良反应有胃肠道反应，也可见过敏、造血功能障碍等。对本品或青霉素过敏、哺乳期、肾功能不全、粒细胞缺乏症、再生障碍性贫血、肌无力、红斑狼疮等患者禁用。用前应做皮试。

柳氮磺吡啶（Sulfasalazine）

柳氮磺吡啶口服吸收个体差异大，生物利用度为 10% ~ 20%，血药浓度达峰时间为 3 ~ 5h。血浆蛋白结合率约为 95%。$t_{1/2}$ 为 6 ~ 17h。在肝内经乙酰化、羟基化和葡糖醛酸化代谢，代谢产物由尿排出。适用于类风湿关节炎、强直性关节炎、银屑病关节炎、溃疡性结肠炎等。常见的不良反应有上腹不适、头痛、头晕、皮疹、白细胞减少、药热等。对肝、肾功能障碍患者，还可影响精子活力而致男性不育。

第二节　免疫调节药

一、概述

免疫调节药是通过影响机体的免疫应答反应和免疫病理反应来调节机体的免疫功能的药物，可分为免疫抑制药和免疫增强药两类，主要用于免疫排斥反应、免疫性炎症反应、肿瘤等疾病的治疗。

免疫抑制药是一类具有免疫抑制作用的药物，临床主要用于治疗自身免疫性疾病和器官移植排斥反应，包括糖皮质激素、细胞增殖抑制剂、神经钙蛋白抑制剂、抗生素、抗体类、中药有效成分等。糖皮质激素泼尼松、甲泼尼龙等是临床上最早应用的免疫抑制药。细胞增殖抑制剂硫唑嘌呤、环磷酰胺等对淋巴细胞有杀伤作用。上述药物选择性差。环孢素于 20 世纪 70 年代末应用于临床，使免疫抑制药的研究与应用进入了新时代，随后又有他克莫司、西罗莫司等作用强、选择性强的细胞免疫抑制剂及作用于免疫分子的单克隆抗体应用于临床。免疫抑制剂长期应用可降低机体的抗感染能力，易引起细菌、真菌和病毒感染，也可增加肿瘤的发生率，还可导致胎儿畸形和不育，宜采用小剂量多药联合应用。

免疫增强药是指单独或与抗原同时使用时能增强机体免疫应答反应的物质，也称免疫修复药，临床主要用于治疗免疫缺陷病、慢性难治性感染等，也可用于肿瘤的辅助治疗，包括微生物来源药、人或动物免疫系统产物、化学合成药物、真菌多糖类等。

二、常用免疫调节药

（一）免疫抑制剂

环孢素（Cyclosporin）

环孢素属神经钙蛋白抑制剂，又称环孢素 A。

【药动学】口服或静脉注射给药。口服吸收缓慢，不完全，生物利用度为 20% ~ 50%，血药浓度达峰时间为 3 ~ 4h。组织分布广泛，血浆蛋白结合率约为 30%，血液中的淋巴细胞结合率为 4% ~ 9%，血液中的红细胞摄取率约为 50%，血浆中游离型药物浓度约为 5%。在肝经 CYP3A 代谢成 15 种以上代谢产物，$t_{1/2}$ 为 10 ~ 30h。代谢产物主要经胆汁排泄。存在明显的肝肠循环，药动学个体差异大。

【药效学】本品为特异性的胸腺细胞和 T 淋巴细胞抑制剂，主要靶细胞为辅助性 T 淋巴细胞。对 B 淋巴细胞抑制作用弱，可抑制 T 细胞依赖的 B 细胞反应。可通过干扰素的产生间接影响自然杀伤细胞活力。对巨噬细胞的抑制作用不明显。

【临床应用】

1．器官移植排斥反应 适用于肾、心脏、肝、肺等器官移植，防止排斥反应的发生。

2．自身免疫性疾病 适用于其他药物无效的慢性弥漫性结缔组织病、系统性红斑狼疮、银屑病、类风湿关节炎等难治性自身免疫性疾病。

【不良反应】

1．肾毒性 最常见的严重不良反应是肾毒性，多发生在用药后的前 4 个月，发生率为 10% ～ 40%。表现为肾小球滤过率下降，血肌酐和尿素氮水平升高，并呈剂量依赖性，停药后可逐渐恢复。长期大剂量用药可致不可逆的肾小管萎缩、纤维化、微动脉损伤等。

2．肝毒性 常发生于用药早期，多为一过性肝损害。大剂量时可致黄疸、肝酶升高等。

3．高血压 可引起高血压，发生率约为 33%，需用抗高血压药控制。

4．其他 可引起恶心、呕吐、多毛、牙龈增生、胰腺炎、白细胞减少、雷诺病、糖尿病、血尿等，也可致淋巴瘤、皮肤瘤、肝肿瘤等。

【药物相互作用】

1．与氨基糖苷类抗生素、两性霉素 B、吲哚美辛等合用，可增加本品的肾毒性。

2．与大环内酯类抗生素、抗真菌药、维拉帕米、胺碘酮、雄激素或雌激素、西咪替丁等合用，可使本品的血药浓度升高。

3．与抗结核药合用，可使本品的血药浓度降低。

4．与糖皮质激素、环磷酰胺、硫唑嘌呤等合用，可增加感染的危险。

【用法与注意事项】

1．器官移植排斥反应 口服：于移植前 4 ～ 12h 起每日 1 次，14 ～ 17.5mg/kg，维持至术后 1 ～ 2 周，根据血药浓度测定结果调整至每日 5 ～ 10mg/kg 维持量。与其他免疫抑制剂合用初始剂量为每日 3 ～ 6mg/kg，分 2 次服用。静脉给药：只用于不能口服的患者，于移植前 4 ～ 12h 起每日 1 次，5 ～ 6mg/kg，用氯化钠注射液或 5% 葡萄糖注射液稀释至 1∶(20 ～ 100) 缓慢滴注。

2．自身免疫性疾病 初始剂量为每日 2.5 ～ 5mg/kg，分 2 次口服，症状缓解后以最小有效量维持。

3．注意事项

（1）肿瘤、未控制的高血压、肝肾功能不全、免疫缺陷、妊娠期及哺乳期妇女、3 个月内用过甲氨蝶呤等其他免疫抑制剂、对本品过敏等患者禁用。

（2）65 岁以上、高血压、应用抗癫痫药物、活动性感染、嗜酒等患者慎用。

（3）用药期间需监测血药浓度。血药浓度过高可引起肾毒性，过低可出现排斥反应。

（4）应定期监测血象、血压、电解质、肝肾功能等。

他克莫司（Tacrolimus）

他克莫司属神经钙蛋白抑制剂，又称 FK506。

【药动学】口服或静脉给药。口服吸收快，但不完全，生物利用度约为 25%，血药浓度达峰时间为 1 ～ 3h，食物影响其吸收。组织分布广，血浆蛋白结合率约为 99%。主要在肝经 CYP3A 代谢，在成人肝移植和肾移植患者半衰期分别为 12.4h 和 15.6h。代谢产物主要经胆汁排泄。

【药效学】本品为强效新型免疫抑制剂，药理作用与环孢素相似。主要是通过抑制白介素 -2 的释放，阻止 T 淋巴细胞的活化。对 T 淋巴细胞活性的抑制能力是环孢素的 10 ～ 100 倍。

【临床应用】适用于肝、心脏、肾、胰腺等器官移植的排斥反应，疗效均较好。也可用于风湿性关节炎、肾病综合征等自身免疫性疾病。

【不良反应】本品的不良反应与环孢素相似。与环孢素相比，肾毒性和神经毒性的发生率高，多毛的发生率低。还可出现胃肠道反应、代谢异常、高脂血症等不良反应，减小给药剂量后可缓解。

【药物相互作用】

1．与可的松、雄激素或雌激素、红霉素、酮康唑、奥美拉唑、维拉帕米、麦角胺等CYP3A4抑制剂和P糖蛋白转运抑制剂合用，可使本品的血药浓度升高，不良反应增加。

2．与苯巴比妥、苯妥英钠、异烟肼、卡马西平、利福平等CYP3A4诱导剂合用，可使本品血药浓度降低，疗效下降。

3．与口服降糖药或口服抗凝血药合用，可使本品血浆中游离型药物浓度升高，不良反应增加。

4．与钾制剂或留钾利尿药合用，可使血钾升高。

【用法与注意事项】

1．肝移植排斥反应　口服起始剂量为每日0.1～0.2mg/kg，分2次给药，于术后6h服用。静脉给药的起始剂量为每日0.01～0.05mg/kg。

2．其他器官移植排斥反应　口服起始剂量为每日0.15～0.3mg/kg，分2次给药，于术后24h服用。静脉给药的起始剂量为每日0.05～0.1mg/kg。

3．注意事项

（1）妊娠期及哺乳期妇女禁用。

（2）与环孢素合用，可增加肾毒性，避免合用。

（3）与强碱性药物合用，本品可被分解。

（4）本品可被聚氯乙烯吸附，输液用具应选用聚乙烯材料制品。

（5）用药过程中应监测血压、心电图、视力、血糖、血钾、肝肾功能等。

（6）空腹或餐前1h或餐后2～3h服用，脂肪饮食可明显降低本品的生物利用度。

（7）避免与留钾利尿药和有肾毒性的药物合用。

西罗莫司（Sirolimus）

西罗莫司属大环内酯类抗生素类免疫抑制剂，又称雷帕霉素（Rapamycin）。

【药动学】口服吸收快、不完全，生物利用度为15%～27%，血药浓度达峰时间约为1.4h。组织分布广，血浆蛋白结合率约为40%。在肝经CYP3A4代谢成7种代谢产物，部分代谢产物有较弱的免疫抑制作用，多剂量给药后半衰期约为62h。主要经粪便排泄。

【药效学】本品为T淋巴细胞增殖和活化抑制剂，也可抑制B淋巴细胞的增殖和抗体的生成，还可抑制成纤维细胞、内皮细胞、肝细胞和平滑肌细胞增生。

【临床应用】防止器官移植排斥反应，常与环孢素和糖皮质激素联合应用。也可用于血管支架涂层，防止动脉血管支架置入后再狭窄的发生。

【不良反应】常见的不良反应有恶心、呕吐、食欲缺乏、腹泻等消化道反应，也可致高胆固醇及高三酰甘油血症、贫血、血小板减少、血钾紊乱等，还可诱发肿瘤。

【药物相互作用】

1．与环孢素、西咪替丁、红霉素、克霉唑等抗真菌药、维拉帕米等钙通道阻滞药、葡萄柚汁等经CYP3A4代谢的药物或CYP3A4抑制剂合用，可使本品血药浓度升高，不良反应发生率增加。

2．与苯巴比妥、苯妥英钠、卡马西平、利福平等CYP3A4诱导剂合用，可使本品血药浓度降低，疗效下降。

3．与他克莫司合用，本品的肾毒性加重。

【用法与注意事项】

1．采用环孢素加泼尼松加本品的三联治疗方案时，本品的首次口服剂量为 6mg，随后的维持剂量为每日 2mg，肝功能不全患者的维持剂量应减少 1/3。

2．注意事项

（1）建议高脂血症患者不使用本品。

（2）本品口服液应避光保存。

（3）可减弱疫苗的效价，使用本品期间应避免使用减毒活疫苗。

吗替麦考酚酯（Mycophenolate Mofetil）

吗替麦考酚酯是一种抗真菌抗生素的半合成衍生物，又称霉酚酸酯。口服吸收快，生物利用度约为 94%，食物影响其吸收，存在明显的肝肠循环。在药物代谢酶的作用下转化为活性产物霉酚酸。霉酚酸的蛋白结合率约为 97%，$t_{1/2}$ 为 16～17h。霉酚酸进一步代谢后从尿中排出。主要用于肾、肝、心脏等器官移植，能显著减少急性排斥反应的发生。对银屑病及类风湿关节炎疗效较好，对系统性红斑狼疮、血管炎、重症 IgA 肾病也有一定疗效。可与环孢素和肾上腺皮质激素同时应用。常见的不良反应有恶心、呕吐、腹泻、腹痛等胃肠道反应，通过调整剂量即可减轻。无明显的肝、肾毒性。对本品或其代谢产物霉酚酸过敏者禁用。

来氟米特（Leflunomide）

来氟米特属异噁唑类免疫抑制药。口服吸收快，生物利用度约为 80%。在胃肠道与肝中迅速转化为活性产物 A_{771726}。A_{771726} 血药浓度达峰时间为 6～12h。A_{771726} 主要分布于肝、肾和皮肤，脑组织分布较少，血浆蛋白结合率约为 99%，稳态分布容积为 0.13L/kg。A_{771726} 在体内进一步代谢后经肾与胆汁排泄，$t_{1/2}$ 约为 10 天。用于治疗风湿性关节炎、器官移植排斥反应及其他自身免疫性疾病。不良反应较少，主要有腹泻、瘙痒、可逆性转氨酶（ALT 和 AST）升高、脱发、皮疹等。A_{771726} 半衰期长，可引起蓄积中毒。对本品或其代谢产物过敏者、严重肝损害患者、妊娠期妇女及哺乳期妇女禁用。

其他免疫抑制剂

免疫抑制剂除上述药物外还有糖皮质激素、细胞增殖抑制剂、抗体类、中药有效成分等。糖皮质激素见本章第一节。其余各类药物的特点见表 22-3。

表22-3　其他免疫抑制剂的特点

分类	药物	半衰期（h）	主要特点
细胞增殖抑制剂	硫唑嘌呤（Azathioprine）	3～4*	中间代谢产物6-巯基嘌呤发挥作用，无选择性。用于肾移植和自身免疫性疾病。可致骨髓抑制、肝损害、感染发生率增加等
	环磷酰胺（Cyclophosphamide）	4～6.5	代谢产物磷酰胺氮芥发挥作用，无选择性。用于器官移植和自身免疫性疾病。可致骨髓抑制、胃肠道反应、脱发等
抗体类	巴利昔单抗（Basiliximab）	96～240	长效，用于肾移植后的急性排斥反应，常与环孢素、糖皮质激素联合应用。可致恶心、尿路水肿、高血压等
	达克珠单抗（Daclizumab）	480	长效，临床应用与巴利昔单抗相同。常见的不良反应为消化道反应，其他与环孢素等相似
中药有效成分	雷公藤总苷（tripterygium glucosides）	—	主要用于类风湿关节炎、红斑狼疮等自身免疫性疾病，外用于银屑病。常见的不良反应为消化道反应，一般可耐受

注：*为活性代谢产物的半衰期；—为无明确半衰期

（二）免疫增强药

卡介苗（Bacillus Calmette-Guerin Vaccine，BCG）

卡介苗属微生物来源的非特异性免疫增强剂，是结核分枝杆菌的减毒活菌苗。

【药效学】本品初次进入机体，经巨噬细胞加工，将其抗原呈递给免疫活性细胞，使 T 淋巴细胞分化增殖，形成致敏淋巴细胞。当机体再遇到结核分枝杆菌时，巨噬细胞和致敏淋巴细胞被激活，执行免疫功能。本品接种后 4 ～ 8 周才产生免疫力，免疫力可维持 3 ～ 4 年。 本品有免疫佐剂作用，能增强与其合用的抗原的免疫原性，使诱导的免疫应答反应加速，提高体液免疫和细胞免疫水平。能刺激巨噬细胞、T 细胞、B 细胞、杀伤细胞、自然杀伤细胞等多种免疫细胞的活性，使机体的非特异性免疫增强。

【临床应用】用于预防结核病，也可用于白血病、黑色素瘤、肺癌等肿瘤的辅助治疗，还可用于膀胱癌术后的灌洗。本品灭活疫苗可用于小儿哮喘性支气管炎的治疗、小儿感冒的预防等。

【不良反应】

1．可致注射部位红肿、硬结、溃疡、过敏等，也可出现寒战、高热、全身不适等不良反应。

2．肿瘤内注射偶可见过敏性休克，严重者可致死亡。剂量过大可使免疫力降低，甚至可致肿瘤生长。

【药物相互作用】

1．与环孢素、西罗莫司、他克莫司等免疫抑制剂合用，可导致严重的感染。

2．与茶碱合用，可使后者半衰期延长。

【用法与注意事项】

1．肿瘤的辅助治疗

（1）皮肤划痕法：在四肢皮肤上纵横划痕各 10 条，成方块状，每条长 5cm，以刺破表皮微出血为度，向划痕处接种本品 1 ～ 2ml（每 ml 75mg 活菌），每周 1 ～ 2 次，10 ～ 20 周为 1 个疗程。

（2）皮内针刺：用无菌注射器作 20 点、40 点或 60 点针刺，接种本品于四肢。

（3）肿瘤内注射：将本品注射于肿瘤结节内，多用于恶性黑色素瘤，剂量为 0.05 ～ 0.15ml 悬液。

（4）口服：每周 75 ～ 150mg，分 1 ～ 2 次服用，1 个月后改为每周或每 2 周 1 次，第 3 个月后改为每个月 1 次，疗程 1 年以上。

（5）胸腔内注射：适用于肺癌手术，于术后 3 ～ 5 天自胸腔引流管注入 1×10^7 个本品活菌。

2．预防结核病　根据接种对象的不同可采用口服法、皮肤划痕法、皮内注射法，接种 2 ～ 3 个月后进行结核菌素试验，阴性者需补种，每 3 ～ 4 年补种 1 次。

3．小儿哮喘性支气管炎、小儿感冒的预防　采用灭活疫苗皮肤划痕法。

4．注意事项

（1）活动性结核病患者禁用。

（2）结核菌素试验强阳性者慎用。

（3）皮内针刺时避免注射到皮下，以免引起严重深部脓肿。

（4）使用本品活疫苗时，禁止日光照射，并使用专用注射器。

干扰素（Interferon，IFN）

干扰素属人或动物免疫系统产物，是一族可诱导的分泌糖蛋白，根据其来源不同分为 IFN-α、IFN-β 和 IFN-γ 三类。目前可通过 DNA 重组技术生产重组人干扰素。

【药动学】口服不吸收。肌内或皮下注射 IFN-α 吸收 80% 以上，而 IFN-β 和 IFN-γ 吸收率均较低，IFN-γ 吸收不稳定，血药浓度达峰时间为 4 ～ 8h。IFN-γ 全身给药后分布到脑脊液、脑、眼、呼吸道分泌物等中，IFN-α 和 IFN-β 不易通过血 - 脑脊液屏障。主要在肝和肾代谢，IFN-α 半衰期约为 2h，IFN-β 约为 1h，IFN-γ 约为 0.5h。

【药效学】本品具有抗病毒、抗肿瘤、免疫调节作用。IFN-α 和 IFN-β 的抗病毒作用强，IFN-γ 的免疫调节作用强。IFN-α 和 IFN-β 有共同的受体，两者间无协同作用，两者分别与 IFN-γ 有协同作用。

【临床应用】适用于疱疹性角膜炎、带状疱疹性皮肤疾病、慢性乙型肝炎等病毒感染性疾病。对成骨肉瘤疗效好，对多发性骨髓瘤、乳腺癌、肝癌、黑色素瘤、白血病等肿瘤也有一定的辅助疗效。

【不良反应】常见的不良反应有发热、疲乏、恶心、头晕、精神紊乱、流感样症状等。大剂量给药可引起可逆性的血小板和白细胞减少。约 5% 的患者使用本品后产生抗 IFN 抗体。

【药物相互作用】

1．本品可抑制肝多种 CYP450 酶的活性，与地西泮、茶碱、西咪替丁、华法林等药物合用，可使本品和后者的血药浓度增高，不良反应增加。

2．与泼尼松或其他皮质激素合用，可使本品的生物活性降低。

【用法与注意事项】

1．IFN-α_{1b}　肌内或皮下注射 30 ~ 50μg，慢性肝炎隔日 1 次，肿瘤每日 1 次。

2．IFN-α_{2a} 和 IFN-α_{2b}　皮下注射 500 万 IU，每周 3 次，6 个月为 1 个疗程，适于慢性活动性乙型肝炎的治疗；肌内或皮下注射 300 万 IU，根据患者的耐受性每日 1 次或每周 3 次，适于多毛细胞白血病的治疗。

3．本品的不同制剂用法不同，使用时应仔细阅读说明书。

4．注意事项

（1）严重心、肝、肾功能不良及骨髓抑制患者禁用。

（2）妊娠期及哺乳期妇女慎用。

（3）如出现冻干制剂萎缩、变色，液体制剂混浊、有异物或有不溶性沉淀等均不宜使用。

白介素 -2（Interleukin-2，IL-2）

白介素 -2 属人或动物免疫系统产物，又称 T 细胞生长因子，是活化的辅助性 T 淋巴细胞和巨噬细胞分泌的一种糖蛋白，分子量为 15500。目前可应用基因工程技术生产重组人白介素 -2。

【药动学】静脉给药后主要分布在肝、肾、脾、肺等组织中。在肾经组织蛋白酶 D 分解代谢，$t_{1/2}$ 约为 1.4h。肌内和皮下注射的血浆峰浓度是静脉注射的 1/100 ~ 1/10。

【药效学】IL-2 和 IL-2 受体结合后发挥广泛的免疫增强和调节作用，主要促进 T 淋巴细胞的增殖和分化；诱导 B 淋巴细胞增殖、分化和抗体产生；激活巨噬细胞，增强自然杀伤细胞和淋巴因子活化的杀伤细胞的活性；诱导干扰素等细胞因子的产生。

【临床应用】本品适用于肾细胞癌、黑色素瘤、霍奇金淋巴瘤等，可减小肿瘤体积，延长患者的生存时间。也可用于免疫缺陷症（艾滋病），如与抗艾滋病药合用治疗艾滋病。还可用于细菌、真菌、病毒等感染，如慢性活动性乙型肝炎、麻风、肺结核、念珠菌病等。

【不良反应】主要有发热、寒战、乏力、恶心、呕吐、腹泻、皮疹等。大剂量给药可引起血压升高、肺水肿、肾损害、骨髓抑制、血液系统反应、神经系统反应等。

【药物相互作用】

1．本品的 5% 葡萄糖溶液中加入 2% 白蛋白，可保持本品的活性，并能降低毒性。

2．与吲哚美辛合用，可致严重的体重增加、少尿和氮质血症。

3．与皮质激素类药物合用，可使本品引起的发热、呼吸困难、皮肤瘙痒、精神错乱等症状缓解，但也可致本品的抗癌活性下降。

4．本品可抑制肝 CYP450 酶活性，与某些药物合用，可使合用药物消除速率减慢，半衰期延长。

【用法与注意事项】

1．皮下注射　本品 20 万～ 40 万 U/m² 加入 2ml 注射用水混匀后皮下注射，每日 1 次，每周连续 4 次，4 周为 1 个疗程。

2．肌内注射　慢性乙型肝炎的治疗，每次 20 万 U，隔日 1 次。

3．静脉滴注　本品 20 万～ 40 万 U/m² 加入 500ml 注射用生理盐水混匀后静脉滴注，每日 1 次，每周连续 4 次，4 周为 1 个疗程。艾滋病的治疗，每次 250 万 U，每日 1 次，每周连续 5 次，4 ～ 8 周为 1 个疗程。

4．肿瘤内或肿瘤周围注射　本品 10 万～ 30 万 U 加入 3 ～ 5ml 注射用生理盐水混匀后多点注射，每周 2 次，2 周为 1 个疗程。

5．腔内注射　本品 40 万～ 50 万 U/m² 加入 20ml 注射用生理盐水，每周 1 ～ 2 次，3 ～ 4 周为 1 个疗程。

6．注意事项

（1）对本品过敏、癫痫、严重低血压、心肾功能不全、高热、妊娠期妇女及哺乳期妇女等禁用。

（2）应在化疗停止后 24h 开始使用本品。

（3）使用本品过程中应定期检测血象。

（4）本品的制剂应在 2 ～ 8℃保存。

其他免疫增强剂

免疫增强剂除上述两类外还有化学合成药物、真菌多糖类、中药有效成分等。其他各类药物的特点见表 22-4。

表22-4　其他免疫增强剂的特点

分类	药物	半衰期（h）	主要特点
化学合成药	左旋咪唑（Levamisole）	4	用于免疫功能低下者的免疫功能恢复，也可与抗肿瘤药合用治疗肿瘤，还可用于类风湿关节炎等自身免疫性疾病。可引起消化道反应等
	异丙肌苷（Isoprinosine）	1	用于急性脑膜炎、带状疱疹等病毒感染、某些自身免疫性疾病，也可用于肿瘤辅助治疗，改善艾滋病患者的免疫功能。不良反应少，较安全
真菌多糖类	香菇多糖（Lentinan）	—	提高患者的免疫功能，减轻放化疗不良反应。用于慢性白血病、胃癌等肿瘤的辅助治疗，也可用于乙型肝炎的治疗。不良反应少，较安全
	云芝多糖K（Krestin）	4	用于慢性肝炎的治疗，也可用于肿瘤的辅助治疗。能改善消化道癌、肺癌等的临床症状，可预防肺癌、食管癌手术后复发。不良反应少，较安全
中药有效成分	人参多糖（ginseng polysaccharide）	—	用于肿瘤的辅助治疗，能减轻放化疗的不良反应。可引起局部红肿
	白芍总苷（Total Glucosides of Paeony）	—	用于改善类风湿关节炎患者的症状和体征。偶有软便，不需处理，可自行消失

注：—为无明确半衰期

思考题

1．简述非甾体抗炎药的分类及每类的代表药。
2．简述氢化可的松的不良反应。
3．简述阿司匹林的临床应用。
4．何谓水杨酸反应？
5．简述免疫抑制剂的分类及每类的代表药。
6．简述环孢素的临床应用及注意事项。

（曲福军）

第二十三章 抗变态反应药物的临床应用

第一节 概 述

变态反应（allergy）也称超敏反应，是指机体对某些抗原初次应答后，再次接受相同抗原刺激时，发生的一种以机体生理功能紊乱或组织细胞损伤为主的特异性免疫应答。这类疾病具有发作性、反复性、可逆性、特异性、间歇性等共同特征。近几年随着长期的、持续的环境因素和生活方式的改变，变态反应性疾病的患病率迅速增高，已达到某种流行病的发病程度。在各种变态反应性疾病中，以过敏性皮肤病、支气管哮喘、食物药物过敏较为多见。随着感染性疾病的控制和工业化程度的提高，变态反应性疾病在全球的发病率急剧上升。如果不预防、不治疗，在发病数年后会恶化为危及生命的疾病。

1963 年 Gell 和 Coombs 根据免疫损伤机制的不同将变态反应分为四种类型，分别称为 I 型、II 型、III 型、IV 型变态反应。这四种变态反应均伴有炎症反应和组织损伤。I 型、II 型、III 型为抗体参加的反应，IV 型为致敏 T 细胞介导的免疫反应。各型变态反应的特点和常见临床疾病见表 23-1。

表23-1 变态反应的分类及常见临床疾病

类型	反应成分	靶部位	常见临床疾病
I 型（速发型）	IgE	皮肤、呼吸道	支气管哮喘、过敏性鼻炎
	IgG4	肠道、胃	药物过敏症、食物过敏症
II 型（细胞毒型）	IgM	红细胞、白细胞	溶血性贫血、血小板减少性紫癜
	IgG	血小板	粒细胞减少症、输血反应、肺及肾综合征
III 型（免疫复合物型）	IgG	细胞核、肾、关节、血管	系统性红斑狼疮、慢性肾小球肾炎、类风湿关节炎、血管炎
IV 型（迟发型）	T细胞	皮肤、中枢神经系统、甲状腺、肾	接触性皮炎、结核病、甲状腺炎、移植排斥反应、变态反应性脑脊髓膜炎

一、I 型变态反应

I 型变态反应即速发型过敏反应，是指致敏的机体再次接触抗原时引起的在数分钟至数小时内以出现急性炎症为特点的反应。机体受到变应原刺激后，产生相当量的 IgE 抗体。IgE 具有亲细胞的特性，通过 Fc 段结合在组织中的肥大细胞和血流中的嗜碱性粒细胞表面，结合后的 IgE 比较稳定，此时，机体处于致敏状态。当同种变应原再次进入时，与肥大细胞或嗜碱性粒细胞表面的 IgE 结合，单个变应原分子可与至少 2 个相邻的 IgE 分子结合，联结成桥状的变应原 -IgE 复合物。形成的复合物启动两个平行发生的过程：脱颗粒与合成新的介质。①肥大细胞与嗜碱性粒细胞产生脱颗粒变化，从颗粒中释放出许多活性介质，如组胺、蛋白水解酶、肝素、趋化因子等；②同时细胞膜磷脂降解，释放出花生四烯酸，它以两条途径代谢，分别合成前列腺素、血栓素 A2 和白三烯、血小板活化因子。这些活性介质作用于相应的组织器官，引起毛细血管扩张、血管壁通透性增加、平滑肌收缩、腺体分泌增多等。因此临床上常表现为荨麻疹（皮肤）、哮喘、过敏性鼻炎（呼吸道）、恶心呕吐、腹痛腹泻（消化道）及过敏性休克等症状。

二、Ⅱ型变态反应

Ⅱ型变态反应即细胞毒型，是由 IgG 或 IgM 类抗体与靶细胞表面相应抗原结合后，在补体、吞噬细胞和自然杀伤细胞作用下，引起的以细胞溶解或组织损伤为主的病理性免疫反应。主要通过四种不同的途径杀伤靶细胞。

1．抗体和补体介导的细胞溶解 IgG/IgM 类抗体同靶细胞上的抗原特异性结合后，经过经典途径激活补体系统，最后形成膜攻击单位，引起膜损伤，从而使靶细胞溶解死亡。

2．炎症细胞的募集和活化 补体活化产生的过敏毒素 C3a、C5a 对中性粒细胞和单核细胞具有趋化作用。这两类细胞的表面有 IgG Fc 受体，故 IgG 与之结合并激活它们，活化的中性粒细胞和单核细胞产生水解酶和细胞因子等，从而引起细胞或组织损伤。

3．免疫调理作用 与靶细胞表面抗原结合的 IgG 抗体 Fc 片段同巨噬细胞表面的 Fc 受体结合，C3b 促进巨噬细胞对靶细胞的吞噬作用。

4．抗体依赖细胞介导的细胞毒作用 靶细胞表面所结合的抗体的 Fc 段与自然杀伤细胞、中性粒细胞、单核巨噬细胞上的 Fc 受体结合，使它们活化，发挥细胞外非吞噬杀伤作用，使靶细胞破坏。

Ⅱ型变态反应最常累及的是红细胞，如自身免疫性溶血性贫血、新生儿溶血；其次为粒细胞 / 血小板，如氨基比林引起的粒细胞减少症等。常见临床反应包括：①紫癜（血小板减少所致者）；②大疱性药疹；③非皮肤反应，如溶血性贫血、白细胞减少症及血小板减少症等。

三、Ⅲ型变态反应

Ⅲ型变态反应即免疫复合物型，又称血管炎型超敏反应。是由中等大小可溶性免疫复合物沉积于局部或全身毛细血管基膜后，通过激活补体和在血小板及嗜碱性、中性粒细胞作用下，引起的以充血水肿、局部坏死和中性粒细胞浸润为主要特征的炎症反应和组织损伤。根据免疫损伤的特征一般可分为两种类型：一种为局部形成的免疫复合物所致的炎症损伤，即阿瑟反应，主要是由于免疫复合物沉积在局部血管壁上，引起免疫复合物介导的血管炎。另一种为循环免疫复合物所致的疾病，也称血清病，是指免疫复合物随血流沉淀在非免疫系统的各器官组织引起的组织损伤。

其主要特点是：游离抗原与相应抗体结合形成免疫复合物，若免疫复合物不能被及时清除，即可在局部沉积，通过激活补体，并在血小板、中性粒细胞及其他细胞参与下，引发一系列连锁反应而致组织损伤。沉积的免疫复合物可激活补体系统，产生膜攻击复合物和过敏毒素（C3a、C5a）。膜攻击复合物可导致局部组织损伤；过敏毒素可刺激肥大细胞和嗜碱性粒细胞释放组胺、血小板活化因子等生物活性介质，使局部血管通透性增高，导致渗出性炎症反应，并促进中性粒细胞在复合物沉积部位聚集。局部聚集的中性粒细胞，在吞噬免疫复合物过程中，可通过释放蛋白水解酶、胶原酶、弹性纤维酶和碱性蛋白等，使血管基膜和周围组织细胞发生损伤。免疫复合物和 C3b 同样也可使血小板活化，产生 5-HT 等血管活性胺类物质，导致血管扩张，通透性增强，引起充血和水肿。同时可使血小板聚集并通过凝血机制形成微血栓，造成局部组织缺血进而出血，从而加重局部组织细胞的损伤。常见临床疾病如系统性红斑狼疮、链球菌感染后肾小球肾炎、类风湿关节炎等。

四、Ⅳ型变态反应

与上述由特异性抗体介导的三型变态反应不同，Ⅳ型是由特异性致敏效应 T 细胞介导的。效应 T 细胞与相应抗原作用后，引起以单核细胞浸润和组织细胞损伤为主要特征的炎症反应。此型变态反应发生较慢，当机体再次接受相同抗原刺激后，通常需经 24 ～ 72h 后才可出现炎症反应。因此，又称迟发型变态反应。机体的 T 淋巴细胞与进入体内的抗原初次接触之后即开始分化、繁殖，最后形成免疫效应淋巴细胞——致敏淋巴细胞，此时机体即被致敏。当再次接触该抗原时，致敏淋巴细胞即与抗原发生反应，释放一种或几种淋巴细胞介质，如巨噬细胞趋化因子、迁移抑制因子和激活因子、淋巴毒素、皮肤反应因子、干扰素及转移因子等。由于这些介质的作用，吞噬细胞在反应部位集聚，吞噬抗原或含有抗原的靶细胞，于是产生以淋巴细胞和巨噬细胞浸润为主的炎症反应。皮肤反应因子则使血管通透性增加，导致组织水肿。常见临床反应包括：①变应性接触性皮炎，由接触各种外用药及其他简单化学物质引起；②湿疹型反应，由药物口服或注射引起；③发疹型反应；④斑丘疹型反应。

第二节   常用抗变态反应药

变态反应涉及的范围较广，目前对各型变态反应性疾病尚无专一有效的药物。因此，对变态反应的治疗原则主要是纠正免疫失调和抑制变态反应引起的炎症反应。针对抗炎和免疫抑制药物，本书其他章节已经介绍。本节重点介绍用于控制速发型变态反应的药物，即抗过敏药。临床上常用的药物主要分为：抗组胺药，抗白三烯及其他介质药，过敏反应介质阻滞剂（也称为肥大细胞膜稳定剂）及其他抗过敏药如免疫抑制剂、钙剂四类。

一、抗组胺药

组胺（histamine）是广泛存在于生物体内的自体活性物质，也是引起 Ⅰ 型变态反应性疾病的主要炎症介质。组胺与靶细胞膜上的组胺受体结合，产生强大的生物效应。组胺受体分为 H_1、H_2 和 H_3 受体三种亚型。H_1 受体主要分布在支气管平滑肌、心房、房室结和皮肤黏膜的血管平滑肌，激活 H_1 受体可引起血管扩张、支气管和胃肠道平滑肌兴奋、促进腺体分泌等生理效应；H_2 受体主要分布在胃肠黏膜、胃壁细胞和血管平滑肌，兴奋导致胃酸分泌增加，部分血管扩张、心率增加；H_3 受体分布在中枢和外周神经末梢的突触前膜，参与组胺合成与释放的负反馈调节，主要发挥抑制组胺合成和释放的作用。组胺本身的临床应用少，但组胺受体阻断药有重要的临床用途。根据对受体的选择性不同，将抗组胺药分为三类：①H_1 受体阻断药，是治疗皮肤、黏膜变态反应性疾病的主要药物；②H_2 受体阻断药，可减少胃酸分泌，是治疗消化性溃疡的重要药物；③H_3 受体阻断药，目前主要作为实验研究的工具药物。本章重点介绍 H_1 受体阻断药。

从 1937 年抗组胺药开始应用于临床，目前已有三代产品问世。20 世纪 80 年代以前为第一代：如苯海拉明、异丙嗪、氯苯那敏、赛庚啶、布可立嗪等。20 世纪 80 年代以后出现第二代：如阿司咪唑（Astemizole）、特非那定（Terfenadine）、氯雷他定（Loratadine）、阿伐斯汀（Acrivastine）、西替利嗪（Cetirizine）等。目前又出现了第三代抗组胺药物，如非索非那定（Fexofenadine）、地氯雷他定（Desloratadine）、诺阿司咪唑（Nomstemizole）、左西替利嗪等。第一代抗组胺药物具有明显的中枢神经抑制作用，所以具有镇静作用和抗胆碱能作用，表现为镇静、嗜睡。第二代和第三代药物对 H_1 受体的选择性阻断作用强于第一代，故无镇静作用。有的第二代药物同时有抑制白三烯、血小板活化因子、缓激肽等其他炎症介质的作用。第三代和第二代比较，除保留了第二代抗组胺药的特点，明显降低了药物对心脏的毒性。

（一）第一代 H_1 受体阻断药

常见药物见表 23-2。

表23-2　常用第一代H_1受体阻断药的比较

药物	持续时间（h）	镇静催眠	防晕止吐	主要应用	单次剂量（mg）
乙醇胺类					
苯海拉明	4～6	+++	++	皮肤黏膜过敏、晕动病	25～50
茶苯海明	4～6	+++	+++	晕动病	25～50
吩噻嗪类					
异丙嗪	4～6	+++	++	皮肤黏膜过敏、晕动病	12.5～50
乙二胺类					
曲吡那敏	4～6	++		皮肤黏膜过敏	25～50
烷基胺类					
氯苯那敏	4～6	+		皮肤黏膜过敏	4

【药动学】H_1 受体阻断剂口服或注射均易吸收，大部分在肝代谢，代谢物从肾排出，药物以原型经肾排泄的甚少。口服后多数在 15～30min 起效，1～2h 作用达高峰，一般持续 4～6h。咪唑斯汀的 $t_{1/2}$ 长于 24h。阿司咪唑口服后达峰时间为 2～4h，排泄缓慢。由于其去甲基代谢产物仍具有 H_1 受体阻断活性，且存在肝肠循环，故其 $t_{1/2}$ 可长达 10 天以上。

【药效学】

1．H_1 受体阻断作用　可完全对抗组胺引起的支气管、胃肠道平滑肌的收缩作用。小剂量的组胺即可引起豚鼠因呼吸窒息而死亡，如事先给 H_1 受体阻断药，可使豚鼠耐受数倍甚至千倍以上致死量的组胺。对豚鼠以支气管痉挛为主要症状的过敏性休克也具有保护作用，但对人的过敏性休克无保护效果，可能与人过敏性休克的发病还有其他多种介质参与有关。对组胺直接引起的局部毛细血管扩张和通透性增加（水肿）有很强的抑制作用，但对血管扩张和血压降低等全身作用仅有部分对抗作用。对后者，需同时应用 H_1 和 H_2 受体两种阻断药才能完全对抗。

2．中枢抑制作用　此类药物多数可通过血脑屏障，可有不同程度的中枢抑制作用，尤以苯海拉明和异丙嗪为甚，表现为镇静、嗜睡。中枢抑制作用产生的原因，可能是中枢 H_1 受体被阻断，拮抗了脑内源性组胺介导的觉醒反应。

3．其他　苯海拉明、异丙嗪等具有阿托品样抗胆碱能作用，止吐和防晕作用较强。咪唑斯汀对鼻塞尚具有显著疗效。

【临床应用】

1．皮肤黏膜变态反应性疾病　H_1 受体阻断药对荨麻疹、过敏性鼻炎等疗效较好，可作为首选药物，现多用第二代 H_1 受体阻断药。对昆虫咬伤所致的皮肤瘙痒和水肿亦有良效。对血清病、药疹和接触性皮炎也有一定疗效。对支气管哮喘疗效差，对过敏性休克无效。

2．防晕止吐　用于晕动病、放射病等引起的呕吐，常用苯海拉明和异丙嗪。

3．其他　某些具有明显镇静作用的 H_1 受体阻断药如异丙嗪可与其他药物如平喘药氨茶碱配伍使用，以对抗氨茶碱中枢兴奋、失眠的副作用，同时也对气道炎症有一定的治疗效果。

【不良反应】镇静、嗜睡、全身乏力、头昏、注意力不集中，少数药物还可导致心动过速、瞳孔散大、黏膜干燥、排尿困难、胃肠道反应、肝肾功能损害、贫血等。

【药物相互作用】避免与抗胆碱能药（如阿托品）、三环类抗抑郁药（如阿米替林）同用，否则可出现口渴、便秘、排尿困难、心动过缓、青光眼症状加重、记忆功能障碍等副作用。

【用法与注意事项】

1. 高空作业者、驾驶员、机械操作人员禁用或慎用。

2. 应用此类药物剂量不要过大，否则可出现中枢神经系统抑制症状，尽可能避免与复方感冒制剂同时使用，因为许多复方感冒制剂中含有氯苯那敏等抗组胺药。

3. 避免与对中枢神经系统有抑制作用的饮料（如酒）、镇静催眠抗惊厥药（如地西泮）、抗精神失常药（如氯丙嗪）同用，否则有可能引起头昏、全身乏力、运动失调、视物模糊、复视等中枢神经过度抑制症状。儿童、老年人、体弱者更易发生。

4. 妊娠期妇女和儿童禁用去氯羟嗪等。

5. 新生儿、早产儿、妊娠期妇女及哺乳期妇女禁用苯海拉明。

6. 老年人及合并有心脏疾患者慎用异丙嗪。儿童患者可选用较安全的氯苯那敏和苯海拉明。

（二）第二代 H_1 受体阻断药

特非那定（Terfenadine）

【药动学】本品胃肠吸收良好，血浆浓度在 1 ~ 2h 达高峰。不能通过血脑屏障，在体内可形成活性代谢物。消除 $t_{1/2}$ 为 4 ~ 5h，但其作用维持时间可达 12h 以上，这可能与其在体内形成活性代谢物有关。60% 随粪便排泄，40% 随尿液排出。

【药效学】为外周性 H_1 受体阻断药，它的 H_1 受体阻断作用主要表现于呼吸道、肠道及皮肤等外周组织细胞，但特非那定本身或其代谢产物对中枢神经细胞的 H_1 受体均无明显阻断作用。

【临床应用】用于季节性和非季节性过敏性鼻炎、荨麻疹及花粉症的治疗。

【不良反应】可引起胃部不适如恶心、呕吐、食欲增加等。尚有其他改变如口干、鼻干、咽干、咽痛、咳嗽、皮肤潮红、瘙痒、皮疹等。

【药物相互作用】禁忌与三唑类抗真菌药（如酮康唑、伊曲康唑等）、某些大环内酯类抗生素（如克拉霉素、红霉素、竹桃霉素等）以及严重损伤肝功能的其他药物合用。

【用法与注意事项】口服，12 岁以上者，1 次 60mg，1 日 2 次；6 ~ 12 岁儿童，1 次 30mg，1 日 2 次。

1. 有心脏病及电解质异常（如低钙、低钾、低镁）及甲状腺功能低下的患者慎用。

2. 服用某些抗心律失常药及精神类药物的患者慎用。

3. 司机及机器操作者慎用。

阿司咪唑（Astemizole）

【药动学】血浆达峰时间为 2 ~ 4h，消除 $t_{1/2}$ 为 20h。在肝内可形成去甲基活性代谢物。该代谢物的消除 $t_{1/2}$ 约为 20 天，故其活性代谢物的稳态浓度需 12 周才能达到。血液透析不能清除。

【药效学】本品为强效和长效 H_1 受体阻断剂。由于它不易通过血脑屏障，因此不具有中枢镇静作用，也没有抗胆碱能作用。它与组织中释放的组胺竞争效应细胞上的 H_1 受体，从而阻滞过敏作用。

【临床应用】用于过敏性鼻炎、过敏性结膜炎、慢性荨麻疹、皮肤划痕症及其他过敏性症状。

【不良反应】无其他 H_1 受体阻断剂常有的抗胆碱能作用和镇静作用。长期服用可能会因增进食欲的作用而增加体重。过量服用可引起心律失常。

【用法与注意事项】口服，12 岁以上，日服 1 片（10mg）；6 ~ 12 岁儿童，每日 5mg。肝、肾功能不全患者慎用。对本品过敏者禁用。

西替利嗪（Cetirizine）

【药动学】口服 30min 后，血药浓度迅速提高，约 2h 血药浓度达峰值。

【药效学】对 H_1 受体具有长效、高度的选择性，对 H_1 受体的选择性优于其他抗组胺药物如特非那定、氯雷他定、阿司咪唑和氯苯那敏等，具有较强的抗组胺作用。能抑制过敏反应中嗜酸性粒细胞的活化，不易透过血脑屏障，服后无困倦等不良反应。

【临床应用】本品具有较强的抗组胺作用，主要用于各种皮肤过敏症（湿疹、荨麻疹、血管神经性水肿等）、长期性过敏性鼻炎和支气管哮喘发作期的辅助治疗等。

【不良反应】不良反应轻微且为一过性，有困倦、嗜睡、头痛、眩晕、激动、口干及胃肠道不适等。

【用法与注意事项】

1．12 岁以上，1 次 10mg，1 日 1 次，或早晚各服 5mg。肾功能损害者需减量。

2．服用本品时不应饮酒。

3．服药期间不得驾驶车船、从事高空作业、机械作业及操作精密仪器。

氯雷他定（Loratadine）

【药动学】空腹口服迅速被胃肠黏膜吸收。服后 1～3h 起效，8～12h 达最大效应，作用持续达 24h 以上。$t_{1/2}$ 为 28h。

【药效学】为三环类长效、无镇静作用的抗组胺药物，具有选择性对抗外周 H_1 受体的作用。对中枢 H_1 受体的亲和力较低，对乙酰胆碱受体的作用也较低，所以无明显抗胆碱能作用。

【临床应用】本品抗组胺作用强，适用于过敏性鼻炎、急性或慢性荨麻疹及其他过敏性皮肤病的治疗。

【不良反应】常见不良反应有乏力、头痛、嗜睡、口干、皮疹、胃肠道不适，包括恶心、胃炎等。罕见不良反应有脱发、过敏反应、肝功能异常、心动过速及心悸等。

【药物相互作用】同时服用酮康唑、大环内酯类抗生素、西咪替丁、茶碱等药物，会提高氯雷他定在血浆中的浓度，应慎用。

【用法与注意事项】

1．12 岁以上，每日 10mg。12 岁以下儿童，体重 > 30kg，1 日 10mg；体重 < 30kg，1 日 5mg。

2．严重肝功能不全的患者应慎用。

3．妊娠期及哺乳期妇女慎用，2 岁以下儿童禁用。

（三）第三代 H_1 受体阻断药

非索非那定（Fexofenadine）

【药动学】口服吸收良好，吸收较为迅速，口服 0.5～1h 出现抗组胺作用，1～3h 血药浓度达峰值，平均为 1.3h。半衰期为 11～15h，平均为 14.4h，蛋白结合率为 60%～70%。疗效可持续 18～24h，因此可每日 1 次给药。吸收后非索非那定和血浆蛋白（α_1 酸性糖蛋白）广泛结合。已证实非索非那定不需通过肝细胞色素 P450 酶系统代谢。本品不透过血脑屏障。

【药效学】直接阻断 H_1 受体。通过抑制黏附分子的表达和趋化因子的活性来减少气道内炎性细胞的聚集和浸润。通过调节细胞膜的稳定性来抑制气道内炎性细胞的释放活性，包括稳定肥大细胞膜来减少组胺、白三烯等炎症介质的产生；通过抑制嗜酸性粒细胞活性来减少气道上皮毒性蛋白和炎性介质的释放。阻断其他炎性介质的活性，如阻断白三烯、血小板活化因子和 5- 羟色胺的作用。增强 β_2 受体激动剂的支气管舒张作用，并可以降低吸入醋甲胆碱引起的气道高反应性，而对气道内的嗜酸性粒细胞没有影响。

【临床应用】有较强的支气管解痉效应，单次口服非索非那定 180mg 可以产生比色甘酸钠气雾剂大 3～5 倍的气道保护效应。连续口服非索非那定 4 周后，哮喘患者在症状评分、支气管解痉剂的用量、肺通气功能指标和气道反应性等方面均有显著改善，同时可以显著改善过敏性鼻炎的临床症状。已成为欧美各国治疗过敏性鼻炎、过敏性皮肤病和过敏性哮喘等过敏性疾病的主要药物。

【不良反应】不通过血脑屏障，因而没有嗜睡和困倦等副作用。常规临床推荐剂量的常见副作用有口干、头晕，偶有头痛和恶心等，停药后可很快消失。由于非索非那定对 H_1 受体有较高的选择性，对 H_2 受体影响很小，因此无抗组胺类抗过敏药物通常的影响胃酸分泌作用，也无抗胆碱能作用和 α_1 受体阻断作用。

【药物相互作用】本品与红霉素或酮康唑合用，可能使本品的血药浓度增加 2 ~ 3 倍，但对红霉素或酮康唑的药动学性质无影响。

【用法与注意事项】用于过敏性鼻炎的临床推荐口服剂量为 120mg，1 日 1 次，或 60mg，每日 2 次；用于皮肤过敏疾病，180mg，1 日 1 次；妊娠期和哺乳期妇女应慎用，FDA 将非索非那定划为妊娠期妇女用药中较不安全的 C 类。对本化合物或活性成分过敏者慎用。

左西替利嗪（Levocetirizine）

【药动学】口服 1h 后的作用较明显，持续时间达 24.4h，服药后 6h 药效达峰值。$t_{1/2}$ 为 7.9h。

【药效学】本品无明显抗胆碱能和抗 5-HT 作用，中枢抑制作用较小。

【临床应用】主要用于治疗呼吸系统、皮肤和眼睛等处的过敏性疾病，如过敏性鼻结膜炎、过敏性皮肤病、过敏性哮喘等。

【不良反应】可出现头痛、嗜睡、口干、疲倦等不良反应。

【用法与注意事项】

1．成人、6 岁及以上儿童每日口服 5mg，空腹或餐中或餐后均可服用。

2．不建议 6 岁以下儿童使用本品。不推荐妊娠期妇女及哺乳期妇女使用本品。

地氯雷他定（Desloratadine）

【药动学】口服吸收较好，约 3h 后达到血药峰浓度，消除半衰期约 27h。血浆蛋白中等程度结合（83% ~ 87%）。

【药效学】为非镇静性的长效第三代抗组胺药，是氯雷他定的活性代谢物，可选择性地阻断外周 H_1 受体，其药理作用与氯雷他定相似，但作用更强，副作用更少。

【临床应用】可用于治疗各类过敏性疾病，包括季节性过敏性鼻炎、过敏性哮喘、过敏性皮肤病，与第一代和第二代抗组胺药物相比，具有作用强、起效快、作用时间长、毒副作用低等优点。

【不良反应】最常见的不良反应为疲倦、口干和头痛。罕有过敏性反应及心悸、转氨酶升高及胆红素增加的报道。

【用法与注意事项】12 岁以上人群每天 5mg；有严重肝、肾功能损害者慎用；可从乳汁分泌，故哺乳期妇女禁用。

二、白三烯受体阻断药

近年来，白三烯被公认为体内的重要炎症介质，在人体的多种疾病中起作用。

扎鲁司特（Zafirlukast）

【药动学】血浆浓度多在口服本药后约 3h 达到峰值。血浆消除半衰期约为 10h。与食物同服，将增加本药生物利用度的差异性，大部分患者（75%）的生物利用度降低，下降幅度可达 40%。扎鲁司特代谢完全，尿排泄量为口服剂量的 10%，粪便排泄量为 89%。血浆蛋白结合率为 99%，主要结合白蛋白。

【临床应用】适用于 12 岁以上人群哮喘的预防或长期治疗。哮喘症状通常在治疗开始后的 1 周内得到改善。此药不是支气管扩张剂，不用于治疗急性哮喘。

【不良反应】可出现较轻微的皮疹。偶见过敏反应，包括荨麻疹和血管神经性水肿（极少）。这些症状可在停药后消失。

【药物相互作用】与华法林合用能导致凝血酶原时间延长约35%，因此在与华法林合用时，应密切监测凝血酶原时间。

【用法与注意事项】

1. 12岁以上人群，起始剂量应是20mg，1日2次，一般维持剂量为20mg，1日2次，剂量逐步增加至1次最大量40mg，每日2次时可能疗效更佳，用药剂量不应超过最大推荐量。

2. 因为食物能降低扎鲁司特的生物利用度，应避免在进食时服用本药。在哮喘的缓解期，仍应按时服用。

孟鲁司特（Montelukast）

【药动学】口服吸收迅速而完全，89%以上与血浆蛋白结合．只有极少量通过血脑屏障。平均血浆半衰期为2.7～5.5h。

【药效学】能有效地抑制LTC4、LTD4和LTE4与CysLT1受体结合所产生的生理效应而无任何受体激动活性。

【临床应用】本品可与其他一些常规用于哮喘的预防和长期治疗及季节性过敏性鼻炎的治疗药物合用。

【用法与注意事项】口服本品治疗急性哮喘发作的疗效尚未确定。因此，不用于治疗急性哮喘发作。虽然在医师的指导下可逐渐减少合并使用的吸入糖皮质激素剂量，但不应用本品突然替代吸入或口服糖皮质激素。服用本品的患者有精神神经事件的报道。接受包括白三烯受体阻断剂在内的抗哮喘药物治疗的患者，在减少全身用糖皮质激素剂量时，极少病例发生以下一项或多项情况：嗜酸性粒细胞增多症、血管性皮疹、肺部症状恶化、心脏并发症和（或）神经病变（有时诊断为Churg-Strauss综合征———一种全身性嗜酸细胞性血管炎）。虽然尚未确定这些情况与白三烯受体阻断剂的因果关系，但在接受本品治疗的患者减少全身糖皮质激素剂量时，建议应加以注意并作适当的监护。

三、肥大细胞膜稳定剂

色甘酸钠（Sodium Cromoglicate）

【药动学】口服仅吸收1%，主要用其微粒粉末吸入给药。约10%达肺深部组织并吸收入血，15min达血药浓度峰值。血浆蛋白结合率为60%～75%。$t_{1/2}$为45～100min。以原型从胆汁和尿排出。

【药效学】色甘酸钠无松弛气管平滑肌的作用，不能对抗组胺、白三烯等过敏介质收缩支气管平滑肌的作用，亦无抗炎作用。对抗原-抗体结合无影响，也不抑制抗体的生成。但能稳定肥大细胞膜，在接触抗原之前用药亦可防止Ⅰ型变态反应所致的哮喘，并可防止运动诱发的哮喘。

【临床应用】主要用于哮喘的预防性治疗。能防止变态反应或运动引起的速发和迟发性哮喘反应。应用2～3天，能降低支气管的高反应性。也可用于过敏性鼻炎、溃疡性结肠炎及其他胃肠道过敏性疾病。

【不良反应】不良反应少见，但少数病例吸入后咽喉部及气管有刺痛感，甚至诱发支气管痉挛。与少量异丙肾上腺素合用可以预防。长期应用无蓄积作用，对主要脏器亦无不良影响。

酮替芬（Ketotifen）

【药动学】口服后，迅速由胃肠道吸收，1h后即可在血中测得药物的原型及其代谢物，3～4h达血浆浓度峰值。一部分经肝代谢，血药浓度缓慢降低，由尿液、粪便及汗液排泄出体外。其抑制变应原激发被动皮肤过敏的作用比色甘酸钠强 6 倍，对抑制变应原攻击后引起的气道阻塞的作用比色甘酸钠强 50 倍。酮替芬除对由 IgE 介导的变态反应有抑制作用外，对由抗原 - 抗体复合物引起的Ⅲ型变态反应，可以缓解中性粒细胞炎症浸润，故对血管炎及周围血管炎亦有一定的抑制作用。

【临床应用】本品可广泛用于多种以 IgE 介导的变态反应性疾病，包括支气管哮喘、喘息性支气管炎、过敏性咳嗽、过敏性鼻炎、花粉症、过敏性结膜炎、急性或慢性荨麻疹、异位性皮炎、接触性皮炎、光敏性皮炎、食物变态反应、药物变态反应、昆虫变态反应等。对于由免疫复合物引起的血管炎型病变如过敏性紫癜等亦有一定疗效。

【不良反应】

1. 本药有与抗组胺药物相类似的中枢抑制作用，服后可出现困倦感、乏力感等。但在程度上比大多数传统的抗组胺药为轻。一般出现于用药初期，不必停药，持续用药一段时间后，中枢抑制反应即逐步减轻乃至消失。

2. 少数患者于服药后有口干、恶心、胃肠不适等反应，但随用药时间延长，症状亦可逐渐缓解。

3. 个别患者于服药后可出现过敏症状，主要表现为皮疹、瘙痒、局部皮肤水肿等。遇此情况应及时停药。

【药物相互作用】

1. 与多种中枢神经抑制剂或酒精并用，可增强本品的镇静作用，应予避免。

2. 不得与口服降血糖药并用。

【用法与注意事项】口服，12 岁以上人群每日 2 次，每次 1mg，一般于晨晚各服 1 次。对于晚间发作患者亦可改为每晚临睡前 1 次，每次 1mg。6～12 岁儿童，每日 2 次，每次 0.5mg。3～6 岁儿童，可按每日每千克体重 0.05mg 给药。3 岁以下儿童不推荐使用本药。

1. 本药起效缓慢，对于支气管哮喘的缓解作用一般需连续用药 2～4 周后方渐出现，故在用药前应向患者说明。

2. 本药与镇静催眠药及酒精制剂有一定的协同作用，同时用药可加重困倦、乏力等症状，应予避免。

3. 本药与抗组胺药物亦有一定协同作用，故当患者用抗组胺药效果不满意时，可考虑合并使用本药。

4. 糖尿病患者在口服降血糖药期间避免用本药。

5. 空中作业者、驾驶人员、精密机械操纵者、需高度思维的工作人员、重要会议及社交活动参与者或运动员在参赛前应避免用此药。

6. 妊娠早期妇女及哺乳期妇女避免用此药。

7. 过量服用本药可引起昏睡、恶心等反应，应视情况给予对症处理，必要时予以洗胃或催吐，严密监护患者，采用支持治疗直至症状缓解。

四、糖皮质激素

糖皮质激素的作用广泛而复杂，且随剂量不同而变化，是临床常用的抗变态反应药之一。几乎对任何类型的变态反应性疾病均有治疗作用。主要是由于糖皮质激素具有强大的抗炎作用与免疫抑制作用。本书其他章节对糖皮质激素有详细介绍，此处只讨论其抗变态反应作用。

【药效学】

1. 抗炎作用　糖皮质激素具有强大的抗炎作用，能抑制多种原因如物理性、化学性、免疫性及病原生物性等所引起的炎症反应。在炎症早期（初期），能增高血管的紧张性、减轻充血、降低毛细血管的通透性，同时抑制白细胞浸润及吞噬反应，减少各种炎症因子的释放；因此减轻渗出、水肿，从而改善红、肿、热、痛等症状。在炎症后期，糖皮质激素通过抑制毛细血管和成纤维细胞的增生，抑制胶原蛋白、黏多糖的合成及肉芽组织增生，防止粘连及瘢痕形成，减轻后遗症。

糖皮质激素抗炎作用的基本机制是基因效应。糖皮质激素与细胞质内的糖皮质激素受体结合。随之类固醇 - 受体复合体易位进入细胞核，在细胞核内与特异性 DNA 位点即靶基因的启动子序列的糖皮质激素反应元件或负性糖皮质激素反应元件相结合，影响基因转录，相应地引起转录增加或减少，改变介质相关蛋白的水平，进而对炎症细胞和分子产生影响而发挥抗炎作用。

2．免疫抑制作用　糖皮质激素对免疫系统有多方面的抑制作用。通过干扰淋巴组织在抗原作用下的分裂和增殖，阻断致敏 T 淋巴细胞所诱发的单核细胞和巨噬细胞的聚集等，从而抑制组织器官的移植排斥反应和皮肤迟发型过敏反应。

3．抑制花生四烯酸的代谢　抑制花生四烯酸代谢，进而减少白三烯和前列腺素的合成，起到抗炎、抗过敏作用。此外，糖皮质激素尚能促使小血管收缩，减少血管渗漏；活化并提高呼吸道平滑肌 β 受体的反应性等。

【临床应用】主要用于各种严重过敏性疾病，如严重支气管哮喘、血小板减少性紫癜、粒细胞减少症、剥脱性皮炎、神经性皮炎、湿疹等。

【不良反应】可引起局部刺激和过敏反应，长期大量或频繁使用可导致皮肤萎缩、毛细血管扩张，也可引起酒渣样皮炎等。吸入糖皮质激素可引起口咽部的念珠菌感染，吸药后漱口可预防。

【药物相互作用】

1．非甾体抗炎镇痛药可加强糖皮质激素的致溃疡作用。

2．与强心苷合用，可增加洋地黄的毒性及心律失常的发生。

【用法与注意事项】使用糖皮质激素是控制和缓解哮喘严重发作的重要治疗措施。常用甲泼尼龙，每次 40 ～ 120mg，静脉注射，6 ～ 8h 后可重复注射。

五、钙剂

常用钙剂有葡萄糖酸钙、氯化钙、果糖酸钙、乳酸钙等。

【药效学】钙离子能增加毛细血管的致密性，降低血管的通透性，减少血浆渗出，从而缓解过敏症状。可用于荨麻疹、湿疹、血清病、血管神经性水肿、接触性皮炎、皮肤瘙痒症等的辅助治疗。

【不良反应】葡萄糖酸钙对组织的刺激性较小而多用。氯化钙静脉注射漏出血管外可引起组织坏死，禁用于肌内注射。钙剂具有心脏兴奋作用，注射过快可致心律失常；静脉注射时有发热感。

思考题

1．什么是变态反应？有哪些主要类型？各型发生机制是什么？

2．各种抗过敏药物的分类、临床应用及注意事项有哪些？

（戚汉平　王　晔）

第二十四章 抗菌药的临床应用

第一节 概 述

抗菌药（antiseptics）是指能抑制或杀灭各种病原微生物，用于预防和治疗各种病原微生物感染性疾病的药物。抗菌药包括人工合成抗菌药和抗生素。抗菌药是治疗各种病原微生物所致感染性疾病的最主要药物，但也存在药物滥用和耐药性问题。

一、抗菌药的药动学

1．吸收 大部分抗菌药吸收较好，吸收程度为 80%～90%，口服给药 1～2h 或肌内注射给药 0.5～1h 后，血药浓度达到峰值，如磺胺类、氯霉素、利福平、异烟肼、克林霉素、多西环素、氟胞嘧啶、甲硝唑等。有些抗菌药吸收较差，吸收程度为 10%～45%，如氨苄西林、氨基糖苷类、多黏菌素类、万古霉素等。

2．分布 抗菌药在血供丰富的部位（肝、肾、肺）分布较多，在血供较差的部位（脑、骨、前列腺）分布较少。有些抗菌药对组织有一定的选择性，如克林霉素、林可霉素、磷霉素和氟喹诺酮类等在骨骼中的浓度较高，大环内酯类、磺胺类、氟喹诺酮类、四环素类等在前列腺中的浓度较高。人体的生理屏障明显影响抗菌药在相应组织中的分布。如血脑屏障使红霉素、多黏菌素类、万古霉素、两性霉素 B 在脑脊液中的浓度可达血药浓度的 0～10%；头孢噻肟、头孢他啶的比率为 10%～50%；氯霉素、磺胺嘧啶、异烟肼的比率为 50%～100%。胎盘屏障使头孢菌素、多黏菌素、克林霉素的胎儿血药浓度与母体血药浓度之比为 10%～15%；庆大霉素、链霉素、卡那霉素、红霉素的比率为 30%～50%；氯霉素、磺胺类、四环素类、甲氧苄啶、呋喃妥因、氧氟沙星的比率为 50%～100%。

3．代谢 青霉素类、磺胺类、氯霉素、红霉素、利福平在肝代谢；多黏菌素类、两性霉素 B 既可在肝代谢，也可在其他组织代谢。少数药物经过代谢后作用加强，如有机磷。青霉素类发生水解反应；甲硝唑、克拉霉素发生羟基化反应；磺胺类、异烟肼发生乙酰化反应；头孢噻肟、利福平发生去乙酰反应；克林霉素、红霉素发生去甲基反应；环丙沙星、乙硫异烟胺发生氧化反应；氯霉素与葡糖醛酸发生结合反应。

4．排泄 大部分抗菌药主要经肾排泄，如青霉素类、头孢菌素类、氨基糖苷类、大环内酯类等。抗菌药的胆汁浓度各有差异，如大环内酯类、林可霉素、克林霉素、利福平、四环素等的胆汁浓度为血药浓度的数十倍，青霉素、氨基糖苷类、氯霉素、万古霉素、多黏菌素等的胆汁浓度为血药浓度的 25%～50%。进行肝肠循环的抗菌药由粪便排出较多，如四环素、红霉素、利福平等。

常用抗菌药的药动学参数见表 24-1。

表24-1　常用抗菌药的药动学参数

类别	代表药物	口服吸收率（%）	蛋白结合率（%）	$t_{1/2}$（h）	清除途径	尿排出率（%）
青霉素类	阿莫西林	45～60	12～18	1.0	肾、肝	60～70
头孢菌素类	头孢氨苄	75～90	10～15	1～1.5	肾	70～90
碳青霉烯类	亚胺培南	—	13～21	1.0	肾	60～75
氨基糖苷类	链霉素	0.5～1	20～40	2～3	肾	53～90
氯霉素类	氯霉素	75～90	40～70	1.6～3.3	肝、肾	5～10
大环内酯类	罗红霉素	72～85	15～26	10～13	肝	7～8
林可霉素类	克林霉素	70～90	55～68	2～2.5	肝、肾	5～15
四环素类	多西环素	60～93	75～90	18～22	肾、肝	10～18
多肽类	万古霉素	—	40～55	4～6	肾	80～90
磺胺类	磺胺甲噁唑	90～100	40～60	9～12.5	肾、肝	40～60
喹诺酮类	诺氟沙星	35～40	8～14	3～4	肾、肝	25～30
硝基咪唑类	甲硝唑	65～80	8～10	6～11.5	肾、肝	20～30
呋喃类	呋喃妥因	—	40～60	0.5	肾	45～55
抗分枝杆菌类	异烟肼	72～90	0～10	1.2～3	肝、肾	75～95
抗真菌药	两性霉素B	—	90～100	39	肾	40～50

二、抗菌药的药效学

抗菌药的作用机制为：①干扰细胞壁合成，使细菌不能生长繁殖；②影响细胞膜通透性，破坏其屏障作用；③影响细胞蛋白质合成，使细菌丧失生长繁殖的物质基础；④影响核酸和叶酸的代谢，干扰 DNA 的复制。抗菌药的体外药效学参数如下：

1．最小抑菌浓度（minimal inhibitory concentration，MIC）和最小杀菌浓度（minimal bactericidal concentration，MBC）　MIC 和 MBC 分别指体外抑制或杀灭细菌所需要的抗菌药物的最低浓度，用于比较不同抗菌药的药效强度。

2．累积抑菌百分率曲线（cumulative inhibition percentage curve，CIPC）　是以 MIC 试验中的药物浓度为横坐标，累积抑菌百分率为纵坐标描记的量效曲线，可用于比较不同抗菌药的效价强度。

3．杀菌曲线（killing curve，KC）　是以药物作用时间为横坐标，以不同时间点的菌落数对数（lgCFU/ml）为纵坐标绘制的曲线，一般分延迟期、杀菌期和恢复再生长期 3 个时相。

4．部分抑菌浓度指数（fractional inhibitory concentration index，FICI）　由于抗菌药物的抗菌活性、抗菌谱不同，临床治疗细菌感染时常需要联合应用两种或两种以上的抗菌药。FICI=A 药联用时 MIC/A 药单用时 MIC+B 药联用时 MIC/B 药单用时 MIC。FICI < 0.5 为协同效应，0.5 ≤ FICI ≤ 1 为相加效应，1 < FICI ≤ 2 为无关效应，FICI > 2 为拮抗效应。

5．抗生素后效应（post antibiotic effect，PAE）　指细菌与抗生素短暂接触，当药物清除后，细菌生长仍然受到持续抑制的效应。PAE 较长的抗菌药物有氟喹诺酮类、氨基糖苷类、碳青霉烯类、大环内酯类、硝基咪唑类、糖肽类等。而多数 β- 内酰胺类药物对革兰阳性球菌有一定的 PAE，对革兰阴性杆菌的 PAE 则很短。

6．首次接触效应（first-exposure effect，FEE）和亚 MIC 效应　抗菌药在初次接触细菌时有强大的杀菌活性，再次接触或连续接触时，并不再次出现或显著增加抗菌效应，需间隔相当时间后才能再起作用，称之为首次接触效应。当细菌暴露于低 MIC 水平时，细菌生长受到暂时抑制的现象称为亚 MIC 效应。

三、依据药动学 / 药效学参数的给药方案优化

1. 药动学（PK）/ 药效学（PD）参数　体外药效学数据如 MIC、MBC、KC、PAE 不能很好地体现抗菌药的体内动态抗菌过程，抗菌药 PK/PD 研究结合了药物药动学与体外药效学参数，提出了抗菌药 PK/PD 相关参数，如 AUC_{0-24h}/MIC（AUIC）、C_{max}/MIC 和 T > MIC 等（图 24-1），指导不同种类抗菌药给药方案的优化设计。

（1）AUC_{0-24h}/MIC（AUIC）：即血清抑菌浓度 - 时间曲线下面积，指血药浓度 - 时间曲线图中 MIC 以上的曲线下面积部分，一般以 0 ~ 24h 曲线下面积与 MIC 的比值表示。

（2）C_{max}/MIC：即抗菌药物血药峰浓度值（C_{max}）和 MIC 的比值。

（3）T > MIC（time above MIC）：指给药后血药浓度达到或超过 MIC 持续的时间占两次给药间期的百分比。将该抗菌药物对某特定细菌的 MIC 值叠加到血药浓度 - 时间曲线图上高于 MIC 所对应的时间，通常以占一个给药间隔区间的百分比表达。

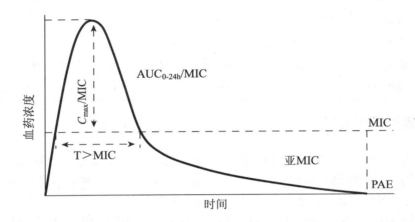

图 24-1　抗菌药 PK/PD 参数与血药浓度 - 时间曲线关系模式图

2. 给药方案优化　临床上抗菌药给药方案优化设计的目标为：①清除细菌和症状消失；②耐药菌出现率最低；③减少不良反应。依据不同抗菌药的 PK/PD 参数，将抗菌药分为浓度依赖性抗菌药、PAE 无或短的时间依赖性抗菌药及 PAE 长的时间依赖性抗菌药三类（表 24-2）。

（1）浓度依赖性抗菌药：对致病菌的抗菌作用取决于 C_{max}，而与作用时间的关系不密切。通过提高 C_{max} 来提高临床疗效，但不能超过最低中毒剂量，对于治疗窗比较窄的抗菌药应注意。

浓度依赖性抗菌药在较大的浓度范围内，随着浓度的增加，抗菌速度和程度也增大，并且 PAE 倾向于延长。非浓度依赖性抗菌药物一旦其浓度达到阈值，即使再增加浓度，抗菌速度和程度也保持相对稳定。浓度依赖性抗菌药给药时可减少给药次数或单次给药，增加每次给药剂量，使 C_{max}/MIC 和 AUC_{0-24h}/MIC 值达较高水平，以达到最大杀菌作用。

（2）PAE 无或短的时间依赖性抗菌药：抗菌作用与细菌接触时间密切相关，而与 C_{max} 关系较小。对于 β- 内酰胺类抗菌药，T > MIC 达到两次给药间隔的 40% ~ 50% 时，细菌清除率可达 85%。对于 $t_{1/2}$ 短者，抗菌药应多次给药以使 T > MIC 延长，达到最佳疗效。

（3）PAE 长的时间依赖性抗菌药：抗菌作用与细菌接触时间密切相关，而与 C_{max} 关系较小。对于万古霉素，$AUC_{0-24h}/MIC > 400$ 时可取得最佳疗效。

表24-2 依据PK/PD参数的抗菌药物分类

类别	PK/PD参数	抗菌药
浓度依赖性抗菌药	AUC_{0-24h}/MIC或C_{max}/MIC	氨基糖苷类、氟喹诺酮类、两性霉素B、硝基咪唑类
PAE无或短的时间依赖性抗菌药	T＞MIC和AUC_{0-24h}/MIC	青霉素类、头孢菌素类、氨曲南、碳青霉烯类、大环内酯类、克林霉素、氟胞嘧啶
PAE长的时间依赖性抗菌药	AUC_{0-24h}/MIC和T＞MIC	阿奇霉素、四环素、万古霉素、替考拉宁、氟康唑、利奈唑胺

四、抗菌药的治疗药物监测

治疗药物监测（TDM）指通过测定患者血浆中或其他体液的药物浓度，根据药动学原理制订个体化给药方案，包括药物剂量、给药间期和给药途径，以提高疗效和降低不良反应，达到有效和安全治疗的目的。

需要进行 TDM 的抗菌药包括：①药物毒性大、其治疗浓度与中毒浓度接近者，如氨基糖苷类、庆大霉素、妥布毒素、阿米卡星、万古霉素；②新生儿期使用易发生严重毒性反应者，如氯霉素等；③肾功能减退时易发生毒性反应者，如氟胞嘧啶、磺胺甲噁唑、甲氧苄啶等；④某些特殊部位感染，浓度过高有可能导致毒性反应发生。

青霉素类、头孢菌素类、大环内酯类等毒性低、治疗浓度范围宽，不致发生毒性反应，原则上无需进行 TDM。但在特殊情况下，如肾功能减退患者伴发严重感染需用大剂量青霉素时，为防止脑脊液内药物浓度过高而发生中枢神经系统毒性反应，则可进行 TDM（表 24-3）。

表24-3 部分抗菌药的治疗浓度范围和中毒浓度（mg/L）

药物	毒性	有效血药浓度	中毒血药浓度	
			峰浓度	谷浓度
庆大霉素	耳毒性、骨髓抑制	2～10	＞10～12	＞2
卡那霉素	耳毒性、肾毒性	10～30	＞30～35	＞10
链霉素	耳毒性、骨髓抑制	5～30	＞30	＞5
万古霉素	耳毒性、肾毒性	5～40	＞60	＞5～10
氯霉素	灰婴综合征	10～20	＞50	＞10
磺胺类	脑性核黄疸	30～60	＞115	＞30
氟胞嘧啶	骨髓抑制、神经毒性	40～60	＞80	＞40

第二节 抗菌药的合理应用

一、抗菌药的临床应用及影响因素

（一）治疗性应用

根据病原菌种类、感染部位、感染程度和患者的生理、病理状况及抗菌药的作用特点制订治疗方案，包括抗菌药的种类选择、给药剂量、给药途径、给药次数、治疗疗程等。

1．种类选择 根据药敏试验结果选用正确的抗菌药。

2．给药剂量 根据抗菌药的治疗剂量范围给药。对于重症感染（如败血症、感染性心内膜炎）和抗菌药物不易达到的部位的感染（如脑膜炎），抗菌药选择较大剂量（治疗剂量范围

的上限）；对于单纯性下尿路感染，多数药物的尿药浓度远高于血药浓度，抗菌药选择较小剂量（治疗剂量范围的下限）。

3. 给药途径

（1）根据感染程度选择给药途径：轻症感染可接受口服给药的患者，首选口服给药，不必采用静脉或肌内注射给药。重症感染、全身性感染的患者初始治疗首选静脉给药，及时控制病情；病情好转能口服时改为口服给药。

（2）避免局部用药：抗菌药局部应用很少被吸收，反而容易引起过敏反应或导致细菌耐药，因此治疗全身性感染或脏器感染时，尽量避免局部用药。但是，当全身给药后在感染部位难以达到治疗浓度，局部给药可作为辅助治疗，如中枢神经系统感染、包裹性厚壁脓肿、眼科感染的局部用药等。此外，皮肤表层及口腔、阴道等黏膜表面的感染可采用局部给药。局部用药应采用刺激性小、不易吸收、不易导致耐药性和不易导致过敏反应的杀菌药。

4. 给药次数　为确保药物在体内能最大限度地杀灭感染灶病原菌，应根据 PK/PD 参数优化给药方案，及时调整给药次数。

5. 治疗疗程　抗菌药疗程因感染不同而存在差异，一般至体温正常、症状消退后 72 ~ 96h 停药。特殊情况下如败血症、感染性心内膜炎、化脓性脑膜炎、伤寒、布鲁菌病、骨髓炎、深部真菌病、结核病等需较长的疗程。

（二）预防性应用

1. 内科预防性应用　预防一种或两种特定病原菌引起的感染，可能有效；预防多种病原菌感染，往往无效。预防在一段时间内发生的感染，可能有效；长期预防用药，往往无效。原发疾病可以治愈或缓解者，可能有效；原发疾病不能治愈或缓解者，往往无效。

普通感冒、麻疹、水痘等病毒性疾病，昏迷、休克、中毒、心力衰竭、肿瘤、应用肾上腺皮质激素等患者通常不宜常规预防性应用抗菌药。

2. 外科预防性应用　外科预防性应用抗菌药的主要适应证：①开放性骨折、火器伤、脏器破裂、有严重污染和软组织破坏的创伤；②大面积烧伤；③肠道手术前准备；④急症手术患者伴有化脓性感染；⑤营养不良、体质较差或正在使用激素及抗癌药物的手术患者；⑥进行人造物留置术的患者；⑦有心脏瓣膜病或已植入人工心脏瓣膜者。

已存在细菌性感染的手术，如腹腔脏器穿孔、腹膜炎、脓肿切除、气性坏疽、截肢术等，属抗菌药治疗性应用，不属预防性应用范畴。外科预防性应用抗菌药的基本原则：

（1）清洁手术：手术视野为人体无菌部位，不涉及呼吸道、消化道、泌尿道、生殖道。手术视野无细菌污染，如肺、乳房、肾、前列腺、子宫，局部无炎症、无损伤，不需预防性使用抗菌药。下列情况可以考虑预防性用药：①手术范围大、时间长、污染机会增加；②手术涉及重要脏器，感染后造成严重后果，如头颅手术、心脏手术、眼内手术等；③异物植入手术，如人工心脏瓣膜植入、永久性心脏起搏器植入、人工关节置换等；④高龄或免疫缺陷者等高危人群。

（2）清洁 - 污染手术：手术部位存在大量寄生细菌，须预防性使用抗菌药。如呼吸道、消化道、泌尿道、生殖道手术，或经以上器官的手术，如经口咽部大手术、经直肠前列腺手术、经阴道子宫切除术。

（3）污染手术：由于胃肠道、胆道、尿道、生殖道体液外溢或开放性创伤已造成手术视野严重污染，须预防性使用抗菌药。

外科预防用抗菌药的选择及给药方法：

（1）抗菌药的选择：预防术后切口感染，应针对金黄色葡萄球菌选药。预防手术部位感染或全身感染，依据污染菌种选药，如结肠或直肠手术前应选用对大肠埃希菌和脆弱拟杆菌有效的抗菌药。

（2）给药方法：①清洁手术，术前 0.5 ～ 2h 或麻醉开始时给药，使手术切口暴露时局部组织中已达到足以杀灭手术过程中侵入切口的细菌的药物浓度。手术时间＜ 2h，术前用药一次即可；手术时间＞ 3h，或失血量＞ 1500ml，术中再次给药。总的预防用药时间＜ 24h。②清洁 – 污染手术，术前 0.5 ～ 2h 给药，一般情况下预防用药时间＜ 24h，必要时术中再次给药，总预防时间延长至 48h。③污染手术，术前 2h 给药，必要时术中、术后再次给药，总预防时间延长至 72h。

（三）特殊生理状况患者中的应用

1．新生儿抗菌药的应用

（1）毒性大的药物：新生儿肝、肾均未发育成熟，肝药酶分泌不足或缺乏，肾清除功能低下，感染时避免应用毒性大的抗菌药，如氨基糖苷类、氯霉素等。确有应用指征时，需在 TDM 下实施个体化给药。

（2）不良反应严重的药物：新生儿避免应用或禁用可能发生严重不良反应的抗菌药。如影响骨骼发育的四环素类、影响软骨膜发育的喹诺酮类、导致脑性核黄疸及溶血性贫血的磺胺类药和呋喃类。

（3）药物蓄积：主要经肾排出的青霉素类、头孢菌素类等 β- 内酰胺类药物需减量应用，防止药物在体内蓄积，导致严重中枢神经系统毒性反应。

（4）给药方案：新生儿使用抗菌药时应按日龄调整给药方案。

2．小儿抗菌药的应用

（1）氨基糖苷类：有明显耳、肾毒性，尽量避免应用。临床有明确应用指征且又无其他抗菌药可供选用时，需在 TDM 下实施个体化给药。

（2）万古霉素和去甲万古霉素：有一定肾、耳毒性，尽量避免应用。

（3）四环素类：8 岁以下小儿使用可导致牙齿黄染及牙釉质发育不良，称为四环素牙。

（4）喹诺酮类：18 岁以下未成年人使用导致骨骼、软骨膜发育不良。

3．妊娠期和哺乳期妇女抗菌药的应用

（1）妊娠期选用无致畸作用、对胎儿及母体均无明显毒性的药物，如青霉素类、头孢菌素类和磷霉素等。

（2）妊娠期应避免使用对胎儿有致畸作用的药物，如四环素类、氟喹诺酮类等。

（3）妊娠期应避免使用对母体和胎儿均有毒性作用的药物，如氨基糖苷类、万古霉素、去甲万古霉素等，确有应用指征时，需在 TDM 下实施个体化给药。

（4）抗菌药可自乳汁分泌，哺乳期避免使用氨基糖苷类、氟喹诺酮类、四环素类、氯霉素、磺胺类等。

4．老年人抗菌药的应用

（1）老年人肾功能呈生理性减退，主要经肾排出的抗菌药在体内蓄积，容易发生不良反应。因此，老年人尤其是高龄患者使用主要自肾排出的抗菌药物治疗时，应按轻度肾功能减退情况减量给药，可用正常治疗剂量的 1/2 ～ 2/3。

（2）老年人宜使用毒性低并具杀菌作用的抗菌药，如青霉素类、头孢菌素类等。β- 内酰胺类为常用药物，而毒性大的氨基糖苷类、万古霉素、去甲万古霉素等药物应尽可能避免应用，确有应用指征时，需在 TDM 下实施个体化给药。

（四）特殊病理状况患者中的应用

1．肾功能减退患者抗菌药的应用

（1）根据感染程度、病原菌种类及药敏试验结果等选用无肾毒性或肾毒性低的抗菌药。

（2）主要经肝胆系统排泄或经肾和肝胆系统同时排泄的抗菌药，可以用于肾功能减退患者，维持原治疗剂量或剂量略减，如大环内酯类、利福平、β- 内酰胺类等。

（3）主要经肾排泄，本身并无肾毒性或仅有轻度肾毒性的抗菌药，可以用于肾功能减退患者，但剂量需适当调整。如青霉素类和头孢菌素类。

（4）主要经肾排泄，且有明显肾毒性的药物，肾功能减退时必须酌情减量。如氨基糖苷类、羧苄西林、多黏菌素类、万古霉素等。确有应用指征时，需在 TDM 下实施个体化给药。也可依据内生肌酐清除率在轻、中和重度肾功能减退者依次调整剂量为正常剂量的 1/2 ～ 2/3、1/5 ～ 1/2 和 1/10 ～ 1/5，疗程中需密切监测患者肾功能。

2．肝功能减退患者抗菌药物的应用

（1）主要经肾排泄的抗菌药，可以用于肝功能减退患者，维持原治疗剂量或剂量略减，如氨基糖苷类。

（2）主要经肝代谢、无明显毒性的抗菌药，可以用于肝功能减退患者，治疗过程中需严密监测肝功能，必要时减量给药。如林可霉素、克林霉素等。

（3）主要经肝代谢、有明显毒性的抗菌药，肝功能减退时尽量避免使用。如氯霉素、利福平、红霉素等。

（五）抗菌药的联合应用

联合用药的目的是发挥药物的协同抗菌作用，提高疗效，降低毒性反应，延迟或减少耐药菌株的产生。临床用一种抗菌药就能控制的感染，无需联合用药。作用机制相同的抗菌药不宜联合用药，可能增加药物的毒性反应，甚至出现拮抗。

联合用药指征：

1．病原菌尚未查明的严重感染   如对病原菌尚不清楚的脓毒症，首先联合应用抗葡萄球菌和 G$^-$ 菌的药物控制重症感染，待药敏试验结果出来以后，停用不必要的抗菌药物。

2．单一药物不能有效控制的混合感染   混合细菌感染常见于肠穿孔所致的腹膜炎和胸腹严重创伤，致病菌包括厌氧菌和需氧菌。临床上常用头孢菌素类、氨基糖苷类与甲硝唑联合用药。

3．单一抗菌药不能有效控制的重症感染   感染性心内膜炎、败血症等用单一药物不能有效控制感染，临床上常用氨苄西林或青霉素与庆大霉素等杀菌药联合。

4．长期单独用药细菌有可能产生耐药者   利福平、异烟肼、链霉素等抗结核药单独应用易产生耐药性，异烟肼与利福平、链霉素与异烟肼、利福平与乙胺丁醇联合用药，明显减少细菌的耐药现象。

5．免疫功能低下者   吞噬细胞功能缺损者，用 β- 内酰胺类抗菌药物与利福平联合用药，药物分别在细胞内、外同时发挥抗菌作用，增强抗菌效果。

6．降低毒副作用   选用具有协同或相加作用的药物联合用药，如青霉素类、头孢菌素类等 β- 内酰胺类药物与氨基糖苷类联合用药，两性霉素 B 与氟胞嘧啶联合用药，可将毒性大的抗菌药物剂量减少。如两性霉素 B 与氟胞嘧啶联合治疗隐球菌性脑膜炎时，前者的剂量可适当减少，从而减少其毒性反应。

严格执行抗菌药分级管理制度：

根据抗菌药物的作用特点、临床疗效、细菌耐药性、不良反应等因素，将抗菌药物分为非限制使用、限制使用与特殊使用三类进行分级管理。分级原则为：①非限制使用——经临床长期应用证明安全、有效，细菌不易产生耐药性的抗菌药物。②限制使用——与非限制使用抗菌药相比，在疗效、安全性、对细菌耐药性影响等方面存在局限性。③特殊使用——不良反应明显，容易产生耐药性的抗菌药物。

临床选用抗菌药物应根据感染部位、严重程度、致病菌种类以及细菌耐药情况、患者病理生理特点、药物作用特点和价格等因素加以综合分析考虑，一般对轻度与局部感染患者应首先选用非限制使用抗菌药物进行治疗；严重感染、免疫功能低下者合并感染、病原菌只对限制使用抗菌药物敏感时，可选限制使用抗菌药物治疗；特殊使用抗菌药物的选用应从严控制。

根据抗菌药临床应用监测情况，以下药物作为"特殊使用"类别管理：①第四代头孢菌素类，头孢吡肟、头孢匹罗、头孢噻利等；②碳青霉烯类，亚胺培南、美罗培南、帕尼培南、比阿培南等；③多肽类与其他抗菌药物，万古霉素、去甲万古霉素、替考拉宁、利奈唑胺等；④抗真菌药物，卡泊芬净、米卡芬净、伊曲康唑（口服制剂、注射剂）、伏立康唑（口服制剂、注射剂）等。

二、抗菌药临床应用的基本原则

1. 诊断为病原微生物感染者，方为用药指征 根据患者的症状、体征及血、尿常规等实验室检查结果，初步诊断为细菌性感染以及经病原学检查确诊为细菌性感染者方为用药指征；由真菌、结核分枝杆菌、非结核分枝杆菌、支原体、衣原体、螺旋体、立克次体及部分原虫等病原生物所致的感染亦为用药指征。缺乏细菌及上述病原生物感染的证据，以及病毒感染者，均无用药指征。

2. 尽早查明感染病原菌，据病原菌种类及病原药敏试验结果选用抗菌药 抗菌药品种的选用原则上应根据病原菌种类及药敏试验结果而定。患者必须在开始抗菌治疗前，先留取相应标本，立即送细菌培养，以尽早明确病原菌和药敏试验结果。危重患者在未获知病原菌及试验结果前，可根据患者的发病情况、发病环境、原发病灶等推断最可能的病原菌，并结合当地细菌耐药状况先给予抗菌药进行经验性治疗，获知细菌培养及药敏试验结果后调整给药方案。

3. 根据药物的药动学、药效学、适应证和不良反应选择用药 各种抗菌药的药效学和药动学特点不同，因此各有不同的临床适应证。

4. 综合患者的病理生理状况制订治疗方案 根据病原菌、感染部位、感染程度和患者的病理生理状况制订治疗方案，包括抗菌药的选用品种、给药剂量、给药次数、给药途径、治疗疗程及联合用药等。

5. 抗菌药的使用应严加控制或尽量避免的情况

（1）预防性应用必须有明确的指征：必须有明确的指征的情况才可以预防性应用抗菌药，否则容易引起毒性增加、细菌耐药。

（2）尽量避免皮肤及黏膜等局部应用抗菌药：易引起过敏反应或耐药菌产生。必须使用时，避免将用于重症感染和多重耐药菌的全身用药供局部应用，主要供局部应用的抗菌药有新霉素、杆菌肽、莫匹罗星、磺胺醋酰等。

（3）联合应用抗菌药应有明确的指征：①病原菌尚未查明的严重感染。②单一抗菌药不能有效控制的混合感染。③单一抗菌药不能有效控制的重症感染。④长期单独用药细菌有可能产生耐药者。⑤免疫功能低下者。⑥降低毒副作用。

（4）选用适当的给药方案和疗程：①口服或肌内注射用于轻、中度感染；严重感染患者则常需静脉给药，病情好转后予以口服给药。②氟喹诺酮类、氨基糖苷类等浓度依赖性抗菌药每日给药1次；青霉素类、头孢菌素类、大环内酯类、林可霉素类等时间依赖性抗菌药应每日多次给药；应根据PK/PD参数对给药方案进行优化。③按照要求控制剂量，剂量过低容易导致细菌耐药性产生，剂量过高容易诱发不良反应。④抗菌药用至体温正常、症状消退后48～72h停药；但败血症、感染性心内膜炎、溶血性链球菌性咽峡炎、骨髓炎、伤寒和结核病等可延长给药时间。急性感染在用药48～72h后临床效果不显著应考虑改药。

（5）综合治疗：在应用抗菌药的同时注意综合治疗，如纠正水、电解质和酸碱平衡失调，改善微循环，及时处理原发病灶和局部病灶等。

第三节　常用的抗菌药

一、β- 内酰胺类

β- 内酰胺类抗生素（beta-lactam antibiotic）化学结构中具有 β- 内酰胺环，杀菌能力强、毒性低，是临床最常用的抗菌药。包括青霉素类（penicillins）与头孢菌素类（cephalosporins），以及新发展的非典型的 β- 内酰胺类抗生素，如碳青霉烯类（carbapenems）、头霉素类（cephamycins）、氧头孢烯类（oxacephems）及单环 β- 内酰胺类（monobactam）。

青霉素类

青霉素可以分为天然青霉素和部分合成青霉素两大类。青霉素（Benzylpenicillin）属于天然青霉素。部分合成青霉素根据抗菌谱、对青霉素酶的稳定性以及是否可以口服（耐酸）等特性，再分为下列类型：①口服耐酸青霉素，如青霉素 V（Phenoxymethylpenicillin）；②耐青霉素酶青霉素，如甲氧西林（Meticillin）、苯唑西林（Oxacillin）、双氯西林（Dicloxacillin）、氯唑西林（Cloxacillin）；③广谱青霉素，如氨苄西林（Ampicillin）、阿莫西林（Amoxicillin）；④抗铜绿假单胞菌青霉素，如羧苄西林（Carbenicillin）、哌拉西林（Piperacillin）；⑤抗 G⁻ 杆菌青霉素，如美西林（Mecillinam）、替莫西林（Temocillin）。

【药动学】青霉素口服吸收少且不规则，易被胃酸及消化酶破坏，不宜口服，常采用肌内注射给药。青霉素血浆蛋白结合率为 46% ～ 55%，广泛分布在全身各部位，包括肝、胆、肾、肠道、精液、关节液及淋巴液中。青霉素脂溶性低，细胞内液分布较少、细胞外液分布较多，t_{max} 为 0.5 ～ 1h，$t_{1/2}$ 为 0.5 ～ 1h。青霉素几乎全部以原型经肾排泄，10% 经肾小球滤过，90% 经肾小管分泌排出。

【药效学】

1. 抑制转肽酶活性　细胞壁是由复杂的多聚物 - 肽聚糖（peptidoglycan）构成的。β- 内酰胺类抗生素通过干扰细菌细胞壁肽聚糖的合成而具有杀菌作用。青霉素结合蛋白（penicillin-binding protein，PBPs）具有转肽酶功能，催化转肽反应，从而使细胞壁结构坚韧。β- 内酰胺类抗生素与肽聚糖末端结构类似，可以和 PBPs 活性位点共价结合，抑制转肽酶活性，阻止了肽聚糖的合成，导致细胞壁破坏，引起细菌死亡。β- 内酰胺类抗生素活性的差异与抗生素结合 PBPs 的差异有关。

2. 增加自溶酶活性　β- 内酰胺类抗生素使细胞壁自溶酶（autolytic enzyme）活性增加，并阻滞自溶酶抑制物的作用，产生自溶或胞壁质水解作用。细菌的正常功能与分裂可能与自溶酶的活性相关。

3. 杀菌作用强，毒性小。

【临床应用】

1. 青霉素　青霉素为治疗敏感的 G⁺ 球菌和杆菌、G⁻ 球菌及螺旋体感染的首选药。临床用于治疗溶血性链球菌引起的咽炎、扁桃体炎、蜂窝织炎、化脓性关节炎、猩红热、败血症，草绿色链球菌引起的心内膜炎，肺炎链球菌引起的大叶肺炎、中耳炎，脑膜炎奈瑟菌引起的脑膜炎，螺旋体引起的回归热。

2. 普鲁卡因青霉素和青霉素 V　属于耐酸青霉素，可以口服，抗菌活性低于青霉素，只用于轻症感染。

3. 甲氧西林　属于耐青霉素酶青霉素，用于产青霉素酶并对甲氧西林敏感的葡萄球菌感染。

4. 阿莫西林　属于广谱青霉素，口服吸收完全，对 G⁻ 菌的抗菌活性强大，对 G⁺ 菌的抗菌活性相对较弱，是目前应用最广泛的一类青霉素。

5．羧苄西林、替卡西林　属于抗铜绿假单胞菌类青霉素，用于铜绿假单胞菌、多数肠杆菌科细菌和厌氧菌的混合感染。

6．美西林、匹美西林　主要针对大肠埃希菌感染。

【不良反应】

1．过敏反应　青霉素最易引起过敏反应，以皮疹最常见，以过敏性休克最严重，其他过敏反应包括药咳、接触性皮炎、血清病样反应、哮喘发作等。一旦发生过敏性休克，必须立即抢救，给患者肌内注射 0.1% 肾上腺素 0.5 ～ 1.0ml，并辅以其他对症治疗。为防止严重过敏反应的发生，用任何一种青霉素制剂前必须详细询问患者是否有青霉素过敏史、药物过敏史、过敏性疾病史及过敏家族史等。应用青霉素制剂前必须先做青霉素皮试，有青霉素过敏史者不宜进行皮试，青霉素皮试阴性者不能排除出现过敏反应的可能。

2．毒性反应　青霉素类口服制剂可引起胃肠道反应，某些半合成青霉素可出现血清转氨酶升高现象，肌内注射可以引起周围神经炎，大剂量青霉素类钠盐可导致高钠血症、低钾血症。个别患者应用普鲁卡因青霉素后出现焦虑、发热、抽搐、呼吸急促、昏迷、幻觉。鞘内注射超过 2 万 IU 或静脉滴注大剂量青霉素可引起肌肉阵挛、抽搐、昏迷，称青霉素脑病（penicillin encephalopathy）。

3．其他　长期、大剂量使用青霉素可引起菌群失调或其他耐药菌所致的二重感染（superinfection）。用青霉素治疗梅毒或其他感染时，因大量病原菌被杀死并释放毒素而引起临床症状加重，表现为高热、寒战、血压下降，称贾 - 赫氏反应（Jarisch-Herxheimer reaction）。梅毒患者经青霉素治疗后病灶迅速消失，组织修复过程相对较迟或由于纤维组织收缩而影响器官功能，称治疗矛盾。

【药物相互作用】

1．与氯霉素、红霉素、四环素有拮抗作用。

2．与胺类可以形成不溶性盐，延缓青霉素的吸收，如普鲁卡因青霉素。

3．丙磺舒、阿司匹林、保泰松、磺胺类药抑制青霉素的排泄，合用可升高青霉素的血药浓度，也可能增加毒性。

4．重金属离子（铜、锌、汞）、醇类、碘、酸、氧化剂、还原剂、羟基化合物及呈酸性的葡萄糖注射液或四环素注射液都可以破坏青霉素的活性。

5．与盐酸氯丙嗪、盐酸林可霉素、盐酸土霉素、盐酸四环素、两性霉素 B、头孢噻吩、酒石酸去甲肾上腺素、B 族维生素及维生素 C 混合可产生混浊、絮状物或沉淀。

【用法与注意事项】

1．用法　青霉素，成人每次 250 万 ～ 500 万 IU，肌内注射或静脉滴注，一日 4 次。青霉素 V，成人每次 125 ～ 500mg，口服，一日 4 次。氨苄西林，成人每次 0.25 ～ 1g，口服、肌内注射或静脉滴注，一日 4 次。阿莫西林，成人每次 0.5 ～ 1g，口服，一日 4 次。

2．注意事项　应用青霉素前必须先做青霉素皮试，应用普鲁卡因青霉素前除了做青霉素皮试外，还须做普鲁卡因皮试。患者对一种青霉素过敏可能对其他青霉素类制剂也过敏，也可能对青霉胺或头孢菌素类过敏。青霉素可经乳汁少量排出，哺乳期妇女用青霉素可使婴儿出现过敏反应，因此在用药期间应暂停哺乳。

头孢菌素类

根据头孢菌素类的抗菌谱、对 β- 内酰胺酶的稳定性及抗 G⁻ 杆菌活性的不同以及肾毒性和临床应用的差异，将头孢菌素类分为四代。

1．第一代头孢菌素　代表药物有头孢唑林（Cefazolin）、头孢氨苄（Cefalexin）、头孢羟氨苄（Cefadroxil）、头孢噻吩（Cefalotin）、头孢匹林（Cefapirin）、头孢拉定（Cefradine）等。

2．第二代头孢菌素　代表药物有头孢呋辛（Cefuroxime）、头孢克洛（Cefaclor）、头孢孟多（Cefamandole）、头孢尼西（Cefonicid）、头孢雷特（Ceforanide）等。

3．第三代头孢菌素　代表药物有头孢噻肟（Cefotaxime）、头孢他啶（Ceftazidime）、头孢哌酮（Cefoperazone）、头孢唑肟（Ceftizoxime）、头孢曲松（Ceftriaxone）、头孢克肟（Cefixime）、头孢地秦（Cefodizime）等。

4．第四代头孢菌素　代表药物有头孢匹罗（Cefpirome）和头孢吡肟（Cefepime）。

【药动学】

1．头孢唑林　肌内注射，蛋白结合率为 74% ～ 86%。t_{max} 为 1 ～ 2h，C_{max} 为 32 ～ 42mg/L。成人 $t_{1/2}$ 为 1.5 ～ 2h，老年人 $t_{1/2}$ 为 2.5h，新生儿 $t_{1/2}$ 为 4.5 ～ 5h。药物以原型在肾排泄。

2．头孢呋辛　肌内注射，蛋白结合率为 31% ～ 41%。t_{max} 为 45min，C_{max} 为 27mg/L。成人 $t_{1/2}$ 为 1.2h，老年人 $t_{1/2}$ 为 2.1h，新生儿 $t_{1/2}$ 为 4h。药物以原型在肾排泄。

3．头孢噻肟　肌内注射，蛋白结合率为 30% ～ 50%。t_{max} 为 0.5h，C_{max} 为 25mg/L。成人 $t_{1/2}$ 为 1.5h，老年人 $t_{1/2}$ 为 2 ～ 2.5h，新生儿 $t_{1/2}$ 为 8h。1/3 ～ 1/2 的头孢噻肟在体内代谢成为去乙酰头孢噻肟（抗菌活性为头孢噻肟的 1/10）和其他无活性的代谢物。约 80% 的给药量经肾排泄，其中 50% ～ 60% 为原型药，10% ～ 20% 为去乙酰头孢噻肟。

4．头孢匹罗　肌内注射，蛋白结合率为 44% ～ 56%。t_{max} 为 35min，C_{max} 为 80 ～ 90mg/L。成人 $t_{1/2}$ 为 1.8 ～ 2.2h，老年人 $t_{1/2}$ 为 2.8h，新生儿 $t_{1/2}$ 为 5h。药物以原型在肾排泄。

【药效学】

1．第一代头孢菌素　对头孢菌素敏感的 G^+ 球菌作用较强，包括肺炎球菌、链球菌、葡萄球菌，但对耐甲氧西林的金黄色葡萄球菌不敏感。对金黄色葡萄球菌产生的 β- 内酰胺酶的稳定性优于第二代和第三代头孢菌素。对 G^- 杆菌的作用弱于第二、第三代头孢菌素，对 G^- 菌产生的 β- 内酰胺酶不稳定。对铜绿假单胞菌、耐药肠杆菌和厌氧菌无效。

2．第二代头孢菌素　对 G^- 菌如大肠埃希菌、痢疾志贺菌、克雷伯菌属、阴沟杆菌等的作用强于第一代头孢菌素，而对 G^+ 菌的作用弱于第一代头孢菌素。对多数 β- 内酰胺酶稳定，对某些肠杆菌科细菌和铜绿假单胞菌作用较差，肾毒性低于第一代头孢菌素。

3．第三代头孢菌素　对 G^- 杆菌的作用强于第一、第二代头孢菌素，对 G^+ 菌的作用弱于第一、第二代头孢菌素，对 G^- 菌产生的广谱 β- 内酰胺酶高度稳定。抗菌谱宽，体内分布广泛，可在组织、体腔、体液中达到有效浓度。具有很强的组织穿透力，对铜绿假单胞菌和厌氧菌有不同程度的抗菌作用，对肾基本无毒性。

4．第四代头孢菌素　对酶高度稳定，包括染色体介导的 β- 内酰胺酶和第三代头孢菌素失活的广谱 β- 内酰胺酶。对大多数厌氧菌有抗菌活性，对大肠埃希菌、金黄色葡萄球菌、铜绿假单胞菌的作用超过第三代头孢菌素。主要用于对第三代头孢菌素耐药的 G^- 杆菌引起的重症感染。

【临床应用】

1．第一代头孢菌素　用于甲氧西林敏感葡萄球菌及其他敏感细菌所致呼吸道、皮肤、软组织和尿路感染；亦可用于预防外科手术后切口感染。

2．第二代头孢菌素　用于治疗大肠埃希菌、变形杆菌属、克雷伯菌属等及肠杆菌科细菌中的敏感菌株所致各种感染；亦可用于流感嗜血杆菌、肺炎链球菌引起的呼吸道感染。

3．第三代头孢菌素　用于肠杆菌科细菌引起的严重全身感染（肺炎、败血症、骨髓炎）、多重耐药菌感染和医院内感染。亦可用于 G^- 杆菌所致脑膜炎，产酶淋病奈瑟菌所致单纯性尿道炎，敏感细菌所致呼吸道、尿道、皮肤软组织等的轻、中度感染。

4．第四代头孢菌素　用于产 β- 内酰胺酶菌株所致感染，其疗效优于第三代头孢菌素。

【不良反应】

1．过敏反应　常见过敏反应，多为皮疹、荨麻疹等；罕见过敏性休克，与青霉素有交叉过敏现象，青霉素过敏者有 10% 对头孢菌素发生过敏。

2．毒性反应　口服给药可发生胃肠道反应，静脉给药可发生静脉炎。第一代头孢菌素大剂量使用可损害近曲小管上皮细胞，出现肾毒性。

3．其他　第三、四代头孢菌素偶见二重感染。头孢孟多、头孢哌酮可引起低凝血酶原血症或血小板减少症而导致严重出血。大剂量使用头孢菌素类可发生头痛、头晕以及可逆性中毒性精神病等中枢神经系统反应。

【药物相互作用】

1．与庆大霉素、阿米卡星有协同作用。

2．与硫酸多黏菌素、硫酸阿米卡星、硫酸卡那霉素、盐酸四环素、盐酸金霉素、盐酸土霉素、葡萄糖酸红霉素、葡萄糖酸钙、戊巴比妥混合后发生变性。

3．与呋塞米、氨基糖苷类合用增加肾毒性。

【用法与注意事项】

1．用法　头孢唑林，成人每次 0.5 ~ 1g，静脉注射、静脉滴注或肌内注射，一日 2 次；严重感染患者每次 1.25g，静脉注射，一日 4 次；儿童每次 20 ~ 30mg/kg，静脉注射、静脉滴注或肌内注射，一日 3 次；用于预防外科手术后感染时，1g，静脉注射、静脉滴注或肌内注射，术前 0.5 ~ 1h，手术时间超过 6h 者术中加用 0.5 ~ 1g，术后每 6 ~ 8h 用 0.5 ~ 1g，至术后 24h。头孢呋辛，成人每次 0.75g，静脉注射、静脉滴注或肌内注射，一日 3 次；重症感染，成人每次 1.5g，静脉注射、静脉滴注或肌内注射，一日 3 次。头孢噻肟，成人每次 1 ~ 3g，静脉注射或滴注，一日 2 次或 3 次；严重感染患者每次 2 ~ 3g，静脉注射或滴注，一日 4 次。头孢匹罗，成人每次 1 ~ 2g，静脉注射、静脉滴注或肌内注射，一日 1 次；难治性或重症感染患者，成人每次 2g，静脉注射、静脉滴注或肌内注射，一日 2 次。头孢氨苄，成人每次 0.25 ~ 0.5g，口服，一日 4 次。头孢拉定，成人每次 0.25 ~ 0.5g，口服，一日 3 次或 4 次；或 0.5 ~ 1g，静脉注射或滴注，一日 4 次。

2．注意事项　第一代注射用头孢菌素如头孢噻吩、头孢唑林有肾毒性，应避免剂量过大，与其他肾毒性药物联合应用时需注意观察肾功能。应用头孢哌酮、头孢孟多时可出现低凝血酶原血症和双硫仑样反应，与其他抗凝血药、水杨酸制剂、非甾体抗炎药等合用可增加出血的危险性。

碳青霉烯类

碳青霉烯类代表药物有亚胺培南（Imipenem）、美罗培南（Meropenem）、甲砜霉素（Thiamphenicol）、帕尼培南（Panipenem）。具有广谱的抗菌活性，对需氧 G^+ 菌、G^- 菌，包括产 β- 内酰胺酶菌株具有抗菌作用。对不动杆菌属、铜绿假单胞菌也有抗菌作用，但是耐药现象逐年增加。亚胺培南对甲氧西林敏感葡萄球菌、肺炎链球菌、厌氧菌包括脆弱拟杆菌具有良好抗菌作用，对肠球菌、甲氧西林耐药葡萄球菌、黄杆菌属的抗菌作用较差。美罗培南的体外抗菌作用与亚胺培南相仿，对需氧 G^- 杆菌作用稍强，对需氧 G^+ 球菌作用稍弱。帕尼培南的体外抗菌作用与亚胺培南相仿，对铜绿假单胞菌作用稍弱。

头霉素类

头霉素类代表药物有头孢西丁（Cefoxitin）、头孢美唑（Cefmetazole）等。头霉素类的抗菌作用特点与第二代头孢菌素相仿。对多数 β- 内酰胺酶稳定，包括超广谱 β- 内酰胺酶。多数厌氧菌包括脆弱拟杆菌对头霉素类敏感，对 G^+ 菌和奈瑟菌属（脑膜炎奈瑟菌、淋病奈瑟菌）的作用较头孢噻吩差。对流感嗜血杆菌、军团菌属具有抗菌作用，肠杆菌属和铜绿假单胞菌对头霉素类耐药。头孢美唑对 G^+ 球菌和肠杆菌科细菌的作用较头孢西丁稍强，对脆弱拟杆菌的作用稍差。头孢西丁与头孢美唑主要适用于厌氧菌和需氧菌混合感染，如盆腔炎、腹腔感染、肺脓肿等。

单环 β - 内酰胺类

单环 β- 内酰胺类代表药物有氨曲南（Aztreonam）、卡芦莫南（Carumonam）。对多种 β-内酰胺酶稳定，但可被超广谱 β- 内酰胺酶水解。对 G+ 菌和厌氧菌作用稍差，对肠杆菌科细菌和铜绿假单胞菌有良好抗菌作用，适用于敏感 G- 杆菌和铜绿假单胞菌感染。与青霉素类和头孢菌素类很少发生交叉过敏反应，用于对青霉素类和头孢菌素类过敏的患者。少数患者可出现药疹、胃肠道不适、血清氨基转移酶增高、静脉炎等不良反应。

氧头孢烯类

氧头孢烯类代表药物有拉氧头孢（Latamoxef）和氟氧头孢（Flomoxef）。氧头孢烯类抗菌谱和抗菌作用与第三代头孢菌素相仿。对多种 β- 内酰胺酶稳定，对 G- 菌、厌氧菌包括脆弱拟杆菌具有良好抗菌作用，对葡萄球菌属的抗菌作用较头孢噻肟稍差。适用于需氧菌 - 厌氧菌混合感染，如腹腔感染、盆腔感染等，但不宜用于铜绿假单胞菌感染。本品的化学结构有甲硫四氮唑侧链，用药期间可引起凝血酶原减少和出血症状，应合用维生素 K₁ 防止出血。

β - 内酰胺酶抑制药

β- 内酰胺酶抑制药（β-lactamase inhibitors）的代表药物有克拉维酸（Clavulanic Acid）、舒巴坦（Sulbactam）、三唑巴坦（Tazobactam）。β- 内酰胺酶抑制剂的介入使某些对 β- 内酰胺酶不稳定的 β- 内酰胺类，如氨苄西林、阿莫西林、替卡西林、哌拉西林、头孢哌酮等对产酶菌恢复抗菌活性，并增大了抗菌谱。应用于临床的 β- 内酰胺酶抑制药的药动学特性应与合用的 β- 内酰胺类抗菌药相仿，其抑酶谱广、抑酶作用强，与 β- 内酰胺类合用不增加 β- 内酰胺的毒性。常见氨苄西林 / 舒巴坦、阿莫西林 / 克拉维酸、替卡西林 / 克拉维酸、哌拉西林 / 他唑巴坦和头孢哌酮 / 舒巴坦。舒巴坦合剂对不动杆菌属的作用增强，替卡西林 / 克拉维酸、哌拉西林 / 他唑巴坦和头孢哌酮 / 舒巴坦对铜绿假单胞菌具有较好的抗菌作用。

β- 内酰胺类抗菌药的临床应用总结见表 24-4。

表24-4　β-内酰胺类抗菌药的临床应用

分类	代表药物	药理作用及临床应用
天然青霉素	青霉素	对G+菌、G-球菌、螺旋体为首选
耐酸青霉素	青霉素V	活性低于青霉素，口服、耐酸，用于轻症感染
耐酶青霉素	甲氧西林	用于甲氧西林敏感的葡萄球菌感染
广谱青霉素	阿莫西林	对G+菌作用弱、G-菌作用强，口服，耐酸，不耐酶
抗假单胞菌青霉素	羧苄西林	用于大肠埃希菌、铜绿假单胞菌感染
抗G-菌青霉素	美西林	用于大肠埃希菌感染
第一代头孢菌素	头孢唑林	对G+菌作用强、G-菌作用弱，对铜绿假单胞菌无作用
第二代头孢菌素	头孢呋辛	对G+菌作用弱、G-菌作用强，用于感染菌不明的混合性感染
第三代头孢菌素	头孢他啶	对G+菌作用弱、G-菌作用相当强，对铜绿假单胞菌作用强
第四代头孢菌素	头孢匹罗	抗菌谱广，对细菌产生的β-内酰胺酶更稳定
碳青霉烯类	亚胺培南	用于多重耐药需氧G-菌重症感染
头霉素类	头孢西丁	对β-内酰胺酶稳定，用于需氧菌、厌氧菌混合感染
单环β-内酰胺类	氨曲南	对β-内酰胺酶稳定，青霉素、头孢菌素交叉过敏反应少
氧头孢烯类	拉氧头孢	用于需氧菌、厌氧菌混合感染
β-内酰胺酶抑制药	舒巴坦	用于敏感菌所致中、重度感染

二、氨基糖苷类

氨基糖苷类（aminoglycosides）抗生素是由氨基糖与氨基环醇通过氧桥连接而成的苷类抗生素。包括链霉素（Streptomycin）、新霉素（Neomycin）、卡那霉素（Kanamycin）、庆大霉素（Gentamycin）、巴龙霉素（Paromomycin）、妥布霉素（Tobramycin）、核糖霉素（Ribostamycin）等天然氨基糖苷类抗生素，还有阿米卡星（Amikacin）、奈替米星（Netilmicin）等半合成氨基糖苷类抗生素。

氨基糖苷类通过离子吸附作用附着于菌体表面，造成细菌细胞膜通透性增加，细胞内钾离子、腺嘌呤核苷酸、酶等重要物质外漏，从而导致细菌死亡。氨基糖苷类也可经膜孔通道被动扩散穿过细菌细胞膜，再经氧依赖性主动转运系统进入细胞内，特异性结合到核糖体 30S 亚基上，干扰功能性核糖体的组装，抑制 30S 始动复合物的形成；或抑制 70S 始动复合物的形成。选择性地与核糖体 30S 亚基上的靶位蛋白（P10）结合，导致 30S 亚基错读遗传密码，合成无功能蛋白质。阻碍终止因子与核糖体 A 位结合，使已合成的肽链不能释放并阻碍核糖体的解聚，最终造成细菌体内的核糖体耗竭。

【药动学】氨基糖苷类的极性和解离度较大，口服很难吸收。为避免血药浓度过高而导致不良反应，通常不主张静脉注射给药，多采用肌内注射。新霉素具有严重肾毒性，不能全身给药。氨基糖苷类吸收迅速而完全，但是血浆蛋白结合率较低，链霉素为 35%，其他 < 10%。t_{max} 为 0.5 ~ 2h，在肾皮质和内耳内淋巴液及外淋巴液浓度较高，可透过胎盘屏障并积聚在羊水和胎儿体内。$t_{1/2}$ 为 2 ~ 3h，经肾小球滤过随尿液排出，奈替米星在肾小管重吸收。

【药效学】氨基糖苷类抗生素为静止期杀菌剂，抗菌谱广，对各种 G⁻ 菌（包括铜绿假单胞菌、不动杆菌）和 G⁺ 菌（包括甲氧西林耐药葡萄球菌）均具有良好抗菌作用，特别是对需氧 G⁻ 杆菌的抗菌活性显著强于其他类抗菌药。链霉素具有拮抗结核分枝杆菌的作用，但对厌氧菌无效，因厌氧菌缺乏氧依赖性主动转运系统。在碱性环境中抗菌活性增强，具有较长时间 PAE，且 PAE 持续时间呈浓度依赖性。具有 FEE，细菌首次接触氨基糖苷类抗生素时，即被迅速杀死，未被杀死的细菌再次或多次接触同种抗生素，其杀菌作用明显降低。

【临床应用】氨基糖苷类抗生素水溶性好，性质稳定。抗菌谱广，对葡萄球菌属、需氧 G⁻ 杆菌均具良好抗菌作用。临床上以庆大霉素、妥布霉素的应用最为普遍，阿米卡星和异帕米星对多数氨基糖苷类钝化酶稳定，故可用于庆大霉素等氨基糖苷类耐药菌所致感染。链霉素主要用于结核病初治病例，并需与其他抗结核药联合应用。新霉素口服作为肠道消毒剂或局部用药。巴龙霉素口服可用于肠道感染。此外，氨基糖苷类与其他抗菌药联合用于治疗布鲁菌病、鼠疫等。

【不良反应】

1. 耳毒性　耳毒性包括前庭功能障碍和耳蜗听神经损伤。前庭功能障碍表现为眩晕、头昏、恶心、呕吐、共济失调、视力减退、眼球震颤，以眩晕为主要症状；耳蜗听神经损伤表现为耳鸣、听力减退和永久性耳聋。所有氨基糖苷类抗生素均有耳毒性，但不同氨基糖苷类引起的耳毒性不同，耳蜗毒性的发生率依次为：卡那霉素（1.6%）>阿米卡星（1.5%）>西索米星（1.4%）>庆大霉素（0.5%）>妥布霉素（0.4%）；前庭毒性的发生率依次为：卡那霉素（4.7%）>链霉素（3.6%）>西索米星（2.9%）>庆大霉素（1.2%）>妥布霉素（0.4%）。耳毒性是不可逆的，并能影响胎儿，特别是与呋塞米、依他尼酸、布美他尼或顺铂等其他耳毒性药物同时使用时风险更大。氨基糖苷类抗生素造成耳毒性的原因尚未清楚，可能因内耳淋巴液中药物浓度较高，引起细胞膜 Na⁺-K⁺-ATP 酶功能障碍，损害了内耳螺旋器内、外毛细胞的能量产生及利用，造成毛细胞损伤。

2. 肾毒性　氨基糖苷类是诱发药源性肾衰竭的最常见药物，肾毒性通常表现为蛋白尿、管型尿、血尿等，严重时可产生氮质血症和导致肾功能降低。该类药物与肾组织亲和力极高，可通过胞饮作用使其大量积聚在肾皮质和髓质，皮质近曲小管上皮细胞溶酶体内的浓度最高。溶酶体肿胀破裂，溶酶体酶和氨基糖苷类释放。溶酶体酶造成线粒体损害而减少能量产生，氨基糖苷类与 Ca^{2+} 络合而干扰了钙的调节转运过程，轻则引起肾小管肿胀，重则产生急性坏死。肾功能减退可使氨基糖苷类血药浓度升高，进一步加重肾功能损伤和耳毒性。各种氨基糖苷类抗生素的肾毒性与其在肾皮质中的积聚量成正比，对肾损伤的严重程度依次为：阿米卡星＜链霉素或妥布霉素＜庆大霉素＜卡那霉素＜新霉素。

3. 神经肌肉接头麻痹　氨基糖苷类可引起血压下降、心肌抑制、肢体瘫痪和呼吸衰竭。常见于大剂量腹膜内或胸膜内应用，偶见于肌内注射或静脉注射。其原因可能是药物与 Ca^{2+} 络合，导致体液内的 Ca^{2+} 含量降低，或与 Ca^{2+} 竞争，抑制节前神经末梢乙酰胆碱的释放并降低突触后膜对乙酰胆碱的敏感性，造成神经肌肉接头处传递阻断，引起呼吸肌麻痹。临床表现为呼吸衰竭，进而循环衰竭导致死亡，易被误认为过敏性休克。不同氨基糖苷类抗生素引起神经肌肉接头麻痹的严重程度依次为：妥布霉素＜庆大霉素＜阿米卡星或卡那霉素＜链霉素＜新霉素。

4. 变态反应　可见皮疹、发热、血管神经性水肿。接触性皮炎是局部应用新霉素最常见的反应。

【药物相互作用】

1. 与强效利尿药（呋塞米）、其他耳毒性药物（如万古霉素、红霉素、阿司匹林）联合使用增加氨基糖苷类抗生素的耳毒性，可致严重暂时性或永久性耳聋。

2. 与头孢噻吩、头孢噻啶、两性霉素 B、右旋糖酐联合使用增加氨基糖苷类抗生素的肾毒性，引起肾损害甚至急性肾小管坏死。

3. 与乙醚、地西泮联合使用可致神经肌肉阻滞作用加强，引起骨骼肌麻痹。

4. 与碱性药（如碳酸氢钠、氨茶碱等）联合应用，抗菌效能可增加，但同时毒性也相应增加。

5. 两种氨基糖苷类抗生素联合使用可能增强对第 8 对脑神经和肾的毒性，特别是易引起永久性耳聋。

【用法与注意事项】

1. 用法　庆大霉素，成人每次 8 万 IU，肌内注射或静脉滴注，一日 3 次（静脉滴注时将每次剂量加入 50 ～ 200ml 的 0.9% 氯化钠注射液或 5% 葡萄糖注射液中）；或 5mg/kg，肌内注射或静脉滴注，一日 1 次（静脉滴注时加入的液体量应不少于 300ml，使药液浓度不超过 0.1%，应在 30 ～ 60min 内缓慢滴入，以免发生神经肌肉阻滞作用）；儿童每次 2.5mg/kg，肌内注射或静脉滴注，一日 2 次或 1.7mg/kg，肌内注射或静脉滴注，一日 3 次（对于新生儿或婴儿实施 TDM）；鞘内及脑室内给药，成人每次 4 ～ 8mg，小儿（3 个月以上）每次 1 ～ 2mg，隔日 1 次；肾功能减退患者按照肌酐清除率给药，肌酐清除率为 10 ～ 50ml/min 时给予正常剂量的 30% ～ 70%，肌酐清除率＜10ml/min 时给予正常剂量的 20% ～ 30%（正常剂量为 1 ～ 1.7mg/kg）。链霉素，成人每次 1g，肌内注射，一日 2 次；老年人每次 0.5g，肌内注射，一日 2 次；儿童每次 10mg/kg，肌内注射，一日 2 次；肾功能减退患者根据肌酐清除率给药。

2. 注意事项　用药前询问患者有无氨基糖苷类药物过敏史，对一种氨基糖苷类过敏者可能对另一种也过敏。避免与其他耳毒性药物、肾毒性药物、神经肌肉阻滞剂、吸入性麻醉药等合用。妊娠期妇女、新生儿、婴幼儿、老年人及肾功能减退患者用药期间应进行 TDM，并据以调整用量。应用氨基糖苷类时应注意定期检查尿常规、肾功能，观察听力和前庭功能改变，疗程通常不宜超过 2 周。以上各项检查如出现异常，应立即减量或停用。

三、大环内酯类、林可霉素类及肽类抗生素

大环内酯类（macrolides）

大环内酯类抗生素是指微生物产生的具有内酯环的生物活性物质。常见的单内酯有十二元环大环内酯类抗生素（酒霉素）、十四元环大环内酯类抗生素（红霉素）和十六元环大环内酯类抗生素（螺旋霉素、乙酰螺旋霉素、麦迪霉素及交沙霉素）。

大环内酯类通过离子吸附作用附着于菌体表面，造成细菌细胞膜通透性增加，细胞内钾离子、腺嘌呤核苷酸、酶等重要物质外漏，从而导致细菌死亡。大环内酯类也可经膜孔通道被动扩散穿过细菌细胞膜，再经氧依赖性主动转运系统进入细胞内，特异性结合到核糖体 50S 亚基上，干扰功能性核糖体的组装，抑制 50S 始动复合物的形成。

1. 第一代大环内酯类　代表药有红霉素（Erythromycin）、地红霉素（Dirithromycin）、麦迪霉素（Midecamycin）、乙酰螺旋霉素（Acetylspiramycin）、交沙霉素（Josamycin）。

2. 第二代大环内酯类　代表药有罗红霉素（Roxithromycin）、氟红霉素（Flurithromycin）、罗他霉素（Rokitamycin）、克拉霉素（Clarithromycin）、阿奇霉素（Azithromycin）、乙酰麦迪霉素（Acetylmidecamycin）。

3. 第三代大环内酯类　酮内酯类（ketolides）作为第三代大环内酯类抗生素，不引起大环内酯类 - 林可霉素类 - 链阳菌素类（macrolides-lincomycins-streptogramin，MLS）耐药。

【药动学】红霉素易被胃酸破坏，口服吸收少。克拉霉素和阿奇霉素对胃酸稳定，口服容易吸收，生物利用度提高。如食物干扰红霉素和阿奇霉素的吸收，但能增加克拉霉素的吸收。大环内酯类抗生素能广泛分布于除脑组织和脑脊液以外的各种组织和体液，且在肝、肾、肺、脾、胆汁及支气管分泌物中的浓度均可高于血药浓度，并可被多核粒细胞和巨噬细胞摄取。红霉素能分布到前列腺、胎儿血循环和母乳中，阿奇霉素在血浆中的浓度较低，主要分布在中性粒细胞、巨噬细胞、肺泡液、痰液、皮下组织、胆汁和前列腺中，然后再从这些组织缓慢释放。红霉素在肝代谢，$t_{1/2}$ 为 3 天。克拉霉素被氧化成仍具有抗菌活性的 14- 羟基克拉霉素，阿奇霉素不能在体内代谢。红霉素和阿奇霉素主要以活性形式积聚和分泌在胆汁中，部分药物经肝肠循环被重吸收。克拉霉素及其代谢产物主要经肾排泄。

【药效学】大环内酯类抗生素的抗菌谱广，通常为抑菌剂，高浓度时对敏感菌为杀菌剂，在碱性环境中抗菌活性增强。对大多数 G⁺ 菌、部分 G⁻ 菌及一些非典型致病菌均有效。对葡萄球菌属（包括产生 β- 内酰胺酶的葡萄球菌和耐甲氧西林金黄色葡萄球菌）、链球菌、肺炎双球菌、破伤风梭菌、炭疽芽胞杆菌、白喉棒状杆菌、百日咳鲍特菌、流感嗜血杆菌、军团菌属、淋病奈瑟菌、脑膜炎奈瑟菌等具有良好的抗菌作用；对肺炎支原体、衣原体、立克次体、梅毒螺旋体、钩端螺旋体、弓形虫、非典型分枝杆菌等非典型病原体也具良好的抗菌作用。

【临床应用】临床可用于治疗化脓性链球菌、溶血性链球菌、肺炎链球菌等引起的急性扁桃体炎、急性咽炎、鼻窦炎、猩红热。用于治疗嗜肺军团菌引起的肺炎及社区获得性肺炎。用于沙眼衣原体所致结膜炎，肺炎支原体、肺炎衣原体所致肺炎、急性支气管炎、慢性支气管炎急性发作等呼吸系统感染，衣原体属和支原体属所致尿道炎、宫颈炎、盆腔炎等泌尿生殖系统感染。红霉素在妊娠期间作为一线药物治疗泌尿、生殖系统衣原体感染，也被用于四环素类禁忌证、婴儿期衣原体肺炎和新生儿眼炎的治疗。用于治疗白喉棒状杆菌引起的败血症、红癣，红霉素能根除白喉棒状杆菌，有效改善急、慢性白喉带菌者状况，但不能改变白喉棒状杆菌急性感染进程。用于对青霉素过敏的葡萄球菌、链球菌或肺炎球菌感染患者及治疗敏感细菌所致的皮肤软组织感染。临床上可以作为治疗隐孢子虫病以及弓形虫病的备选药物。

【不良反应】

1. 胃肠道反应　红霉素口服给药或静脉注射均可引起胃肠道反应，可见腹痛、腹胀、恶

心。新大环内酯类胃肠道不良反应发生率较红霉素低，亦能耐受。

2．肝毒性　红霉素可以引起胆汁淤积，也可导致肝实质损害，发生率高达 40%。

3．耳毒性　前庭功能受损、听力下降、耳聋。

4．心脏毒性　静脉滴注速度过快时易发生，可出现昏厥或猝死。表现为心电图复极异常，即 QT 间期延长、恶性心律失常、尖端扭转型室性心动过速。

5．过敏反应　偶见皮疹、荨麻疹、嗜酸性粒细胞增多等，过敏性休克和血管神经性水肿极为少见。

6．二重感染　长期大剂量使用大环内酯类抗生素可致菌群失调，出现舌炎、口角炎、假膜性肠炎等。

【药物相互作用】红霉素及克拉霉素禁止与特非那定合用，以免引起心脏不良反应。

【用法与注意事项】

1．用法　红霉素，成人每次 0.25～0.5g，口服，一日 3 次；儿童每次 5～10mg/kg，口服，一日 4 次；成人每次 0.5～1g，口服，一日 4 次，用于治疗军团菌病；成人每次 0.25g，口服，一日 2 次，用于风湿热复发的预防性用药及感染性心内膜炎的预防性用药。阿奇霉素，成人每次 1g，口服，一日 1 次，用于治疗沙眼衣原体感染；成人每次（第 1 天）0.5g，口服，一日 3 次，第 2～5 天每次 0.25g，口服，一日 3 次，用于治疗敏感淋病奈瑟菌所致性传播疾病；小儿每次（第 1 天）10mg/kg，口服，一日 3 次，第 2～5 天每次 5mg/kg，口服，一日 3 次，用于治疗小儿中耳炎、肺炎；小儿每次 12mg/kg，口服，一日 3 次，用于治疗小儿咽炎、扁桃体炎；成人每次 0.5g，静脉注射，一日 1 次，用于治疗成人社区获得性肺炎及盆腔炎。将阿奇霉素用适量注射用水充分溶解，配制成 0.1g/ml，再加入至 250ml 或 500ml 的氯化钠注射液或 5% 葡萄糖注射液中，最终阿奇霉素浓度为 1～2mg/ml，然后静脉滴注；浓度为 1mg/ml，滴注时间为 1h，或浓度为 2mg/ml，滴注时间为 3h。

2．注意事项　大环内酯类可在肝内代谢并经胆汁排泄，肝功能不全者宜减量或慎用。大环内酯类为肝药酶抑制剂，与甲泼尼龙、茶碱、卡马西平、华法林等同用时可使上述药物在肝内代谢减少，血药浓度增高而产生不良反应，必要时应调整用量。

林可霉素（Lincomycin）和克林霉素（Clindamycin）

林可霉素与克林霉素属林可霉素类，在化学结构上与大环内酯类不同，但抗菌谱相似。克林霉素是林可霉素的半合成衍生物，其抗菌活性较林可霉素为强。此类药物通过离子吸附作用附着于菌体表面，造成细菌细胞膜通透性增加，细胞内钾离子、腺嘌呤核苷酸、酶等重要物质外漏，从而导致细菌死亡。此类药物也可经膜孔通道被动扩散穿过细菌细胞膜，再经氧依赖性主动转运系统进入细胞内，特异性结合到核糖体 50S 亚基上，干扰功能性核糖体的组装，阻碍 50S 始动复合物的形成。

【药动学】

1．林可霉素　口服吸收率为 20%～30%，饭后服用吸收率下降。吸收后除脑脊液外，迅速分布于各体液和组织中，肾、胆汁和尿液药物浓度较高。注射给药后在眼中可达有效浓度，可迅速经胎盘进入胎儿循环，在胎血中的浓度可达母体血药浓度的 25%。口服 t_{max} 为 2～4h，肌内注射 t_{max} 为 0.5h，蛋白结合率为 77%～82%。主要在肝代谢，某些代谢物具有抗菌活性，$t_{1/2}$ 为 4～5.4h；肾功能减退时 $t_{1/2}$ 为 10～13h；肝功能减退时 $t_{1/2}$ 为 9h。可经肾、胆道和肠道排泄，口服后 40% 以原型随粪便排出，也可分泌入乳汁中。

2．克林霉素　口服吸收率为 90%，进食对吸收的影响不大。克林霉素在胎血中的浓度比林可霉素大，在乳汁中的浓度可达 3.8μg/ml，妊娠期妇女及哺乳期妇女使用克林霉素应注意其利弊。口服 t_{max} 为 0.75～1h，蛋白结合率为 90%。主要在肝中代谢，$t_{1/2}$ 为 2.4～3h；小儿 $t_{1/2}$ 为 2～2.5h，肾功能减退时 $t_{1/2}$ 为 3～5h；24h 内 10% 由尿排出，3.6% 随粪便排出。

【药效学】克林霉素的体外抗菌活性比林可霉素强 4～8 倍，细菌对林可霉素与克林霉素呈完全性交叉耐药。此类药物对葡萄球菌属、溶血性链球菌、肺炎链球菌等 G⁺ 球菌具有强大抗菌作用，但甲氧西林耐药葡萄球菌、肠球菌属、G⁻ 杆菌对此类药物耐药。白喉棒状杆菌、破伤风梭菌、产气荚膜梭菌等厌氧菌，包括脆弱拟杆菌及放线菌属对此类药物敏感。

【临床应用】临床用于 G⁺ 球菌感染和厌氧菌感染。因其在骨组织中浓度高，因此可用于金黄色葡萄球菌性骨髓炎、化脓性关节炎。也适用于对 β- 内酰胺类过敏者的链球菌所致的中耳炎、咽峡炎、肺炎。

【不良反应】

1．消化系统　可见食欲缺乏、恶心、呕吐、腹泻；偶见肠道菌群失调和艰难梭菌性肠炎，此时应停用本类药物，口服给予甲硝唑，经甲硝唑治疗无效者可改用口服万古霉素或去甲万古霉素。

2．心血管系统　大剂量快速静脉注射时可引起血压下降、QT 间期延长、恶性心律失常、尖端扭转型室性心动过速，偶见心搏呼吸停止。

3．造血系统　偶见中性粒细胞减少、嗜酸性粒细胞增多、血小板减少等。

4．过敏反应　偶见皮疹、血管神经性水肿、血清病、日光性皮炎。

【药物相互作用】

1．林可霉素、克林霉素具神经肌肉阻滞作用，与吸入性麻醉药联合使用，神经肌肉阻滞现象可加强，导致骨骼肌软弱和呼吸抑制或麻痹（呼吸暂停）。必要时采用抗胆碱酯酶药物或钙剂抢救。

2．林可霉素、克林霉素在疗程中甚至在疗程后数周，有引起伴严重水样腹泻的假膜性肠炎的可能，目的是排出肠道内毒素，与抗蠕动止泻药不宜联合使用。含白陶土止泻药和林可霉素、克林霉素同时口服，林可霉素、克林霉素的吸收将显著减少，故两者不宜同时服用，须间隔至少 2h。

3．氯霉素、红霉素在靶位上均可置换此类药物，或阻抑后者与细菌核糖体 50S 亚基的结合，此类药物不宜与氯霉素、红霉素联合使用。

4．林可霉素、克林霉素与大环内酯类、青霉素、头孢菌素抗生素有拮抗作用。

【用法与注意事项】

1．用法　林可霉素，成人每次 0.25～0.5g，口服，一日 4 次；或 0.25～0.5g，肌内注射，一日 2 次；小儿每次 10～15mg/kg，口服，一日 3 次，或 5～10mg/kg，肌内注射，一日 2 次。克林霉素，中度感染，成人每次 0.3～0.6g，肌内注射，一日 2 次；严重感染，成人每次 0.6～1.2g，肌内注射，一日 2 次。

2．注意事项　与氨苄西林、苯妥英钠、巴比妥类、氨茶碱、葡萄糖酸钙及硫酸镁可产生配伍禁忌，与红霉素有拮抗作用，不宜合用。肝肾功能损害者，胃肠疾病如溃疡性结肠炎、局限性肠炎、抗生素相关肠炎患者要慎用。如出现假膜性肠炎，先补充水、电解质、蛋白质，然后给甲硝唑。成人每次 250～500mg，口服，一日 3 次；无效时再选用万古霉素，成人每次 0.125～0.5g，口服，一日 4 次。

肽类抗生素（peptide antibiotics）

肽类抗生素是指氨基酸以肽键相连组成的一大类抗生素。绝大多数由细菌、放线菌产生，少数是真菌代谢产物。除常见的氨基酸外，还有一些 D- 氨基酸、β- 氨基酸、N- 甲基氨基酸以及其他氨基酸，有些还带有脂肪酸、芳香酸、羟基酸、糖、胺、杂环等基团。肽类抗生素包括：①糖肽类（glycopeptides），如万古霉素（Vancomycin）、去甲万古霉素（Norvancomycin）和替考拉宁（Teicoplanin）；②多黏菌素类（polymyxins），如多黏菌素 B（Polymyxin B）和黏菌素（Colistin）；③磷霉素（Fosfomycin）；④利奈唑胺（Linezolid）。

【药效学】

1．糖肽类   万古霉素、去甲万古霉素对各种 G⁺ 球菌与 G⁺ 杆菌均具强大抗菌作用，尤其对甲氧西林耐药葡萄球菌和肠球菌，对艰难梭菌亦有良好抗菌作用。替考拉宁与万古霉素抗菌谱大致相仿，但对溶血性葡萄球菌和部分表皮葡萄球菌等凝固酶阴性葡萄球菌的作用较万古霉素为差。

2．多黏菌素类   多黏菌素 B 对大多数肠杆菌科细菌和铜绿假单胞菌、不动杆菌均具强大的抗菌作用，包括大部分耐药菌株。但变形杆菌、沙雷菌、所有 G⁺ 菌对多黏菌素类耐药。

3．磷霉素   磷霉素抗菌谱广，对溶血性链球菌、葡萄球菌具有较强的抗菌作用，对肺炎链球菌和肠球菌作用不及青霉素；对肠杆菌科细菌、铜绿假单胞菌、弧菌亦有抗菌作用，但作用相对较弱。磷霉素对厌氧菌也有抗菌作用，拟杆菌除外。

4．利奈唑胺   利奈唑胺是全合成抗菌药噁唑烷酮类抗生素，属于蛋白质合成抑制剂。对葡萄球菌、肠球菌、链球菌均有较好的抗菌作用，对其他抗生素耐药菌株也有作用。对厌氧菌亦具抗菌活性，对艰难梭菌的作用与万古霉素相似，对拟杆菌和梭杆菌具有一定抗菌作用。对 G⁻ 菌作用差。

【临床应用】

1．糖肽类   用于耐药 G⁺ 菌所致的重症感染；G⁺ 菌所致重症感染且对 β- 内酰胺类过敏患者；甲硝唑治疗无效的艰难梭菌性肠炎。

2．多黏菌素类   用于耐药铜绿假单胞菌、耐药不动杆菌属和其他 G⁻ 杆菌引起的严重感染。

3．磷霉素   口服适用于敏感菌所致轻症上呼吸道感染、单纯性下尿路感染、肠道感染。与其他抗菌药联合静脉滴注，用于敏感细菌所致呼吸道感染、败血症、骨关节感染等。

4．利奈唑胺   用于万古霉素耐药肠球菌感染，同时合并菌血症；由金黄色葡萄球菌和肺炎链球菌所致医院获得性肺炎，包括甲氧西林耐药葡萄球菌和金黄色葡萄球菌、化脓性链球菌、链球菌所致皮肤软组织感染。

【不良反应】

1．糖肽类   万古霉素、去甲万古霉素有一定耳毒性、肾毒性。可影响听力，降低肾功能，大剂量长期使用者易发生。偶见皮疹、血栓性静脉炎。静脉滴注过快引起红人综合征，由组胺释放所致，患者面、颊、上半身及上肢皮肤潮红。

2．多黏菌素类   可见皮疹、发热、白细胞减少、血栓性静脉炎。具有明显肾毒性。可见头晕、面部麻木、周围神经炎、神经肌肉阻滞、呼吸抑制，新斯的明治疗无效，临床上采用人工呼吸急救，钙剂可以缓解症状。

3．磷霉素   常见轻度的胃肠道不良反应，如恶心、呕吐；偶见皮疹、嗜酸性粒细胞增多、血清转氨酶增高等。

4．利奈唑胺   常见轻度的不良反应，如腹泻、便秘、恶心、呕吐、头痛、失眠、头晕、皮疹、发热、念珠菌感染、血小板减少症、转氨酶升高、肾功能下降。偶见味觉改变、真菌感染、可逆性的骨髓抑制。

【用法与注意事项】

1．糖肽类   ①肾功能不全者、老年人应慎用或根据肌酐清除率调整剂量，新生儿与早产儿不宜选用；②疗程一般不超过 14 天；③用药期间应定期复查尿常规、肾功能并注意听力改变；④对老年患者及肾功能不全者应进行 TDM。

2．多黏菌素类   ①剂量不宜过大，疗程不超过 10 ～ 14 天，治疗过程中定期复查尿常规及肾功能；②不宜与其他肾毒性药同用；③肾功能损害者根据肌酐清除率调整剂量；④静脉滴注速度宜慢，不宜与肌肉松弛剂联合使用。

3．磷霉素   ①心肾功能不全、高血压等患者应慎用；②与一些金属盐可生成不溶性沉淀。

4. 利奈唑胺　①为减少细菌对利奈唑胺耐药的发生和保持利奈唑胺的疗效，利奈唑胺应仅用于确诊或高度怀疑敏感菌所致感染的治疗或预防；②如患者出现视力损害的症状，如色觉改变、视敏度改变、视物模糊或视野缺损，立即停药并进行眼科检查；③使用利奈唑胺过程中，有乳酸性酸中毒的报道。

四、四环素类及氯霉素类

四环素类（tetracyclines）

四环素类抗生素是一组带有共轭双键四元稠合环结构的抗生素，并因此而得名，包括从链霉菌属发酵获得的金霉素（Chlortetracycline）、土霉素（Oxytetracycline）、四环素（Tetracycline）等天然四环素类和多西环素（Doxycycline）、美他环素（Metacycline）、米诺环素（Minocycline）等半合成四环素类。四环素类特异性地与细菌核糖体 30S 亚基的 A 位置结合，抑制肽链的延长和影响细菌蛋白质的合成。由于细菌对四环素类药物耐药性的上升，本类药物的临床适应证减少，目前临床应用较多的为半合成四环素类米诺环素及多西环素。

【药动学】口服吸收不完全，各药物吸收率差别较大，金霉素吸收率为 30%，四环素、土霉素吸收率为 60% ～ 70%，多西环素和米诺环素吸收率为 95% ～ 100%。四环素类（多西环素和米诺环素除外）与食物同服则减少吸收，与二价和三价阳离子形成不吸收的络合物，与铁制剂及含钙、镁和铝的食品或抗酸药同服降低药效。四环素类的血浆蛋白结合率为 40% ～ 80%，在组织分布广泛，主要集中在肝、肾、脾、皮肤、牙齿和骨骼等钙化组织及含钙量高的肿瘤（胃癌）；还能渗透到组织、体液、细胞及脑脊液，透过胎盘屏障并集中在胎儿骨骼和牙齿。四环素类部分在肝代谢，短效类 $t_{1/2}$ 为 6 ～ 8h（金霉素、四环素、土霉素）；中效类 $t_{1/2}$ 为 12h（地美环素、美他环素）；长效类 $t_{1/2}$ 为 16 ～ 18h（多西环素、米诺环素）。主要分泌到胆汁和尿液，在胆汁中的浓度可超出血药浓度 10 倍，其中绝大多数在小肠被重吸收形成肝肠循环。尿中排出量可达 10% ～ 50%，主要经肾小球滤过。但多西环素与其他四环素类不同，90% 以代谢产物或络合物经胆汁排入粪便，故其对肠道菌影响很小，可治疗肾功能受损患者的感染。

【药效学】四环素类抗生素为广谱抑菌剂，高浓度时具杀菌作用。对 G⁺ 菌、G⁻ 菌、立克次体、支原体、衣原体、非典型分枝杆菌、螺旋体、炭疽芽胞杆菌、单核细胞增多性李斯特菌、梭状芽胞杆菌、奴卡菌属、淋病奈瑟菌具有抗菌作用。四环素类对 G⁺ 菌的抗菌作用大于 G⁻ 菌，对弧菌、鼠疫耶尔森菌、布鲁菌、弯曲杆菌等 G⁻ 菌抗菌作用良好，但远不如甲硝唑、克林霉素和氯霉素的作用，因此临床上并不选用。四环素类抗生素对部分厌氧菌具一定抗菌作用，对铜绿假单胞菌无抗菌作用，肠球菌、耐青霉素的淋球菌对四环素类抗生素耐药。

【临床应用】临床上用于立克次体感染引起的流行性斑疹伤寒、地方性斑疹伤寒、落基山斑疹热、恙虫病和 Q 热，衣原体感染引起的鹦鹉热、淋巴肉芽肿、非特异性尿道炎、输卵管炎、宫颈炎及沙眼，细菌感染引起的回归热、布鲁菌病、霍乱、鼠疫，肺炎双球菌或流感嗜血杆菌所引起的急性呼吸道感染，敏感的大肠埃希菌与变形杆菌引起的尿路感染，痢疾志贺菌或沙门菌引起的痢疾或肠炎。还可用于对青霉素类过敏的破伤风、气性坏疽、梅毒、淋病和钩端螺旋体病以及放线菌属、单核细胞增多性李斯特菌感染。

【不良反应】

1. 消化系统反应　可见恶心、呕吐、上腹不适、腹胀和腹泻，偶见胰腺炎、脂肪肝变性、食管炎和食管溃疡，多发生于服药后立即卧床的患者。

2. 过敏反应　可见斑丘疹和红斑，偶见荨麻疹、过敏性紫癜、心包炎、血管神经性水肿以及系统性红斑狼疮皮疹，罕见剥脱性皮炎。严重者出现过敏性休克和哮喘，个别患者使用四环素后日晒时会有光敏现象。所以，应建议患者服用该品期间不要直接暴露于阳光或紫外线下，一旦皮肤有红斑应立即停药。

3．血液系统反应　偶见溶血性贫血、血小板减少、中性粒细胞减少和嗜酸性粒细胞减少。

4．神经系统反应　偶见颅内压增高，可表现为头痛、呕吐、视神经盘水肿等。

5．泌尿系统反应　偶见氮质血症、高磷酸血症和酸中毒。

6．二重感染反应　四环素类抗生素可使人体内正常菌群减少，导致维生素 B 缺乏、真菌繁殖，长期应用可诱发耐药金黄色葡萄球菌、G⁻ 杆菌和真菌等引起的消化道、呼吸道和尿路感染，出现口干、咽炎、口角炎、舌炎，严重者可致败血症。

7．四环素牙　四环素类抗生素可与牙本质和牙釉质中的磷酸盐结合，导致牙釉质发育不良、龋齿、牙齿黄染，称四环素牙。

【药物相互作用】

1．降血脂药考来烯胺或考来替泊影响四环素类抗生素的吸收。

2．与含钙、镁、铁等金属离子的药物形成不溶性络合物。

3．与全身麻醉药甲氧氟烷、强利尿药呋塞米联合使用，可增强其肾毒性；与其他肝毒性药物联合使用，可增强其肝毒性。

【用法与注意事项】

1．用法　四环素，成人每次 0.25 ~ 0.5g，口服，一日 4 次；8 岁以上小儿每次 25 ~ 50mg/kg，口服，一日 4 次。

2．注意事项　常见致病菌如溶血性链球菌、葡萄球菌对四环素类耐药现象严重，仅在病原菌对其敏感时方有用药指征。口服剂量不宜过高，半合成四环素类可在饭后服用，以减轻胃肠道反应。肝、肾功能不全，妊娠期妇女、哺乳期妇女和 8 岁以下儿童均不宜采用。米诺环素可引起眩晕、耳鸣等前庭功能紊乱症状，驾驶员、高空作业者不宜采用。

氯霉素类（amphenicols）

氯霉素类抗生素包括氯霉素（Chloramphenicol）、甲砜霉素（Thiamphenicol）及棕榈氯霉素（Chloramphenicol Palmitate）等。此类药物通过离子吸附作用附着于菌体表面，造成细菌细胞膜通透性增加，也可经膜孔通道被动扩散穿过细菌细胞膜，再经氧依赖性主动转运系统进入细胞内，特异性结合到核糖体 50S 亚基上，干扰功能性核糖体的组装，阻碍 50S 始动复合物的形成。

【药动学】口服给药，吸收良好，t_{max} 为 1 ~ 2h。蛋白结合率为 50% ~ 60%，药物在体内容易分布到心包液、胸水、关节腔液、房水及脑脊液。氯霉素眼睛局部用药可使房水内药物达到有效抑菌浓度，常制成滴眼剂。氯霉素亲脂性强，脑组织中的浓度可达血药浓度的 9 ~ 12 倍，宜于治疗细菌性脑膜炎与脑脓肿。氯霉素在肝代谢，$t_{1/2}$ 为 1 ~ 4.5h，婴幼儿的半衰期较成人长。氯霉素进入人体后具有抗菌活性的部分约为 10%，90% 在肝内与葡糖醛酸结合形成代谢产物，体内代谢产物无毒亦无抗菌活性，主要由肾小管分泌排出。

【药效学】氯霉素为广谱抑菌剂，对 G⁻ 菌的作用较对 G⁺ 菌强。对流感嗜血杆菌、奈瑟菌、伤寒沙门菌、螺旋体、支原体、衣原体、立克次体具有良好的抗菌作用；对各种厌氧菌包括脆弱拟杆菌亦有抗菌作用。

【临床应用】临床上用于流感嗜血杆菌、肺炎链球菌、脑膜炎奈瑟菌所致细菌性脑膜炎和脑脓肿；也用于流感嗜血杆菌、大肠埃希菌及沙门菌所致的呼吸道感染、肠道感染及尿路感染。

【不良反应】

1．造血系统反应　氯霉素具明显的骨髓抑制作用，可引起贫血、白细胞及血小板减少，严重者引起再生障碍性贫血。

2．灰婴综合征　早产儿和新生儿肝内葡糖醛酸基转移酶缺乏，肾排泄功能也不完善，氯霉素大剂量（每日 100mg/kg 以上）造成体内蓄积，导致氯霉素药物中毒。表现为呼吸困难、进行性血压下降、循环衰竭、皮肤苍白。一般发生于治疗的第 2 ～ 9 天，停药后可恢复。症状出现 2 天内的死亡率可高达 40%，有时大龄儿童和成人也可发生类似的症状。

3．其他　偶见视神经炎、中毒性精神病、过敏反应、消化道反应等。

【药物相互作用】

1．与大环内酯类、林可霉素类、青霉素类抗生素发生拮抗作用。

2．与维生素 B_6、维生素 B_{12} 发生拮抗作用。

3．与抑制骨髓的药物如秋水仙碱、保泰松和青霉胺等同用，可增加毒性。

4．氯霉素可抑制肝内药物代谢酶，与环磷酰胺同用可减弱后者的疗效，与苯妥英钠、双香豆素、甲苯磺丁脲联合使用，可使这些药物的血药浓度增高而产生不良反应。

【用法与注意事项】

1．用法　氯霉素，成人每次 0.5 ～ 1g，口服，一日 3 次；或 0.5 ～ 1g，肌内注射、静脉滴注或静脉注射，一日 2 次。

2．注意事项　正确掌握适应证，一般轻症感染不选用氯霉素。成人每日剂量不超过 2g，早产儿、新生儿、哺乳期及妊娠期妇女慎用，肝、肾功能损害者尽量避免使用。给药期间定期检查血常规及血小板。

五、合成抗菌药

喹诺酮类（quinolones）

喹诺酮类抗菌药是一类人工合成的含 4- 喹诺酮结构，对细菌 DNA 回旋酶具有选择性抑制作用的抗菌剂。最早应用的如萘啶酸和吡哌酸，由于其抗菌谱窄、口服吸收差、副作用高等原因现在已很少使用，当前应用的喹诺酮大多为含有氟原子的氟喹诺酮类。

1．第一代喹诺酮类　以萘啶酸（Nalidixic Acid）为代表，其抗菌谱窄、抗菌活性差、血药浓度低，对于大多数 G^- 菌有抗菌作用，对 G^+ 菌和铜绿假单胞菌无抗菌作用，临床只用于泌尿道感染，现已被淘汰。

2．第二代喹诺酮类　以吡哌酸（Pipemidic Acid）和西诺沙星（Cinoxacin）为代表，对于大多数 G^- 菌、部分 G^+ 菌及铜绿假单胞菌有抗菌作用，抗菌活性也有所提高，血药浓度低，仅限于治疗肠道和尿路感染，现亦较少应用。

3．第三代喹诺酮类　以诺氟沙星（Norfloxacin）、氧氟沙星（Ofloxacin）、左氧氟沙星（Levofloxacin）、环丙沙星（Ciprofloxacin）为代表，主要特点是在母核 6 位碳上引入氟原子，并在侧链上引入哌嗪环或甲基噁唑环。对于 G^+ 球菌、衣原体、支原体、军团菌和分枝杆菌有抗菌作用，抗菌活性明显提高，血药浓度显著增加，在组织和体液内分布较广，使得氟喹诺酮类药物成为近年生产和应用的热点。

4．第四代喹诺酮类　以格帕沙星（Grepafloxacin）、克林沙星（Clinafloxacin）、莫西沙星（Moxifloxacin）、加替沙星（Gatifloxacin）为代表，既保留了前三代抗 G^- 菌的活性，又明显增强了抗 G^+ 菌的活性，对军团菌、支原体、衣原体的作用也均增强，特别是增加了对厌氧菌的抗菌活性。其吸收快、体内分布广、血浆 $t_{1/2}$ 长。临床既用于需氧菌感染，也用于厌氧菌感染，还可用于混合感染，对绝大多数致病菌的综合临床疗效已经达到或超过了 β- 内酰胺类抗生素的水平。

【药动学】口服吸收迅速而完全，除诺氟沙星和环丙沙星外，其余药物的吸收均达给药量的 80% ～ 100%，t_{max} 为 1 ～ 2h。血浆蛋白结合率为 14% ～ 30%，在组织和体液分布广泛，在肺、肝、肾、膀胱、前列腺、卵巢、输卵管和子宫内膜的药物浓度均高于血药浓度。培氟沙星、诺氟沙星和环丙沙星可通过正常或炎症脑膜进入脑脊液并达到有效治疗浓度。左氧氟沙星具有较强的组织穿透性，可在细胞内达到有效治疗浓度。诺氟沙星和环丙沙星的 $t_{1/2}$ 为 3～4h。少量药物在肝代谢，或经粪便排出，大多数主要是以原型经肾排出，培氟沙星、诺氟沙星和环丙沙星尿中排出量较少，为 11%～44%，其余药物则为 50%～90%，可在尿中长时间维持杀菌水平。

【药效学】喹诺酮类药物的抗菌机制主要是抑制 DNA 回旋酶。喹诺酮类药物作用在 DNA 回旋酶 A 亚基，通过抑制其切口和封口功能而阻碍细菌 DNA 合成，最终导致细胞死亡。喹诺酮类药物的作用靶位除细菌 DNA 回旋酶外，也包括 DNA 拓扑异构酶Ⅳ。在 G^+ 菌中主要为拓扑异构酶Ⅳ，在 G^- 菌中主要为 DNA 回旋酶。真核细胞不含 DNA 回旋酶，但含有拓扑异构酶Ⅱ，喹诺酮类药物在高浓度时对其有抑制作用。

【临床应用】临床用于敏感菌所致泌尿生殖系统感染（包括单纯性和复杂性尿路感染、淋病、前列腺炎），下呼吸道感染，军团菌肺炎，感染性腹泻，骨、关节感染，皮肤、软组织感染和眼、耳、鼻、喉感染及创面感染。也用于沙眼衣原体、支原体所致的传播性疾病。

【不良反应】

1．消化系统反应　可见食欲缺乏、恶心、呕吐、腹痛、腹泻及便秘等消化系统不良反应。

2．神经系统反应　可见头昏、头痛、失眠、眩晕及情绪不安等神经系统反应，其中以失眠多见。严重时可发生复视、色视症、抽搐、神志改变、幻觉等精神反应。

3．过敏反应　偶见过敏性休克，可出现血管神经性水肿、皮肤瘙痒和皮疹等过敏症状，个别患者出现光敏性皮炎。

4．其他　实验证明喹诺酮类对幼年动物可引起软骨组织损害，故不宜用于儿童、妊娠期妇女和哺乳期妇女。少数患者可出现肌无力、肌肉疼痛、关节疼痛等，极少数青春期前病例出现可逆性关节痛。偶见转氨酶、碱性磷酸酶、淀粉酶、血尿素氮和血肌酐升高等。

【药物相互作用】

1．喹诺酮类药物能抑制茶碱类、咖啡因、华法林等在肝的代谢，同服时可增加这些药物的血药浓度而引起不良反应。

2．喹诺酮类药物可与钙、镁、铝离子络合而减少其肠道吸收，故应避免与抗酸药及抗贫血药等同服。

3．尿碱化药可减少喹诺酮类药物在尿中的溶解度，导致结晶尿和肾毒性。

4．呋喃妥因可拮抗喹诺酮类药物对泌尿道感染的作用。

【用法与注意事项】

1．用法　诺氟沙星，成人每次 0.4g，口服，一日 2 次；或 200mg，静脉注射，一日 2 次或 3 次。氧氟沙星，成人每次 0.3g，口服，一日 2 次；或 200mg，静脉注射，一日 2 次或 3 次。环丙沙星，成人每次 0.5g，口服，一日 2 次；或 100～200mg，静脉注射，一日 2 次。洛美沙星，成人每次 0.2g，口服，一日 2 次或 3 次。氟罗沙星：成人每次 0.4g，口服，一日 1 次。司帕沙星：成人每次 0.3g，口服，一日 1 次。

2．注意事项　妊娠期妇女及 18 岁以下青少年及婴幼儿不宜用。有中枢神经系统疾患或癫痫史者不宜用。

磺胺类（sulfonamides）及甲氧苄啶（Trimethoprim，TMP）

磺胺类药物是叶酸合成抑制剂。早在 1930 年，就发现其可有效治疗溶血性链球菌感染而被用作临床治疗药。然而，由于耐药菌株的出现、变态反应的发生和青霉素的发现，磺胺类药物的应用曾一度减少。直到 20 世纪 70 年代中期，磺胺类与甲氧苄啶的协同作用被发现，磺胺类药物又在临床重新受到重视。

1. 全身用磺胺类　这类磺胺药的抗菌谱和抗菌活性基本相同，主要差别在于药动学性质不同，根据 $t_{1/2}$ 可分为三个类型：①短效磺胺类（$t_{1/2}$ 为 6h），如磺胺异噁唑（Sulfafurazole）和磺胺二甲嘧啶（Sulfadimidine）；②中效磺胺类（$t_{1/2}$ 为 8～13h），如磺胺嘧啶（Sulfadiazine）和磺胺甲噁唑（Sulfamethoxazole，SMZ）；③长效磺胺类（$t_{1/2}$ 为 30h），如磺胺间甲氧嘧啶（Sulfamonomethoxine）和磺胺多辛（Sulfadoxine）。

2. 局部用磺胺类　柳氮磺吡啶（Sulfasalazine）、磺胺米隆（Mafenide）、磺胺嘧啶银（Sulfadiazine Silver）、磺胺醋酰（Sulfacetamide）。

3. 复方磺胺类　复方新诺明是 TMP 和 SMZ 的复方制剂。

【药动学】口服易吸收，吸收率 > 90%，t_{max} 为 2～3h。磺胺类血浆蛋白结合率不同，除磺胺嘧啶为 20%～25% 外，其余大多在 80%～90%。可广泛渗入全身组织及胸膜液、腹膜液、滑膜液、房水、胆汁、唾液、汗液、尿液等各种细胞外液，但不能进入细胞内液。能透过血脑屏障进入中枢神经系统和脑脊液，在脑脊液可达血药浓度的 30%～80%，脑膜炎时可达血药浓度的 80%～90%。也能进入乳汁和通过胎盘屏障，胎儿血药浓度可达母体血药浓度的 50%～100%。主要在肝经乙酰化代谢，代谢产物无抗菌活性，但却仍具磺胺类的毒性，可在中性或酸性环境下沉淀而引起结晶尿，导致肾损伤。柳氮磺吡啶在肠道分解出的磺胺吡啶可被吸收，在慢乙酰化患者体内易引起中毒。主要经肾小球滤过而从尿中排泄，部分药物可经肾小管重吸收。肾功能障碍时，它们的母体化合物及代谢产物可在体内积聚，也可因肾排出缓慢而增强乙酰化物的毒性。有少量从乳汁、胆汁及粪便排出。

【药效学】磺胺类可与细菌的二氢叶酸合成酶结合，抑制叶酸的代谢和细菌核酸蛋白的合成。TMP 选择性作用于细菌二氢叶酸还原酶，与磺胺类合用使叶酸合成遭到双重阻断而起协同作用，使磺胺类的抑菌作用转化为杀菌作用，并可减少耐药株的产生。磺胺类对葡萄球菌、化脓性链球菌、肺炎链球菌、炭疽芽胞杆菌、破伤风梭菌、部分李斯特菌、肠杆菌科细菌、淋病奈瑟菌、脑膜炎奈瑟菌和流感嗜血杆菌等具良好的抗菌作用，对脑膜炎球菌、产碱杆菌的抗菌作用较差。复方新诺明对部分甲氧西林耐药葡萄球菌、嗜麦芽窄食单胞菌、奴卡菌属和肺孢子菌具良好的抗菌作用。

【临床应用】复方新诺明适用于伤寒沙门菌感染、奴卡菌病、肺孢子菌肺炎，以及敏感菌所致的尿路感染、肠道感染、呼吸道感染。磺胺异噁唑可用于治疗流行性脑脊髓膜炎。长效磺胺类与 TMP 合用可用于治疗间日疟与恶性疟。磺胺嘧啶银和磺胺米隆可用于治疗和预防烧伤创面继发感染。磺胺醋酰滴眼液可用于治疗沙眼和结膜炎。口服柳氮磺吡啶可用于治疗炎性肠病。

【不良反应】

1. 消化系统反应　可见恶心、呕吐和腹泻等胃肠道反应。

2. 过敏反应　可见皮疹、多形性红斑、静脉炎、血清病和血管神经性水肿。

3. 泌尿系统反应　可见尿结晶、少尿和无尿。

4. 血液系统反应　偶见血红蛋白血症、粒细胞减少症、血小板减少症、新生儿核黄疸和葡萄糖 -6- 磷酸脱氢酶缺乏引起的溶血性贫血。

【药物相互作用】

1. 与抗酸药合用可减少吸收，碱性尿可增加磺胺的排出。

2. 与口服降糖药、巴比妥类竞争血浆白蛋白结合部位，共同使用可增加口服降糖药、巴比妥类的作用。

3. 与酸性药合用可增加肾毒性。

【用法与注意事项】

1. 用法　磺胺异噁唑，成人每次 1g，口服，一日 4 次，负荷剂量为 2～4g。小儿每次 25mg/kg，口服，每 4h 1 次，负荷剂量为 75mg/kg。

2．注意事项　全身用磺胺类药物通常首剂用负荷剂量，但在治疗尿路感染时首剂不能用负荷剂量。大剂量、长疗程给药时应多饮水，保证每日尿量 > 1500ml，用药期间可加服碳酸氢钠碱化尿液，促进药物排泄。妊娠期、哺乳期、新生儿、老年人不宜使用。肝、肾功能不全者避免应用。治疗过程中定期复查血、尿常规及肾功能。

呋喃类（furans）

目前在临床上应用的呋喃类药物主要有呋喃妥因（Nitrofurantoin）、呋喃唑酮（Furazolidone）和呋喃西林（Nitrofural）。此类药物抗菌谱广，细菌不易产生耐药性。对许多需氧 G^+ 菌及 G^- 菌均具抗菌作用，但对铜绿假单胞菌无抗菌作用。$t_{1/2}$ 为 20min，在体内约 50% 很快被组织破坏，其余以原型迅速自肾排出。呋喃类药物对多种细菌的抑菌浓度为 5 ~ 10mg/L，但是口服后血药浓度低，组织渗透性差，不宜用于全身感染。但尿中浓度高，一般剂量下可达 50 ~ 250mg/L 以上。呋喃妥因主要用于治疗单纯性膀胱炎，亦可用于反复发作性尿路感染患者急性发作的预防性用药。呋喃唑酮可用于细菌性痢疾和旅行者腹泻。呋喃西林仅局部外用于伤口、创面、皮肤等感染。新生儿及肝、肾功能不全者禁用。常见消化道反应如恶心、呕吐、腹泻。偶见药热、粒细胞减少等变态反应及头晕、头痛、嗜睡、多发性神经炎等神经系统症状。葡萄糖 -6- 磷酸脱氢酶缺乏患者尚可出现溶血性贫血。

硝基咪唑类（nitroimidazoles）

甲硝唑（Metronidazole）对脆弱拟杆菌等厌氧菌具有强大的抗菌作用，对阴道滴虫、阿米巴原虫、蓝氏贾第鞭毛虫具良好抗虫作用。临床上甲硝唑常与抗需氧菌药物联合用于治疗需氧菌与厌氧菌混合感染，如腹腔炎、盆腔炎、皮肤软组织感染、中枢神经系统感染。甲硝唑亦用于肠道和肠外阿米巴病、阴道滴虫病、贾第虫病等的治疗。口服甲硝唑也用于艰难梭菌所致肠炎、幽门螺杆菌所致胃窦炎和消化性溃疡的治疗。替硝唑（Tinidazole）的临床适应证同甲硝唑，其不良反应与甲硝唑比较相对较少，包括恶心、呕吐、头痛、眩晕，偶有肢体麻木、多发性神经炎；偶见皮疹、白细胞减少等。妊娠期妇女、有中枢神经病变患者不宜使用，肝、肾功能减退者需调整剂量。

六、抗结核药和抗麻风药

（一）抗结核药

异烟肼（Isoniazid，INH）

异烟肼对繁殖期细胞内、外的结核分枝杆菌均具杀菌作用。既可用于结核病的预防，又可与其他抗结核药联合用于各型结核病及其他分枝杆菌感染的治疗。异烟肼分子量小，口服后几乎完全吸收，生物利用度为 90%，蛋白结合率为 0 ~ 10%。分布于全身组织和体液，可进入胸膜腔、腹膜腔、心包腔、关节腔。药物可透过血脑屏障进入蛛网膜下腔，在正常脑脊液中的浓度为血药浓度的 20%，在患结核性脑膜炎时可增加至 40% ~ 60%，并可进入干酪性病灶以及淋巴结。长期服用在血液和组织中无蓄积现象，口服后 24h 50% ~ 70% 从尿中排出，1% 从粪便中排出。成人每次 0.3g，口服，一日 1 次；采用间歇疗法时，成人每次 10 ~ 14mg/kg，口服，隔日 1 次；成人每次 0.4 ~ 0.6g，口服，一日 1 次，用于急性粟粒性结核、结核性脑膜炎的治疗。常用剂量下不良反应发生率 < 1%，主要不良反应有黄疸、转氨酶升高、周围神经炎、皮疹、药热。偶见粒细胞减少、嗜酸性粒细胞增多、维生素 B_6 缺乏症、代谢性酸中毒、内分泌功能失调等。与口服抗凝血药、双硫磷、芬太尼、恩氟烷等同用时可增加后者的不良反应。异烟肼与其他抗结核药联合应用时，可加重异烟肼的肝毒性，用药时应定期随访肝功能。

利福平（Rifampicin，RFP）

利福平抗菌谱广，通过抑制 DNA 依赖性 RNA 聚合酶的 β 亚单位，使 DNA 和蛋白质合成停止。对结核分枝杆菌有良好的抗菌作用，对 G⁺ 菌、G⁻ 菌、麻风分枝杆菌及多数厌氧菌亦有抗菌作用。主要用于结核病及麻风的治疗，还可与红霉素联合治疗军团菌感染，与万古霉素联合可用于甲氧西林耐药葡萄球菌所致严重感染。口服后迅速、完全吸收，吸收率为 90% ~ 95%，血浆蛋白结合率为 75% ~ 80%，t_{max} 为 2h。药物分布至全身脏器和体液，以肝、胆、肾和肺浓度最高，亦可分布到胸膜腔、腹膜腔、心包腔、关节腔、房水和胎儿循环中。脑脊液中分布较少，但脑膜炎时脑脊液中分布增加。在肝代谢，$t_{1/2}$ 为 4 ~ 8h。利福平 10% ~ 20% 由尿排出，60% 由粪便排出，少量从泪液、汗液、痰、唾液排出。成人体重 ≥ 55kg 时，每次 600mg，口服，一日 1 次；成人体重 < 55kg 时，每次 450mg，口服，一日 1 次。主要不良反应为肝毒性，合用异烟肼可加重肝损害，服药期间尿、唾液、痰、汗及泪液呈橘红或红色。

吡嗪酰胺（Pyrazinamide，PZA）

吡嗪酰胺渗透入结核分枝杆菌菌体后被酰胺酶脱去酰胺基，转化为吡嗪酸而发挥抗菌作用。另外，吡嗪酰胺在化学结构上与烟酰胺相似，取代烟酰胺而干扰脱氢酶并阻止脱氢作用，妨碍结核分枝杆菌对氧的利用而影响细菌的正常代谢，造成细菌死亡。口服后迅速而完全吸收，血浆蛋白结合率为 10% ~ 20%，t_{max} 为 2h。药物分布于全身组织和体液中，包括肝、肺、脑脊液、肾及胆汁，脑脊液内药物浓度可达同期血药浓度的 87% ~ 105%。主要在肝中代谢，$t_{1/2}$ 为 9 ~ 10h，水解成有抗菌活性的吡嗪酸，继而羟化成为无活性的代谢物，经肾小球滤过排泄。成人每次 5 ~ 10mg/kg，口服，一日 3 次；或每次 50 ~ 70mg/kg，口服，隔日 1 次。成人每日服用最大剂量为 2g，每周 3 次者最大剂量为每次 3g，每周服 2 次者最大剂量为每次 4g。小儿每次 8 ~ 10mg/kg，口服，一日 3 次，3 岁以下儿童慎用。不良反应主要为肝损害，亦可引起尿酸升高和过敏反应。

乙胺丁醇（Ethambutol，EMB）

乙胺丁醇通过干扰细菌 RNA 的合成而对繁殖期细胞内、外的结核分枝杆菌均具杀菌作用。乙胺丁醇口服后生物利用度为 75% ~ 80%。主要分布在红细胞内，很少在其他组织或体液中积聚，不易透过血脑屏障，脑膜炎时脑脊液中的含量为血药浓度的 15% ~ 40%，可达到足够的治疗浓度。在肝代谢，$t_{1/2}$ 为 4h。70% 从尿中排出，10% ~ 20% 从粪便中排出。成人体重 ≥ 55kg 时，每次 350mg，口服，一日 3 次；成人体重 < 55kg 时，每次 250mg，口服，一日 3 次。常与其他抗结核药合用，用于治疗耐药结核分枝杆菌引起的各型结核病及非典型分枝杆菌感染。不良反应有视力减退、视野缩小（视神经炎），偶有胃肠道反应。妊娠期妇女慎用，肾功能减退者减量。

对氨水杨酸（Aminosalicylic Acid，PAS）

对氨水杨酸对结核分枝杆菌仅具有抑菌作用，主要影响叶酸代谢，竞争性抑制分枝杆菌素的合成而发挥抑菌作用。对氨水杨酸口服易吸收，血浆蛋白结合率为 50% ~ 60%。药物分布于全身各组织器官和体液，药物浓度由高至低依次为肾、肝、肺，并可渗入到干酪性病灶中。在肝代谢，$t_{1/2}$ 为 1h。80% 以上的药物于 7h 内经肾排出，易在酸性尿中析出结晶，碱化尿液可减少对肾的刺激，增加尿中排出量。成人每日 4 ~ 12g，静脉滴注；小儿每日 200 ~ 300mg/kg，静脉滴注。用生理盐水或 5% 葡萄糖液稀释成 3% ~ 4% 溶液，避光下 2 ~ 3h 滴完，本品需新鲜配制，变色不得使用。胃肠道反应多见，可见皮疹、发热、关节痛等过敏反应，偶见转氨酶增高、白细胞减少等。

乙硫异烟胺（Ethionamide）与丙硫异烟胺（Protionamide）

乙硫异烟胺与丙硫异烟胺均为异烟酸的衍生物，其化学结构和作用机制与异烟肼相似，干扰细菌 DNA 脱氢酶的活性，抑制细菌蛋白质合成或阻碍细菌细胞壁合成。口服易吸收，t_{max} 为 2 ~ 3h。在各器官和体液（包括脑脊液）中广泛分布，血液和组织中药物浓度相仿。在肝代谢，$t_{1/2}$ 为 2 ～ 4h，药物在体内几乎全部代谢分解为无活性的代谢物，经肾由尿液中排出，尿液中仅 1% 为原型药物。成人每次 0.2 ～ 0.3g，口服，一日 3 次；小儿每次 3 ～ 6mg/kg，口服，一日 3 次。不良反应多见，主要为胃肠道反应和肝毒性，偶见精神障碍。

环丝氨酸（Cycloserine）

环丝氨酸结构与 D- 丙氨基酸相似，可抑制结核分枝杆菌的细胞壁合成，竞争性地抑制细胞质中的 L- 丙氨酸消旋酶和 D- 丙氨酸合成酶，对结核分枝杆菌的抑制作用弱，为异烟肼的 1/1000，但对耐异烟肼和链霉素的菌株仍具作用。环丝氨酸口服吸收迅速，t_{max} 为 3 ～ 4h。口服后迅速分布于全身组织和体液中，在脑脊液、胸腔积液、胎盘和乳汁中药物浓度与血浆浓度相仿，腹水、胆汁、痰液、羊水、肺组织和淋巴组织中均可发现药物。在肝代谢，$t_{1/2}$ 为 2 ～ 10h。35% 在体内代谢分解，65% 以原型药物由尿液中排出。成人每次 0.25 ～ 0.5g，口服，一日 2 次；小儿每次 2.5 ～ 10mg/kg，口服，一日 2 次，首剂用半量。头昏、嗜睡、抑郁、惊厥等中枢神经系统毒性反应较常见。

卷曲霉素（Capreomycin）

卷曲霉素是由链霉菌培养液中提取得到的一种多肽类抗生素，抑制菌体蛋白质合成。对结核分枝杆菌和某些分枝杆菌有抑菌作用，较乙胺丁醇和对氨水杨酸差，对 G⁺ 菌和 G⁻ 菌亦有较弱作用。口服几乎不吸收，易被胃酸破坏。肌内注射吸收较快，t_{max} 为 1 ～ 2h。不易穿透血脑屏障，脑脊液中浓度很低，但可透过胎盘屏障。在肝代谢，$t_{1/2}$ 为 3 ～ 6h。70% ～ 80% 以原型药物经肾小球滤过由尿液排出，少量由胆汁排出。成人每次 0.35 ～ 0.5g，肌内注射，一日 2 次。不良反应与链霉素相同，有蛋白尿、前庭功能障碍、神经肌肉接头阻滞和过敏反应等。

（二）抗麻风药

氨苯砜（Dapsone）

氨苯砜为目前治疗麻风病的主要药物之一，作用机制与磺胺类药相似，作用于细菌的二氢叶酸合成酶，干扰叶酸的合成，通过抑制麻风分枝杆菌的生长繁殖发挥作用。口服吸收迅速并完全，t_{max} 为 3 ～ 6h，血浆蛋白结合率为 50% ～ 90%。可以分布到全身各器官组织和体液中，以肝、肾、皮肤及肌肉中最多。其 $t_{1/2}$ 平均为 21h。70% ～ 85% 以原型和代谢产物由尿中逐渐排泄。游离型药物从胆道排出后重新进入肝肠循环，因此停药后氨苯砜在血浆中仍可持续存在数周。成人每次 18 ～ 35mg，口服，一日 3 次。不良反应主要有轻度胃肠道反应、头晕、乏力、失眠或嗜睡等。其他可有溶血性贫血、肝损害、粒细胞减少、皮疹等。部分患者可发生发热、急性神经炎、睾丸炎、肝坏死等麻风反应，可给予沙利度胺、皮质激素等处理。有磺胺过敏史，严重肝、肾功能不全，贫血，精神病患者禁用。

氯法齐明（Clofazimine）

氯法齐明通过抑制 DNA 依赖性 RNA 聚合酶，抑制细菌蛋白质的合成来抑制或杀灭分枝杆菌。可抑制麻风的结节红斑反应（Ⅱ型麻风反应），但作用仅在用药后 2 ～ 4 周才缓慢出现。其作用较氨苯砜慢，可作为联合用药之一。注射给药吸收缓慢，口服吸收率个体差异较大，吸收率在 45% ～ 62%。吸收后分布不均匀，由于药物具有高亲脂性，被全身的巨噬细胞摄取，沉积于脂肪组织和网状内皮系统的细胞内，分布至肠系膜淋巴结、肾上腺、皮下脂肪、肝、胆、脾、小肠、肌肉、骨骼和皮肤中，不易穿透血脑屏障。反复给药 $t_{1/2}$ 为 70 天，24h 内以原型药物或代谢产物经尿液微量排出，少量由痰液、汗液、皮脂和乳汁中排出。成人每次 50 ～ 100mg，口服，一日 1 次，用于耐氨苯砜的各型麻风病患者，与一种或几种抗麻风药合用。成人每次 100 ～ 300mg，口服，一日 1 次，用于伴有结节红斑麻风反应的各型麻风病。皮肤红染及色素沉着最常见，以暴露部位更加明显。开始皮肤呈淡红色，以后变为棕褐色至紫黑色。多在用药后 2 ～ 4 周出现，以 6 ～ 12 个月时最明显。眼结膜、尿液、痰液、汗液均呈现红色。

七、抗真菌药

抗真菌感染的药物主要有多烯类如两性霉素 B、氟胞嘧啶、唑类、卡泊芬净、特比萘芬。

两性霉素 B（Amphotericin B）

【药动学】口服吸收少且不稳定，临床应用主要是静脉滴注。在体液中浓度很低，通常低于同期血药浓度的 50%，脑脊液浓度为血药浓度的 2% ~ 4%，血浆蛋白结合率为 91% ~ 95%。在肝代谢，$t_{1/2}$ 为 24h，每日给药量的 2% ~ 5% 以原型由肾排出，在碱性尿中药物排泄增多。

【药效学】两性霉素 B 几乎对所有深部真菌均有抗菌作用，与真菌细胞膜上的甾醇结合，改变细胞膜的通透性，导致细胞内重要物质外漏，破坏细胞的正常代谢。敏感菌包括新型隐球菌、皮炎芽生菌、组织胞浆菌、球孢子菌、孢子丝菌、念珠菌、毛霉和曲霉。赛多孢菌属、镰孢菌属、皮肤及毛发癣菌对两性霉素 B 耐药。

【临床应用】临床用于治疗念珠菌、隐球菌、芽生菌、球孢子菌、组织胞浆菌、毛霉、曲霉等所致的脑膜炎、心内膜炎、眼内炎、腹腔感染、肺部感染、尿路感染和败血症等。此外，两性霉素 B 可作为美洲利什曼原虫病的替代治疗药物。

【不良反应】

1. 泌尿系统反应　尿中常见红细胞、白细胞、蛋白尿、管型尿，血浆尿素氮和血肌酐升高，肌酐清除率降低，也可引起肾小管性酸中毒。

2. 血液系统反应　可见正常红细胞性贫血，偶见血小板减少。

3. 过敏反应　偶见发热、哮喘、荨麻疹，严重者有过敏性休克。

4. 其他　偶见寒战高热反应，有时伴头痛、恶心、呕吐、血压下降、眩晕等。静脉滴注过快可引起心律失常和心室颤动或心搏骤停。肌内注射易发生血栓性静脉炎。鞘内注射可引起尿潴留、下肢截瘫。

【药物相互作用】

1. 与洋地黄毒苷同时应用可能增强洋地黄毒性反应，引起低钾血症。

2. 与氟胞嘧啶同时应用可增强两者药效，但两性霉素 B 也可增强氟胞嘧啶的毒性反应。

3. 与氨基糖苷类、卷曲霉素、多黏菌素类、万古霉素同时应用时肾毒性增强。

【用法与注意事项】

1. 用法　开始静脉滴注时先从 1 ~ 5mg 或按体重每次 0.02 ~ 0.1mg/kg 给药，以后根据患者耐受情况每日或隔日增加 5mg，当增加至每次 0.6 ~ 0.7mg/kg 时即可暂停增加剂量。最高单次剂量按体重不超过 1mg/kg，一日 1 次。疗程 1 ~ 3 个月，也可延长至 6 ~ 8 个月，需视患者病情而定。在治疗真菌性脑膜炎时，除静脉滴注外需联合鞘内给药，初始剂量 0.05 ~ 0.1mg，逐渐递增，最大量每次不超过 1mg，静脉注射，隔日 1 次。

2. 注意事项　静脉滴注前可给予小量皮质激素及解热镇痛药。用药期间定期随访血、尿常规，肝、肾功能，血钾，心电图等。原有肾功能损害者应适当调整剂量，严重肝病者禁用。

氟胞嘧啶（Flucytosine）

氟胞嘧啶进入真菌细胞内转变为具有抗代谢作用的 5- 氟尿嘧啶，后者可取代尿嘧啶进入真菌的脱氧核糖核酸，从而阻断核酸和蛋白质的合成。氟胞嘧啶对真菌有选择性毒性作用，在人体细胞内并不能大量地将 5- 氟胞嘧啶转换为 5- 氟尿嘧啶。氟胞嘧啶对念珠菌、隐球菌以及念珠地丝菌有良好的抗菌作用，对部分曲菌以及卡氏枝孢菌也有抗菌作用。单用氟胞嘧啶时真菌易对之产生耐药性，故常与两性霉素 B 联合治疗敏感真菌所致深部真菌病。氟胞嘧啶口服吸收迅速而完全，生物利用度为 78% ~ 90%。药物吸收后，广泛分布在肝、肾、脾、心和肺组织中，其浓度与血药浓度大致相仿，脑脊液中药物浓度可达血药浓度的 60% ~ 90%，本药也可进入感染的腹腔、关节腔和房水中，可透过血脑屏障。t_{max} 为 2 ~ 4h，$t_{1/2}$ 为 2.5 ~ 6h。90% 以上药物以原型自肾小球滤过排出。成人每次 25 ~ 35mg/kg，口服，一日 4 次；或每次 15 ~ 50mg/kg，静脉滴注，一日 3 次。不良反应有恶心、呕吐、腹痛、腹泻等胃肠道反应，可见皮疹、白细胞或血小板减少、肝功能损害，偶见骨髓抑制、头痛、头晕、幻觉、精神错乱等。妊娠期妇女不宜用，血液病患者慎用，肾功能损害者宜减量。

唑类（azoles）

唑类包括咪唑类（imidazoles）和三唑类（triazoles）。咪唑类包括酮康唑、克霉唑、咪康唑（Miconazole）和益康唑（Econazole）。三唑类包括氟康唑、伊曲康唑（Itraconazole）和伏立康唑（Voriconazole）。

1．**酮康唑（Ketoconazole）** 酮康唑抑制真菌细胞膜麦角甾醇的合成，影响细胞膜的通透性。酮康唑为合成的咪唑二噁烷衍生物，对皮肤真菌、酵母菌（念珠菌、糠秕孢子菌、隐球菌）、双相真菌具有抑菌和杀菌作用，但对曲霉菌中的克氏孢子丝菌、毛霉菌不敏感。口服给药，t_{max} 为 2h。在肝、肾中代谢，多经肝排出，部分经肾由尿排出。酮康唑因肝毒性强而主要作为外用药应用，一日 2 次或 3 次。常见瘙痒、刺痛或其他刺激症状。主要不良反应有肝毒性、胃肠反应、男性乳房发育、皮疹、嗜睡等。

2．**克霉唑（Clotrimazole）** 克霉唑抑制真菌细胞膜麦角甾醇等固醇的生物合成，损伤真菌细胞膜并改变其通透性。也可抑制真菌的三酰甘油和磷脂的生物合成。尚可抑制氧化酶和过氧化酶的活性，导致过氧化氢在细胞内过度积聚，引起真菌亚细胞结构变性和细胞坏死。克霉唑对各种真菌如念珠菌、皮肤癣菌、隐球菌、粗球孢子菌、芽生菌和荚膜组织胞浆菌等均有抑菌作用，高浓度时可具杀菌作用。口服后很快吸收，t_{max} 为 4h。在器官与组织中分布良好，代谢产物大部分由胆汁排出，小部分由尿排出。成人每次 10mg，一日 4 次，疗程 14 天，用于治疗口咽部念珠菌感染；成人每次 10mg，一日 3 次，疗程 14 天，用于预防口咽部念珠菌感染。克霉唑软膏，每日 2 次涂患处，用于治疗皮肤癣菌感染。常见腹部不适、腹痛、腹泻、恶心或呕吐等消化道反应，偶见皮疹、水疱、烧灼感、瘙痒等过敏反应，通常用药后 1 周内瘙痒等症状减轻。长期用药偶见肝功能异常、白细胞减少、尿道烧灼感。

3．**氟康唑（Fluconazole）** 氟康唑为新型三唑类抗真菌药，对真菌依赖的细胞色素 P450 酶有高度特异性，可抑制真菌细胞膜麦角甾醇的生物合成，影响细胞膜的通透性。氟康唑能特异、有效地抑制真菌的细胞膜合成，对人体中正常的细胞或 P450 酶作用甚微。氟康唑用于治疗念珠菌感染、新型隐球菌感染、小孢子菌感染及毛癣菌感染。此外，对皮炎芽生菌、粗球孢子菌、荚膜组织胞浆菌感染也有抑制作用。氟康唑口服吸收良好，不受食物影响，生物利用度为 90%，t_{max} 为 0.5 ~ 1.5h，血浆蛋白结合率为 11% ~ 12%，广泛分布于全身各组织及体液中，唾液和痰中浓度与血药浓度接近，在真菌性脑膜炎患者的脑脊液中药物浓度为血药浓度的 62% ~ 80%。体内代谢很少，$t_{1/2}$ 为 30h，60% ~ 80% 以原型随尿排出。成人每次 50mg，口服，一日 1 次，疗程 7 ~ 14 天，用于治疗皮肤黏膜念珠菌感染。成人每次 100 ~ 200mg，静脉滴注，一日 1 次，用于治疗全身性真菌感染。成人每次 100 ~ 200mg，静脉滴注，一日 1 次，用于治疗隐球菌性脑膜炎。常见不良反应有恶心、腹痛、腹泻、胃肠胀气、皮疹等。

卡泊芬净（Caspofungin）

卡泊芬净是一种脂肽化合物。醋酸卡泊芬净能抑制丝状真菌和酵母菌细胞壁的 β-1,3-D-葡聚糖的合成。

【药动学】静脉滴注，血浆蛋白结合率为 96%，在肝、肾和大肠组织的药物浓度明显比血浆高，小肠、肺和脾的浓度与血浆相似，而心、脑的浓度低于血浆浓度。主要在肝代谢，$t_{1/2}$ 为 9 ~ 10h。进入循环的醋酸卡泊芬净大部分经水解及 N- 乙酰化作用而缓慢地被代谢，少量以原型从尿液中排出。

【药效学】卡泊芬净属于棘球白素（echinocandins）抗真菌药，为杀菌剂，具有广谱抗真菌作用。卡泊芬净对白念珠菌、光滑念珠菌、吉列蒙念珠菌、克柔念珠菌、近平滑念珠菌和热带念珠菌具高度抗真菌作用，对烟曲霉、黄曲霉、土曲霉和黑曲霉具良好抗菌作用，对镰孢菌属、丝状真菌、组织胞浆菌、肺孢子菌和一些双相真菌具有抗菌作用。新型隐球菌对卡泊芬净天然耐药。

【临床应用】临床用于粒细胞缺乏伴发热患者的经验性治疗，念珠菌导致的腹腔脓肿、腹膜炎和胸腔感染、食管念珠菌病、难治性或不能耐受其他治疗（两性霉素 B、伊曲康唑）的侵袭性曲霉病。

【不良反应】

1．消化系统反应　常见恶心、呕吐、腹泻等胃肠道不良反应。

2．过敏反应　可见皮疹、瘙痒等过敏反应。

3．其他　可见发热、头痛、腹痛，静脉炎、血栓性静脉炎，转氨酶、胆红素、碱性磷酸酶升高，血肌酐、血尿素氮升高，血钾、血细胞比容和血红蛋白降低。

【药物相互作用】

1．与他克莫司合用时应监测他克莫司的血药浓度，并调整剂量。

2．与环孢素合用使患者转氨酶升高，避免联合使用。

3．与利福平、苯妥英钠、地塞米松、卡马西平有拮抗作用。

【用法与注意事项】

1．用法　醋酸卡泊芬净，成人初始剂量 70mg/d，静脉滴注；维持剂量 50mg/d，静脉滴注，用于治疗念珠菌感染性败血症、侵袭性曲霉病。成人每次 50mg/d，静脉滴注，用于治疗食管念珠菌病。

2．注意事项　醋酸卡泊芬净在小儿患者的有效性及安全性尚未确立。不宜用于妊娠期妇女，如确有应用指征，应仔细权衡利弊后决定是否应用。

特比萘芬（Terbinafine）

【药动学】口服后吸收迅速，t_{max} 为 2h，血浆蛋白结合率为 99%。特比萘芬具亲脂性和亲角质性，因此皮肤、毛发和甲板中的组织浓度较高。在肝中代谢，$t_{1/2}$ 为 17h。主要由尿液排出，部分由粪便排出。

【药效学】特比萘芬通过抑制真菌的角鲨烯环氧化酶发挥其抗真菌的作用，该酶是真菌细胞膜中麦角甾醇合成中的关键酶，从而干扰了麦角甾醇的生物合成，由于真菌细胞内角鲨烯的过度积聚和麦角甾醇的合成障碍而达到杀菌或抑菌的作用。特比萘芬具有特异性广谱抗真菌作用，对曲霉、白念珠菌、近平滑念珠菌和卵圆糠秕孢子菌等有较强的抑菌作用。特比萘芬具有亲脂性和亲角质性，对各种浅部真菌病疗效较好。

【不良反应】

1．消化系统反应　可见轻度恶心、胃部不适等消化道不良反应。

2．过敏反应　偶见皮炎、荨麻疹等过敏反应。

3．其他　偶见转氨酶升高、白细胞减少，罕见味觉改变。

【药物相互作用】

1．与口服避孕药合用，导致月经不调。

2．利福平可以加速特比萘芬的血浆清除，西咪替丁可以抑制特比萘芬的血浆清除。

【用法与注意事项】

1．用法　成人每次 250mg，口服，一日 1 次。2 岁以上小儿，体重 < 20kg，62.5mg，口服，一日 1 次；体重 20 ~ 40kg，125mg，口服，一日 1 次；体重 > 40kg，250mg，口服，一日 1 次。手、足癣治疗 2 ~ 4 周，体、股癣治疗 2 周，甲癣治疗 4 ~ 12 周，头癣治疗 4 周。

2．注意事项　肝、肾功能不全者慎用。2 岁以下小儿、妊娠期妇女和哺乳期妇女避免使用。出现过敏反应、味觉改变立即停药。

思考题

1．简述抗菌药的抗菌作用机制。
2．简述抗菌药常用的药动学参数的概念及其临床意义。
3．如何依据 PK/PD 参数优化抗菌药给药方案？
4．需要进行 TDM 的抗菌药包括哪些？
5．简述抗菌药治疗性应用和预防性应用的原则。
6．简述抗菌药在特殊生理状况患者中的应用原则。
7．简述抗菌药在特殊病理状况患者中的应用原则。
8．抗菌药联合应用的适应证有哪些？
9．简述 β- 内酰胺类抗菌药的种类及其临床应用原则。
10．氨基糖苷类抗菌药的药物不良反应有哪些？
11．简述大环内酯类抗菌药的种类及其临床应用原则。
12．四环素类抗菌药的药物不良反应有哪些？
13．简述氯霉素类抗菌药的临床应用原则。
14．简述各代喹诺酮类抗菌药的代表药物及药效学特征。
15．临床上常用的抗结核药有哪些？
16．临床上常用的抗麻风药有哪些？
17．简述常用的抗真菌药及其临床应用原则。

（李　鹏）

第二十五章 抗病毒药的临床应用

第一节 概 述

　　病毒是病原微生物中最小的一种，不具有细胞结构。多数病毒缺乏酶系统，不能独立自营生活，必须依靠宿主的酶系统才能使其本身繁殖，所以很难找到一种能够选择性地抑制或杀灭细胞内的病毒，而对宿主细胞又无毒性的药物。病毒的种类繁多，很多流行性传染病是由病毒感染引起的，尤其是 20 世纪 80 年代初发现的人类免疫缺陷病毒（human immunodeficiency virus，HIV）所致的获得性免疫缺陷综合征（acquired immunodeficiency syndrome，AIDS），是危害性最大、病死率极高的传染病。此外，病毒与肿瘤、某些心脏病、先天性畸形等也有一定关系，严重危害人类的健康和生命。抗病毒药物在某种意义上只是病毒抑制剂，不能直接杀灭病毒和破坏病毒体，多数抗病毒药物可同时作用于宿主细胞，因而对宿主产生毒性作用。目前抗病毒药物研究的重点主要是针对 HIV、疱疹病毒、流感病毒、乙肝病毒（hepatitis B virus，HBV）、丙肝病毒（HCV）、呼吸道病毒和胃肠道病毒等。抗病毒药物发展迅速，能够从分子生物学水平根据病毒增殖复制的不同环节，选择药物攻击的靶位，研制出不少对宿主细胞毒性相对较低的抗病毒药物。

　　抗病毒药物主要是按结构、抗病毒谱和作用分类。按作用可分为常用抗病毒药、抗肝炎病毒药和抗艾滋病病毒药。另外，有一些中草药如金银花、板蓝根、大青叶、连翘等对某些病毒有抑制作用，对病毒引起的上呼吸道感染有治疗作用。

第二节 常用抗病毒药

一、抗疱疹病毒药

阿昔洛韦（Aciclovir，ACV）

阿昔洛韦为合成嘌呤核苷类抗病毒药。

【药动学】口服生物利用度为 15% ～ 30%，血浆蛋白结合率为 9% ～ 23%，组织分布广，脑脊液中浓度可达血浆浓度的 50%。大部分药物以原型经尿排泄，部分在肝代谢，部分随粪便排出。正常人 $t_{1/2}$ 为 2.5h；肌酐清除率为 50 ～ 80ml/min 和 15 ～ 50ml/min 时，$t_{1/2}$ 分别为 3.0h 和 3.5h，无尿者可延长到 19.5h。

【药效学】ACV 具有广谱抗疱疹病毒活性。对 Ⅰ、Ⅱ 型单纯疱疹病毒（herpes simplex virus，HSV）有效，为首选治疗药物；对带状疱疹病毒（herpes zoster virus，HZV）疗效亦佳。体外试验证明对 EB 病毒（epstein-barr virus，EBV）、巨细胞病毒（cytomegalovirus，CMV）也有效。

【临床应用】用于防治 HSV-1 和 HSV-2 的皮肤或黏膜感染，如疱疹性角膜炎、疱疹性口炎、生殖器疱疹、全身带状疱疹及疱疹性脑炎；与免疫调节剂（干扰素 α）联合应用治疗乙型肝炎；与齐多夫定合用治疗 AIDS，可使患者症状明显改善。

【不良反应】ACV 不良反应较少，常见恶心、呕吐、腹泻等胃肠道反应及头痛、头晕、关节痛；偶见皮疹、发热、乏力、失眠、咽痛、肌痉挛、淋巴结肿大；尚有出血、血细胞减少、出汗、血尿、低血压等。滴眼及外用可有局部轻微疼痛。静脉滴注偶致血尿素氮及肌酐水平升高，大量饮水、减小剂量或停药能很快恢复；部分患者可发生静脉炎。免疫缺陷患者用药后偶见肝功能异常、转氨酶升高及骨髓抑制。ACV 可引起急性肾衰竭。肾损害患者接受 ACV 治疗时，可造成死亡。

【药物相互作用】

1．与更昔洛韦、膦甲酸、干扰素合用有协同或相加作用。

2．与齐多夫定合用可引起肾毒性，表现为深度昏睡和疲劳。

3．与丙磺舒合用可使本品的排泄减慢，半衰期延长，药物在体内蓄积。

4．与肾毒性药物合用可加重肾毒性，特别是肾功能不全者更易发生。

【用法与注意事项】口服：一次 200mg，一日 6 次或 1g/d，分次给予。疗程根据病情不同，短则几天，长者可达半年。肾功能不全者酌情减量。静脉滴注：一次用量 5mg/kg，1h 内滴完，一日 3 次，连续 7 天。12 岁以下儿童一次按 250mg/m^2 用量给予。急性或慢性肾功能不全者不宜用此药静脉滴注，因为滴速过快时可引起肾衰竭。国内治疗乙型肝炎的用法为静脉滴注一次 7.5mg/kg，一日 2 次，维持滴注时间约 2h，连续应用 10～30 天。治疗生殖器疱疹，一次 0.2g，一日 4 次，连用 5～10 天。

肝肾功能不全者、脱水者、精神异常者慎用。对疱疹病毒性脑炎及新生儿疱疹的疗效尚未肯定。注射给药须缓慢滴注（持续 1～2h），禁止快速推注，禁止肌内注射和皮下注射。用药过程中应摄入充足的水，防止药物沉积于肾小管内。

伐昔洛韦（Valaciclovir）

伐昔洛韦为二异戊酰胺酯 ACV，口服后转化为 ACV，血药浓度为 ACV 的 5 倍。临床上用于原发性或复发性生殖器疱疹、带状疱疹及频发性生殖器疱疹。偶有恶心、腹泻和头痛等不良反应。肾功能障碍者应减少用量。

更昔洛韦（Ganciclovir）

更昔洛韦对 HSV 和水痘带状疱疹病毒（varicella zoster virus，VZV）的抑制作用与 ACV 相似，但对 CMV 的抑制作用较 ACV 强约 100 倍。用于艾滋病患者器官移植、恶性肿瘤时严重的 CMV 感染性肺炎、肠炎及视网膜炎等。骨髓抑制不良反应的发生率较高。

膦甲酸（Foscarnet，PFA）

膦甲酸为广谱抗病毒药，可抑制多种病毒的 DNA 聚合酶及 HIV 反转录酶。用于治疗 AIDS 患者并发的 CMV 视网膜炎、耐药的 CMV 感染者及耐 ACV 的 HSV 感染、水痘带状疱疹病毒感染者。PFA 治疗 AIDS、CMV 胃肠道感染有效，对治疗急性重型肝炎及慢性肝炎亦有效，与齐多夫定合用可抑制 HIV 复制。口服生物利用度低，须静脉注射给药，$t_{1/2}$ 为 2～4h，主要以原型经肾排出。肾毒性和低血钙是本药最主要的不良反应，50% 患者可出现血清肌酐升高；与两性霉素 B 或环孢素合用可引起严重肾毒性。低血钙可引起中枢神经系统紊乱，如感觉异常、抽搐等。另外，高钙血症、血磷过高或过低，以及低钾血症也可发生，用药期间应密切监测肾功能和电解质。也可出现中枢神经系统症状如头痛、震颤、易激惹、幻觉等。其他不良反应有恶心、生殖器溃疡、肝功能异常。对骨髓的毒性小于更昔洛韦，但能引起贫血和白细胞减少。

阿糖腺苷（Vidarabine，Ara-A）

阿糖腺苷为人工合成的嘌呤核苷类衍生物。具有广谱抗病毒作用，对疱疹病毒、痘病毒作用明显。对乙型肝炎有一定的疗效。其适应证目前多数已被 ACV 所取代，后者更为有效和安全。不良反应相对较小，是美国 FDA 批准的第一个全身抗病毒药。常见恶心、呕吐、食欲缺乏、腹泻等消化道反应，偶见震颤、眩晕、幻觉、共济失调等。剂量较大时对造血系统可能产生轻度抑制。有致畸和致突变作用，妊娠期妇女及婴儿禁用。

碘苷（Idoxuridine，IDUR）

碘苷是一种脱氧碘化尿嘧啶核苷。临床主要用于 HSV 引起的急性疱疹性角膜炎。IDUR 对不同类型的病毒感染疗效不同，对浅层上皮角膜炎疗效较好，对更深层的基质感染无效。全身应用可对宿主产生严重毒性，除引起脱发、脱甲、骨髓抑制及肝毒性外，尚可致畸、致突变。目前仅限于局部给药。不良反应有眼部刺痛、眼睑水肿，偶见过敏反应。

二、抗流感病毒药

利巴韦林（Ribavirin，RBV）

利巴韦林为核苷、肌苷类似物。

【药动学】口服吸收快，1 ~ 1.5h 血药浓度达峰值，生物利用度约为 50%，$t_{1/2}$ 为 27 ~ 36h，体内少量被代谢，大部分以原型从尿中排出。

【药效学】RBV 对呼吸道合胞病毒、流感病毒、HSV 等均有抑制作用，为广谱抗病毒药。

【临床应用】可用于婴幼儿呼吸道合胞病毒性肺炎，甲、乙型流感，副流感病毒以及小儿腺病毒性肺炎，流行性出血热，甲型及丙型肝炎，皮肤 HSV 感染，麻疹及上呼吸道病毒感染，流行性结膜炎，呼吸道病毒引起的鼻炎、咽炎，带状疱疹和生殖器疱疹。与干扰素合用治疗丙型肝炎。

【不良反应】口服或静脉给药时可出现食欲缺乏、胃部不适、轻度腹泻和便秘等胃肠道反应，偶见皮疹、眩晕、头痛和血清胆红素增加等，停药后可自行消失。大剂量或长期用药可引起贫血、网织红细胞增多和白细胞减少。吸入给药有时会损伤肺功能。有致畸作用，妊娠期妇女禁用。

【药物相互作用】

1. RBV 可抑制齐多夫定转变成活性型的磷酸齐多夫定，合用时产生拮抗作用。

2. 与其他核苷类似物、去羟肌苷合用，可引发致命或非致命的乳酸性酸中毒。

【用法与注意事项】口服：0.8 ~ 1g/d，分 3 ~ 4 次服用。肌内注射或静脉滴注：每天 10 ~ 15mg/kg，分 2 次，静脉滴注宜缓慢。滴鼻：用于防治流感，用 0.5% 溶液（以等渗氯化钠溶液配制），每小时 1 次。滴眼：治疗疱疹病毒感染，浓度 0.1%，一日数次。

活动性结核患者、严重或不稳定型心脏病患者不宜使用。严重贫血患者、肝肾功能异常者慎用。

金刚烷胺（Amantadine）

金刚烷胺为人工合成的饱和三环癸烷的氨基衍生物。口服易吸收，体内分布广，鼻分泌物及唾液中药物浓度接近于血药浓度。血浆 $t_{1/2}$ 约 20h。在体内不被代谢，几乎全部以原型由尿中排出。肾功能减退者应适当减少剂量。能特异性地抑制甲型流感病毒，用于预防和治疗甲型流感，对乙型流感无效。应在发病后 24 ~ 48h 内服用，在甲型流感流行期服用本品可防止 50% ~ 90% 接触者发病。本药亦用于帕金森病的治疗。不良反应常见轻度和短暂的神经症状，如头痛、激动、震颤、语言不清、共济失调、失眠、眩晕和昏睡；胃肠道反应有恶心、呕吐、腹泻、食欲缺乏；偶有皮疹和直立性低血压；肾功能不良者剂量稍大可出现中枢神经毒性，并有致畸作用。妊娠期妇女、1 岁以下婴儿、哺乳期妇女，以及严重的心血管、肝肾疾病患者、癫痫或精神病患者应禁用本药。长期使用不宜突然停药。

奥司他韦（Oseltamivir）和扎那米韦（Zanamivir）

奥司他韦、扎那米韦是唾液酸的同型物，是甲型和乙型流感病毒的强效神经氨酸酶抑制剂。可见恶心、呕吐、腹泻、头晕等不良反应。有支气管痉挛、喘鸣、哮喘或慢性阻塞性肺疾病患者发生急性呼吸功能障碍及致死的报告，故对已患呼吸道疾病的患者应用时要备好支气管扩张药，一旦出现问题应及时停药。

第三节　抗肝炎病毒药

干扰素（Interferon，IFN）

干扰素是从混合的人白细胞、淋巴细胞株提取而得的，具有抗病毒、抗肿瘤和双向调节免疫功能的作用。也可从重组 DNA 技术制得。IFN 分 IFN-α（白细胞干扰素）、IFN-β（成纤维细胞干扰素）、IFN-γ（免疫干扰素）3 种，其中以干扰素 α 抗病毒能力最强。临床应用的是人 IFN，它又分天然 IFN（nIFN）和重组 IFN（rIFN）。

【药动学】IFN 口服无效，可皮下、肌内或静脉注射，也可局部滴鼻、滴眼应用，在某些体液（如唾液、血清和尿）和肌肉组织中很易失活。肌内注射后 5h、皮下注射后 8h 血药浓度达峰值，肌内注射后 $t_{1/2}$ 为 8h。不易进入脑脊液。主要从尿中排出。

【药效学】干扰素是病毒进入机体后诱导宿主细胞产生的效应蛋白，这种蛋白被称为"抗病毒蛋白"。它从细胞内释放出来后，促使其他细胞产生某些酶类而具有抗病毒感染的能力。此外，干扰素能增强杀伤细胞、T 淋巴细胞的抗病毒活性，激活与增强巨噬细胞的吞噬活力而调节免疫功能。

【临床应用】临床上用于治疗流感、呼吸道病毒感染、小儿病毒性肺炎及病毒性脑膜炎，并可用于各型肝炎的治疗，如乙型肝炎、丙型肝炎、丁型肝炎，并用于单纯疱疹、带状疱疹、血细胞病毒感染、风疹、麻疹、水痘、狂犬病、流行性脊髓灰质炎及各种恶性肿瘤的治疗。鞘内注射能预防中枢神经系统感染。对呼吸道病毒感染、流行性出血性结膜炎也有预防作用。还可用于尖锐湿疣、慢性宫颈炎的治疗。

【不良反应】少数患者可出现发热、寒战、乏力、肌痛、食欲缺乏，注射部位出现红斑。还可致白细胞和血小板减少、低血压和转氨酶升高。大量长期使用可引起中枢神经系统毒性。禁用于过敏体质、严重心脏病、肾功能不良、中枢神经系统功能紊乱者。在实验动物中证明有致畸作用，妊娠期妇女禁用。

【药物相互作用】

1．与茶碱合用可引起茶碱中毒。

2．与利巴韦林合用治疗慢性丙型肝炎，与拉米夫定合用治疗慢性乙型肝炎。

【用法与注意事项】多采用皮下注射、肌内注射、脑脊髓腔内或腹腔内注射、局部灌注给药。一般剂量多用 1 次 $1 \times 10^6 \sim 3 \times 10^6$U，皮下注射或肌内注射，每周 3 次，可连用数月或更长。可根据病情逐渐增减剂量。该药有时间依赖性，长时间保持有效浓度，抗癌效果较好（即连续治疗为佳）。心肌梗死、重症高血压、脑血管疾病患者慎用。不宜口服与静脉注射。

聚乙二醇干扰素（pegylated interferon）

聚乙二醇干扰素为聚乙二醇与重组干扰素 α-2a 结合形成的长效干扰素。用于肝硬化代偿期或无肝硬化的慢性乙型或丙型肝炎的治疗。常见疲劳、发热、寒战、疼痛、恶心、头晕、失眠、抑郁、脱发及瘙痒等；偶见呕吐、口干、牙龈出血、口腔溃疡、肌肉痉挛、震颤、乏力、焦虑、嗜睡、多汗、甲状腺功能减退、潮热及流感样症状；罕见肝功能异常、脂肪肝、行为异常、糖尿病、自身免疫现象、消化性溃疡、角膜溃疡、心律失常、肺炎、肺栓塞、肌炎及脑出血等。

拉米夫定（Lamivudine）

拉米夫定为一种新型核苷类抗病毒药。口服吸收好，生物利用度为 80% ~ 85%，$t_{1/2}$ 为 5 ~ 7h。可通过血脑屏障。主要以原型经肾排泄。对 HBV 和 HIV 有明显抑制作用，广泛用于

HBV 和 HIV 感染者的治疗。常与司他夫定或齐多夫定合用于治疗 HIV 感染。主要不良反应有过敏反应、反跳现象、肝衰竭、甲沟炎、脂肪代谢紊乱，可引起血友病，还可使新生儿发生严重的贫血并出现心力衰竭，虽然较为罕见，但一旦发生后果常颇为严重，故临床应严加警惕。

阿德福韦（Adefovir）

阿德福韦是无环腺嘌呤核苷类似物，在细胞内被磷酸激酶转化为具有抗病毒活性的阿德福韦二磷酸盐。口服生物利用度低。静脉注射 3mg/kg，24h 后 98% 的原型药物随尿液排出。经肝代谢少。用于 HBV 感染、HIV 感染。常见不良反应有轻度血红蛋白升高、疲乏、头痛、恶心、腹胀、腹泻以及消化不良等。偶见转氨酶升高。

恩替卡韦（Entecavir）

恩替卡韦为鸟嘌呤核苷类似物。口服吸收快，0.5 ～ 1h 血药浓度达峰值。对 HBV DNA 的选择性强，对人 DNA 聚合酶选择性弱。用于病毒复制活跃、血清转氨酶持续升高或肝组织学显示有活动性病变的成人慢性乙型肝炎的治疗。常见的不良反应有头痛、疲劳、眩晕、嗜睡、失眠、恶心、呕吐、腹痛、腹泻、风疹及丙氨酸转氨酶升高。

替比夫定（Telbivudine）

替比夫定为合成的胸腺嘧啶核苷类似物。可抑制 HBV DNA 聚合酶的活性。用于有病毒复制证据以及有血清转氨酶（丙氨酸转氨酶或天冬氨酸转氨酶）持续升高或肝组织活动性病变证据的成人慢性乙型肝炎患者。常见不良反应为虚弱、头痛、腹痛、恶心、腹胀、腹泻和消化不良。本品可能造成患者血肌酸激酶升高，部分患者有横纹肌溶解倾向，偶见重症肌无力。

第四节　抗艾滋病病毒药

本类药物主要通过抑制反转录酶（reverse transcriptase，RT）或 HIV 蛋白酶发挥作用，包括核苷类反转录酶抑制药、非核苷类反转录酶抑制药和蛋白酶抑制药。

一、核苷类反转录酶抑制药

核苷类反转录酶抑制药为最早发现的 HIV RT 抑制药。本类药物在宿主细胞内转化为活性三磷酸衍生物而发挥作用，为 HIV-1 RT 底物的竞争性抑制剂，可抑制 RT 活性，阻碍病毒 DNA 合成。本类药物与 HIV-1 RT 的亲和力远比与细胞内正常 DNA 聚合酶亲和力强，因此具有一定的治疗指数。目前临床应用的药物有齐多夫定、拉米夫定等双脱氧核苷类。主要治疗 AIDS 及其相关综合征，减少机会性感染，需长期或终生用药，但仍无法根治 AIDS。多数药物会使患者产生严重不良反应。

齐多夫定（Zidovudine，ZDV）

齐多夫定为脱氧胸苷衍生物。1987 年被美国 FDA 批准为第一个抗 HIV 感染药，对大多数 HIV 临床分离株有效，有抗反转录病毒作用。

【药动学】口服吸收快，生物利用度为 52% ～ 75%。给药后 4h 脑脊液浓度可达血浆浓度的 50% ～ 60%。血浆蛋白结合率为 34% ～ 38%。主要在肝代谢，$t_{1/2}$ 为 1h，大部分经肾排泄。

【药效学】ZDV 竞争性地抑制病毒 RNA RT，并能阻断病毒繁殖。其对病毒 RT 的亲和力比对正常细胞 DNA 聚合酶强约 100 倍，为高选择性的抗病毒药。

【临床应用】用于 AIDS 和 AIDS 相关综合征，为治疗 AIDS 的首选药。对人 T 淋巴细胞 I 型病毒、EBV 和 HBV 也有效，但对其他病毒无效。

【不良反应】主要不良反应为骨髓抑制，可表现为巨细胞性贫血、中性粒细胞和血小板减少等，发生率与剂量和疗程有关。治疗初期常出现头痛、恶心、呕吐、肌痛，继续用药可自行消退。其他不良反应有近端肌肉病变。动物实验有致突变作用。大量应用时可抑制中枢神经系统，可致肝功能异常。用药期间应定期查血象。

【药物相互作用】

1．对乙酰氨基酚、阿司匹林、苯二氮䓬类、西咪替丁、保泰松、吗啡、磺胺类药等均可抑制 ZDV 的葡糖醛酸化，而降低消除率，应避免合用。

2．与阿昔洛韦合用可引起神经系统毒性，如昏睡、疲劳等。

3．丙磺舒抑制 ZDV 的代谢，并减少肾排泄，可引起中毒。

【用法与注意事项】成人常用量：一次 200mg，每 4h 给药一次。贫血患者：按一次 100mg 给药。

骨髓抑制患者、有肝病危险因素者、肌病及肌炎患者长期使用本药时应慎用。在用药期间要进行定期血液检查。嘱咐患者在使用牙刷、牙签时要防止出血。叶酸和维生素 B_{12} 缺乏者更易引起血象变化。高脂食物可降低 ZDV 的口服生物利用度。

司他夫定（Stavudine）

司他夫定为脱氧胸苷衍生物，抑制 HIV RT，对 HIV-1 和 HIV-2 均有抗病毒活性。口服生物利用度为 80%，血浆蛋白结合率低，脑脊液浓度约为血浆浓度的 55%。主要经肾排泄，$t_{1/2}$ 为 1.2h。用于 ZDV 不能耐受或无效的患者，不与 ZDV 合用。与去羟肌苷或拉米夫定合用可产生协同作用。主要不良反应为周围神经炎，与扎西他滨和去羟肌苷等其他易引起周围神经炎的药物合用时此不良反应的发生率则明显增加，也可见胰腺炎、关节痛和转氨酶升高。

扎西他滨（Zalcitabine）

扎西他滨为脱氧胞苷衍生物。生物利用度大于 80%，但与食物或抗酸药同服时可降低到 25% ~ 39%。主要经肾排泄。血浆 $t_{1/2}$ 约为 2h，细胞内 $t_{1/2}$ 为 10h。与其他多种抗 HIV 感染药物有协同抗 HIV-1 作用。可有效治疗 HIV 感染。单用时疗效不如齐多夫定，多与齐多夫定和一种蛋白酶抑制剂合用。适用于 AIDS 和 AIDS 相关综合征。肾功能不全患者应减少用药剂量。主要不良反应为剂量依赖性周围神经炎，停药后可逐渐恢复，应避免与其他能引起神经炎的药物同服。也可引起胰腺炎，但发生率低于去羟肌苷。

阿巴卡韦（Abacavir，ABC）

阿巴卡韦为新型碳环 2′- 脱氧鸟苷核苷类抗 RT 药物。口服生物利用度约 83%，食物对药物吸收影响不大，$t_{1/2}$ 为 1.5 ~ 2h，易渗入中枢神经系统，大部分经尿液、少量经粪便（16%）排泄。与多数抗 HIV 药有协同作用，常与其他药物联合用于 HIV 感染的治疗。主要不良反应为过敏反应，为多器官全身反应，严重者也可伴有肝衰竭、肾衰竭、低血压，甚至死亡。

去羟肌苷（Didanosine）

去羟肌苷为脱氧腺苷衍生物，可作为严重 HIV 感染的首选药物，尤其适合于 ZDV 不能耐受或无效的患者。与 ZDV 合用，再加上一种蛋白酶抑制剂或一种核苷 RT 抑制药效果最好。生物利用度为 30% ~ 40%，食物干扰其吸收。血浆蛋白结合率低于 5%，脑脊液浓度约为血浆浓度的 20%。主要经肾排泄，血浆 $t_{1/2}$ 为 0.6 ~ 1.5h，但细胞内 $t_{1/2}$ 为 12 ~ 24h。不良反应发生率较高，儿童发生率高于成人，包括周围神经炎、胰腺炎、腹泻、肝炎、心肌炎及消化道和中枢神经系统反应。

二、非核苷类反转录酶抑制药

代表药为奈韦拉平（Nevirapine），与 HIV-1 的 RT 结合，阻断 HIV 复制，对 HIV-2 及人类 DNA 聚合酶无活性。单用本品病毒易快速产生耐药性，因此应与至少两种抗 RT 药物联合应用以治疗 HIV-1 感染，亦可单独用于预防 HIV-1 母婴传播。常见不良反应有皮疹、肝功能异常、恶心、疲劳、发热、头痛、嗜睡、呕吐、腹泻、腹痛和肌痛。

三、蛋白酶抑制药

近年来 HIV 蛋白酶已成为抗 HIV 药物的另一个作用靶位，抑制该酶可致生成无感染性的不成熟病毒颗粒，从而抑制病毒复制。代表药有沙奎那韦、利托那韦、奈非那韦、茚地那韦和氨普那韦等。该类药物与核苷类合用可有效地抑制 HIV 复制，并减少不良反应。

利托那韦（Ritonavir）

利托那韦为合成的 HIV 蛋白酶抑制药。与 RT 抑制药之间无交叉耐药性。口服吸收好，进食时服用可使其生物利用度提高 15%。血浆 $t_{1/2}$ 为 3～4h，儿童的稳态清除率比成人大 1.5 倍。主要经肝代谢，经粪便和尿液排泄。可单独使用或与其他 RT 抑制药联合应用治疗 HIV 感染，与 ZDV 或去羟肌苷合用有协同作用。常见不良反应有疲乏、胃肠道症状、神经功能失调等，还可见过敏反应等。

思考题

1．试述抗病毒药的分类及代表药物。
2．简述常用抗病毒药阿昔洛韦的药理作用及临床应用。
3．简述齐多夫定的抗病毒特点。

（熊南燕）

第二十六章 抗恶性肿瘤药的临床应用

第一节 概　述

一、抗恶性肿瘤药的发展

肿瘤是以细胞异常增殖为特点的一大类疾病。有些肿瘤生长迅速、侵袭性强，可以从原发部位播散到身体其他部位，对人体的危害大，称为恶性肿瘤。

人类与恶性肿瘤斗争的历史迄今已有 3000 余年。近半个多世纪以来，随着肿瘤学的发展日新月异，恶性肿瘤的综合治疗手段不断完善，已形成了以药物治疗、手术治疗、放射治疗为主的肿瘤综合治疗三大手段。

化学治疗（化疗）是指利用化学药物对肿瘤细胞的杀伤作用而达到控制肿瘤目的的治疗方法，目前，在恶性肿瘤的药物治疗中仍占有最重要的地位。化疗起始于 20 世纪 40 年代氮芥的发现与应用。随后的几十年间，甲氨蝶呤、巯嘌呤、氟尿嘧啶、阿糖胞苷等一系列抗肿瘤代谢药，丝裂霉素、博来霉素、柔红霉素等一系列抗肿瘤抗生素，长春碱类、喜树碱类、紫杉醇等一系列抗肿瘤植物药陆续被开发并投入临床使用，在恶性肿瘤的综合治疗中发挥了巨大的作用。部分恶性肿瘤如绒毛膜上皮癌、恶性淋巴瘤等有可能通过化疗达到治愈的效果。但传统细胞毒类抗恶性肿瘤药物的应用仍存在药物毒性反应和耐药性的产生两大障碍，人们在寻找克服两大障碍的方法的同时，也在寻求开发抗恶性肿瘤药物新的思路。

近 10 余年来，随着肿瘤分子生物学和肿瘤药理学的理论和生物技术的不断发展，抗恶性肿瘤药物正在从传统的细胞毒类药物向多方位干预肿瘤的方向发展。生物反应调节剂、肿瘤耐药逆转剂、细胞分化诱导剂、细胞凋亡诱导剂、新生血管抑制剂、分子靶向治疗药等新的药物不断涌现，这些药物及其使用方法虽不及化学治疗成熟完善，但已在临床应用中显示出了可喜的苗头，为今后寻找更有效的抗肿瘤药物提供了新的思路和途径。

二、抗恶性肿瘤药物的分类

抗恶性肿瘤药发展迅速，传统的直接细胞毒类药物已不能代表抗恶性肿瘤药的全部范畴。根据作用方式可将抗恶性肿瘤药大体上分为直接细胞毒类药物和非直接细胞毒类药物。直接细胞毒类药物即传统的化疗药物，非直接细胞毒类药物包括生物反应调节剂等上述所列举各类药物。非直接细胞毒类药物尚缺少较系统的分类。直接细胞毒类药物可分别根据药物化学结构和来源、抗肿瘤生化作用机制、药物作用的细胞周期特异性进行分类。

根据化学结构和来源可分为：①烷化剂——氮芥、环磷酰胺、塞替派、亚硝脲类及白消安等；②抗代谢药——甲氨蝶呤、氟尿嘧啶、阿糖胞苷及巯嘌呤等；③抗肿瘤抗生素——蒽环类抗生素、丝裂毒素、博来霉素及放线菌素等；④抗肿瘤植物药——长春碱类、紫杉醇、喜树碱类、鬼臼毒素类、三尖杉生物碱类等；⑤其他——铂类配合物和酶等。

根据药物对肿瘤细胞生物合成的影响分为：①影响核酸生物合成的药物——甲氨蝶呤、氟尿嘧啶、阿糖胞苷及巯嘌呤等；②影响 DNA 结构与功能的药物——氮芥、环磷酰胺、塞替派、丝裂毒素、博来霉素、喜树碱类、鬼臼毒素类及顺铂等；③干扰转录过程和阻止 RNA 合成的药物——多柔比星、放线菌素 D 等；④抑制蛋白质合成与功能的药物——长春碱类、紫杉醇、三尖杉生物碱类等。

根据药物作用的细胞周期特异性可分为细胞周期特异性药物（cell circle specific agents，CCSA）和细胞周期非特异性药物（cell circle nonspecific agents，CCNSA）。细胞周期特异性药物选择性作用于细胞周期中的某一时期，如干扰核酸合成的抗代谢药物作用于 S 期，长春碱、紫杉醇及鬼臼毒素衍生物主要作用于 G_2 期和 M 期。此类药物起效快，作用较强。细胞周期非特异性药物可直接影响和破坏 DNA 的功能，对肿瘤细胞的增殖周期及静止期都有杀伤作用，如烷化剂和抗肿瘤抗生素。此类药物起效缓慢，作用较弱。

第二节　常用抗恶性肿瘤药

尽管非直接细胞毒类药物发展迅速，但目前恶性肿瘤的临床药物治疗仍以直接细胞毒类药物为主。本节所介绍常用抗恶性肿瘤药物主要为常用直接细胞毒类药物。

一、影响核酸生物合成的药物

（一）二氢叶酸还原酶抑制剂

甲氨蝶呤（Methotrexate，MTX）

【药动学】口服吸收较好，于 30 ～ 60min 血药浓度达峰值，该药不易通过血脑屏障，静脉注射后 50% 与血浆蛋白结合。在体内分布广，肝、肾等组织含量高，胸腔积液、腹水浓度也较高，胃肠及肌肉组织含量少。本药血药浓度呈三室衰减：$t_{1/2\alpha}$ 为 2 ～ 8min；$t_{1/2\beta}$ 为 0.9 ～ 2h；$t_{1/2\gamma}$ 为 0.4h，清除率大于每分钟 $9ml/m^2$。MTX 在胃肠道及肝组织中的代谢产物可较弱地抑制二氢叶酸还原酶。该药主要通过肾排泄，尿中排出速度与尿 pH 有关，碱化尿液可加速排出。少部分通过胆汁排泄。

【药效学】MTX 属广谱抗肿瘤药物，作用强，同时还具有免疫抑制作用。抗肿瘤作用机制：与叶酸结构相似，可与叶酸竞争二氢叶酸还原酶，MTX 与该酶的亲和力比叶酸大 10^6 倍，可使四氢叶酸减少，导致 DNA、RNA 及蛋白质的合成障碍。长期应用后肿瘤细胞可通过改变细胞膜对 MTX 的通透性以及合成大量的二氢叶酸还原酶而出现耐药性。

【临床应用】

1．抗肿瘤　急性白血病、妊娠滋养细胞肿瘤、头颈部肿瘤及其他恶性肿瘤如成骨肉瘤、顽固性急性淋巴细胞白血病、非霍奇金恶性淋巴瘤、肺癌、乳腺癌和卵巢癌等。

2．治疗自身免疫性疾病　如系统性红斑狼疮和类风湿关节炎等。

3．其他　如皮癣、银屑病关节炎及其他以细胞增殖为主的皮肤病，如毛发红糠疹、表皮角化症及天疱疮。

【不良反应】

1．胃肠道反应　常见于用药后数天内，早期中毒症状表现为唇、牙龈、颊部、咽部出现溃疡、疼痛，继而腹痛、呕吐、腹泻，连续用药可在食管、小肠、结肠等部位产生水疱性溃疡，出现胃肠道出血，严重者可致死。

2．骨髓抑制　与剂量及年龄有关。大剂量、年老者易发生。主要表现为粒细胞减少，严重者可引起全血抑制。故大剂量用药应注意：①治疗前骨髓及外围血象必须正常；②患者无腹腔积液，肝、肾功能必须正常；③注射 MTX 以 5% 葡萄糖氯化钠注射液 500ml 稀释后静脉滴注 6h，第一次剂量为 50mg/kg，以后酌情增加剂量。

3．肝损害　与用药时间长短有关，长期应用小剂量 MTX 可引起转氨酶升高，可致肝脂肪变性、纤维化及坏死性肝硬化。

4．肾损害   可见结晶尿，多饮水、碱化尿液可减轻。

5．其他   鞘内注射 MTX，可引起蛛网膜炎，出现脑膜刺激症状。长期大量用药可产生坏死性脱髓性白质炎。可引起间质性肺炎，出现咳嗽、发热、气急等症，部分患者可致肺纤维化。也可致皮疹、脱发。妊娠早期应用可致胎儿发育不良、流产、死胎或畸胎。

【药物相互作用】该药蛋白结合率高，与磺胺类、水杨酸盐、巴比妥类、苯妥英钠合用，可竞争与血浆蛋白的结合，使 MTX 浓度增高。糖皮质激素、先锋霉素、青霉素、卡那霉素可抑制细胞摄取 MTX，减弱其作用。苯胺蝶呤可增加白血病细胞中的二氢叶酸还原酶浓度，减弱 MTX 的作用。该药与氟尿嘧啶序贯应用，可使 MTX 作用增强，反之可产生拮抗作用。长春新碱于 MTX 用前 30min 给予，可加速细胞对 MTX 的摄取，并阻止其溢出，加强 MTX 的抗肿瘤作用。门冬酰胺酶（Asparaginase）可减轻 MTX 的毒性反应，在给 MTX 24h 后加用门冬酰胺酶，可提高 MTX 对急性淋巴细胞白血病的疗效。

【用法与注意事项】治疗儿童急性白血病时，每天 1.25 ~ 5mg 口服或静脉注射，疗程总剂量为 50 ~ 150mg；成人恶性肿瘤，每天 10 ~ 15mg 静脉滴注，疗程总剂量为 200 ~ 300mg；中枢神经系统白血病，采用鞘内注射，每周 1 ~ 2 次，共 5 次，以后每 6 ~ 8 周 1 次，持续 1 ~ 2 年；头颈部肿瘤患者，每次 25 ~ 50mg，4 ~ 7 天静脉注射 1 次。

（二）胸苷酸合成酶抑制剂

氟尿嘧啶（Fluorouracil，5-FU）

【药动学】口服吸收不规则且不完全，生物利用度可随剂量而增加，临床一般采用静脉注射。血中药物清除为一室模型，$t_{1/2}$ 为 10 ~ 20min。分布广泛，可分布于中枢神经系统，也可进入细胞内，主要在肝和其他组织中代谢。

【药效学】在体内外均有较强的细胞毒作用，且抗瘤谱广。进入体内经转化后形成氟尿嘧啶脱氧核苷（5-FUdRP），5-FUdRP 可抑制胸腺嘧啶核苷酸合成酶活力，从而阻断尿嘧啶脱氧核苷酸（dUMP）甲基化形成胸腺嘧啶脱氧核苷酸（dTMP），使细胞增殖停止于 S 期。5-FU 在体内还可转化为三磷酸氟尿嘧啶，并以伪代谢物的身份参与 RNA 合成，干扰 RNA 的正常生理功能，从而影响蛋白质的合成。肿瘤细胞与 5-FU 长期接触可出现耐药性。

【临床应用】常与其他抗肿瘤药合用，可治疗胃癌、大肠癌、食管癌、肝癌、乳腺癌、妊娠滋养细胞肿瘤及皮肤癌（包括癌前病变、基底细胞鳞癌）。

【不良反应】

1．胃肠道反应   常呈迟发性，于用药后 5 ~ 7 天出现，主要表现为口腔黏膜溃疡、恶心、呕吐及胃肠道黏膜溃疡，可致排便次数增多、腹泻、腹痛、血便，少数严重病例可致命。

2．骨髓抑制   主要为白细胞及血小板减少，一般于 10 ~ 14 天降至最低，停药后 2 ~ 3 周恢复，对红细胞影响小。

3．神经系统毒性   为远期毒性反应，主要为小脑症状，如共济失调、乏力等，也可见构音困难。

4．其他   心脏毒性，出现胸痛、心率加快，心电图表现为 ST 段抬高，T 波抬高或倒置，同时可见血中乳酸脱氢酶活性升高。可有脱发、皮炎、皮肤及指甲色素沉着。

【药物相互作用】甲酰四氢叶酸、胸腺嘧啶核苷、甲氨蝶呤、顺铂、尿嘧啶、双嘧达莫、磷乙天门冬氨酸可增强 5-FU 的抗肿瘤作用。别嘌醇可降低 5-FU 的毒性，但不影响抗肿瘤作用。

【用法与注意事项】

1．FM 方案   第 1 日静脉注射丝裂霉素（MMC）8 ~ 10mg；于第 1 ~ 5 日每天静脉滴注 5-FU 500 ~ 750mg，隔 3 ~ 4 周重复。

2．FMC 方案   第 1 日静脉注射 MMC 10 ~ 20mg；于第 1 ~ 5 日每天静脉滴注 5-FU

750～1000mg，于第 8～10 日静脉注射阿糖胞苷（Ara-C）50～100mg；1 个月后重复。

3．CF+5-FU 方案　先以亚叶酸（CF）200mg/m² 静脉注射，然后用 5-FU 300～1000mg/m² 静脉滴注。

4．DF 方案　第 1 日以顺铂（DDP）100mg/m² 静脉注射，第 1～5 日每天静脉注射 5-FU 1000mg/m²，21 天后重复。

5．单用　每次 750mg，每周 1 次，静脉注射或静脉滴注；或每次 500mg，每周 2 次，静脉注射或静脉滴注。皮肤癌时可局部应用。

（三）嘌呤核苷酸互变抑制剂

巯嘌呤（Mercaptopurine，6-MP）

【药动学】6-MP 口服吸收不完全，约 50% 吸收，吸收后可全身分布，但脑脊液中分布较少，进入体内后易被细胞摄取，$t_{1/2}$ 为 50min。体内代谢有两种途径：①巯基甲基化后再被氧化；②被黄嘌呤氧化酶氧化为 6- 硫代尿酸。主要经肾排泄。

【药效学】6-MP 为细胞周期特异性药物，主要作用于 S 期，使细胞周期停止于 S 晚期及 G_2 期，而呈现抗肿瘤作用。6-MP 还具有免疫抑制作用，主要影响细胞免疫。6-MP 转变为 6- 巯基嘌呤核苷酸才发挥抗肿瘤作用，主要抑制嘌呤生物合成，影响 DNA 和 RNA 的生理功能，主要表现为 DNA 受损、rRNA 形成受阻、染色质受到破坏。

【临床应用】

1．白血病　用于急性白血病及慢性粒细胞白血病，或慢性粒细胞白血病急性变的患者。

2．妊娠滋养细胞肿瘤　对绒毛膜上皮癌及恶性葡萄胎有效。

3．自身免疫性疾病。

【不良反应】

1．胃肠道反应　恶心、呕吐、食欲缺乏，偶致腹泻、口腔炎和口腔溃疡。

2．骨髓抑制　可致白细胞、血小板明显减少，严重可致全血抑制。

3．其他　大剂量可致肝损害，出现黄疸，一般停药后可恢复。本品具有肾毒性，个别敏感者出现尿酸血症，尿中出现尿酸结晶。

【药物相互作用】与别嘌醇合用，可使 6-MP 的抗肿瘤作用加强，还可减少 6- 硫代尿酸的生成。

【用法与注意事项】

1．白血病　每天 2.0～2.5mg/kg，分次服用。

2．妊娠滋养细胞肿瘤　每天 6～6.5mg/kg，分早、晚 2 次服用，10 天为 1 个疗程，间隔 3～4 周重复 1 个疗程。

（四）核苷酸还原酶抑制剂

羟基脲（Hydroxycarbamide，HU）

【药动学】HU 口服吸收良好且迅速。给药 2h 血中浓度达到峰值；静脉注射后 1h 达峰值，然后迅速下降，$t_{1/2}$ 为 1.5～5h，HU 进入体内后易透过细胞膜，能快速透过血脑屏障。HU 在肝、肾中代谢为尿素后排出，一次给药 24h 经尿排出 50%～80%。

【药效学】HU 为核苷酸还原酶抑制剂，能显著地抑制核糖核酸还原为脱氧核糖核酸，选择性地抑制 DNA 合成；对 RNA 及蛋白质合成无阻断作用。HU 为细胞周期特异性药物，选择性杀伤 S 期细胞，并可使癌细胞集中在 G_1 期而达到同步化；因 G_1 期细胞对放射线高度敏感，故与放疗合用可起增敏作用，可双重抑制细胞增殖周期各个环节，提高疗效；本品与烷化剂、抗代谢药物等无交叉耐药性。

【临床应用】

1．对黑色素瘤的有效率为 10%～20%；对慢性粒细胞白血病有确切疗效，与白消安类似。

2．与放疗合用，对坏死型鼻咽癌、脑瘤有一定治疗价值。

3．对结肠癌、肾癌、胃癌、肝癌、乳腺癌、食管癌、肺癌、膀胱癌等实体瘤部分病例有效。

4．作为免疫抑制剂，可用于脓疱疮、顽固性银屑病。

【不良反应】

1．骨髓抑制   主要表现为白细胞、血小板减少，有时可出现巨幼细胞贫血，一般停药后1～2周即可恢复。

2．胃肠道反应   恶心、呕吐、腹泻或便秘；当剂量大于75mg/kg时，85%的患者可发生胃炎。

3．泌尿系统毒性   偶见肾小管损伤、排尿疼痛，与本品50%～80%经肾排出有关。

4．中枢神经毒性   较少见，头晕、头痛、定向力丧失等。

5．其他   脱发、皮疹、红斑、色素沉着等；可能引起睾丸萎缩、致畸。

【药物相互作用】HU与戊巴比妥、甲喹酮、硝西泮、麻醉药、吩噻嗪类、三环类抗抑郁药等合用，可加强其中枢神经抑制作用，出现嗜睡。

【用法与注意事项】

1．肿瘤   成人每日20～60mg/kg，每周2次，6周为1个周期；亦可每8h给药1次，剂量为60mg/kg；或每6h给药1次，剂量100mg，24h为1个周期，间隔4～7天。小儿每次60mg/kg，每周2次，一般6～7周为1个周期。

2．银屑病   每日0.5～1.5g，4～8周为1个周期。

（五）DNA聚合酶抑制剂

阿糖胞苷（Cytarabine，Ara-C）

【药动学】口服无效，需静脉滴注。Ara-C易进入细胞内，易于通过血脑屏障，在体内经胞嘧啶核苷脱氨酶脱氨，形成无活性的尿嘧啶阿拉伯糖苷。该酶在肝、脾、肠、肾、血细胞及血浆中含量较高。药物的消除为二室模型，$t_{1/2\alpha}$为10～15min，$t_{1/2\beta}$为2～3h，24h内约有80%的药物以阿糖尿苷的形式外排。

【药效学】抗肿瘤作用强大，另外还具有促分化、免疫抑制（对体液及细胞免疫均抑制）及抗病毒作用。Ara-C抗肿瘤作用的机制是经主动转运进入细胞后，转化为阿糖胞苷三磷酸（Ara-CTP）而产生如下作用：① Ara-CTP可抑制DNA聚合酶而抑制DNA合成；② Ara-CTP也可掺入DNA，干扰DNA的生理功能；③ Ara-CTP可抑制核苷酸还原酶活性，影响DNA合成；④ Ara-C还可抑制膜糖脂及膜糖蛋白的合成，影响膜功能；⑤ Ara-CTP亦可掺入RNA，干扰其功能。肿瘤细胞与Ara-C长期接触可产生耐药性。

【临床应用】

1．白血病   成人急性非淋巴细胞白血病、中枢神经系统白血病、白血病分化诱导治疗如老年急性非淋巴细胞白血病、继发性急性白血病、骨髓异常增生综合征所转化的急性白血病。

2．病毒感染性疾病   如单纯疱疹病毒所致疱疹；牛痘病毒、单纯疱疹病毒及带状疱疹病毒所致眼部感染。

【不良反应】

1．消化道反应   恶心、呕吐、腹泻。

2．骨髓抑制   常引起白细胞及血小板减少。

3．肝损害   可见转氨酶升高、轻度黄疸，停药后可恢复。大剂量可致阻塞性黄疸。

4．其他   大剂量可引起结膜炎、皮疹、小脑或大脑功能失调及抗利尿激素异常分泌综合征。

【药物相互作用】

1．与硫鸟嘌呤合用可提高对急性粒细胞白血病的疗效。

2．与四氢尿苷合用，使Ara-C的$t_{1/2}$延长，增强骨髓抑制。

3．大剂量胸腺嘧啶核苷酸、羟基脲可增强其抗肿瘤作用，阿糖胞苷亦可增强其他抗肿瘤药物的作用。

【用法与注意事项】

1．白血病　急性非淋巴细胞白血病：每天 100 ~ 150mg，分 2 次静脉滴注；中枢神经系统白血病：鞘内注射，50mg，每 3 ~ 5 日 1 次；白血病诱导分化治疗：10 ~ 20mg/m²，每 12h 1 次皮下注射，15 ~ 21 日为 1 个疗程。

2．病毒感染性疾病　滴眼，1g/L 溶液，早期 1 ~ 2h 1 次，病情好转后每日 4 次。

3．单纯疱疹　每日 100mg/m² 静脉注射或静脉滴注，10 ~ 14 日为 1 个疗程。

二、影响 DNA 结构与功能的药物

（一）烷化剂

氮芥（Chlormethine，HN₂）

氮芥是最早用于临床并取得突出疗效的抗肿瘤药物。为双氯乙胺类烷化剂的代表，它是一种高度活泼的化合物。

【药动学】该药水溶液极不稳定，进入体内作用迅速，在血中停留的时间只有 0.5 ~ 1min，90% 在 1min 内由血中消失。24h 内 50% 以代谢物形式排出。

【药效学】属细胞周期非特异性药物，不仅对细胞增殖周期各时相有细胞毒作用，而且对静止细胞 G_0 期亦有明显的杀伤作用。其杀伤机制为此药物与鸟嘌呤的 7 位氮共价键结合，使 DNA 的双链间交叉联结，或链内不同碱基的交叉联结干扰 DNA 复制，导致 DNA 断裂，有丝分裂停止。

【临床应用】氮芥是第一个用于恶性肿瘤治疗的药物，主要用于恶性淋巴瘤，如霍奇金淋巴瘤及非霍奇金淋巴瘤等。尤其适用于纵隔压迫症状明显的恶性淋巴瘤患者。亦可用于肺癌，对未分化肺癌的疗效较好。

【不良反应】

1．胃肠道反应　用药 1 ~ 2h 内出现恶心、呕吐，可持续 24h。预先应用氯丙嗪类药物可防止胃肠道反应。

2．骨髓抑制　白细胞减少。

3．皮肤症状　皮疹、接触性皮炎、湿疹、色素沉着、刺激感及烧灼感。

4．其他　轻度休克、血栓性静脉炎、月经失调及男性不育。

【药物相互作用】氮芥与长春新碱、丙卡巴肼、泼尼松合用提高对霍奇金淋巴瘤的疗效。

【用法与注意事项】

1．静脉用药　临用时配制，10min 内用完。每次注射 6mg/m²，每个月 2 次，间隔 1 周。

2．皮肤用药　将已配制的溶液用敷料覆盖于受损处，任其干燥，3h 内切勿洗涤。

环磷酰胺（Cyclophosphamide，CPA）

【药动学】口服吸收良好，生物利用度为 75% ~ 90%，经肝转化成磷酰胺氮芥产生细胞毒作用。CPA 静脉注射后，血中药物浓度呈双指数曲线下降，为二室开放模型，$t_{1/2\alpha}$ 为 0.97h，$t_{1/2\beta}$ 为 6.5h，V_d 为 21.6L/kg，清除率为 10.7ml/min。主要经肾排泄，48h 内尿中排出用药量的 70% 左右，其中 2/3 为其代谢产物。肾功能不良时，清除率下降，$t_{1/2\beta}$ 可延长到 10h 以上。

【药效学】

1．抗肿瘤作用　属于细胞周期非特异性药物。体外无细胞毒作用，在体内活化后才能产生抗肿瘤作用，为广谱抗肿瘤药。口服及注射均有效。抗肿瘤作用机制为无活性的 CPA 进入体内后经肝转化为磷酰胺氮芥后，分子中的 β- 氯乙基可与 DNA 双螺旋起交叉联结作用，破

坏 DNA 结构，抑制肿瘤细胞分裂。

2．免疫调节作用　在不同条件下可对体液及细胞免疫产生增强或抑制作用。

【临床应用】

1．恶性淋巴瘤　霍奇金淋巴瘤及非霍奇金淋巴瘤、伯基特淋巴瘤、皮肤 T 淋巴瘤。

2．肺癌　小细胞肺癌和未分化癌、非小细胞肺癌。

3．其他肿瘤　多发性骨髓瘤、乳腺癌、急性淋巴细胞白血病、急性非淋巴细胞白血病、慢性粒细胞白血病、尤因肉瘤、神经母细胞瘤、软组织肉瘤、精原细胞瘤、食管癌。

4．自身免疫性疾病　类风湿关节炎、肾病综合征、系统性红斑狼疮、特发性血小板减少性紫癜及自身免疫性溶血性贫血。

【不良反应】

1．骨髓抑制　主要为白细胞计数下降，对血小板影响小，对骨髓抑制程度与剂量有关。

2．化学性膀胱炎　可出现血尿，血尿出现之前，可产生尿频和排尿困难，发生率及严重程度与剂量有关。大量饮水、及时停药可治愈，如同时应用 2- 巯基乙基磺酸钠可防止此不良反应。

3．心脏毒性　大剂量可引起心肌病变，可致心内膜、心肌损伤。起病急骤，可因急性心力衰竭而死亡。

4．胃肠道反应　恶心、口腔炎、胃肠黏膜溃疡等。

5．其他　可引起肝损害，出现黄疸，肝功能不良者慎用。还可致脱发、皮疹、色素沉着、月经失调及精子减少。

【药物相互作用】CPA 在 CYP450 作用下转化为具有活性的代谢产物方起作用，影响 CYP450 的药物亦影响 CPA 的作用。苯巴比妥可诱导 CYP450 活性，预先给药可增强 CPA 的转化。泼尼松可抑制 CPA 活化。氯霉素抑制 CYP450 活性，减少 CPA 活化。氯丙嗪能抑制高能磷酸键的产生，与 CPA 合用，作用增强。

【用法与注意事项】

1．口服　每次 50 ~ 100mg，每日 3 次。

2．静脉注射　用其粉针剂，每瓶 100 ~ 200mg，于冰箱保存，临用前溶解，于 3h 内用完。每次静脉注射 200mg，每日或隔日注射 1 次，1 个疗程 8 ~ 10g。冲击疗法可每次 800mg，每周 1 次，以生理盐水溶解后缓慢静脉注射，1 个疗程 8.0g。儿童用量为每次 3 ~ 4mg/kg，每日或隔日静脉注射 1 次。

3．治疗多发性骨髓瘤的 CP 方案　静脉注射 CPA，每日 4mg/kg，共 7 日，而后每日口服 1 ~ 2mg/kg；泼尼松口服 7 日，每日 40mg，渐减至每日 10 ~ 15mg。

塞替派（Thiotepa）

塞替派属于乙烯亚胺类，有效期约 7 个月，临用时配制，避光保存。

【药动学】口服易被胃酸破坏，胃肠道吸收差，静脉注射后 1 ~ 4h，血中药物浓度可下降 90%，血浆 $t_{1/2}$ 为 2h，能透过血脑屏障。主要以代谢物形式经尿排泄，排泄量达 60% ~ 85%。

【药效学】属细胞周期非特异性抗肿瘤药物，其抗肿瘤机制为：分子中 3 个乙烯亚胺基，能与细胞内 DNA 的核碱基如鸟嘌呤结合，从而改变 DNA 功能。还可抑制人体正常细胞和肿瘤细胞的分裂。

【临床应用】卵巢癌、乳腺癌、膀胱癌、癌性腹水、胃癌、食管癌、宫颈癌、恶性黑色素瘤及淋巴瘤。

【不良反应】骨髓抑制，可致白细胞和血小板减少，偶见贫血，用药后 1 ~ 6 周出现。胃肠道反应较轻，主要为食欲缺乏、恶心及呕吐，偶见腹泻。

【药物相互作用】酸性环境可使之作用加强。

【用法与注意事项】

1．静脉注射 成人 0.2mg/kg，每天 1 次，连续 5 天，以后改为每周 3 次。

2．动脉及瘤内注射 每次 5 ~ 10mg。

3．局部涂抹 与羊毛脂混合制成 10mg/10g 浓度的软膏使用。

白消安（Busulfan）

【药动学】口服后易自消化道吸收，1 ~ 2h 血中浓度达高峰，$t_{1/2}$ 为 2.5h。易于透过血脑屏障，脑脊液浓度可达血药浓度的 95%，在体内可代谢为甲基磺酸及烷化丁烯的衍生物，原型物（不足 50%）主要自尿中排泄。

【药效学】为细胞周期非特异性药，是双功能烷化剂，在体内可与细胞内多种成分起反应，可使 DNA 双链交叉联结，从而破坏 DNA；与蛋白质及氨基酸的—SH 反应，去除其 S 原子。粒细胞对其敏感，低剂量即产生明显抑制，高剂量可抑制红细胞和淋巴细胞的生成。

【临床应用】慢性粒细胞白血病，真性红细胞增多症，原发性血小板减少症，骨髓纤维化。

【不良反应】

1．骨髓抑制 可出现白细胞及血小板减少，用量过大或用药时间过长，可产生全血抑制和骨髓再生障碍。

2．内分泌障碍 可出现闭经、睾丸萎缩、皮肤色素沉着，偶见肾上腺皮质功能减退。

3．肺部毒性 长期服用可出现持续性干咳及呼吸困难，少数病例可发展为肺纤维化。

4．其他 可引起腹泻及性功能障碍。

【用法】口服，剂量为 2 ~ 3mg/d，分 3 次空腹服用。

卡莫司汀（Carmustine，BCNU）

【药动学】BCNU 口服迅速吸收，但仅在静脉注射时有效。BCNU 在体内呈两相分布，$t_{1/2\alpha}$ 为 6min，$t_{1/2\beta}$ 为 68min。与其他烷化剂相比，BCNU 易进入脑脊液，在脑脊液中的浓度约为血浆浓度的 50%。本品及其代谢产物主要经肾排泄，口服或静脉注射 48h 内，60% 以降解产物形式从尿中排出，部分原型药物可进入肝肠循环并通过胆汁排泄。

【药效学】BCNU 为氯乙胺亚硝基脲类抗肿瘤药物，其特点是抗瘤谱广，起效快，脂溶性高。BCNU 通过形成代谢产物诱导蛋白质氨甲酰化，抑制 DNA 聚合酶，抑制 DNA 修复和 RNA 合成，从而产生细胞毒作用。BCNU 为细胞周期非特异性药物，对增殖细胞各期均有作用，但对 G/S 边缘期作用显著。BCNU 与一般烷化剂无完全交叉耐药。

【临床应用】

1．对霍奇金病及急性白血病有较好疗效。

2．对脑原发性及转移性肿瘤有缓解作用，在用药后的 3 ~ 4 周缓解。

3．与其他药物联合应用，对恶性黑色素瘤、多发性骨髓瘤、胃肠道肿瘤、肺癌、乳腺癌、头颈部癌、睾丸肿瘤及前列腺癌等均有一定疗效。

【不良反应】

1．骨髓抑制 主要表现为白细胞、血小板减少。

2．胃肠道反应 表现为恶心、呕吐、食欲缺乏、腹泻、呃逆等。

3．肺纤维化 长期用药可能致肺纤维化。

4．其他 可致静脉炎。

【药物相互作用】苯巴比妥可降低 BCNU 的抗癌活性；与西咪替丁或氯霉素合用可加重其骨髓抑制。

【用法与注意事项】静脉滴注：成人每日 100mg/m²，连用 2 ~ 3 天；或 50 ~ 60mg/ml，每周 1 次，连用 8 周；或 200mg/m²，每 6 ~ 8 周 1 次；小儿每日 2.5mg/kg，连用 2 ~ 3 天。均加入生理盐水或 5% 葡萄糖液 200ml 中，于 1 ~ 2h 内滴完。

（二）破坏 DNA 的铂类配合物

顺铂（Cisplatin，DDP）

顺铂是二价铂同两个氯原子和两个氨分子结合的重金属络合物，类似于双功能烷化剂。

【药动学】口服给药无效，腹腔或静脉给药效果最好，皮下及肌内注射次之。因此，临床常采用静脉注射给药。血浆蛋白结合率达 90% 以上。体内分布广泛，血中药物的消除呈二室开放模型，$t_{1/2\alpha}$ 为 25 ~ 49min，$t_{1/2\beta}$ 为 58 ~ 73h，主要经尿排泄。

【药效学】具有广谱抗肿瘤作用，细胞毒作用明显，对细胞周期中各期均有不同程度的影响，G_1 期最敏感，并延缓 G_1 期进入 S 期及 G_2 期进入 M 期，对静止期细胞作用更为明显，还具有短暂的免疫抑制作用。抗肿瘤作用机制为与 DNA 的碱基对发生链内或链间交叉联结，从而破坏 DNA 的功能。肿瘤细胞与 DDP 长期接触可产生耐药性。其产生机制可能与肿瘤细胞对 DDP 的摄取能力减弱，耐药的肿瘤细胞对 DNA 损伤修复能力增强有关。

【临床应用】临床应用广，对睾丸癌、恶性淋巴瘤、头颈部肿瘤、卵巢癌、肺癌及膀胱癌有较好的疗效，对食管癌及乳腺癌也有一定疗效。

【不良反应】

1. 胃肠道反应　主要为食欲缺乏、恶心、呕吐。

2. 肾毒性　为剂量依赖性毒性，可出现氮质血症，较大剂量及连续用药则可产生严重而持久的肾毒性，血清非蛋白氮升高及肌酐清除率下降，肾功能受损，甚至出现肾衰竭。

3. 耳毒性　具有剂量依赖性毒性，表现为耳鸣及耳聋，发生率低，为可逆性。还可致听力异常，发生率高，有时呈不可逆性。

4. 骨髓毒性　也为剂量依赖性，主要表现为白细胞和血小板减少，停用药一段时间可恢复，也可出现贫血，与剂量无关，是由于损伤肾小球中产生促红细胞生成素的细胞所致。

5. 其他　可致神经毒性，还可致过敏，偶致心力衰竭、低镁血症。

【药物相互作用】与环磷酰胺、雷佐生、喜树碱、甲氨蝶呤合用可相互加强抗肿瘤作用。谷氨酰胺可使 DDP 抗肿瘤作用减弱。氨基糖苷类抗生素加强 DDP 的耳毒性及肾毒性，磷霉素可降低 DDP 的耳毒性。

【用法与注意事项】

1. 单用　每日静脉滴注 25mg/m²，连用 5 天，间隔 3 ~ 4 周重复，也可一次 50 ~ 120mg/m²，每 3 ~ 4 周一次。

2. PVB 方案　第 1 ~ 5 日静脉注射顺铂 20mg/m²，每隔 3 周 1 个疗程，共 4 个疗程；第 1 ~ 2 日静脉注射长春碱 0.2mg/kg，每隔 3 周 1 个疗程，共 4 个疗程；博来霉素 30mg 静脉注射，每周 1 次，共 12 周。

3. PAC 方案　DDP 50mg/m²，多柔比星（ADM）50mg/m²，CPA 500mg/m²，均静脉注射一次，间隔 3 ~ 4 周重复。卵巢癌可用 DDP 腹腔注射，剂量为 90mg/m²，每日递增 45mg/m²，至 270mg/m²。

4. DF+CF 方案　第 1 日静脉滴注 DDP 100mg/m²；第 1 ~ 5 日静脉滴注 5-FU 370mg/m²、CF 200mg/m²；每 28 日重复一次。

卡铂（Carboplatin，CBP）

【药动学】CBP 口服无效，静脉注射后血浆中总铂以及可超滤的游离铂浓度与剂量之间均存在线性关系。CBP 的药动学与 DDP 有三点不同：①CBP 血浆蛋白结合率远低于 DDP，CBP 仅为 24%，而 DDP 在 90% 以上；②CBP 可超滤的非结合型铂 $t_{1/2}$ 远大于 DDP 可超滤的非结合型铂 $t_{1/2}$；③单日 CBP 尿排泄率为 6.5%，DDP 尿排泄率为 16% ~ 35%，因此二者的肾毒性有明显差异。

【药效学】CBP 为第二代铂类化合物，其生化特征与 DDP 相似，与 DDP 同属细胞周期非特异性药物，但肾毒性、耳毒性、神经毒性尤其是胃肠道反应明显低于 DDP。CBP 主要作用于 DNA 的鸟嘌呤的 7 位 N 和 6 位 O 原子上，引起 DNA 链间及链内交联，破坏 DNA 分子，阻止其螺旋解链，干扰 DNA 合成，而产生细胞毒作用。

【临床应用】

1．主要用于小细胞肺癌、卵巢癌、睾丸肿瘤、头颈部鳞癌等。

2．可用于非小细胞肺癌、膀胱癌、子宫颈癌、胸膜间皮瘤、黑色素瘤及子宫内膜癌等。

3．也可用于消化系统肿瘤、肝癌等及放射增效治疗。

【不良反应】

1．骨髓抑制　为剂量依赖性毒性，长期大剂量给药时，可使血小板、血红蛋白、白细胞减少，一般发生在用药后的 14 ～ 21 天，停药后 3 ～ 4 周恢复。

2．胃肠道反应　食欲缺乏、恶心、呕吐，较 DDP 轻微。

3．神经毒性、耳毒性、脱发及头晕等不良反应发生率低于 DDP，偶见变态反应。

【用法与注意事项】

1．静脉滴注或静脉注射　一次给药：每次 300 ～ 400mg/m^2，28 日重复，儿童可提高到 500mg/m^2；连续给药：可连续给药 5 天，每日一次，每次 100mg，或每次 50 ～ 70mg/m^2。用生理盐水或 5% 葡萄糖注射液稀释。

2．胸腹腔内注射　其剂量高于静脉内给药。

（三）破坏 DNA 的抗生素类

丝裂霉素（Mitomycin，MMC）

丝裂霉素是从放线菌培养液中分离出的一种抗生素。结晶及水溶液都较稳定。

【药动学】口服吸收不规则，口服同等剂量的 MMC，血中浓度仅达静脉注射量的 1/20，分布广泛，以肾、舌、肌肉、心、肺等组织中浓度较高，脑组织中含量很低，腹水中浓度亦较高。静脉注射后血中药物浓度迅速降低，$t_{1/2}$ 为 50min，体内许多组织如肝、脾、肾、脑及心脏可灭活 MMC。主要通过肾小球滤过排泄，但尿中排泄量仅为用药量的 15%。

【药效学】

1．具有广谱抗肿瘤作用　对细胞周期中各期细胞均有杀伤作用。其中 G$_1$ 期细胞尤其是 G$_1$ 晚期及 S 期最为敏感。对 G$_2$ 期细胞则敏感性低。抗肿瘤作用机制主要是影响 DNA 的功能，可抑制 DNA 的合成，高浓度时使 DNA 崩解、细胞核溶解。还可抑制 RNA 合成。

2．具有较强的抗菌作用　其抗菌谱广，对革兰阳性菌及革兰阴性菌作用强，对立克次体及病毒亦有作用。

3．具有免疫抑制作用。

4．耐药性　长期与 MMC 接触，瘤细胞可产生耐药性。耐药性与药物还原型活化能力下降及 DNA 修复能力增加有关。该药与蒽环类及长春碱类可呈交叉耐药性。

【临床应用】胃癌、大肠癌、乳腺癌、膀胱癌、子宫颈癌、肺腺癌、食管癌及原发性肝癌。

【不良反应】

1．骨髓抑制　常见且发生率高，可见白细胞及血小板减少，血小板减少可致出血。骨髓抑制 2 ～ 4 周恢复，也有部分病例不能恢复到正常水平。

2．消化系统症状　食欲缺乏、恶心、呕吐、口腔炎及腹泻。

3．肺毒性　与剂量有关，主要表现为间质性肺炎，出现呼吸困难、干咳，肺部 X 线片可见肺部浸润影，应立即停药，并服用糖皮质激素类。

4．心脏毒性　与剂量有关，表现为少数患者于停药后突发心力衰竭而死亡。心脏病患者应慎用。

5．肾毒性　与剂量有关，表现为血肌酐升高、血尿、蛋白尿及贫血，常伴有微血管病变性溶血性贫血。

6．肝性静脉阻塞性疾病综合征　表现为进行性肝功能损害、腹水、胸腔积液。

7．其他　可引起发热、头痛、四肢乏力、视物模糊、肌肉酸痛、脱发和注射部位蜂窝织炎及致畸、致癌作用。

【药物相互作用】鸟嘌呤及黄嘌呤可使 MMC 的抗大肠埃希菌作用减弱；维拉帕米可逆转其耐药性，可加强 6-MP 的免疫抑制作用。

【用法与注意事项】

1．单用　每日 2mg 或每次 4 ～ 6mg 溶于生理盐水 10 ～ 40ml 中 1 次静脉注射，每周 2次，总量为 40mg。口服每次 2 ～ 6mg，每天 1 次，80 ～ 120mg 为 1 个疗程。

2．FAM 方案　5-FU 500mg，每周 1 次，ADM 30 ～ 40mg，每 3 周 1 次，MMC 4mg，每3 周 1 次，常用于胃癌。

3．STZ+5-FU+MMC 方案　链佐星（STZ）1g/m²，静脉注射，第 1、2、5、6 周每周 1 次；MMC 10mg/m²，静脉注射，每周 1 次；5-FU 500mg/m²，静脉注射，第 1、2、5、6 周每周 1 次，每 8 周重复 1 次，常用于胰腺癌。

4．MMC+VCR+ 博来霉素（BLM）+DDP 方案　于第 2 天静脉注射 MMC 10mg/m²，于第1、3 日静脉注射 VCR 0.5mg/m²，同时于第 1 日膀胱内灌注，每周 2 ～ 3 次，共 20 次，适用于浅表性膀胱癌。

博来霉素（Bleomycin，BLM）

博来霉素是轮状链丝菌培养液中提得的一种糖肽类抗生素。

【药动学】BLM 局部刺激性小，除可静脉注射外，还可作肌内、腔内注射。体内分布广，尤以皮肤、肺、腹膜及淋巴组织中积聚较多，癌组织中浓度高于邻近组织。一次静脉注射消除呈二室模型，$t_{1/2\beta}$ 为 2 ～ 4h，肌内注射于 1 ～ 2h 达峰浓度，$t_{1/2\beta}$ 为 2.5h，V_d 为 0.39L/kg，主要经肾排泄，24h 内排出给药量的 1/2 ～ 2/3，肾功能障碍者排出减少，$t_{1/2}$ 延长。

【药效学】

1．抗菌作用　对葡萄球菌、炭疽芽胞杆菌、大肠埃希菌、痢疾志贺菌、伤寒沙门菌及分枝杆菌均有抑制作用。

2．抗病毒作用　可阻止 DNA 病毒的复制。

3．抗肿瘤作用　体内均有抗肿瘤作用，抗瘤谱广。抗肿瘤作用机制为使 DNA 链断裂从而影响 DNA 的功能。

【临床应用】可用于食管癌、睾丸癌、恶性淋巴癌、子宫颈癌、宫体癌、阴茎癌及皮肤鳞癌等。

【不良反应】

1．肺部毒性　发生率为 5% ～ 10%，是最严重的不良反应，与剂量有关。主要表现为肺炎样症状及肺纤维化，死亡率较高。

2．皮肤黏膜反应　常为迟发性，于用药后 2 ～ 3 周出现，与剂量累积有关，发生率为50%。

3．发热　发生率为 1/3，于用药后 3 ～ 5h 内发生，数小时可自行消退，是由于宿主细胞产生致热原所致，事先给予保泰松、抗组胺药可减轻。

4．急性暴发性反应　出现在恶性淋巴瘤患者，发生率为 1% ～ 6%，表现为高热、血压下降、不同程度的呼吸困难，某些患者还出现持续性心肺衰竭，于给药后即刻至数小时发生。机制不明。恶性淋巴瘤患者应于用药前 24h 用 BLM 1U 剂量作为初试。

5．其他　长期静脉注射可致静脉炎、血管闭塞及硬化等，还可致肿瘤局部疼痛，少数患者还可以出现食欲缺乏、恶心、呕吐等，个别患者可出现血小板减少。

【药物相互作用】半胱氨酸及谷胱甘肽等含巯基的药物可减弱 BLM 的作用，与 CPA、VCR、ADM 合用可使肺部毒性增加。

【用法与注意事项】

1．一般剂量 15 ～ 30mg，每周 2 次肌内或静脉注射或第一次 20 ～ 30mg，此后 10mg，每周 2 次，总剂量 300 ～ 450mg。

2．BLM+DPP+ 长春地辛（VDS）方案　第 1 日静脉滴注 DDP 3mg/kg 或 120mg/m²；第 1、8、19、23 日静脉注射 VDS 3mg/m²；第 3、4、5、6、8、10、22 日静脉注射 BLM 30mg，同时每天静脉滴注 BLM 10U/m²（1000U 相当于 1mg BLM 的效价）。

3．DVP 方案　第 1 ～ 5 日静脉注射 DDP 20mg/m²，每 3 周为 1 个疗程；第 1 ～ 2 日静脉注射长春碱（VLB）0.2mg/kg，每 3 周为 1 个疗程；第 2 日开始，每周 1 次，静脉注射，BLM 30mg，共 12 次。

（四）拓扑异构酶抑制剂

喜树碱类

喜树碱类包括喜树碱（Camptothecin，CPT）及羟喜树碱（Hydroxycamptothecin，10-OHCPT）。

【药动学】CPT 静脉注射后，很快分布于肝、肾及胃肠道，在胃肠道停留时间长，浓度高，胆囊中浓度较血中高出 300 倍，肝中药物浓度较血中高出 2 倍。$t_{1/2}$ 为 1.5 ～ 2.0h，主要从尿中排泄。10-OHCPT 静脉注射后，分布于各组织，肿瘤组织中含量较高，维持时间较长，主要通过粪便排出。

【药效学】属细胞周期特异性药物。抗肿瘤作用强，具有广谱抗肿瘤作用，对 S 期细胞作用比对 G_1 和 G_2 期作用明显，可促进肿瘤细胞的凋亡，还具有免疫抑制作用。其抗肿瘤作用机制为作用于 DNA 拓扑异构酶 II，干扰 DNA 链断裂 - 再连接反应，导致 DNA 单链断裂。

【临床应用】CPT 可用于胃癌、绒毛膜上皮癌、恶性葡萄胎、急性及慢性粒细胞白血病、膀胱癌、大肠癌及肝癌。10-OHCPT 用于原发性肝癌、头颈部恶性肿瘤、胃癌、膀胱癌及急性白血病。

【不良反应】

1．尿道刺激症状　常与剂量有关，可出现尿频、尿痛、尿急，严重时出现血尿。

2．胃肠道反应　食欲缺乏、恶心、呕吐、腹泻，严重时可出现电解质平衡紊乱和肠麻痹。

3．骨髓抑制　主要为白细胞及血小板减少，严重时可引起感染及出血。

4．其他　可致脱发、皮疹、口腔炎及肝毒性。

【药物相互作用】甘草酸单胺盐可降低 CPT 的毒性。

【用法与注意事项】CPT 静脉注射每日 1 次，每次 5 ～ 10mg，或 15 ～ 20mg 隔日 1 次，总剂量 140 ～ 200mg 为 1 个疗程。10-OHCPT 静脉注射，每日 1 次，每次 4 ～ 8mg，亦可隔日 1 次，总剂量 5 ～ 100mg 为 1 个疗程。

依托泊苷（Etoposide，Vepesid，VP-16）

依托泊苷是从小檗科鬼臼属植物鬼臼中提取的鬼臼毒素的衍生物，临用时用生理盐水稀释后静脉注射，性质稳定。

【药动学】静脉注射 VP-16 后，蛋白结合率为 74% ～ 90%，主要分布于肝、肾、小肠，脑脊液中浓度低，血药浓度的衰减呈二室开放模型，$t_{1/2\alpha}$ 为 1.0 ～ 1.8h，$t_{1/2\beta}$ 为 3.9 ～ 7.5h。主要经尿排泄。

【药效学】在体外具有广谱的抗肿瘤作用，还具有抗转移作用。属于细胞周期非特异性药物，主要作用于 S 及 G_2 期细胞，使 S 及 G_2 期延缓，从而杀伤肿瘤细胞。作用靶点为拓扑异构酶 II。VP-16 可干扰拓扑异构酶 II 的 DNA 断裂 - 再连接功能，从而造成 DNA 双链断裂。肿瘤细胞与 VP-16 长期接触可产生耐药性，与其他抗肿瘤药物出现交叉耐药性，呈现典型性多药耐药性。主要与细胞膜上 P 糖蛋白扩增，导致药物从胞内泵出，胞内药物浓度明显降低有关。

【临床应用】可用于肺癌、睾丸癌、恶性淋巴瘤、急性粒细胞白血病、食管癌、胃癌、儿童肿瘤、卡波西肉瘤、原发性肝癌。

【不良反应】

1．骨髓抑制主要表现为白细胞减少，还可出现贫血，血小板减少较少见，为剂量依赖性毒性，停药后骨髓功能可恢复。

2．胃肠道反应　较常见，表现为食欲缺乏、恶心、呕吐，亦可产生口腔炎及腹泻。口服给药胃肠道反应发生率高。

3．过敏反应　少数患者于静脉注射给药后出现发热、寒战、皮疹、支气管痉挛、血压下降，抗组胺药可缓解，减慢静脉滴注速度可减轻低血压症状。

4．其他　少数人有轻度视神经炎、脱发、中毒性肝炎，出现黄疸及碱性磷酸酶升高，还可诱发急性淋巴细胞白血病及急性非淋巴细胞白血病。

【药物相互作用】与长春碱类合用可加重神经炎，抗组胺药可减轻过敏反应。

【用法与注意事项】

1．单用　静脉注射每天 60mg/m^2，每 3 周连用 5 天；胶囊每天口服 120mg/m^2，连服 5 天，隔 10～15 天重复 1 个疗程。

2．VP-16+DDP 合用于治疗非小细胞肺癌　VP-16 120 mg/m^2，连用 3 天，于第 1、2 日每日给 DDP 60mg/m^2。

3．ELF 方案治疗胃癌　第 1～3 日给 VP-16 100mg/m^2，第 1～3 日给甲酰四氢叶酸 300mg/m^2，第 1～3 日给 5-FU 500mg。

三、干扰转录过程和阻止 RNA 合成的药物

放线菌素 D（Dactinomycin，DACT）

【药动学】口服吸收差。静脉注射后，迅速分布于机体各组织，血药浓度迅速降低，主要分布于肝、肾、脾及颌下腺中，不易透过血脑屏障。骨髓及肿瘤组织中浓度明显高于血浆。体内很少被代谢，主要从胆汁缓慢排泄，少量从尿中排泄，9 日内尿中及粪便排泄仅 30%。

【药效学】属细胞周期非特异性抗肿瘤药。抗瘤谱广，具有免疫抑制作用。DACT 在低浓度时抑制 DNA 依赖的 RNA 合成，高浓度时抑制 DNA 合成，还可使某些肿瘤细胞发生凋亡。瘤细胞与 DACT 长期接触可产生耐药性；与蒽环类抗生素及长春碱类之间有交叉耐药性，出现多药耐药性。

【临床应用】可用于绒毛膜上皮癌、小儿肾母细胞瘤、尤因肉瘤、横纹肌肉瘤、纤维肉瘤、原发性及转移性睾丸肿瘤、卡波西肉瘤。

【不良反应】

1．骨髓抑制　白细胞和血小板减少，为剂量依赖性毒性，于用药后 8～15 天白细胞和血小板降至最低。

2．胃肠道反应　主要表现为恶心、呕吐、口腔炎、食管炎及肠炎，预先给予氯丙嗪可减轻。

3．其他　可使放疗效果加强，既往放疗部位皮肤出现发红及脱皮。静脉注射可引起静脉炎，漏出血管外可致局部炎症、疼痛及组织坏死。还可致药热、脱发，少数患者可见肝大及肝功能异常，还有致突变和致畸作用。

【药物相互作用】维拉帕米可逆转瘤细胞对 DACT 的耐药性。氯丙嗪可减轻 DACT 的胃肠道反应。

【用法与注意事项】成人每次静脉注射或静脉滴注 200μg，每日或隔日 1 次，连用 5 次，每 4 周为 1 个疗程。儿童每天 15μg/kg，连用 5 天，每 4 周为 1 个疗程。

多柔比星（Doxorubicin，ADM）

多柔比星来自松链丝菌浅灰色变株，结构与柔红霉素相似，可从柔红霉素进行化学转化或全合成。

【药动学】ADM 口服无效，静脉注射后很快被组织所摄取，心、肝、肾、脾、肺等组织中浓度高，癌组织中浓度亦高，脑组织中较少。ADM 在血中呈二室模型衰减，$t_{1/2\alpha}$ 为 10min，$t_{1/2\beta}$ 为 30h。ADM 在体内代谢转化，原型药及代谢产物主要通过胆汁排泄，肝功能严重受损可使 ADM 的 $t_{1/2}$ 延长。

【药效学】多柔比星具有广谱的抗肿瘤作用，还具有免疫调节作用。抗肿瘤作用机制为经主动转运机制进入细胞后将分子插入 DNA 分子中，影响 DNA 功能。ADM 在体外还可抑制 DNA 聚合酶，引起合成障碍及 DNA 双链断裂。癌细胞与 ADM 长期接触会产生耐药性。ADM 与柔红霉素、长春碱、长春新碱及 DACT 等之间可产生交叉耐药性。

【临床应用】可用于恶性淋巴瘤、肺癌、肝癌、食管癌、胃癌、胰腺癌、乳腺癌、膀胱癌、骨及软组织肉瘤、卵巢癌、前列腺癌、甲状腺癌。

【不良反应】

1. 骨髓抑制　60% ～ 80% 的患者可出现白细胞、血小板减少，白细胞水平于用药后 10 ～ 14 天下降至最低点，3 周内恢复至正常水平。

2. 心脏毒性　轻者表现为室上性心动过速、室性期外收缩及 ST-T 段改变；重者可出现心肌炎而发生心力衰竭，心肌损伤程度与剂量有关，总量在 500mg/m^2 以上者多见；与放射治疗或与 MMC 联合，可加重心脏毒性。

3. 胃肠道反应　恶心，呕吐，食欲缺乏，口腔溃疡。

4. 皮肤反应　色素沉着，皮疹；脱发，于首次用药后第 2 ～ 4 周开始，停药 3 ～ 5 个月内长出新发。

5. 其他反应　肝、肾功能损害，全身无力，发热，出血，静脉炎；局部药液外溢时，可致红肿疼痛或蜂窝织炎和局部坏死。

【药物相互作用】与 CTX 同用可增强对膀胱的损害作用；与巴比妥类药物合用，降低 ADM 作用；和普萘洛尔合用，可能增加心脏毒性；与 Ara-C 合用可能导致坏死性结肠炎；和肾上腺素、去甲肾上腺素、异丙肾上腺素同用可使心脏抑制加强。

【用法与注意事项】用生理盐水或 50% 葡萄糖溶液溶解后静脉注射，亦可用 5% 葡萄糖溶液稀释后静脉滴注。一般主张间断给药：成人 60 ～ 75mg/m^2，每 3 周 1 次；或 20 ～ 35mg/m^2，连用 3 日，每 3 周重复；或每次 50 ～ 60mg，每 3 ～ 4 周 1 次。儿童 30mg/m^2，连用 3 日，间隔 4 周重复。总量不超过 450 ～ 550mg/m^2。

柔红霉素（Daunorubicin，DNR）

柔红霉素与 ADM 同属于醌类抗生素。

【药动学】本品口服不吸收，静脉注射后能广泛分布于各组织，在骨髓、肠道、血细胞内分布较多，其次为心、肝、肾，在淋巴结和骨髓内最高浓度可维持 8 ～ 24h，但不能进入脑脊液中。$t_{1/2}$ 为 30 ～ 50h。药物主要在肝内代谢，通过胆汁外排，仅有 5% ～ 15% 从尿中排泄，给药后 3 日患者尿液呈橘红色。

【药效学】本品与 ADM 结构相似，通过与 DNA 紧密结合导致 DNA 空间结构的障碍，从而抑制 DNA 及 DNA 依赖的 RNA 合成，对 RNA 的影响尤为明显，并可选择性作用于嘌呤核苷。本品为细胞周期非特异性药物，对增殖细胞各期均有杀伤作用。

【临床应用】

1．主要用于急性粒细胞白血病，对小儿急性淋巴细胞白血病缓解率达60%。

2．与BLM、CTX合用，对成骨肉瘤有效率为61.5%。

3．对淋巴肉瘤、神经母细胞瘤、骨骼肌瘤、绒癌亦有一定疗效。

【不良反应】

1．骨髓抑制　白细胞水平在给药后2～4周达到最低点，发生率为45%～90%；血小板下降，尤以儿童明显。

2．胃肠道反应　恶心、呕吐、腹痛、腹泻、口腔溃疡和肝功能障碍。

3．心脏毒性　突发性心动过速、呼吸困难、心脏扩大、急性心力衰竭、肺水肿等，能迅速导致死亡，病理检查可见多灶性心肌退行性变。

4．其他　部分患者可出现蛋白尿、皮疹、脱发等；溢出血管外时可致局部坏死。

【药物相互作用】与酸性、碱性药物配伍有可能导致药物失效。

【用法与注意事项】

1．成人　开始0.5～0.8mg/kg，以生理盐水或5%葡萄糖液250ml稀释后静脉滴注，1h内滴完，每周2次；亦可1mg/kg，每日1次，连用5天。总量在实体瘤为8～10mg/kg。

2．小儿　1mg/kg，以生理盐水或5%葡萄糖液稀释，连用2～5天，每周期总量不超过1.5mg/kg，每周期间隔至少7～10天，总共不宜超过4个周期，总剂量不超过6mg/kg。

四、抑制蛋白质合成与功能的药物

（一）微管蛋白活性抑制剂

长春碱类

长春碱类是从长春花中提得的生物碱，临床常用的是长春碱（Vinblastine，VLB）、长春新碱（Vincristine，VCR）及人工半合成的长春地辛（Vindesine，VDS）。

【药动学】长春碱类药物口服不易吸收，静脉注射可以迅速分布到全身各组织。VLB在体内呈两相分布，$t_{1/2\alpha}$为4.5min，$t_{1/2\beta}$为3.1h。VCR、VDS在体内均呈三相分布，VCR $t_{1/2\alpha}$为6～10min，$t_{1/2\beta}$为2.3h，$t_{1/2\gamma}$为85.0h；VDS $t_{1/2\alpha}$为25min，$t_{1/2\beta}$为50min，$t_{1/2\gamma}$为24.2h。VLB有33%自粪便排出，主要为代谢物，21%以原型从尿中排出。VCR部分在肝内代谢，通过胆汁排泄，可进入肝肠循环，粪便排泄70%，尿排泄5%。VDS主要由肝胆系统排泄，尿排泄量仅占3%。

【药效学】VLB、VCR、VDS皆有广谱抗肿瘤作用，均属于细胞周期特异性抗肿瘤药物，VCR抗肿瘤作用强度与VDS相似，强于VLB。VDS还具有增强皮肤迟发性过敏反应及淋巴细胞转化率的作用。长春碱类药物主要抑制微管蛋白聚合，妨碍纺锤体的形成，使纺锤体主动收缩功能受到抑制，核分裂停止于中期，可致核崩解，呈空泡状或固缩成团。VCR可干扰蛋白质代谢，抑制细胞膜类脂质的合成，抑制氨基酸在细胞膜上的转运，还可抑制RNA聚合酶的活力，从而抑制RNA合成。VLB、VCR之间存在交叉耐药性，与其他抗肿瘤药间亦有交叉耐药性，呈多药耐药性。但VDS与VCR间交叉耐药性不明显。耐药性的产生与肿瘤细胞膜上P糖蛋白扩增、微管蛋白结构的改变从而影响药物与微管蛋白结合有关。

【临床应用】

1．VLB主要用于恶性淋巴瘤、睾丸癌、泌尿系统肿瘤。对乳腺癌、卡波西肉瘤亦有一定疗效。

2．VCR可用于急性淋巴细胞白血病、恶性淋巴瘤、儿童肿瘤及作为晚期肺鳞癌同步化药物使用。

3．VDS 可用于白血病，如急性淋巴细胞白血病、急性非淋巴细胞白血病及慢性粒细胞白血病急性变，还可用于肺癌、乳腺癌、食管癌、恶性黑色素瘤。

【不良反应】

1．骨髓抑制　主要为白细胞减少，为剂量依赖性反应。VCR 骨髓抑制较轻。

2．胃肠道反应　如食欲缺乏、恶心、呕吐、腹泻、腹痛、便秘，VLB 亦可致口腔炎、口腔溃疡等，严重者可产生胃肠溃疡，甚至危及生命的血性腹泻。VDS 很少引起胃肠道反应。

3．神经系统毒性　表现为感觉异常、肢端麻木、刺痛、灼痛、膝反射及腱反射减退甚至消失，严重可致肌无力、肌萎缩、腕下垂及共济失调。VCR 还可累及中枢神经系统，引起脑神经麻痹，出现双侧眼睑下垂或复视；亦可引起小脑症状，如抽搐等。神经系统毒性 VCR 较重，VDS 较轻。

4．其他　可致脱发，为暂时性，另外还可引起精神抑郁、眩晕、皮疹、精子减少及静脉炎，外漏可造成局部坏死、溃疡，VCR 还可致复发性低钠血症。VDS 还可引起肌痛及咽痛、碱性磷酸酶升高及药热。

【用法与注意事项】

1．VLB　一般用量为 0.1 ～ 0.2mg/kg，每周 1 次。MVPP 方案治疗恶性淋巴瘤：第 1、8 日静脉注射氮芥 6mg/m^2、VLB 6mg/m^2；第 1 ～ 14 日每天口服丙卡巴肼 100mg/m^2、泼尼松 40mg/m^2，14 天为 1 个疗程，休息 14 天，通常给 6 个周期以上，泼尼松只在第 1 ～ 4 个周期给予。PVB 方案治疗睾丸癌：第 1 ～ 5 日静脉注射 DDP 20mg/m^2，每 3 周 1 次；第 1、2 日静脉注射 VLB 0.2mg/kg，每 3 周 1 次；第 2 日开始静脉注射 BLM 30mg，每周 1 次，共 12 次。

2．VCR　常用量为 1.5mg/m^2，每周 1 次静脉注射。VP 方案治疗儿童急性淋巴细胞白血病：VCR 1.5mg/m^2，每周 1 次静脉注射，共 4 周；泼尼松 40mg/m^2 每日口服，连续 28 日。作为同步化药物治疗晚期肺鳞癌：先静脉注射 VCR 1mg，6h 后再给 BLM 15mg，每周 2 次。

3．VDS　每周 1 次，每次 3mg/m^2，快速静脉注射，连用 4 ～ 6 次。

紫杉醇类

紫杉醇（Paclitaxel，PTX）是从英国西部紫杉分离得到的一种二萜类抗肿瘤有效成分。

【药动学】PTX 静脉注射后，蛋白结合率达 95% ～ 98%。体内分布广，V_d 为 55 ～ 182L/m^2。血药浓度衰减呈二室开放模型，$t_{1/2\alpha}$ 为 16.2min，$t_{1/2\beta}$ 为 6.4h。清除率为每分钟 253ml/m^2。主要由尿排泄，大部分为其代谢产物。

【药效学】属细胞周期特异性药物，可使细胞周期停止于 G$_2$ 及 M 期。抗肿瘤作用机制为作用于微管蛋白，促使微管蛋白组装成微管，形成稳定的微管束，且不易拆散，破坏了组装 - 拆散之间的平衡，使微管功能破坏，从而影响纺锤体功能，抑制肿瘤细胞的有丝分裂。肿瘤细胞与 PTX 长期接触可产生耐药性，耐药性的产生与微管蛋白变性及 P 糖蛋白过度表达有关。

【临床应用】适用于晚期卵巢癌、乳腺癌、肺癌、食管癌、头颈部肿瘤、恶性淋巴瘤及膀胱癌。

【不良反应】

1．骨髓抑制　为剂量依赖性毒性，主要为白细胞及血小板减少。

2．过敏反应　与赋形剂聚乙基蓖麻油促使肥大细胞释放组胺等血管活性物质有关。主要表现为Ⅰ型变态反应。

3．心脏毒性　可引起不同类型的心律失常，常见为心动过缓，个别病例心率可降低至 40 次 / 分。

4．神经毒性　感觉神经毒性最常见，表现为手套 - 袜套状分布的感觉麻木、刺痛及灼痛，还可出现口周麻木感，常于用药后 24 ～ 72h 出现，呈对称性及蓄积性。

5．其他　可引起脱发、恶心、呕吐、腹泻和黏膜炎症。肝、肾轻度损伤。局部刺激性大，可致静脉炎，外漏可致局部组织红肿、坏死。

【药物相互作用】肿瘤组织对 PTX 的耐药性可被维拉帕米等钙通道阻滞药、他莫昔芬、环孢素等逆转。与顺铂、长春碱类药物合用，可加重 PTX 的神经毒性，与顺铂合用还可加重 PTX 的心脏毒性。

【用法与注意事项】每 3 周给药 1 次，每次 135mg/m^2，或 175mg/m^2，用生理盐水或葡萄糖溶液稀释后静脉滴注，持续 3h、6h 或 24h。

（二）干扰核糖体功能的药物

三尖杉生物碱类

三尖杉酯碱（Harringtonine）是从三尖杉科三尖杉属植物中所分离出的生物碱。

【药动学】口服吸收迅速，但不完全。静脉注射血中药物浓度呈二室模型衰减，$t_{1/2\alpha}$ 为 3.5min，$t_{1/2\beta}$ 为 50min。注射后 15min 分布于全身各组织，肾中分布最高，其次为肝、骨髓、肺、心、胃肠、脾、肌肉、睾丸，血及脑中最低。给药 2h 后，各组织中药物浓度迅速降低，但骨髓中浓度下降慢。主要通过肾及胆汁排泄。

【药效学】属细胞周期非特异性药物。抑制蛋白质生物合成，抑制 DNA 合成，还可促进细胞分化，促进细胞凋亡。

【临床应用】主要用于急性粒细胞白血病。对真性红细胞增多症及恶性淋巴瘤有一定疗效。

【不良反应】

1．消化系统　食欲缺乏、恶心、呕吐、腹痛。

2．造血系统　可见全血计数减少，于用药后 5～7 天可见白细胞减少，血红蛋白减少严重，出现晚，较多见，回升速度慢；血小板减少较轻，发生晚，回升快。

3．心脏毒性　心动过速、胸闷、传导阻滞、心肌梗死、心力衰竭。

4．其他　皮疹、口腔溃疡及糜烂，还可导致肝功能损害、蛋白尿以及脱发。

【用法与注意事项】成人每日 0.1～0.15mg/kg；儿童为 0.15mg/kg，溶于 250～500ml 葡萄糖液中静脉滴注，4～6 天为 1 个疗程，间歇 2 周重复 1 个疗程。

（三）影响氨基酸供应的药物

门冬酰胺酶（Asparaginase，L-ASP）

门冬酰胺酶溶液只能保存数日，活性每 1mg 蛋白质不少于 225IU。

【药动学】L-ASP 口服不吸收，肌内注射血药浓度仅能达到静脉注射血药浓度的 1/10～1/2。静脉注射后肝、肾组织中含量最高，$t_{1/2}$ 为 8～30h，经尿排出，3～10 天后尿中几乎测不出，体内无蓄积。

【药效学】L-ASP 为细胞周期特异性药，G_1 期为其靶点。对肿瘤细胞的作用有选择性，仅作用于外源性门冬酰胺依赖性肿瘤，主要为淋巴细胞起源肿瘤。其作用机制是通过分解门冬酰胺为门冬氨酸和氨，导致门冬酰胺依赖性肿瘤细胞门冬酰胺缺乏，影响肿瘤细胞 DNA 及蛋白质合成，抑制肿瘤细胞生长。L-ASP 有免疫抑制作用，可延迟过敏反应、减少淋巴细胞转化率和移植排斥反应。

【临床应用】

1．对急性淋巴细胞白血病疗效较好，对急性粒细胞白血病、急性粒 - 单核细胞白血病等有一定疗效。

2．可用于治疗皮肌炎。

【不良反应】

1．过敏反应　常见荨麻疹，严重时可出现过敏性休克。

2．胰腺毒性　可能出现胰岛细胞坏死，可因此致死，合理使用胰岛素及输液可减轻症状。

3．胃肠道反应　食欲缺乏、恶心、呕吐。

4．骨髓抑制　白细胞、血小板减少，贫血等。

5．中枢神经系统反应　头痛、不安、意识障碍、昏睡，甚至惊厥、昏厥。

6．由于 L-ASP 影响蛋白质合成，干扰脂质代谢，可能出现白蛋白低下、血氨升高、血胆固醇下降、水肿、凝血因子及凝血酶原减少。

7．其他　寒战、腹绞痛、体重减轻、脱发。偶有发生帕金森综合征及肌张力增高。

【药物相互作用】L-ASP 可能会降低 MTX 的活性，应避免同用，可在本品治疗后，血浆门冬酰胺浓度低于正常时使用 MTX，可增强 L-ASP 毒性。

【用法与注意事项】一般用量为每次 20 ～ 200IU/kg，或每次 100 ～ 15000IU/m^2，每周 1 ～ 2 次；或每周 1 次，每次 7000IU/kg，3 ～ 4 周为 1 个周期。为了诱导急性淋巴细胞白血病缓解，可用 200IU/kg，用 28 天，或用 1000IU/kg，连用 10 天，以免发生过敏反应。

第三节　抗恶性肿瘤药的合理应用

一、联合应用抗恶性肿瘤药的原则

目前常用的细胞毒类抗恶性肿瘤药物疗效还不满意，毒性反应较大，并且容易产生耐药性。为了提高疗效、降低毒性及延缓耐药性的产生，临床上常规根据药物特性和肿瘤类型设计联合化疗方案。联合应用的一般原则如下。

（一）从细胞增殖动力学考虑

1．招募作用　即设计细胞周期非特异性药物和细胞周期特异性药物的序贯应用方法，驱动更多 G_0 期细胞进入增殖周期，以增加肿瘤细胞杀灭数量。其策略是：对增长缓慢的实体瘤，可先用细胞周期非特异性药物杀灭增殖期及部分 G_0 期细胞，使瘤体缩小而驱动 G_0 期细胞进入增殖周期，继而用细胞周期特异性药物杀灭之。对增长快的肿瘤如急性白血病细胞等，宜先用细胞周期特异性药物（作用于 S 期或 M 期药物），使大量处于增殖期的恶性肿瘤细胞被杀灭，以后再用细胞周期非特异性药物杀伤其他各时相的细胞，待 G_0 期细胞进入增殖周期时再重复上述疗法。

2．同步化（synchronization）作用　即先用细胞周期特异性药物（如羟基脲），将肿瘤细胞阻滞于某时相（如 G_1 期），待药物作用消失后肿瘤细胞即同步进入下一时相，再用作用于后一时相的药物。

（二）从药物作用机制考虑

联合应用作用于不同生化环节的抗恶性肿瘤药物，可使疗效提高。可用 2 种药物同时作用于一个线性代谢过程前后 2 种不同靶点进行序贯抑制，如联合应用甲氨蝶呤和巯嘌呤等。

（三）从药物毒性考虑

1．减少毒性的重叠　如大多数抗恶性肿瘤药物有抑制骨髓作用，而泼尼松和博来霉素等无明显抑制骨髓作用，可将它们与其他药物合用，以提高疗效并减少骨髓毒性的发生。

2．降低药物的毒性　如用美司钠可预防环磷酰胺引起的出血性膀胱炎，用亚叶酸钙可减轻甲氨蝶呤的骨髓毒性。

（四）从药物的抗瘤谱考虑

胃肠道肿瘤宜用氟尿嘧啶、环磷酰胺、丝裂霉素、羟基脲等；鳞癌宜用博来霉素、甲氨蝶呤等；肉瘤宜用环磷酰胺、顺铂、多柔比星等；骨肉瘤以多柔比星及大剂量甲氨蝶呤加救援剂亚叶酸钙为好；脑的原发瘤或转移瘤首选亚硝脲类，亦可用羟基脲等。

二、常用抗肿瘤药的合理应用

（一）给药方法的选择

近年来对恶性肿瘤的化疗策略，一般是采用机体能耐受的最大剂量，特别是对病期较早、健康状况较好的肿瘤患者。这种大剂量原则往往能争取最佳疗效，使完全缓解，延长生存期，对部分患者甚至达到根治。

1. 大剂量间歇给药　对于大多数化疗药物，特别是细胞周期非特异性药物，常主张在最大耐受量下采用大剂量间歇给药。临床实践证明，环磷酰胺、卡莫司汀、多柔比星、丝裂霉素、羟基脲、洛莫司汀、喜树碱等许多抗癌药，采用大剂量间歇疗法比每日连续小剂量给药法好。这是因为一次大剂量所能杀灭的癌细胞数，远远超过同剂量分次用药所能杀灭癌细胞数之和，而且一次给予大剂量药物较多地杀灭增殖期细胞后，还可诱导 G_0 期细胞转入增殖期，增加了患者对抗癌药的敏感性，故可提高疗效。而小剂量连续用药残存的癌细胞较多，易产生耐药性和复发。此外，大剂量间歇用药还有利于机体造血功能的恢复，从而减轻抗癌药的毒性反应，这是因为保存在 G_0 期的造血干细胞比肿瘤细胞多，在停药间歇期，前者补充得快些。

2. 短期连续给药　这种给药法适用于体积倍增时间短的肿瘤，如绒毛膜上皮癌、霍奇金病及弥漫性淋巴癌等。一般相当于细胞增殖期的 1～2 个周期（5～14 天）为 1 个疗程，然后间隔 2～3 周重复疗程，这样可反复 6～7 个疗程。泼尼松、6-MP 和丙卡巴肼等药物常采用此方法，但往往毒性较大，有较大的危险性，不过也往往获得较长的缓解期。

3. 序贯给药　随着时间的延长，肿瘤细胞的数目和体积不断增加，但随之生长比率逐渐下降，即增殖期细胞相对减少。而抗癌药对增殖期细胞较非增殖期细胞敏感，特别是细胞周期特异性药物仅对增殖期细胞敏感，因此对生长比率不太高的肿瘤，应先用细胞周期非特异性药物，如先用大量环磷酰胺（$1.1g/m^2$，连续 9 天）杀灭增殖期细胞后，促使 G_0 期细胞进入增殖期，继续用甲氨蝶呤（每次 $20mg/m^2$，每周 2 次，4 次为 1 个疗程）等细胞周期特异性药物，以杀灭进入增殖周期的癌细胞，连续 2 个疗程，对肺部未分化癌的疗效较佳。对鼻咽癌先用顺铂（20mg/d，连续 5 天），然后用氟尿嘧啶（500mg/d，连用 5 天）疗效亦较好，如此重复数个疗程，有可能消灭 G_0 期细胞，达到根治的目的。对于生长比率高的癌瘤如急性白血病等，则先用细胞周期特异性药物，如阿糖胞苷加硫鸟嘌呤或长春新碱加泼尼松，先杀灭生长比率大的细胞，再继续用细胞周期非特异性药物。其机制是原来处于增殖期的细胞已较多，先用杀灭 S 期或 M 期细胞的细胞周期特异性药物，残存的癌细胞再用环磷酰胺来处理，待 G_0 细胞进入增殖周期时，又进行第 2 个疗程。

4. 同步化给药　这是一种特殊的序贯给药法，是先用作用于 S 期的细胞周期特异性药如羟基脲、阿糖胞苷，使癌细胞集中于 G_1 期，然后再使用 G_1 期敏感的放线菌素 D，提高疗效；或者先使用长春新碱使细胞停止于 M 期，经 6～24h 后，癌细胞同步进入 G_0 期，再用环磷酰胺提高疗效。

（二）联合用药的选择

联合用药是肿瘤化疗中极为常见的方法，其目的主要是增加疗效、降低毒性以及消除和延迟耐药性的发生。联合用药有先后使用几种不同药物的序贯疗法，也有同时采用几种药物的联合疗法。虽然通常认为联合用药较好，但是并非所有的联合用药都比单种药物治疗为优。

1. 从抗肿瘤作用生化原理考虑　①序贯性阻断（阻断同一代谢物合成的各个不同阶段），如甲氨蝶呤与巯嘌呤合用可增加治疗效果，且对巯嘌呤有耐药性的白细胞对甲氨蝶呤更敏感。②同时阻断（阻断产生同一代谢物的不同途径），如阿糖胞苷与巯嘌呤合用，前者阻断 DNA

聚合酶，后者可阻断嘌呤核苷酸互变，又能掺入 DNA 中。已证明此二药合用治疗急性粒细胞白血病疗效好。③互补性阻断（直接损伤生物大分子的药物与抑制核苷酸生物合成的药物合用），如阿糖胞苷与烷化剂合用，在临床上观察到有明显的增效。

2．从药物的敏感性考虑　因为肿瘤的种类和药物的种类均很多，不同的肿瘤对不同的药物具有不同的敏感性，故这个问题在治疗中是必须首先考虑的。可根据动物的实验研究和临床实践的总结，证明某些药物对肿瘤的实际效果，如胃肠癌宜用 5-FU，也可用喜树碱、塞替派、环磷酰胺、顺铂、多柔比星等。

3．从细胞增殖动力学考虑　前述的序贯给药法就是基于此。常将作用于细胞周期不同时相的药物合用，如选择长春新碱（主要作用于 M 期）与作用于 S 期的 5-FU 及细胞周期非特异性药物环磷酰胺合用，分别打击细胞周期各时相，故疗效可提高。

4．从药动学关系上考虑　抗肿瘤药物在体内的分布和代谢对其疗效有着重要的影响。抗癌药物要进入肿瘤细胞才能发挥抗肿瘤作用，其疗效与细胞内浓度密切相关。如 VCR 可减少 MTX 向细胞外流，使 MTX 在细胞内浓度增加，停留时间延长，因此可提高 MTX 的疗效。临床上在使用大剂量 MTX 之前常使用 VCP。抗肿瘤药物的多药耐药性与肿瘤细胞表面负责 P 糖蛋白的基因表达增加有关，P 糖蛋白可将药物从细胞内泵出从而产生耐药。钙通道阻滞剂如维拉帕米和粉防己碱等可逆转该作用，初步的临床试验证实了该作用。另一方面，有些抗肿瘤药在体内受到代谢酶的代谢而失活，如果抑制该代谢途径，则可提高其疗效。Ara-C 受胞苷脱氧酶催化脱氧变成阿糖鸟苷而失活，同时应用四氢尿苷（Tetrahydrouridine，THU）可逆性抑制该酶，可延缓 Ara-C 的灭活，增强其疗效。

5．从药物的毒性考虑　往往选用毒性不同的药物联合应用，一方面可增强疗效，另一方面可减小毒性。特别应考虑将一些对骨髓抑制不明显的药物合并使用，如泼尼松、长春新碱、博来霉素、普卡霉素、门冬酰胺酶等。此外，雷佐生可减轻多柔比星与柔红霉素的毒性，故可考虑合用。

三、抗恶性肿瘤药的毒性反应

目前临床使用的细胞毒类抗恶性肿瘤药物对肿瘤细胞和正常细胞尚缺乏理想的选择作用，即药物在杀伤恶性肿瘤细胞的同时，对某些正常的组织也有一定程度的损害，毒性反应成为化疗限制剂量使用的关键因素，同时亦影响了患者的生存质量。抗恶性肿瘤药的毒性反应可分为近期毒性和远期毒性。近期毒性又可分为共有的毒性反应和特有的毒性反应。前者出现较早，大多发生于增殖迅速的组织，如骨髓、消化道和毛囊等，出现骨髓抑制、消化道反应和脱发等；后者发生较晚，常常发生于长期大量用药后，可累及心、肾、肝、肺等重要器官。远期毒性主要见于长期生存的患者，包括第二原发恶性肿瘤、不育和致畸。

第四节　化学治疗辅助用药

一、调整激素平衡药

某些肿瘤如乳腺癌、前列腺癌、甲状腺癌、子宫颈癌、卵巢癌和睾丸肿瘤等均与相应的激素失调有关。因此，应用某些激素或其拮抗药来改变激素平衡失调状态，以抑制这些激素依赖性肿瘤的生长，而且无骨髓抑制等不良反应。但激素作用广泛，使用不当也会对机体产生不良影响。

（一）激素类药

雌激素类

临床上常用于恶性肿瘤治疗的雌激素是己烯雌酚（Diethylstilbestrol）。己烯雌酚可通过抑制下丘脑及脑垂体，减少脑垂体促间质细胞刺激激素的分泌，从而使来源于睾丸间质细胞与肾上腺皮质的雄激素分泌减少；也可直接对抗雄激素促进前列腺组织生长发育的作用，对前列腺癌有效。雌激素还用于治疗绝经期乳腺癌，机制未明。本品口服易吸收。主要在肝中代谢，以葡糖醛酸结合物形式从尿中排泄。多采用口服给药，用于治疗乳腺癌，每日 3 次，每次 5mg；用于治疗前列腺癌，每日 3～5mg，分 3 次口服。己烯雌酚最严重的不良反应是可能促进肿瘤进展，对于绝经后妇女有导致子宫内膜癌的危险，故现已多被其他内分泌治疗药物替代。

孕激素类

甲羟孕酮（Medroxyprogesterone，MPA）为合成的黄体酮衍生物，作用类似天然黄体酮，口服给药吸收迅速，1～3h 达血药浓度峰值，连续用药 4～10 天血药浓度达到稳态，停药后药物从血中迅速消失，主要经肝代谢，由肾排泄。临床主要用于乳腺癌、子宫内膜癌、前列腺癌、肾癌、晚期癌症恶病质的治疗，可改善一般状况。用于乳腺癌，可按照 1000～1500mg/d 口服；用于子宫内膜癌、前列腺癌，可按照 200～500mg/d 口服。

雄激素类

甲睾酮（Methyltestosterone）通过负反馈抑制腺垂体促卵泡激素的分泌，而使卵巢中雌激素的分泌减少，也有可能通过某种方式减少肿瘤对催乳素的应答反应，诱导肿瘤缓解；本品还具有同化作用，能促进蛋白质合成，减少氨基酸分解，可促进红细胞及血红蛋白生成。甲睾酮胃肠道吸收迅速、完全，不易被肝破坏。口服后 1～2h 血药浓度达峰值，以代谢产物和原型从尿液中排泄。甲睾酮可用于治疗晚期乳腺癌，尤其对骨转移者效果较好，对内脏转移者基本无效；也可用于治疗肾癌以及改善其他晚期癌症患者的一般状况。多采用口服给药，每日 3 次，每次 10mg。主要不良反应有女性患者用药后男性化以及胆汁淤积性黄疸。

糖皮质激素类

临床上用于恶性肿瘤治疗的糖皮质激素主要为泼尼松（Prednisone）和泼尼松龙（Prednisolone）等。糖皮质激素能抑制淋巴组织，使淋巴细胞溶解。对急性淋巴细胞白血病及恶性淋巴癌的疗效较好，作用快，但不持久，易产生耐药性。常与其他抗恶性肿瘤药合用，治疗霍奇金及非霍奇金淋巴瘤。对其他恶性肿瘤无效，而且可能因抑制机体免疫功能而助长恶性肿瘤的蔓延。不良反应较多，包括类肾上腺皮质功能亢进综合征，诱发或加重感染，诱发或加重胃、十二指肠溃疡，高血压，动脉粥样硬化，骨质疏松，肌肉萎缩，伤口愈合迟缓，精神失常等。多采用口服给药。

（二）拮抗性激素类药

他莫昔芬（Tamoxifen，TAM）

他莫昔芬口服给药吸收迅速，3～6h 血药浓度可达峰值。连续服用 4 周血药浓度可达稳态。主要在肝中代谢，代谢产物仍有活性。代谢产物主要与葡糖醛酸结合而从胆道排泄，少量从尿中排泄。TAM 为合成的抗雌激素药物，是雌激素受体的部分激动剂，具有雌激素样作用，但强度仅为雌二醇的 1/2；也有抗雌激素作用，从而抑制雌激素依赖性肿瘤细胞的生长。主要用于乳腺癌，雌激素受体阳性患者疗效较好。口服，每日 20～40mg，分 1～2 次服用，一般连用 2～5 年。主要不良反应有胃肠道反应、暂时性造血功能抑制等，一般均可耐受。

芳香化酶抑制剂

芳香化酶（aromatase）是细胞色素 P450 酶系中的一种，可以催化雄烯二酮、睾酮脱去 19 位碳并使 A 环芳构化，分别形成雌二醇和雌酮，是雌激素生物合成的限速酶。芳香化酶抑制剂通过抑制芳香化酶而抑制局部雌激素的合成，显著抑制雌激素依赖性乳腺癌细胞的增殖。氨鲁米特（Aminoglutethimide，AC）是最早应用于临床的芳香化酶抑制剂，但由于该药选择性差，且能诱导肝药酶，现已基本停止使用。目前临床常用的芳香化酶抑制剂主要为两类：一类是以福美坦（Formestane）、依西美坦（Exemestane）为代表的雄烯二酮衍生物，一类是以法罗唑（Fadrozole）、阿那曲唑（Anastrozole）为代表的三唑衍生物。两类药物对芳香化酶均具有较强的选择性抑制作用，临床主要应用于绝经后乳腺癌的治疗，不适宜于绝经期前乳腺癌。芳香化酶抑制剂不良反应较轻，一般均能耐受，多为口服给药，可连续用药 3～5 年。

二、抗骨髓抑制药

化疗药物大多具有不同程度的骨髓抑制作用，轻者表现为白细胞下降，重者红细胞、血小板及血红蛋白等全血成分下降，直接影响化疗药物治疗指数的提高。要充分发挥化疗药物的作用，提高治疗有效率，就必须有防治骨髓抑制的药物为化疗提供保障，才能如期进行各周期化疗。目前临床常用、疗效确切的抗骨髓抑制药主要为集落刺激因子，如非格司亭（粒细胞集落刺激因子，G-CSF）、莫拉司亭（粒细胞 - 巨噬细胞集落刺激因子，CM-CSF）等。

非格司亭（Filgrastim，重组人粒细胞集落刺激因子，recombinant human granulocyte colony stimulating factor，rhG-CSF）

【药动学】重组人粒细胞集落刺激因子给药后 30min 血药浓度达峰值，40min 后血药浓度则随时间呈对数下降；皮下注射本品时峰值可维持 6h。给药后 48h 本品几乎全部从血清中清除，平均 $t_{1/2}$ 为 1.3h。

【药效学】本品通过与靶细胞的细胞膜受体相结合而发挥促进粒细胞生长、增殖和分化的作用。rhG-CSF 在人体中可促使外周血粒细胞明显增多，且可产生持久影响。

【临床应用】

1. 促进骨髓移植时中性粒细胞数增加。

2. 恶性淋巴瘤、急性白血病、肺癌、卵巢癌、睾丸癌等恶性肿瘤化学疗法产生的中性粒细胞减少症。

3. 伴随骨髓发育不良综合征的中性粒细胞减少症。

4. 伴随再生不良性贫血的中性粒细胞减少症。

5. 先天性、特发性的中性粒细胞减少症。

【不良反应】

1. 皮肤反应　皮疹、皮肤发红偶有发生。

2. 肝功能损伤　有时可有转氨酶及碱性磷酸酶、乳酸脱氢酶上升。

3. 胃肠道反应　有时可有恶心、呕吐的情况发生。

4. 其他　可有骨痛，且有时可有腰痛、胸痛、关节痛、发热、头痛、倦怠感、尿酸上升；偶见口腔溃疡、脱发、疲劳及失眠。

【用法与注意事项】

1. 成人给药：适用于恶性肿瘤化疗后中性粒细胞数低于 $1×10^9/L$ 的患者，于化疗后给予本品 $50\mu g/m^2$，每日 1 次，皮下注射。儿童用药：用于恶性肿瘤化疗后中性粒细胞数低于 $0.5×10^9/L$ 的患者，于化疗后给予本品 $50\mu g/m^2$，每日 1 次，皮下注射。若皮下注射有困难，可改为 $100\mu g/m^2$，每日 1 次，静脉滴注。

2. 本品仅限用于中性粒细胞减少的患者。使用本品过程中，应定期进行血液检查，如粒细胞增至必要数量以上，应适当减量或停药。为防止过敏反应的发生，必要时可先进行皮肤敏感试验。应避免在化疗前使用本品。对伴有芽球增加的骨髓发育不良综合征患者，本品有致骨髓性白细胞病的危险，因此，在使用本品前应确认是否存在芽球增多。对早产儿、新生儿、婴儿及妊娠期妇女不宜使用。

莫拉司亭（Molgramostim，重组人粒细胞 - 巨噬细胞集落刺激因子，recombinant human granulocyte-macrophage colony stimulating factor，rhGM-CSF）

【药动学】皮下注射 3 ~ 4h 血药浓度达到峰值。静脉注射 $t_{1/2}$ 为 1 ~ 2h，皮下注射 $t_{1/2}$ 为 2 ~ 3h。

【药效学】本品对于造血系统有广泛作用，可作用于早期的多能前体细胞，促进其生长和分化为集落形成单位；促进成熟中性粒细胞的氧化代谢；促进抗体依赖的细胞毒作用，增强氧化代谢吞噬和细胞毒作用与杀灭肿瘤细胞的活力。

【临床应用】

1．防治因癌症化疗而引起的白细胞减少症。

2．骨髓移植、骨髓增生异常综合征及再生障碍性贫血。

3．艾滋病的辅助药物，以增强患者的骨髓功能。

【不良反应】不良反应大多能耐受，但当剂量远远大于推荐的剂量范围时也可发生危及生命的反应。最常见的不良反应为发热，其次为皮疹，偶见低血压、恶心、水肿、胸痛、骨痛、腹泻、肾功能减退等。

【用法与注意事项】

1．用于抗恶性肿瘤化疗后骨髓抑制，一般用量为 1 ~ 10μg/（kg·d），皮下注射或静脉注射；视具体情况调整剂量使白细胞计数维持在所期望的水平（通常为 10×10^9/L）。用于自体骨髓移植，可于移植 2 ~ 4h 后开始给药，给药量 250μg/（m²·d），以生理盐水稀释，约 2h 内静脉滴注完。

2．本药禁用于对 rhGM-CSF 有过敏史以及骨髓及外周血液存在过多白血病未成熟细胞（≥ 10%）的患者。哺乳期妇女在开始使用本品前应停止哺乳。

思考题

1．简述直接细胞毒类药物（化疗药物）的分类、代表药物的临床应用及主要不良反应。
2．简述联合应用抗恶性肿瘤药物的原则。
3．简述集落刺激因子的临床应用及主要不良反应。

（王　麟）

主要参考文献

1. Bruce A. Chabner. Cancer Chemotherapy and Biotherapy: Principles and Practice. 4th ed. Lippincott Williams & Wilkins, 2010.

2. Katzung B.G. Basic & Clinical Pharmacology. 10th ed. New York: McGraw-Hill, 2007.

3. P. N. Bennett, M. J. Brown.Clinical Pharmacology. 10th ed. Elsevier, 2008.

4. 陈新谦，金有豫，汤光. 新编药物学. 17 版. 北京：人民卫生出版社，2011.

5. 范德厚，王永利. 中国药物大全·医药卷. 3 版. 北京：人民卫生出版社，2005.

6. 高允生. 临床药理学. 北京：中国医药科技出版社，2006.

7. 国家食品药品监督管理局. 药物临床试验质量管理规范.2003.

8. 国家食品药品监督管理局. 药物临床试验伦理审查工作指导原则.2010.

9. 国家食品药品监督管理局. 化学药物临床药代动力学研究技术指导原则.2005.

10. 国家食品药品监督管理局. 化学药物制剂人体生物利用度和生物等效性研究技术指导原则. 2005.

11. 李端，殷明. 药理学. 6 版. 北京：人民卫生出版社，2007.

12. 李军，沈承武. 消化系统临床药理学. 北京：化学工业出版社，2010.

13. 李俊. 临床药物治疗学. 北京：人民卫生出版社，2007.

14. 李俊. 临床药理学. 4 版. 北京：人民卫生出版社，2010.

15. 李家泰. 临床药理学. 2 版. 北京：人民卫生出版社，2001.

16. 梁安鹏，李玉龙. 药品不良反应信息大全. 北京：中国医药科技出版社，2012.

17. 廖子君，南克俊，韩军. 现代肿瘤治疗药物学. 西安：现代图书出版西安公司，2002.

18. 刘俊生. 泌尿生殖系统疾病药物治疗学. 太原：山西科学技术出版社，2004.

19. 刘克辛. 临床药理学. 北京：清华大学出版社，2012.

20. 罗建东，肖顺汉. 临床药理学. 北京：科学出版社，2008.

21. 乔国芬，娄建石. 药理学. 2 版. 北京：北京大学医学出版社，2010.

22. 孙安修，刘歆农，单清. 妊娠期妇女哺乳期妇女用药指导. 北京：人民卫生出版社，2012.

23. 孙定人，齐平，靳颖华. 药物不良反应. 3 版. 北京：人民卫生出版社，2003.

24. 汪复，张婴元. 实用抗感染治疗学. 北京：人民卫生出版社，2004.

25. 王本杰. 呼吸系统临床药理学. 北京：化学工业出版社，2010.

26. 王广基. 药物代谢动力学. 北京：化学工业出版社，2005.

27. 王怀良. 临床药理学. 北京：高等教育出版社，2004.

28. 王怀良，陈凤荣. 临床药理学. 北京：人民卫生出版社，2012.

29. 王永铭，李端. 临床药理学. 3 版. 上海：复旦大学出版社，2005.

30. 魏尔清，陈红专. 临床药理学教程. 2 版. 北京：科学出版社，2013.

31. 魏群丽，吴云明. 时辰药理学与时辰治疗学. 北京：人民军医出版社，2001.

32. 谢惠民. 合理用药. 5 版. 北京：人民卫生出版社，2008.

33. 徐淑云. 中华临床药理学. 北京：人民卫生出版社，2003.

34. 徐淑云. 临床药理学. 3 版. 北京：人民卫生出版社，2004.

35．杨宝峰．药理学．8 版．北京：人民卫生出版社，2013．

36．袁伯俊，廖明阳，李波．药物毒理学实验方法与技术．北京：化学工业出版社，2007．

37．张志清．儿童用药指导．北京：人民卫生出版社，2012．

38．中华人民共和国卫生部．抗菌药物临床应用管理办法．2012．

39．周宏灏．新编遗传药理学．北京：人民军医出版社，2011．

40．周建农．肿瘤药物治疗手册．南京：东南大学出版社，2005．

中英文专业词汇索引